なぜＥＢＭは神格化されたのか

誰も教えなかったエビデンスに基づく医学の歴史

Why has EBM been deified?

The history of evidence-based medicine that no one taught you

大脇幸志郎 著
Koshiro Owaki

EBM been deified?

ライフサイエンス出版

目次

略語一覧　6
まえがき　8

序　エビデンスに基づく医学はどのように定義されるか　13

第一部　臨床医学における実証的アプローチの発展と行き詰まり　21
第一章　前史：ダニエル書からリンドまで　22
第二章　一九世紀の公衆衛生改革：センメルヴェイス、ナイチンゲール、スノー　44
第三章　RCTの確立：圧覚、血清療法、結核　66
第四章　制度化される実証：スルファニルアミドとサリドマイド　86
第五章　オースティン・ブラッドフォード・ヒルと観察研究　100
第六章　RCTの大規模志向とメタアナリシス　130

第七章　ピラミッドからGRADEへ　152
第八章　病名文学の時代　184
第九章　夢の終わり：臨床試験レジストリ、PROSPERO、COVID–19　200

第二部　臨床の科学を夢見た人々　213

第一章　ファインスタインとサケットの臨床疫学　214
第二章　アーチー・コクランとイアン・チャーマーズ　256
第三章　EBMの誕生：ゴードン・ガイアット（1991）　278
第四章　コクラン共同計画の発展と情報化　294
第五章　サケットの応答と再定義　306
第六章　後継者たち　326
第七章　医学誌の問題：カッシーラー、スミス、ランドバーグ　344
第八章　産業とEBM　362
第九章　ゲッチェ事件　382

第三部　噂に基づくEBM　403

第一章　ジェンナー、ナチス、タスキーギ　404
第二章　スーザン・ソンタグの矛盾　420
第三章　レトリックとしての反証可能性　428
第四章　ナイチンゲールからイリイチへ　440
第五章　ナラティブ（ベイスト）メディスン　450
第六章　エビデンスに基づく政策立案　462
第七章　エイズ、ワクチン、陰謀論　468

結語　私たちには何が必要なのか　482

謝辞　492

付録

参照文献　58
図表一覧　52
医学雑誌歴代編集長一覧　48
主な登場人物一覧　44
年表　42
用語解説　23
文献索引　20
人名索引　13
事項索引　1

略語一覧

ACP → アメリカ内科学会

AHCPR → 医療政策研究局

AHRQ → 医療の質・研究局

AMA → アメリカ医師会

ASCO → アメリカ臨床腫瘍学会

BMJ → 1980年まではThe British Medical Journal、1981年から1988年の改称前はBritish Medical Journal (Clinical Research Edition)、1988年の改称後はBMJ

CMAJ → カナダ医師会雑誌

CONSORT → 臨床試験報告に関する統合基準

EBM → エビデンスに基づく医学

EBPM → エビデンスに基づく政策立案

FDA → アメリカ食品医薬品局

HIV → ヒト免疫不全ウイルス

HPV → ヒトパピローマウイルス

ICMJE → 医学誌編集者国際委員会

JAMA → アメリカ医師会雑誌

MRC → 医学研究委員会〔イギリス〕

NBM → ナラティブ・ベイスト・メディスン

NDA → 新薬申請

NEJM → ニューイングランド・ジャーナル・オブ・メディスン

NGC → 国立ガイドライン情報センター

NHS → 国民保健サービス

NICE → 国立医療技術評価機構

PCORI → 患者中心のアウトカム研究所

PRISMA → システマティックレビューおよびメタアナリシスのための望ましい報告項目

PSA → 前立腺特異抗原

QUOROM → メタアナリシス報告品質基準

RCT → ランダム化比較試験

SPIRIT → 標準的なプロトコル項目：介入試験のための推奨

STROBE → 疫学における観察研究の報告の強化

USPSTF → アメリカ予防医学作業部会

WHO → 世界保健機関

まえがき

この本は、一度でも「エビデンス」という言葉を使ったことのあるすべての人のためのものだ。医療従事者であっても、患者の立場にある人でも、医学とは別の文脈でエビデンスという言葉を使う機会があった人でも、この本に書かれた事実を知れば失望するか、腹が立つか、拍子抜けすることだろう。その体験をつうじて、いま世の中でエビデンスと呼ばれているもののほとんどすべてがその名に値しないことを理解してほしい。

エビデンスのないものは信じられないとか、エビデンス偏重に弊害があるといった議論はすべて底が抜けている。エビデンスを理由に現代の医学を（あるいはほかの何かを）おおむね支持するかしないかは五十歩百歩で、実際は誰も十分なエビデンスなど持っていない。

筆者は臨床医でもあるが、この本の前に三冊の単著を書き、三冊の本を英語から日本語に翻訳した。そのすべてが本書の内容に関係している。特にペトル・シュクラバーネクの『健康禍　人間的医学の終焉と強制的健康主義の台頭』は関係が深い。それらに共通する点は、医学に対する過信を問題にしていることだ。

筆者は医師としても書き手としても学術的な実績はいっさい持っていない。歴史研究についての訓練もない。だから本書はいかなる意味でも学術的にはなりえなかった。取り上げた事実の範囲と配列は体系的ではないし、資料はほぼすべて公刊されたものだし、言及した人物が存命中であってもインタビューはしていない。もし本書がエビデンスに基づく医学に対する有効な批判になっていないと言われれば、そんなことはもとより目指していないと答えるしかない。

同じように、本書はけっして医学の本ではない。最新のエビデンスに基づく知識を得たいとか、エビデンスの使いかたに習熟したいといった目的には応えられない。歴史の本として不完全であるのと同じかそれ以上に、医学の本として読まれれば、やっと医師免許を持っているだけの素人の知ったかぶりにしか見えないだろう。そのような内容を読者が自分の健康に当てはめようとしたときの潜在的な害については責任の取りようがないので、ただやめてほしいとお願いするしかない。

それでもこの本は、あるタイプの読者にとっては、おもしろい読み物になっているはずだ。エビデンスという言葉のいっけん自明な意味がそのようになった背景とか、身近なニュースに新しい解釈を加えることとか、魅力的な人物が登場する物語に興味を覚える読者を喜ばせるよう、筆者ができるだけのことをした。

この本の原稿を準備しているいま、筆者の四〇歳の誕生日と、第二子の誕生が近づいてきている。はじめての単著が結婚式を控えている時期だったことを思い出す。それから数年のうちに、書き手として次の世代に渡せるものを残したいという気持ちがさらに強くなった。我が子たちが大きくなるころには、この本を読まずにすむように、現実のほうが少しでも変わっているか、ほかの書き手がもっとよい本を書き継いでくれていることを願っている。

凡例

・巻頭に略語一覧を付した。特に使用回数が多いのが医学誌の題名で、略記のうえ、ランセットなど、雑誌名を示す二重鉤括弧を断りなく省いた箇所がある。Annals of Internal Medicine はアナルズとした。訳語は定訳をできるだけ採用したが、不自然と思われたものなどは適宜独自の訳を当てた。特にＥＢＭは「根拠に基づく医療」などさまざまな訳があるが、引用を除いて「エビデンスに基づく医学」に統一した。

・薬剤名は日本での販売名を優先して表記したが、複数の販売名がある場合や日本で発売されなかった場合など、文脈によって一般名を断りなく使用している。併記する場合には「販売名（一般名）」とした。

・引用文に補足する場合は角括弧〔〕を使った。

・巻末に索引、用語解説、年表、主な登場人物一覧、医学雑誌歴代編集長一覧、図表一覧、参照文献を付した。

序　エビデンスに基づく医学はどのように定義されるか

エビデンスに基づく医学（ＥＢＭ）とは何か。その答えは人によって大きく違っている。ＥＢＭの定義はそれを論じる人の数だけあるとさえ思えてくる。

そのため現在にあって、ＥＢＭについての議論はつねに独演会に終わる。賛同や支持と見えるものも、批判と見えるものも、めいめいの信じるＥＢＭと演者の言うＥＢＭが一致していれば賛成、違っていれば反対するばかりで、解散してしまえば誰の意見も変わっていない。そして誰もが、そんな独演会があったことはすぐに忘れてしまう。

言い換えれば、ＥＢＭという言葉はもはや、概念として機能していない。何かを要約する機能もなければ、想像力を刺激する機能もない。そしてもともと意図されていたはずの、明らかに経験的事実によって支持されない実践の抑制は果たされていない。

たとえば二〇二〇年以降のＣＯＶＩＤ－19（「新型コロナウイルス感染症」という奇妙な訳語で呼ばれたもの）のパンデミックにおいても、ワクチンや治療薬の不適切な使用、不合理な期待とそれに基づく政策決定、そしてそれらに対する反発が各地で発生した。ロックダウンは合理的だったか？　マスクは必要だったか？　ワクチンは誰が何回打てばよかったのか？　ロピナビルやヒドロキシクロロキンやイベルメクチンは救世主だったか？　こうした当たり前の問いに客観的事実が解決をもたらすことはなく、論点はことごとく政治化され、真相はうやむやのまま党派性に回収された。

　二〇二二年の報告によれば、調査した一五六七種の医学的介入のうち、質の高いエビデンスに支持されるものは五・六％しかなかった。[1] 正しい医学にはエビデンスがあると信じている読者なら、誤読したと思って数行前まで戻ろうとするかもしれないが、その必要はない。九〇％とか五〇％であるかのように語られているものが実は五・六％なのだ。COVID-19の治療とか予防と呼ばれるもののほとんどはエビデンスがないか、あっても質が低い。それが強迫的に、ときには強制的に、全世界で先を争ってなされた。涙ぐましい努力もパンデミックの制圧という偉業には届かなかった。その結果、多くの人は無駄な努力に気付いて単にあきらめた。人間は年を取れば風邪でも死ぬ。それはふつうのことだというわけだ。

　これはパンデミックに限ったことではない。医者がすることのうち十分にエビデンスがあるものはせいぜい一割だと長年言われてきたし、最近もその状況は変わっていないらしい。つまりエビデンスに基づく医学など存在しない。医学の専門家がエビデンスで守りを固めているかのような口ぶりは、こけおどしにすぎない。


なぜEBMがこれほど叫ばれているのに、医学は狂ったままなのか。本書はこの問題から出発する。この試みは容易ではない。前述のとおり、ＥＢＭの定義は無数に分裂している。その中には単に無知による突拍子もないものも多く含まれ、多様な用例を体系的に列挙することが可能なのかどうかすら疑わしい。そのため、本書では頻繁に現れるいくつかのタイプの用例に着目する。それらは大きく三種に分類できる。

一．実践としてのＥＢＭ。ランダム化比較試験（ＲＣＴ）に代表される実証的データを参照することにより、医療の質を高めようとすること。本書ではこの意味をやや抽象的にとらえ、「(臨床医学における)実証的アプローチ」と言い換える。多くの論者が、ＥＢＭはこの範疇において定義されると無邪気に前提するのだが、実際に論じられている内容は以下の二者のいずれかである場合がある。

二．社会運動としてのＥＢＭ。デイヴィッド・サケットらの論文や書籍によって理論化された実証的アプローチが知られていった動き。この運動との関係においてコクラン共同計画やアメリカ予防医学作業部会（ＵＳＰＳＴＦ）、各種学会などの固有名詞を位置付けることができる。本書では個々の固有名詞をできるだけ明示するが、簡単に全体を指す場合には「ＥＢＭ運動」と言い換える。

三．流行語としてのＥＢＭ。おそらくこの範疇がもっとも語りにくい。ＥＢＭ運動の中心から離れるにつれて、出どころ不明の空想上の理論がＥＢＭと呼ばれるようになっていった。ＥＢＭ運動を重視する論者は概して、こうした用例に対して「本来のＥＢＭではない」といった態度をとるのだが、ダニエル・ブーアスティンが『イメージ』で言った「とほうもない期待[2]」こそが現代社会の実態を担っている。だからこうした多様な誤用を無視して歴史は語れない。それはサケットを中心に置くことでかえって理解しにくくなるだろう。本書でこの範疇の意味を表す場合には、鉤括弧つきの「ＥＢＭ」と言うことにする。

右記の説明に含意されるとおり、三種は相互に依存している。ＥＢＭ運動の中で作られたGrading of Recommendations Assessment, Development and Evaluation（ＧＲＡＤＥ）システムが実証的アプローチを変質させたかもしれないし、サケットが「ＥＢＭ」を操縦していなければＥＢＭ運動がここまで広がることはなかっただろう。そのため三種は厳密に排他的には分類できないが、この枠組みをつうじて歴史を見ることにより、混乱しきった議論をいくらかは整理できるはずだ。

そこで本書は第一部でまず、実証的アプローチがどのように発展してきたかを概観する。そこではEBM運動に好意的な論者が好んで挙げる例（たとえばジェイムズ・リンドの壊血病治療、ストレプトマイシンによる結核治療の試験、そしていわゆるエビデンスのピラミッド）がことごとく事実と違っているか、文脈を読み違えているか、悪い場合にはほとんど事実無根に近いことが示されるだろう。そして信頼できない論文の氾濫に対抗するためにシステマティックレビューなどの技法が開発されたのだが、それらもことごとく骨抜きにされたことが示される。第一部の結論は「実証的アプローチは失敗したし、これからも成功することはないだろう」というものだ。

第二部には三人の主人公が登場する。アメリカのアルヴァン・ファインスタイン、カナダのデイヴィッド・サケット、そしてイギリスのアーチー・コクランだ。彼らはそれぞれのやりかたで、実証的アプローチを使って医学をよりよいものに変えようとした。アメリカとカナダの動きは「臨床疫学」と自称したのだが、サケットの教え子にあたるゴードン・ガイアットがそれをEBMと言い換えた。同じころ、コクランに刺激されてイギリスで研究データの収集と要約の大事業が始まった。やがて北米とイギリスの動きは合流した。EBM運動は重要な成果を残したのだが、その事業が一巡したことにより役割を失ったこと、また実証的アプローチに内在する限界が知れわたったこと、さらに重要人物の一貫しない言動や内輪もめが信頼を損なったことにより、運動体としての勢いを失っていった。第二部は第一部の歴史を違う側面から語り直したものであり、したがって結論も似ている。「EBM運動は終わった」というものだ。

第三部は「EBM」がどのように噂されてきたかを描写するために、いくつかの目立った事例を取り上げる。たとえばエビデンスは愚かな偏見を克服するとか、エビデンスとナラティブが対立するとか、エビデンスがあれば医学だけでなく政策をよりよくすることもできるといった噂だ。それらはいっけん時代も場所もばらばらだが、ゆるやかにつながって全体像を構成している。共通しているのは、エビデンスの力があれば人間には超えられないはずの限界を超えられると暗示される点だ。神なき時代の神々のひとつがエビデンスだったというわけだ。そうした噂は第一部と第二部で示した事実にもかかわらずまだ健在であって、事態をますます悪化させている。

以上のように枝分かれした道は、最後でふたたび合流する。そこでようやく、定義問題に惑わされることなく、現代の医学に対する一貫した提言を考えることができる。

第一部　臨床医学における実証的アプローチの発展と行き詰まり

第一章　前史：ダニエル書からリンドまで

有史以前

医学はよいものだと無邪気に信じられている。実証的医学のおかげで人は長生きできるようになった。実証的医学が生まれる前の人は病気で若いうちに死んでいた。そうした素朴なイメージがある。だから、エビデンスがある、論文がある、研究に基づいているといった理由でまちがった主張がなされても、示されたエビデンスというものを疑ってかかる人は少ない。第一部の目的は、実証的医学というものの過大なイメージを揺るがすことだ。

医学がいつから実証的だったかという問いは漠然としていて答えが定まらない。穿頭（図1－1）の例は旧石器時代にさかのぼる。[1]人を殺すことなく頭蓋に穴を開けることには明らかに高度な外科技術が必要だが、その技術は試行錯誤によって獲得されたと考えるしかない。試行錯誤はまぎれもなく実証的だ。

ほかにも伝統的に薬草として利用されてきたケシの実、イヌサフランなどは、少なくとも紀元前にさかのぼるその起源をたどることができないほど古く、現代も使われるモルヒネ、コルヒチ

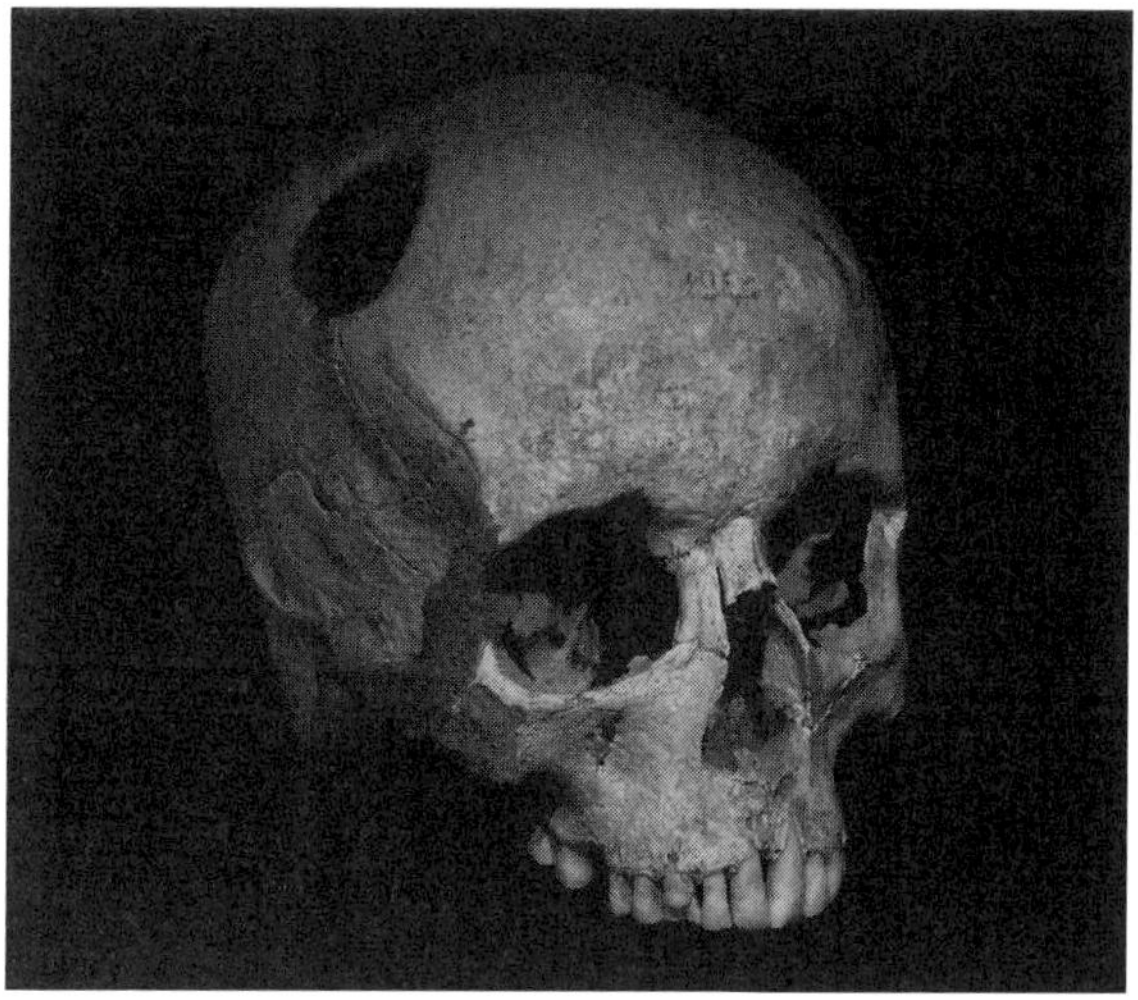

図1-1：スイスのコルソーで出土した、紀元前3500年ごろとされる人骨
大きく開けられた穴の縁に治癒の跡がある。

ンの由来になっている。古来さまざまな植物を口にした結果（主に食用とするためか、薬効を求めてかはわからないが）、その作用を発見し利用した人が無数にいたはずだ。

もう少し細部を想像してみよう。薬草が発見されたとき、たとえば鎮痛作用があったとして、同じ人がある植物で楽になり、ほかの植物では変わらないという差異が見いだされたはずだ。この試験方法は現代風に言えばN-of-1試験だ。現代のEBM運動の正典にあたる『医学文献ユーザーズガイド』はN-of-1ランダム化試験が「エビデンスの階層の最上位にある[2]」としている。古代の植物学者たちの試行錯誤に加えて、どの薬草を飲むかをランダムに決める方法さえ確立されていれば、その経験は最高のエビデンスだったわけだ。

ダニエルの実験

ギリシャの医師ヒポクラテス(c.四六〇-c.三七〇BC)に帰せられる『古い医術について』は、食餌療法における試行錯誤を想像し、「医学の発見は大したことであり、幾多の研究と技術のたまものなのである」[3]と記している。ヒポクラテスの実証的精神は、のちのキリスト教時代の呪術的思想とは大きく異なっている。つまり、ギリシャの時代に実証的医学はすでにあったのだが、そこからの発展はけっして直線的ではなかった。

通例として、EBM運動は比較試験を重視する。比較試験は治療が有効かどうかを試す方法のひとつで、おおまかに言って、治療した患者が治り、治療しない患者が治らないなら、治療は有効だというものだ。最古の比較試験はどれかという話題が人気なのだが、どのていど似たものを含めるかによって答えは変わる。人気の答えのひとつが、紀元前二世紀ごろに成立したヘブライ語聖書の記述だ。[4]これはあたかもキリスト教とともに実証的医学が興ったかのようなイメージを呼び起こすのだが、実際は穿頭を実証的アプローチのはじまりとしてもいいはずだし、エジプト、メソポタミア、インド、中国に多く残る薬草についての記述を実証的精神の証拠とすることもできる。

ヘブライ語聖書の例とは、主人公ダニエルがネブカドネツァル王の侵略により囚われの身となり、王から提供された食事を拒否する話だ。

宦官の長はダニエルに言った。「私はわが主である王が恐ろしい。あなたがたの食べ物と飲み物を定めたのは王なのです。あなたがたの顔色が同年齢の若者より悪くなっているのを王が御覧になったら、あなたがたは私の命を危険にさらすことになります。」ダニエルは、宦官の長がダニエル、ハナンヤ、ミシャエル、アザルヤのために任じた世話役に言った。「どうか、あなたの僕たちを十日間試してください。私たちに野菜をください、それを私たちは食べます。水をください、それを飲みます。あなたの前に、私たちの顔色と王の食事を食べた若者たちの顔色との違いが明らかになるでしょう。そして、あなたが御覧になったところに従って、あなたの僕たちを扱ってください。」世話役はこの言葉を聞き入れて、十日間彼らを試した。十日が過ぎてみると、彼らの顔色は王の食事を食べたすべての若者たちよりも優れ、体は肥えていることが分かった。そこで、世話役は彼らに与えるはずだった食事とぶどう酒を取りやめ、彼らには野菜を与えることにした。[5]

これが比較臨床試験の例とされる。ただし現代行われる臨床試験とは様子が違う。たとえば誰に王の食事とぶどう酒を与え、誰に野菜と水を与えるかがランダム化されていない。このため試験前からダニエルたちの体格がほかの若者たちよりもすぐれていたというバイアスのリスクがある。このバイアスは古い時代だから仕方ないもので、現代はバイアスに注意するようになっただけ進歩しているのだろうか？　その考えは短絡すぎる。ダニエルから現代までにはもっと複雑な行きつ戻りつの歴史がある。しかも、ダニエルの試験を比較臨床試験ととらえるためにはいくつかの仮定が必要だが、その仮定は自明ではない。

ネブカドネツァル王はダニエルたちを健康にしておきたかったようだが、最善の食事によって可能なかぎり健康にしたかったのか、ある水準を満足するていどならよかったのかはわからない。前者だとすればダニエルの試験は、王の食事とぶどう酒に対して野菜と水が大きく劣らないことを示そうとする比較試験だといえる（現代なら非劣性試験と呼ばれるだろう）。後者だとすれば、ダニエルの力点はむしろ同胞たちのすぐれた体格にあり、その体格が粗食によって損なわれたとしても王の求める水準を満たしうるかどうかが問われていたことになる。この場合、ダニエルの試験は比較試験ではない。同年齢の若者たちは試験の前後で変化しないと想定された参照点にすぎない（このような試験を現代なら単群試験と呼ぶ）。

王が可能なかぎりもっとも健康な従僕を求めたとすれば、非劣性の介入で満足するよりは最善の介入を、すなわち王の食事とぶどう酒を期待するのが、王として自然な態度に思われる。そうしなかったということは、王はそれほど厳格にダニエルたちの健康を求めなかったのであり、したがってダニエルの試験を比較臨床試験の例とみなすのはまちがっている。

さらには、ダニエルの試験が試験だったかどうかも明らかではない。ダニエルは「試してください」という言葉を使っているが、これは世話役の立場に合わせているにすぎない（同じことは「あなたの僕たち」という表現についても言える）。ダニエルが求めたのは試験介入ではなく、以前と同じ食事を続けることであり、介入に先立つ猶予だ。実際のところダニエルも王の若者たちも、何もされていない。このような研究を観察研究と呼ぶ。

以上のとおり、臨床試験の方法論が発達するよりもずっと前の時代のできごとが現代の臨床試験に似ているかどうかという議論は厳密なものではありえないし、その結論は恣意的な仮定によって変わりうる。

ダニエルは科学や医学の手法を発達させようとして試験を考案したわけではないし、ダニエル書の読者もそのようには解釈しなかった。だからダニエル書に刺激されて臨床試験が発達することはなかった。

一七世紀までの実験

明らかに実験としての意図が読み取れる例が、ローマの医師ガレノス（一二九－c.二一六）の『解毒剤について』などで紹介されている。それによればアッタロス三世（c.一七〇－一三三BC）やミトリダテス六世（一三五－六三BC）が囚人を実験台に解毒剤を試した。[6] つまり、毒を与えたあとに解毒剤で救えるかを試した。まぎれもない臨床試験だ。ガレノスは王たちのように人道よりも科学を優先することを許されなかった。そして、人間に対しては致死的でない実験だけを、致死的な実験は動物に対してのみ行った。解毒剤の実験には二群のニワトリを使い、一方にだけ解毒剤を与えた。[7]

ガレノスの時代に対照実験を思いつくのはけっして難しいことではなかった。と言うより、それはどんな時代にもさほど難しくない。キケロ（一〇六－四三BC）は『神々の本性について』で、紀元前五世紀の人とされるメロスのディアゴラスの逸話を記している。友人が嵐を逃れた船の絵を見せて「神に祈ることでどれほど多くの人が救われたことか」と言ったとき、ディアゴラスは

「救われた人は見えるが、難破して海で溺れた人々の絵はどこにあるのか」と語ったという。[8] 真偽はともかく、キケロが数百年前のこととして語ってももっともらしく聞こえるくらいには、比較とかバイアスを考えることは当たり前のことだった。

ギリシャの記憶はローマの詩人ルクレティウス(c.九九－c.五五BC)の『物の本質について』にも読み取れるし、アレクサンドロス大王の版図に収められた東方で保存されていたため、暗黒時代を経たヨーロッパにも逆輸入された。その間イスラム世界では、たとえばジャービル・イブン・ハイヤーン(?－c.八〇六－八一六)に帰せられる実験重視の思想が栄え、イブン・スィーナー(九八〇－一〇三七)のように実証性を志向する医学が発展した。

対してキリスト教世界は神秘思想に傾いた。一二七六年に医師から教皇にのぼりつめたヨハネス二一世は、鼻血を止めるために豚の糞を勧めた『貧者の宝』の著者とされるが、[9] 手抜き工事だった居室の崩落事故により一二七七年に死去したのちも続いた名声は、数十年後のダンテ『神曲』で「かがやいているエスパニアのピエートロ」[10] として天国に居場所を与えられていることからもうかがえる。

もちろんキリスト教世界が科学と無縁だったわけではない。神聖ローマ皇帝フリードリヒ二世(一一九四－一二五〇)は人体実験を愛した。サリンベネ『年代記』によれば、「彼は2人の家来に最高のごちそうを与え、そのうち1人はただちに眠らせ、もう1人は狩に行かせた。その日の夜、彼は目の前で2人の内臓を抜き取らせた」[11]。一三世紀から一四世紀のフランスの医師ベルナール・ド・ゴルドンは『テリアカについて』であらゆる新薬が事前に実験されるべきだと主張した。そして二羽のキジに毒を与え、一方にだけ解毒剤を与えたとき、そちらだけが生き延びれば解毒剤は有効だと説明した。[12] 一三六四年にペトラルカがボッカチオに宛てた手紙の中で、できるだけ均一な患者集団の半分を治療し、半分は無治療として比較するという考えが語られている。[13] 一五二四年には教皇クレメンス七世が囚人を使った解毒剤の実験を復活させた。[14] フランスの外科医アンブロワーズ・パレは、一五七五年の本の中で、顔のやけどの半分に潰したタマネギを貼り付け、反対側には通常の薬をあてがう実験の結果を報告している。[15] オランダの医師ジャン・バプティスト・ファン・ヘルモントは、死後の一六四八年に刊行された『医学の始まり』で、発熱などの患者をくじ引きで二群に分け、一方は瀉血なし、他方は瀉血ありで治療する試験を提案している。[16] 瀉血というのはローマ時代にはすでにあった迷信的な治療法で、体に傷をつけて血を出すことだ。ファン・ヘルモントの時代にはまだまだ瀉血が健在だったのだが、疑いもあったことがわかる。

前近代の医学と実証性

実験の例はひとまずこのくらいにしておこう。ＥＢＭ運動が重視した実験はずっと前から行われていた。ほかにも人体の解剖学や生理学は無数の実験により、長い年月をかけて実証性を獲得してきた。この観点から、ガレノス、ヴェサリウス、ハーヴィー、パレ、ハンター、パストゥールなどおなじみの面々を実証的アプローチの先行者と呼ぶこともできる。

ただし、偉人たちにさえ、実証という何事かを提唱したとか達成した例はない（それは論理的に不可能だ）。ヴェサリウスはガレノスが動物解剖の経験をもとに見たことのない人体内部について語ったことを批判したが、そのヴェサリウスもまた、名高い『ファブリカ』より前の一五三八年に刊行された『6点の解剖図』では、ヒトに存在しないはずの奇網と、サルのように五葉から成る肝臓（図1－2）と、サルの心臓を描いていた[17]（なお、アメリカ心臓学会のアイコンはこのまちがった心臓を取り入れている）[18]。ヴェサリウスを二枚舌だと思う人は、冷蔵庫の魚の解剖図を描いてみるとよい。

ガレノスは医学が経験的事実に基づくべきだという原則を知らなかったわけではないし、ヴェサリウスがそれを発見したわけでもない。ヒトとイヌの臓器がかなり違っているという事実こそが発見だった。そのためにヴェサリウスのほうが手に入る遺体が（盗掘されたものも含めて）多かった点は留意に値する。しかも、新しい解剖学が病気を治すためにどのていど役立ったかは、ヴェサリウスの図ほどは明瞭でない。それを語りえたのは数百年後のことだろう。『ファブリカ』の時代に生きたモンテーニュ（一五三三－一五九二）は治療の甲斐なく膀胱結石に長く苦しみ、『エセー』で医学の欺瞞を手厳しく非難している。

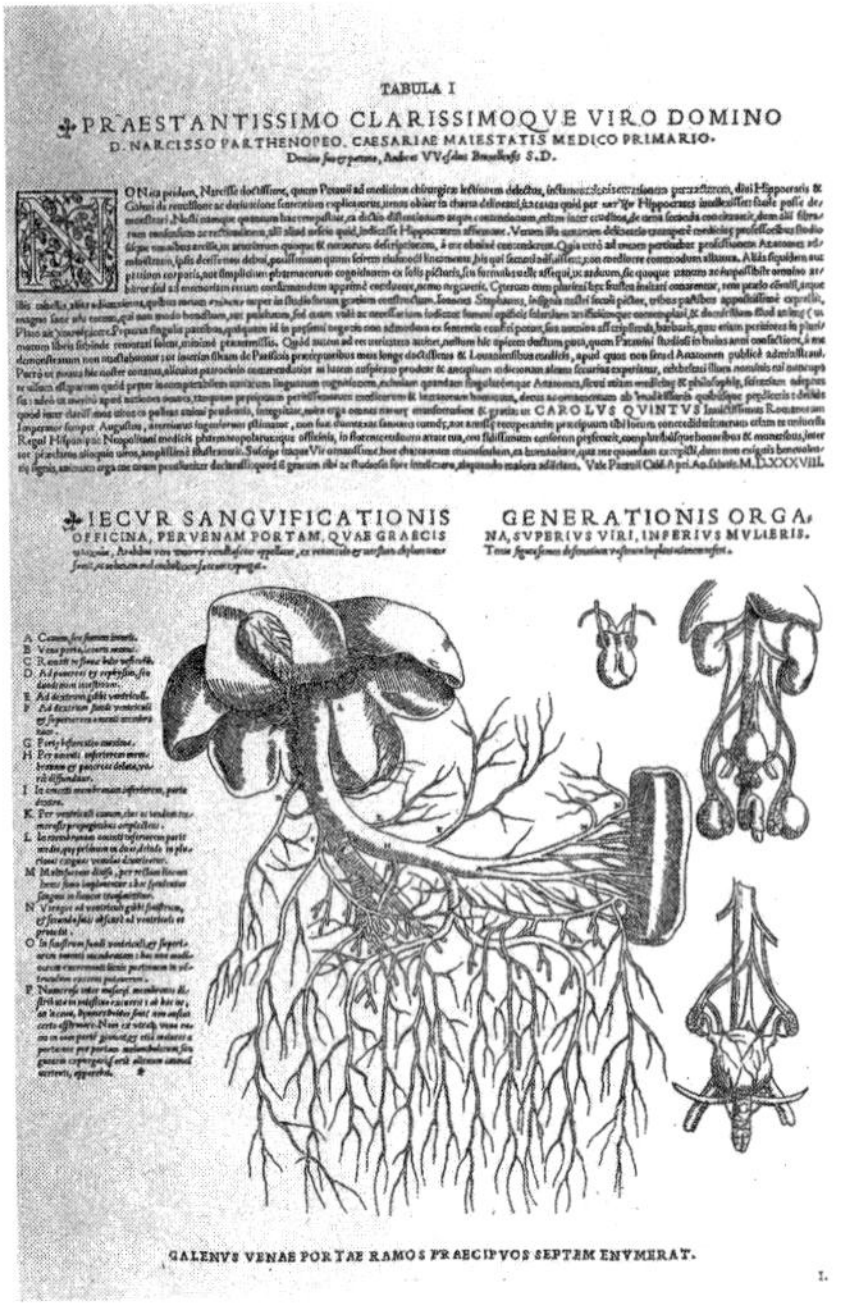
TABULA I
PRAESTANTISSIMO CLARISSIMOQVE VIRO DOMINO
D. NARCISSO PARTHENOPEO, CAESARIAE MAIESTATIS MEDICO PRIMARIO.
IECVR SANGVIFICATIONIS OFFICINA, PER VENAM PORTAM, QVAE GRAECIS
GENERATIONIS ORGANA, SVPERIVS VIRI, INFERIVS MVLIERIS.
GALENVS VENAE PORTAE RAMOS PRAECIPVOS SEPTEM ENVMERAT.
図 1-2：ヴェサリウスが描いた5葉の肝臓

技術的には、医学はごく最近まで、実験科学から取り残されていた。一六五一年のホッブズ『リヴァイアサン』には学術書の分類図が記されているが、そこに医学は含まれていない（図1－3）。医学が誇大妄想の塊であることは周知の事実だった。結核を治してもらえなかったモリエール（一六二二－一六七三）も『いやいやながら医者にされ』『病は気から』などで医者を笑い物にすることに余念がなく、尿閉を治してもらえなかったルソー(一七一二-一七七八)も『告白』『エミール』などで医者に対する不信感をあらわにしている。

実態として、ごく最近まで医学が病気を治すことは比較的まれであり、むしろ命を縮めることのほうが多かった。パレが偶然に銃創を焼く治療法の害に気付いたエピソードも有名だが、そうした例は運がよかったにすぎない。あらゆる病気に使われてきた瀉血は、アメリカでベンジャミン・ラッシュ(一七四六-一八一三)、フランスでフランソワ＝ジョゼフ＝ヴィクトル・ブルッセ(一七七二-一八三八)といった熱心な支持者を得て、アメリカ初代大統領ジョージ・ワシントン(一七三二-一七九九)を失血死させても人気だった。[19] 一九世紀に創刊された医学誌『ランセット』の名は瀉血の道具から取られた。ホーレス・ウェルズ(一八一五-一八四八)とジョゼフ・リスター(一八二七-一九一二)より前の時代に、麻酔も消毒もなく行われていた手術は残虐行為の見せ物に近かった。フロレンス・ナイチンゲール(一八二〇-一九一〇)の衛生的な病棟より前の時代に、病院は死にに行く場所だった。主な薬は下剤や催吐剤、それを中和するベラドンナ(およびその副作用、ときには死亡)といったものだ。[20] いんちき医者を指す「quack」の語源は不詳だが、一説にはオランダ語のquacksalver、すなわち梅毒の標準治療とされていた水銀から来るという。[21] 水銀中毒と梅毒のどちらが激しい苦痛をもたらしたかはもはや確かめることもできない。ザムエル・ハーネ

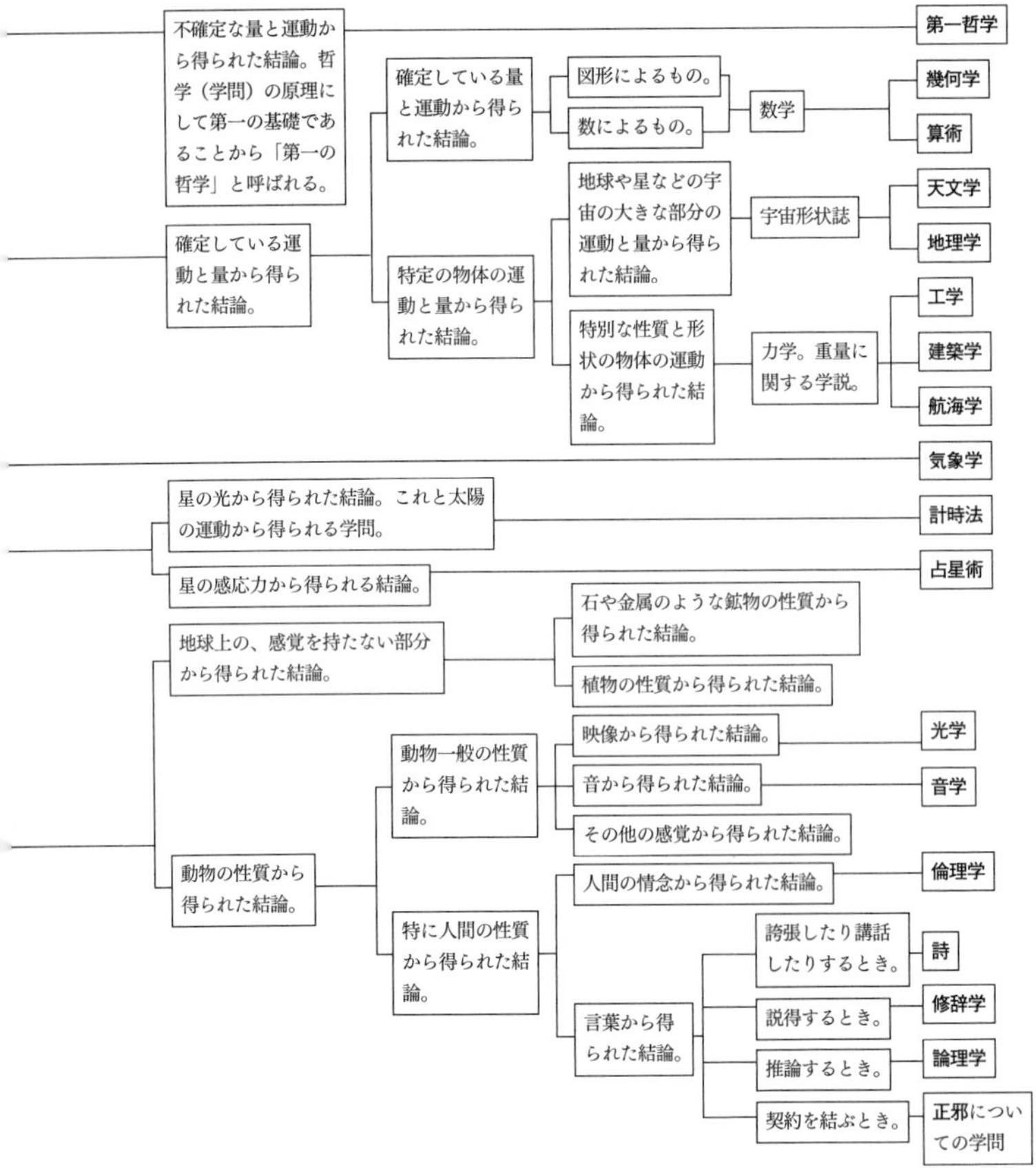

不確定な量と運動から得られた結論。哲学（学問）の原理にして第一の基礎であることから「第一の哲学」と呼ばれる。
第一哲学
確定している運動と量から得られた結論。
確定している量と運動から得られた結論。
図形によるもの。
数によるもの。
数学
幾何学
算術
特定の物体の運動と量から得られた結論。
地球や星などの宇宙の大きな部分の運動と量から得られた結論。
宇宙形状誌
天文学
地理学
特別な性質と形状の物体の運動から得られた結論。
力学。重量に関する学説。
工学
建築学
航海学
気象学
星の光から得られた結論。これと太陽の運動から得られる学問。
計時法
星の感応力から得られる結論。
占星術
地球上の、感覚を持たない部分から得られた結論。
石や金属のような鉱物の性質から得られた結論。
植物の性質から得られた結論。
動物の性質から得られた結論。
動物一般の性質から得られた結論。
映像から得られた結論。
光学
音から得られた結論。
音学
その他の感覚から得られた結論。
特に人間の性質から得られた結論。
人間の情念から得られた結論。
倫理学
言葉から得られた結論。
誇張したり講話したりするとき。
詩
説得するとき。
修辞学
推論するとき。
論理学
契約を結ぶとき。
正邪についての学問

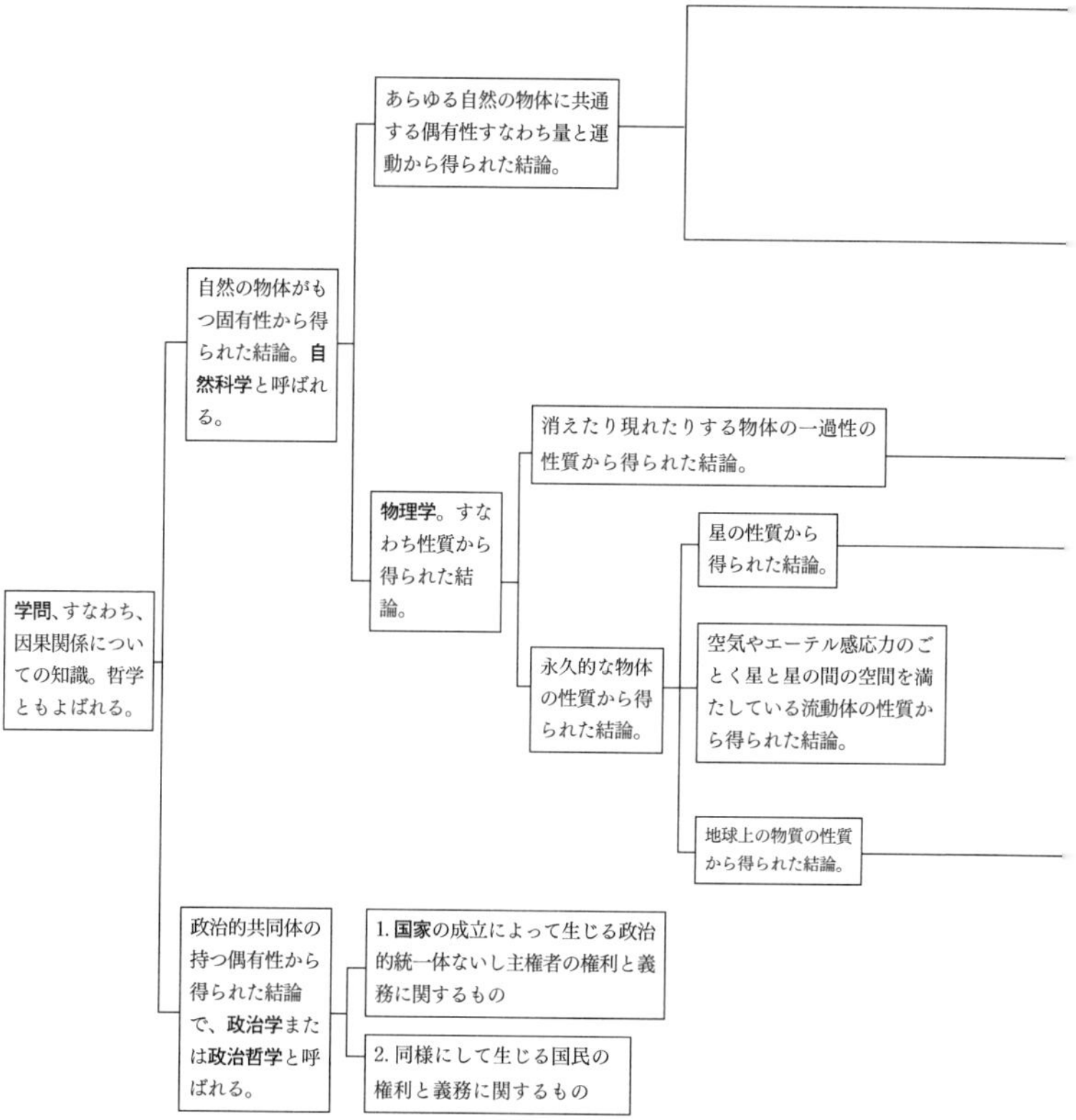

図 1-3：学術書の種類の一覧表

マン（一七五五－一八四三）のホメオパシーがまさに残酷な医学の隆盛にあって考案されたことは注意に値する。

したがって、のちの医学の発達のためには、医学と科学の融合という革命が必要だった。それを阻んでいたのが人体を不可侵とする人間観だとすれば、デカルト（一五九六－一六五〇）に象徴されるような機械論こそが革命だったことになる。さらにフランチェスコ・レディが一六八四年の『動物の中の動物についての観察』で寄生虫病治療薬を試すために対照実験を含む実験を報告したことが画期的とされる。[22] しかし、これはキリスト教の影響を強調しすぎた歴史観だ。レディを待つまでもなく、ローマの時代から対照実験をともなう人体実験は脈々と行われていた。

さらに言い換えるなら、医学は科学と融合するよりも前から、科学を僭称する伝統を育ててきた。この伝統は実証的医学が業績を上げた時期には目立ちにくくなったが、けっして途絶えることはなかった。瀉血の息の長さは繰り返し強調しておく。

西洋以外の実証的医学

前述のとおり、実証的医学は西洋世界だけで生まれたわけではない。一〇世紀にはペルシアの医師アル・ラーズィーが『医術大全』で比較試験の必要性を主張している。[23] 一一世紀の中国の文献『本草図経』は、高麗人参の効果を確認する方法についての伝承に触れている。二人の一方に高麗人参を飲ませ、他方には飲ませず長距離走をさせれば、高麗人参を飲んだほうで息切れが少なくなるのだという。[24] 実際に行われたかどうかは定かでないが、これはまぎれもない比較臨床試験だ。現代の読者はサンプルサイズが小さいこと（息切れの差は偶然かもしれない）、二人の初期条件が不明であること（息切れしなかったほうが長距離走が得意だったのかもしれない）、ランダム化がないこと（研究者が自説に有利な被験者を選んだかもしれない）に気付くかもしれないが、いずれも枝葉にすぎない。

ただし東洋においても西洋と同様に、医学が「本物」だった部分はごくわずかにすぎず、ほかの大部分は誇大妄想だった。西暦一〇〇〇年前後の日本の文学を代表する、皇室に仕えた女官の随筆『枕草子』には、医術と称して行われた祈祷にまったく効果がないこと、ともすれば僧侶が居眠りするなど不誠実な態度も珍しくなかったことがあからさまに記されている。[25] 医学が実証的でも有効でもないことは周知の事実だったのだが、それでもこの著者は僧侶を追い返しはしなかった。

東西の伝統が交わる点のひとつが天然痘の予防接種だ。天然痘予防のための人痘法は、一説には一〇世紀までさかのぼるとされ、東洋世界における（おそらく単純な試行錯誤による）実証的手法の大きな成果である。天然痘には強毒系統（variola major）と弱毒系統（variola minor）があり、それらには交差免疫が働く。つまり弱毒系統にあらかじめ感染しておけば強毒系統による致命的な感染から免れるというわけだ。さまざまな技法が考案された中で、天然痘患者のかさぶたを粉末にして鼻から吸い込むなどの方法が普及した。一七世紀の中国の文献には、牛に付くノミを天然痘予防に使ったという記載もある。人痘法がヨーロッパで本格的に広まるのはやっと一八世紀になってからだ。トルコに駐在していたイギリス外交官の妻、メアリ・ウォートリー・モンタギュー夫人（一六八九－一七六二）が人痘法を知り、トルコで息子に、帰国後の一七二一年には娘に受けさせた。[26] 同じころ、アメリカでは牧師コットン・マザーがオネシムスという奴隷から知った人痘法を広めている。[27]

人痘法はまもなくイギリスから大陸に広がっていくのだが、すべて順風満帆とは言い難かった。人痘法による深刻な副作用被害がまれではなかったからだ。一七六三年にはパリ高等法院が人痘法禁止令を出した。こうした争いの中で、「利益が害に勝る」という統計の観点からの言説が確立し、医学における統計的手法の発達に寄与することになる。[28] 一七六七年にはウィリアム・ワトソンが三一人の子供を三群に分け、人痘法の有害反応に対する治療として当時の主流だった水銀をセンナまたは無治療と比較している。[29]

リンドの実験

さて、ここまで東西の実証的医学の例を紹介してきた。どれもEBMという言葉よりはるかに前からあった。そして、実証性の起源がどこにあるかと問うことにあまり意味はない。少しずつ似たところのある事例が古今東西にわたって広がっている中で、どこまでを関心に含めるかは恣意的だ。すなわち、実証的医学の始まりは、「実証的」という言葉の定義によって幅広く変わりうる。そしてクーンやファイヤアーベントの科学哲学が教えるとおり、厳密に実証的な科学というものは存在しえないのだから、「実証的」をどのように定義するかも恣意的であるしかない。

だから、ダニエルの試験と同じくよく知られている、ジェイムズ・リンドの壊血病治療の実験にしても、その前後に多く行われた人体実験、たとえばクレメンス七世の実験と比べて現代の臨床試験に似ているかどうかを問うことが、臨床試験の歴史の理解を助けはしそうにない。しかし、この例がゆがんで伝えられているという事実を確認しておくことには意味があるだろう。

名高い実験は一七四七年に行われ、一七五三年の論文『壊血病論』で報告された。船医として軍艦ソールズベリー号に乗り込んだリンドは、壊血病に襲われた船の中から患者一二人を一室に集めて二人ずつの六グループに分け（ランダムに分けたという記述はない）、それぞれ異なる治療に割り付けた。結果はオレンジとレモンを与えたグループできわだった改善が得られたというものだ。

リンドの業績はいっけん明らかだ。それまで不治の病として無数の船乗りの命を脅かしてきた壊血病の治療法を発見したのだ。

ただし、リンドが試した治療法がすでに当時の船乗りのあいだでよく知られていた点は注意に値する。さかのぼること一〇〇年以上、一七世紀初頭にはイギリス商船のあいだで長い航海のためにレモンを積み込む慣習ができていた。[30]『壊血病論』は五七冊の本を挙げて先行研究を要約している。このことがすばらしいのだと、ＥＢＭ運動に深く関わったイアン・チャーマーズは強調している。文献を体系的に調べて要約することこそが大事なのだと。[31]しかし、リンドは一六一七年に壊血病予防のためにレモン果汁を推奨した『サージョンズ・メイト』ほか、柑橘類を推奨していた多くの本を引用していない。[32]意図的に隠したのか知らなかったのかはわからない。

試験が試験である以上、そこで新たな治療法が発見されることはない。あくまで試験よりも先に仮説がなければならない。試験はその仮説が新発見だったかどうかを確認するだけだ。すなわち、壊血病の治療法を発見した業績はリンドではなく、いつかどこかでレモンの効果に気付いた無名の船乗りに帰せられるべきであり、リンドはその発見の普及にささやかな後押しを加えたにすぎない。

そしてその働きにおいて、比較試験を行ったことが説得力を大きく増したとすればリンドの試験は重要だったことになるが、当時の慣行として、新治療を導入するために比較試験を課することはなかったのだから、むしろリンドの試験を理解できる人は少なかっただろう。

そもそもリンドの試験を比較試験と呼ぶことができるかどうかも議論の余地がある。なぜなら、リンドの試験では六群すべてに有効と想定された治療が施されていて、無効であるべき対照群がないからだ。海水を飲ませた二人は対照群にも見えるが、のちにリンド自身が海水に効果があった事例を耳にしたと語っている。[33] この方法では、六種の治療法のうちいくつかが大きな害をなした場合、実際は無効であるほかの治療法を誤って有効と判断する可能性を排除できない。

だからリンドの研究は、方法においてダニエルの実験と大きく違うところはない。問題設定が明確でないし、ランダム化も遮蔽も統計解析もない（統計解析をしていたら、わずか二人というサンプルサイズのため「有意差なし」と結論されたかもしれない）。

そして誰よりもリンド本人が、自身の試験を理解していなかった。リンドは果汁の効果を証明したが、その効果が酸によると解釈した。そして果汁を濃縮した。濃縮果汁の効果を生の果汁と比較する試験はしなかった。濃縮果汁の中では、ビタミンCは大幅に減っていた。リンドの妙薬に効果はなく、柑橘類による壊血病治療という考えそのものを疑わしいものに見せた。ギルバート・ブレインなどの働きでレモン療法が復興されるまでにはさらに数十年を待つことになった。[34]つまり、リンドの仕事はそれ以前に何度もなされただろう船乗りの噂話となんら変わらない結果に終わった。実証的アプローチの起源を求めた人がRCTとの類似を見出さなければ、あるいはチャーマーズが文献調査の祖型を見出さなければ、リンドの研究は忘れられていたかもしれない。いや、多少の想像をまじえて言えば、リンドはレモン療法を示した先行研究の積み重ねを途絶えさせ、手柄を一人占めしようとしたことによって、むしろレモン療法の普及を妨げていた可能性すらある。

常識的に言って、EBM運動の時代に重視された比較試験と統計が発達したのは一九世紀以降だ。そこに連続することのない、ただ見た目が似ているだけの事例を離れた時代に見つけても、それを実証的アプローチの源流と呼ぶことはできない。にもかかわらず、ダニエルは正しい生き方、リンドは海軍の栄光のイメージとともに、先行事例として言及されてきた。いまやわれわれは、実証的アプローチの発達の歴史から、これらの事例を省かなければならない。それはすなわちこう問うことでもある。医学が実証的であろうとすることは、道徳的に正しいことであって、かつ有益な発見につながりうるのだろうか。そうだとすれば、どのていどまでか。

第二章　一九世紀の公衆衛生改革：センメルヴェイス、ナイチンゲール、スノー

センメルヴェイスの手洗い改革

実証的医学は道徳的だと信じられている。二〇二〇年以来、各地でマスクが義務化され、外出が禁止され、ワクチンが義務化され、従わない者は道徳に反するとみなされてきた。その根拠は「エビデンスがある」からだと語られた。感染症対策と個人の権利の対立は、実証性によって解消されたかのように、見逃され続けた。

実証的アプローチと公衆衛生は深く結びついている。近代的統計学は公衆衛生に由来し、EBM運動は公衆衛生における統計的技術を臨床に持ち込もうとすることから始まった。

公衆衛生の歴史もまた、いつから始まったとも言えない。ヒポクラテスの『空気、水、場所について』にはすでに病気が地理的に分布するという認識が記されている。生命表の作成で知られるジョン・グラント（一六二〇－一六七四）、産業医学の父とされるベルナルディーノ・ラマッツィーニ（一六三三－一七一四）、保健行政を重視したヨハン・ペーター・フランク（一七四五－一八二一）

などによって、近代的な公衆衛生の基礎は少しずつ作られてきた。

ここではEBM運動との連続性から、統計が大きな役割を果たすことになる一九世紀イギリスの公衆衛生改革を振り返る。

公衆衛生の成立は植民地支配を背景としている。白人が侵略しようとした土地の感染症に阻まれることもあったし、逆に白人が持ち込んだ感染症が先住民を苦しめることもあった。新世界に天然痘などを持ち込んだ征服者たちと同じようにしてハワイやフィジー、サモア、ニュージーランド、タヒチでも先住民が麻疹や水痘といった感染症で激減した。[35 a-b] ナポレオンをロシアから追い返したのは「冬将軍」に加えて発疹チフスの援軍でもあった。[36] 一八四一年のニジェール川探検ではマラリアなどの疫病に丸腰で臨んだ探検隊一五九人のうち五五人が死亡した。[37]

感染症はかくも国家の命運を左右したのだが、細菌が発見されていない当時、感染症対策の多くは根拠の弱い憶測によらざるをえなかった。そもそも感染症とそうでないものを判別することも難しかった。地中海のペラグラは、実際は栄養欠乏症なのだが、感染症と考えられていた。[38] 日本の東京医学校(のちの東京大学医学部)で教えていたエルヴィン・フォン・ベルツは、ビタミンB1の欠乏症である脚気を感染症と誤認した。ベルツの説を信じた陸軍は、海軍がパン食を取り入れて脚気から解放されたのちも精白米中心の食糧にこだわり、長く脚気に苦しんだ。[39]

ウィーン産科病院のセンメルヴェイス・イグナーツ（一八一八－一八六五）が産褥熱を感染症とみなしたことも当然のことではなかった。ウィーン産科病院の第一病棟では産科医になる男子学生を訓練し、第二病棟では助産師になる女子学生を訓練していた。この体制ができた一八四一年から一八四六年まで、産褥熱による死亡率は第一病棟のほうが第二病棟の数倍も高かった。[40] センメルヴェイスはその原因をさまざまに考察した。そのころ同僚のヤコブ・コレチカが遺体解剖用のメスで負傷したあと産褥熱に似た症状を表して死亡した。第一病棟の学生たちは遺体解剖にも頻繁に出入りしていた。そこでセンメルヴェイスは「遺体の粒子」がコレチカの、そして褥婦たちの死因だと仮定し、さらに「石鹸を使った普通の手洗いではこびりついた遺体の粒子をすべて取り除くのに十分でない」と想像を進めた。[41] 一八四七年五月にセンメルヴェイスは第一病棟の学生や産科医に「塩素水（chlorina liquida）」で、のちに安価なさらし粉（次亜塩素酸カルシウム）溶液で手を洗うよう指導した。第一病棟で産褥熱による死亡は激減し、第二病棟と同等になった（図1－4）。

さて、センメルヴェイスは現代に何を教えるのだろうか。手洗いの重要性か、真実を見抜く天才を待望することか、そんな天才をのちに追い出したウィーンの医師たちの愚かさか？

そもそも産褥熱の感染説はこのときがはじめてではない。早くも一七九五年にはアレグザンダー・ゴードンが『アバディーンに流行する産褥熱についての論』で感染説に基づき助産師や医

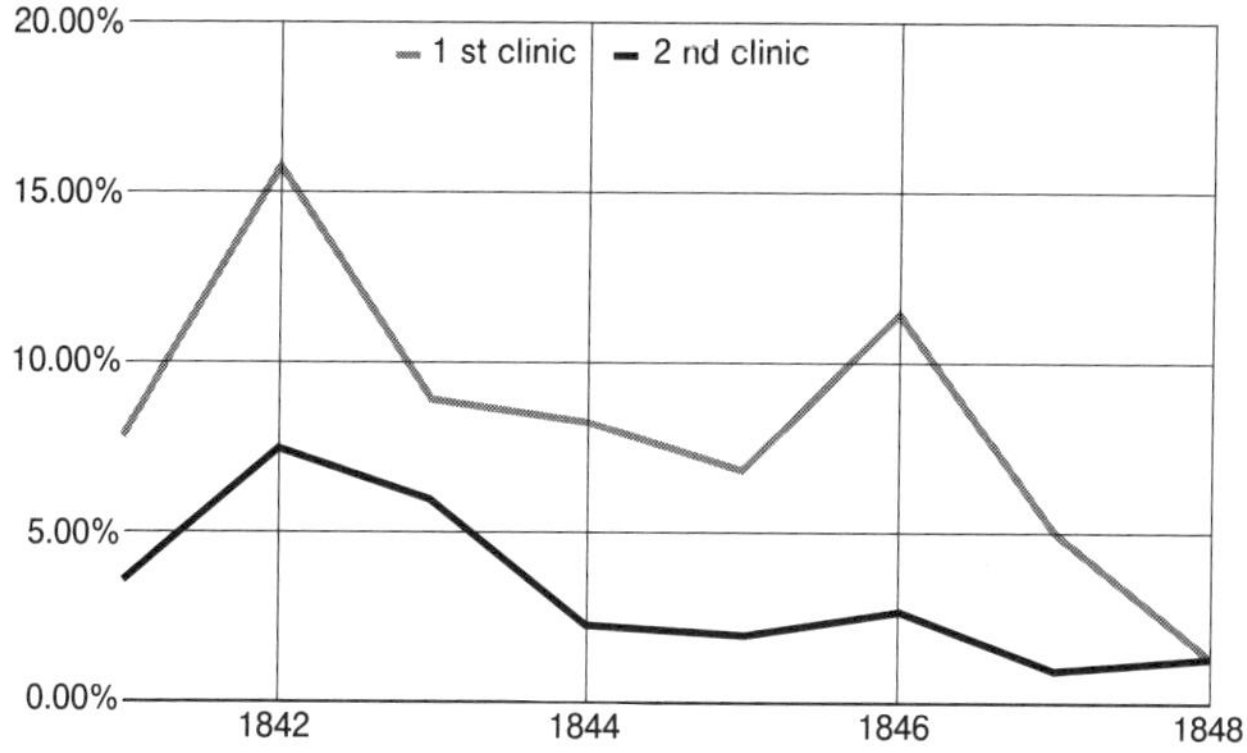

図 1-4：1841 年から 1848 年のウィーン産科病院第 1 病棟と第 2 病棟における産褥熱による死亡率（死亡数 / 出生数）
1847 年 5 月から手洗い指導。1849 年 3 月にセンメルヴェイスは辞任した。

師に手洗いを勧めている。一八四三年にもボストンのオリヴァー・ウェンデル・ホームズが感染説を唱えたが、フィラデルフィアのチャールズ・メグズとヒュー・ホッジが反対した。[42]

このことは権威主義による事実の否認と理解するべきではない。センメルヴェイスこそが病棟を預かる立場の権威だった。単に、医師には実績を実績と理解するだけの実験科学の思考法が根付いていなかった。センメルヴェイスが塩素水の代わりに使ったさらし粉にしても、リンドの濃縮果汁と同じ運命をたどらなかったのは幸運でしかない。

センメルヴェイスの支持者がいなかったわけでもない。早くも一八四八年にはランセットがセンメルヴェイスに言及している。[43] 一八四九年にウィーンの事例を好意的に取り上げた論文[44]は、産褥熱が接触感染(コンタギオン)によると示唆する事例が「ドクター・コープランド、コリンズ、リグビー、リー、グーチ、ファーガソン、ブラックモア、ピディ、ミスター・ストーほか何十人もの著者」から報告されていることを記している。一八五〇年には産科麻酔の導入で名高いジェイムズ・ヤング・シンプソン(一八一一-一八七〇)が産褥熱を「手術熱」と同様の感染症とみなし、塩素による手洗いを勧めている。[45]つまり、この時代に同じことを考える人はあちこちにいて、コンタギオン説は揺れ動きながら少しずつ支持を獲得していったようだ。センメルヴェイスはそのうち比較的成功したひとりにすぎない。晩年に精神病院に収容されたうえ敗血症で死亡するという悲劇的な結末がなければ、「孤高の学究」としてのイメージがこれほど強く残ったかどうかはわからない。

ナイチンゲールと衛生

偶然にもセンメルヴェイスの仕事を繰り返したひとりがナイチンゲールだ。一八七一年の『産院覚え書』は、ロンドンやリヴァプールの救貧院を例に、産褥熱の少ない分娩施設で行われていた施策を概観している。そこで共通点とされた「換気、清潔、頻繁に寝具を取り替えること」[46]は、かつて彼女自身のベストセラー『看護覚え書』が強調した点とも一致する。このころのナイチンゲールは病気がミアスマ（瘴気）と呼ばれる悪い空気によって伝染するという説にかなり好意的だった。『産院覚え書』は加えて、さらし粉による手洗いを行っていた施設の例も複数挙げている。ただしセンメルヴェイスの名前は挙がっていない。単に知らなかったのか、センメルヴェイスのコンタギオン説は彼女自身の信念と食い違うので無視したのかはわからない。この本は彼女が責任を持っていた助産施設の失敗を受けて書かれたものだ。有名なクリミア戦争従軍ののち、彼女はナイチンゲール基金によって一八六二年にキングズ・カレッジ病院内に助産施設を開校したのだが、産褥熱の多発のため一八六七年に閉鎖に追い込まれていた。ナイチンゲールはシンプソンとも交流があったのだが[47]、シンプソンとは手洗いへの期待に温度差がある。

ナイチンゲールはクリミア戦争従軍において、スクタリの戦地病院の衛生状態を改善したと信じられている。これはおそらく事実ではない。スクタリの病院を補修し大掃除したのは首相パーマストン卿と陸軍大臣パンミュア卿の命を受けた衛生委員団であって、ナイチンゲールではない。衛生委員団の派遣がナイチンゲールの求めによるという解釈が流通しているのだが、前線で不潔な環境による感染症が深刻な被害をもたらしていることは一八五四年一一月にナイチンゲールが派遣されるよりも前から知られていた。

たとえば一八五四年八月二六日の『タイムズ』は「THE CHOLERA AT VARNA.」という見出し

で、ヴァルナに近いキャンプでコレラが集団発生したこと、ほかの部隊も病死者により人数が半減したこと、その原因と思われたこととして井戸にトルコ人やロシア人の死体が充満していることを伝えている。当時の戦争においてこの事態は常識的に予期しえた。だからこそ一八五四年八月にはスクタリの兵舎を病院に転用するにあたって総司令官ラグラン卿が浄化清掃の命令を出したのだった。[48]

戦後に帰国したナイチンゲールは、疫学者ウィリアム・ファー（一八〇七－一八八三）の助けを借りて、のちに「鶏冠図」として記憶されるグラフ（図1－5）を含む「極秘報告書」を作成する。戦地にあって兵士の死因は主に、密集した軍隊の生活により蔓延する感染症であって、それによる死者は戦闘による負傷で死ぬ兵士よりはるかに多かった。前述のとおりこのことはよく知られていたが、鶏冠図はそれを視覚表現に置き換えた。そして一八五五年三月六日に衛生委員団が到着した前後で劇的な変化があったことを印象付けた（なお同じ図から、看護団が到着した一八五四年一一月以降に感染症死が減少するどころか急増していることも読み取れる。これはもちろんナイチンゲールの失策ではなく不運であって、たまたま感染症が広がる局面に到着してしまったのだ。感染拡大に対して看護団が抑制的に、あるいは促進的に寄与したかどうかをあとから知るのは非常に難しい）。

あまりに強い印象は、論理を超えて介入の効果を想像させる。おそらく衛生委員団は多くの兵

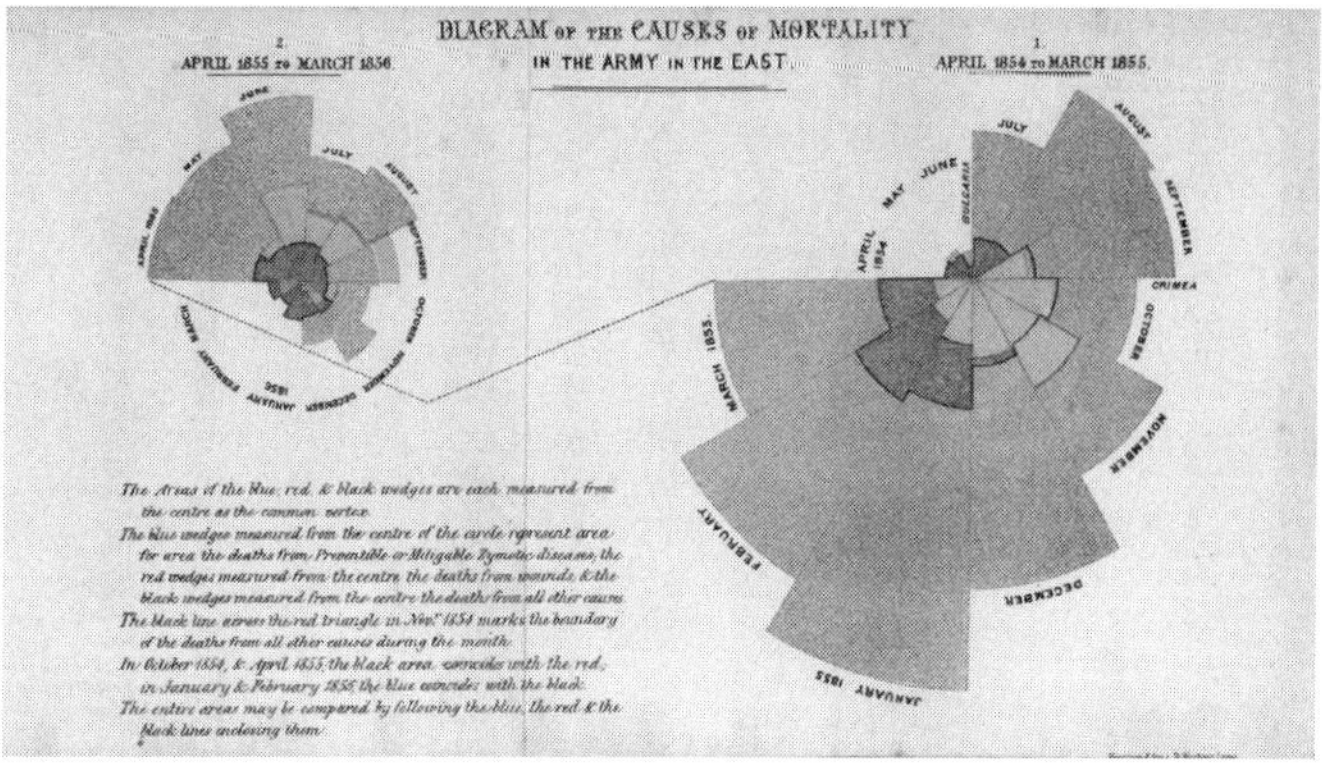

図 1-5：スクタリでの死亡数を示すグラフ
円の 12 分の 1 の扇型がそれぞれ 1 か月間の死亡数を示す。死亡数は死因ごとに集計され、出典のカラー印刷では、青＝防ぎえた感染症による死亡、赤＝負傷による死亡、黒＝そのほかの死亡と塗り分けられている。三色の扇型は重ねられているため、大きい扇型の一部は小さい扇型に隠れているが、円の中心から端までの面積が各死因の死亡数を表している。右図は衛生委員団の到着前（1855 年 3 月を含む）、左図が到着後。

士たちを救ったのだろう。しかし、ナイチンゲールは比較試験を行っていない。感染症の激減が、自然に生じる（集団免疫とか季節による）波の去るところを見ているのか、介入の効果なのかは、この図によっては判別できない。繰り返すが、「この図によって」判別できないとしても、排泄物が床上数cmを満たす環境が感染リスクに関与しないはずがなく、衛生委員団による環境改善が何らかの効果を有したことはまちがいない。しかし「病院の環境を改善するべきだ」という結論は、看護団の到着より前からすでに明らかだった。したがって、鶏冠図は論理的には何事をも付け加えていない（ジョン・ホールによる隠蔽がつねに話題にされるが、その点こそ鶏冠図とは関係がない)。

ナイチンゲールの感染対策についての知見を成熟させたのは、鶏冠図ではなく、一八六〇年に開校してから彼女のライフワークになった看護師養成学校だ。よく誤解されている点だが[49]、ナイチンゲールは細菌説を終生信じなかったわけではない。助産施設の手痛い失敗を含め、看護師や見習生に繰り返し流行した感染症、特に「指毒(finger poisoning)」に対策しようとする中で、一八七〇年代には徐々に接触感染を想定するようになり、指を守るグッタペルカの覆い(ゴム手袋はまだ発明されていなかった)とか、医療器具購入費用の支給といった工夫を導入している。[50]こうした試みは統計から論理的に導かれたのではなく、時間のかかる試行錯誤だった。

にもかかわらず、鶏冠図は一五〇年以上記憶され、真実を見抜いたナイチンゲール、統計学者ナイチンゲールのイメージを守り続けている。

これには前後のヨーロッパにおける統計への篤い信頼が寄与している。イアン・ハッキングは、一九世紀初頭に無数の統計データが流通したさまを「印刷された数字の洪水」と表現している。[51]イギリスにおいては、ロンドン統計学会が一八二〇年代に成立した。[52]一八三六年には出生・死亡登録法が可決され、翌一八三七年にはイングランド・ウェールズ総合登録局が創設された。初代局長は誰あろうファーだ。[53]ディケンズ(一八一二-一八七〇)やバルザック(一七九九-一八五〇)が統計によって変わる社会を描写し、コント（一七九八－一八五七）が実証哲学を唱え、ケトレ（一七九六－一八七四）が「平均人」を、ガル（一七五八－一八二八）が骨相学を、ロンブローゾ（一八三五－一九〇九）が犯罪生物学を、デュルケーム（一八五八－一九一七）が計量的社会学を、そしてゴルトン（一八二二－一九一一）が優生学を思いついたのはまさにこの時代だ。続く時代にはピアソン（一八五七－一九三六）やスピアマン（一八六三－一九四五）が統計学をはなばなしく展開することになる。

さらにナイチンゲールの極秘報告書は、個人的な人望を活用した精力的な説得活動によってよく知られるようになった。『イギリス陸軍の健康、能率、病院管理にかかわる諸問題についての覚え書──おもに先の戦争の経験にもとづく』と題されたその報告書は、実際のところ極秘にされたとは言いがたい。一八五八年に印刷されたのち、女王に宛てて、また有力な軍人、聖職者、医師など多くの人に宛てて送られた。そのうちひとりに宛てた送り状の冒頭には「あなたに手紙を書くとはなんという冒険でしょう。あなたはもしかしたらフロレンス・ナイチンゲールなど聞いたこともないかもしれません」とある。[54]

ナイチンゲールの人望はそれ自体が社会学的関心を誘う謎だ。帰国後に描かれた肖像画ないし想像図は、彼女がどのように消費されたかを示唆する（図1－6）。だからナイチンゲールが証明したのはむしろ、人を動かすのは権威（ナイチンゲールの家柄と人脈）と同情（悲惨な戦地に赴いた貴婦人）と流行（統計）、それに少しの視覚刺激（鶏冠図）だということだ。

ナイチンゲールが帰国後に、陸軍大臣シドニー・ハーバートを過労死させたと噂される精力的な活動によって、イギリスにおける公衆衛生の発達に大きく寄与したことはまちがいない。そしてその貢献はまた、公衆衛生行政を性格づける要素にもなっている。すなわち、人々の集団に対する介入が誰か外部の人によってなされるのだが、その目的と優先順位、手段を決めるのは介入する側であり、それを正当化する価値観が温存される。この図式が、ナイチンゲールのいくつかの業績に共通して現れている。

スクタリについて言えば、兵士たちの命を最優先に考えるなら何よりもまず戦争反対を唱えなければならなかったはずだ。しかし、ナイチンゲールはクリミア戦争のあとも、あくまで戦争が可能な軍隊を維持することを前提に、軍隊における看護の改善を訴えた。

ナイチンゲールの無数の著書の中でも、一般家庭向けの指南書として書かれた『看護覚え書』はベストセラーとなったことで知られているが、同じく刊行当初は大きな反響をもって迎えられたのが『インド駐在陸軍の衛生』だ。この本はインドの不潔な環境と慣習を絵入りで伝えている（図1－7）。

そして結論近くでこう提言している。

町の衛生についての設備や機構は、地方自治体の手によって管理されることになるであろう。すでに、その実現のための非常に優れたインド政府法令が存在しているからである。このような法令が制定されるだけで、「カースト」の偏見が無力化するであろうことは、充分予測しうることなのである。そして、バザールおよび原住民街と、駐屯地および宿営地との関係を知る人であれば誰しも、インド陸軍の衛生状態の向上が、とりもなおさずインドにおける衛生の向上と文明の発達につながること、そしてこの事業こそが、とりもなおさず、「カースト」

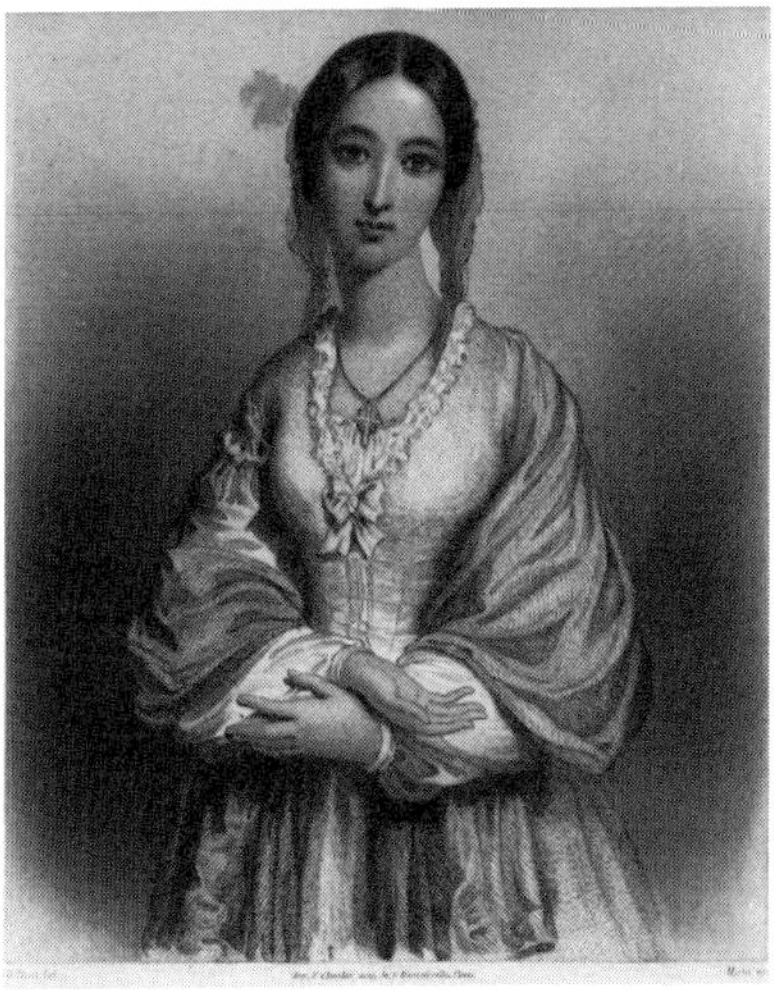

図 1-6：1857 年刊のメアリ・カウデン・クラーク『フロレンス・ナイチンゲール』に使われたナイチンゲール像
清潔な身なりと慈愛に満ちた表情からは、血と汚物にまみれた戦地病院も、反発を押しのけて改革を進める激しい人格も想像できない。

の偏見をはじめとする他の多くの偏見を取り除いていくものであることを悟れるはずである。[55]

こうした「指導のための支配」という論理は一般に、植民地支配を正当化する言説の中でしばしば現れる。たとえば二〇世紀のエジプトはイギリスなどの指導により灌漑用水路を開削し、綿花などの輸出用品の増産に成功するのだが、その代償となったのが、うるおされた耕地や水路で繁殖した巻き貝を中間宿主とする住血吸虫の蔓延だった。住血吸虫症の治療薬とされたアンチモン催吐剤も、貝の駆除による感染制御も、現地人には実行困難であり白人の指導が必要と主張された。対策にあたっていたロックフェラー財団国際保健部の一九三九年の議事録によれば、「住血吸虫症は25年の期間内に運河の清掃を行うことでエジプトから完全に排除できる」という推定のもと、「国際保健部の支援を撤収したのちも事業を続行するために政府内の機構を創設する」必要が唱えられた。[56]

ナイチンゲールが指導しようとしたのはインド人だけではない。看護学校の創設、そこにおける近代的な看護技術の確立と人材の育成によって、看護師という職業は以前とまったく違ったものになった。看護師の行動は厳格に監視し管理するべきとされた。極秘報告書の補遺として書かれた『女性による陸軍病院の看護』では、民間病院において「夜勤看護婦は12時間勤務とし、居眠りをした場合は即刻解雇する。睡眠は8時間とし、4時間は毎日の運動、私用、レクリエーションにあてる」そのために「病棟の入口は1箇所とし、婦長室はそれに隣接しているべきである。そうすることによって看護婦や患者が病棟から出る場合も、誰かが病棟に入る場合も、婦長がそれを確認できるからである[57]」とされた。また陸軍病院においては「婦長の部屋が病棟につうじており、壁の上部の一部がガラス張りになっており、誰にも気づかれることなく病棟を見渡せるように厚いカーテンがかかっておればまず申し分はない[58]」とある。

ナイチンゲールの考える

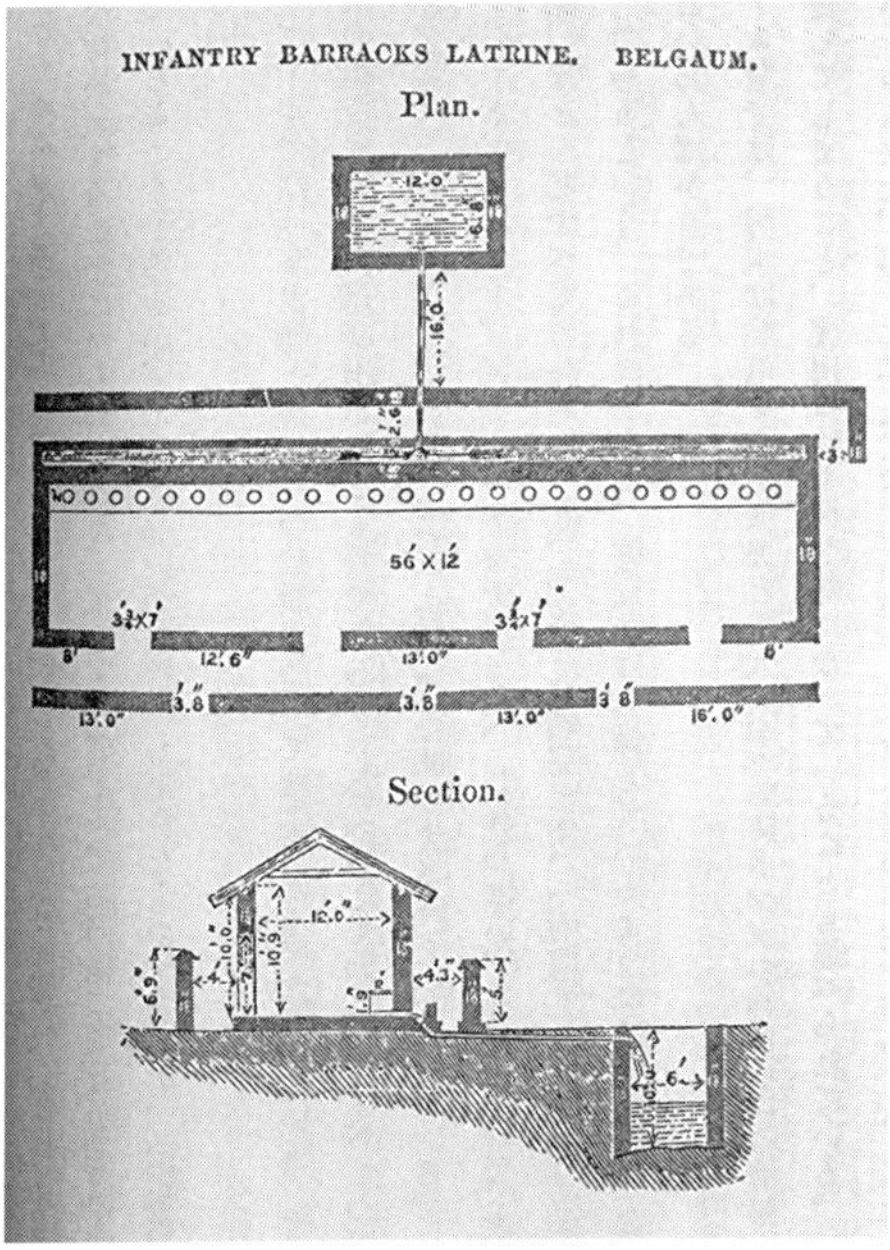

図 1-7：インドによくあった汚物溜めの図解
平面図で上方、断面図で右にある汚物溜めの底は開いていて、汚水が地面に吸収される。この近くで井戸水が使われている。

「病棟」では多くのベッドが見通しよく並べられていたことを思い出してほしい。これはまさにベンサムのパノプティコンだ。こうして看護師たちは崇高な使命に奉仕した。その成果としてたしかに看護師は医師と並ぶ専門職になった。その意味で、ナイチンゲールは近代看護の大いなる父だった。

スノーのコレラ対策

父権的な公衆衛生はたしかに統計を利用したが、統計によって理論的厳密さを獲得したわけではない。一八五四年のブロード・ストリートのコレラに対してジョン・スノー(一八一三―一八五八)がしたこともそれに似ている。売春で有名なソーホーのブロード・ストリートでコレラが流行し、多くの患者が近隣のミドルセックス病院でナイチンゲールの看護を受けることになった。[59]

先駆的な麻酔科医として、また疫学者として毀誉褒貶のあったスノーは没後ほとんど忘れられていたのだが、ジョンズ・ホプキンズ大学の初代疫学教授のウェイド・ハンプトン・フロストがスノーの『コレラの伝染様式について』を再刊したのち、一九三〇年代に再び注目されるようになる。[60] 通俗化した物語では、スノーはコレラの流行を食い止めるためにコレラ発生地を地図上にプロットし（図1－8）、その中心にあった給水ポンプが感染源だと推論し、ポンプのハンドルを取り除いたことによって防疫に成功したことになっている。[61]

この物語はいくつかの点で事実と異なっている。第一に、水がコレラの感染源だという説はすでによく知られた仮説のひとつだった。エドウィン・チャドウィックの下水道改革に反発していた『タイムズ』紙が「脅されて健康になるよりも、コレラやほかの病気になるほうがましだ[62]」という社説を載せたのは一八五四年八月一日、ポンプのハンドルが取り外されたのは九月八日のことだ。水とコレラの関係はすでに自明視されていた。疫学調査としてのプロット地図の手法も、感染対策の象徴としてポンプのハンドルを取り除くことも、スノーがはじめて思いついたものではなく、すでに慣習となっていた。[63]

第二に、一八四九年にはスノー自身が『コレラの伝染様式について』初版の中で、ロンドンでのコレラの流行を下水による上水の汚染によって説明している。[64]現代からは信じられないことだが、一八四九年のロンドンではコレラ患者の排泄物を含む下水がテムズ川に流され、同じテムズ川のそれも下流から、飲用水が汲み上げられていた。スノーはあらかじめ自分が信じていた水仮説に基づいてブロード・ストリートのポンプを封鎖したのであり、プロット地図はその理論をもっともらしく見せるための視覚表現にすぎない（まさに鶏冠図のように）。また、スノーの考え

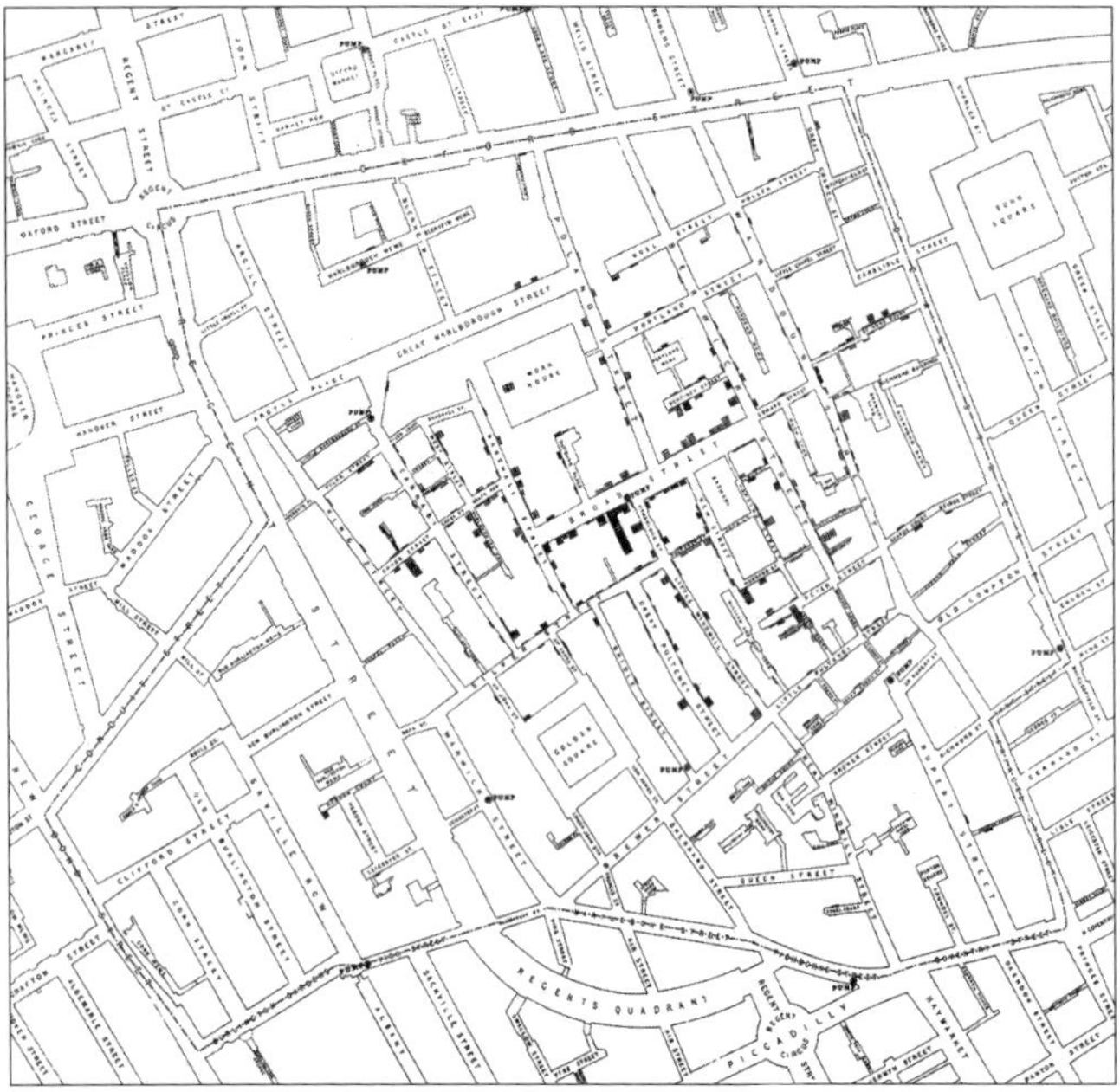

図 1-8：スノー『コレラの伝染様式について』第 2 版に綴じ込まれた地図（部分）
黒い線がコレラによる死亡者を示す。ブロード・ストリートに被害が集中し、その中心にはポンプがある。

の形成においては、産褥熱の接触感染説を支持したシンプソンの影響を議論しうるだろう。シンプソンは産科麻酔のパイオニアでもあるし、その中でクロロホルムの麻酔効果を発見した人でもある。そして一八五三年にヴィクトリア女王がレオポルド王子を出産した際にクロロホルム麻酔を施したのがまさにスノーだ。[65] 水感染は接触感染ではないから、正確にはスノーがコンタギオン説に基づいていた

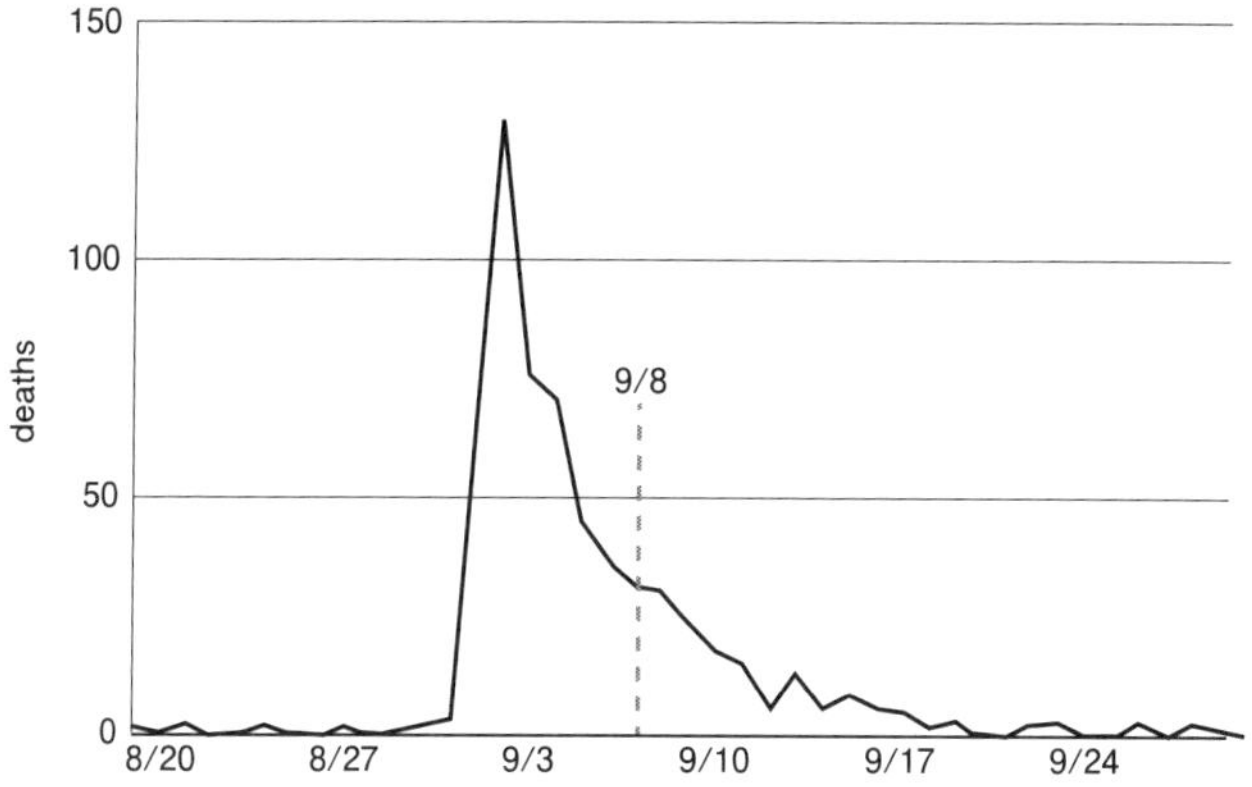

図 1-9：1854 年のブロード・ストリート周囲のコレラによる死者数推移
『コレラの伝染様式について』で報告されている数値をもとに作成した。9 月 8 日にポンプのハンドルを取り外した時点ではすでにピークを過ぎている。感染拡大のピークは死亡のピークより数日程度前にあったと考えられる点にも注意。

とは言いがたいが、ミアスマ説に反対した点がシンプソンとスノーに共通している。

第三に、ポンプのハンドルが取り外された時点でコレラの流行はすでに縮小局面にあった（図１－９）。だから流行が止まったのがスノーの業績なのか、それとも自然経過なのかは判別できない。

仮にスノーが、プロット地図の中心に悪臭を放つごみ捨て場を発見し、そのごみ捨て場の使用を禁止していたらどうなったかを想像してほしい。その場合にもコレラは止まったかもしれないし、コレラ対策の普及も遅れなかったかもしれない。下水道の必要性はすでに認識されていた。つまり、スノーの仕事はチャドウィックが敷いた路線の上にある。チャドウィックが失脚していなければスノーがこれほど記憶されることはなかったかもしれない。

公衆衛生と熱帯医学

チャドウィックは一八四二年の研究書『労働人口の健康状態』に代表されるように、統計と実証性を重んじた。それに対して自由を根拠とする反発があったことは公衆衛生の本質を問う事例だ。すなわち、公衆衛生とは管理当局があらゆる地域住民を超越する善についての知識を持っていると仮定することであって、疫学がその仮定を満たすと信じられることにより実現している。

だから公衆衛生と熱帯医学の関係もまた両面からとらえる必要がある。一九一二年にはアメリカ・ルイジアナ州のテュレーン大学に公衆衛生・熱帯医学校が創設された。[66] ロンドン大学熱帯医学大学院が「衛生」の字を加えた「ロンドン大学衛生・熱帯医学大学院」に改称したのは一九二四年のことだ。[67] 一九二二年にアメリカのハーバード大学予防医学・疫学部長となったミルトン・ロズノーは熱帯医学の専門家だった。[68] こうした近接性は、たとえば一九一四年にアメリカがパナマ運河を開通させた鍵がマラリアの制御だったように、植民地支配を目的として公衆衛生が発達したからと理解できるのだが、むしろ公衆衛生は本質的に、ナイチンゲールのインドに対する態度のように、植民地支配を命じるものなのだ。

その戯画的な事例がカメルーンのオー＝ニオン県にある。一九三九年、当時の仏領カメルーン領事は、「眠り病」すなわちアフリカトリパノソーマ症に苦しむオー＝ニオンでの公衆衛生策の実験として、地域の全権を医師に委任した。代表者ジャン・ダヴィッドほか六人の医師がその実験を率いる立場で一一年にわたる実権を握った。「皇帝」と呼ばれたダヴィッドのもとで感染症の検査・治療だけでなく妊婦や子供の厳格な管理、大規模建設事業などを含む強硬な策が実行されたが、眠り病はむしろ増加し、経済は破綻し、医学的ユートピアの実験は無惨な失敗に終わった。[69]

公衆衛生改革が一九世紀半ばに可能だったことは驚くべきことだ。当時は感染症の原因が特定されていないどころか、感染症とそうでない病気の区別すらはっきりしていなかったのだから。その奇蹟を可能にしたのは、昔ながらの試行錯誤であり、結果を評価する方法はまだ確立されず、評価はしばしば外的要因によりゆがんだ。科学的発見を促す新たな手法が発見されたわけではない。

ところが、記憶された名高い事績は、それらが卓越した知性によって必然的にもたらされたという物語に変質していく。ナイチンゲールもスノーも、厳密な実証の手続きによって真実にたどりついたわけではない。彼らはすでに大なり小なり受け入れられていた仮説を補強する成功事例（と彼らが主張したもの）を示したにすぎない。そしてその事績を象徴するものとして記憶された鶏冠図とプロット地図は、いずれも不十分な証拠を説得的に見せるための修辞にすぎない。にもかかわらず、修辞のほうが成功の原因だったことにされてしまった。

近代の公衆衛生は、人口に対する介入という思考様式においてＥＢＭ運動と直結しているし、それより前の医学に比べれば呪術的な要素ははるかに少なく、実証的な要素ははるかに多い。しかしその幕開けは実証性ではなく、図像＝イメージの力に依存していた。

第三章　ＲＣＴの確立：圧覚、血清療法、結核

テレパシーと仮説検定

ワクチンが強制されるとき、「エビデンスがある」という殺し文句が使われる。エビデンスというものを疑う人には「ＲＣＴのエビデンスだから確かだ」と言われる。ＲＣＴはどのようにしてこれほど高い地位を手に入れたのだろうか。

良くも悪くも、医学における実証的アプローチを構成する要素としてＲＣＴを挙げない人はまれだろう。ＲＣＴのもっともシンプルな形式では、対象となる患者を十分な人数だけ集め、その集団をランダムに二群に分け、一方には試されるべき治療を、他方には対照となるプラセボないし既存治療を行い、結果の差によって試験治療の効果を判定する。医師や患者がどちらの治療に割り付けられたかを知っていると結果に影響するかもしれないので遮蔽する（盲検化とも言うが、政治的正しさの観点から言い換えられつつある）。この方法により、治療前後の自然経過を治療の効果と取り違えることも、観察した集団の偏った属性を治療の効果と取り違えることも、最小限のリスクに抑えられる。

ではそのすばらしいRCTはいつ誰が発明したのか。答えはほかの多くの発明と同じように、「多くの人によって少しずつ現代の形になっていった」というものだ。

ランセット編集長のリチャード・ホートンは一九九七年の論文で、一八八四年のパースとジャストローの論文[70]を「経験の時代と実験の時代の画期」と位置付けている。[71]この研究は人間が手のひらで持ったものの重さをどのていど判別できるかを試そうとするもので、被験者はあらかじめ知らされた二種類の重さのどちらかをランダムに与えられ、圧覚からどちらかを言い当てた。人体に対する介入のランダム化と遮蔽という点で先駆的な方法と言える。加えて印象的な点として、この論文はいくつかの仮定に基づいて実験結果の予測値を算出し、実測値と比較している。これはのちに発達する統計的仮説検定の論法とよく似ている。カール・ピアソンがカイ二乗検定を発明した一九〇〇年の論文[72]が早い時期の例として有名だが、それに近いものは以前からあったようだ。

パースとジャストローの論文はまた、ハッキングが一九九〇年の人気作『偶然を飼いならす』の中で、一九七八年の言及例[73]とみずからの一九八八年の研究[74]に基づいて「現在我々がこの分野で当然のこととみなす非常に多くの革新を具体的に成し遂げた」[75]と評したものでもある。ハッキングが触れているがホートンは省いた点として、パースとジャストローは圧覚の実験によってテレパシーを解明しようとしていた。論文の結論部分にはこうある。

我々の実験が証明するのは明らかに、この感覚には閾値がなく、それに対応する差異が消失したときにのみ消失するということだと思われる。［…］全体としての事実には非常に重要な実践的含意がある。なぜならこのことは、あまりにかすかではっきりと自覚することすらできず、それについての結論にどうやって到達したかを説明することすらできない感覚から出て互いの心のあいだでさかんに行き来しているものを我々が集計してみせたと信じる新しい理由を与えるからだ。女の直感とかある種の「テレパシー的」現象はこのように説明できるかもしれない。[76]

同じ一八八四年にはよく似た論文[77]をフランスのシャルル・リシェが書いている。リシェは一九一三年にアナフィラキシーの研究に対してノーベル賞を受賞した人でもある。この時代にテレパシーはけっして世迷い言ではないどころか、心理学のホットな研究対象だった。

現代から見れば、パースとジャストローは二点の誤りを犯している。第一に、実験は試料の重さを一〇〇〇分の五刻みで変えるものだったにもかかわらず、「閾値がない」と結論したこと。

この実験で一〇〇〇分の五よりも小さい閾値は検出できない。第二に、実験結果を説明するのに必要のないテレパシーの概念を持ち込んだこと。だからホートンはこの論文から別の教訓を引き出すべきだった。いかに画期的ですばらしい実験方法を選んだとしても、誤った前提、問題設定と解釈から正しい結論は導けないという教訓だ。そうしてはじめて、研究者は時代から自由になれないという事実にも読者の注意を促すことができるはずだった。

統計的仮説検定について付け加えるなら、数学的技巧のもとでそれを記述したパースやピアソンの革新性はいささかも疑う余地のないものだが、その核となるアイディア、すなわち「偶然にはまれにしか起こらない事象が観測されたなら、原因があるはずだ」という論理は、ジョン・アーバスノットの一七一〇年の論文にもすでに現れている。アーバスノットは新生児の性比が男児に偏っていることを指摘し、その原因を神の意志として説明している。[78]

統計的仮説検定が、神の意志とかテレパシーといった、まずは存在しないと直感されたものを延命させるために生まれたことに注意してほしい。検定は小さい差を検出しようとするものだ。のちに薬やほかの医療介入の効果を計るために検定が応用されるのだが、医療と検定は本質的に相性が悪い。なぜなら医療技術はふつう、試験される前から有効と信じられているからだ。仮説検定の前にその信念を完全に排除できていなければ、実験の目的も結果も理解されない。つまり人類は医療の検証技術を手にするには早すぎた。さらに言い換えれば、検証技術のほうを通念に近づけることが重要だ。それにはのちの言葉で言う臨床的に重要な差を定義することが必要になる。つまり、テレパシーのように効果ゼロを基準に有無を判定するのではなく、効果がゼロより大きいことは当たり前の前提として、ある水準（臨床的に重要な差）を上回るかどうかを検定する。その水準に届きそうにない治療はそもそも試す価値もないとする。これならわかりやすくなるはずなのだが、この課題は長年棚上げされ、実際には効果ゼロをめぐる争いが続いている。

実験の時代

ホートンが言う「実験の時代」ははるかに前から始まっていたようでもある。一八世紀までの多くの比較試験の例はすでに挙げた。一八一六年にアレグザンダー・レサシエ・ハミルトンは三六六人の傷病兵士を対象として、瀉血を行うか行わないかを交互に割り付けた結果、瀉血が無効だったと報告している。[79] ランダム化はしていないが、研究者が誰にどの治療を施すかを選ぶとバイアスがかかるという意識はあったと見るべきだろう。ただしこの報告には捏造説もある。[80]

フランスのピエール＝シャルル＝アレクサンドル・ルイは一八三六年に英訳された『ある種の炎症性疾患に対する瀉血の効果の研究』で、治療効果を判定するための障害となる個人差を乗り越えるために、多数の患者の集団を統計的に比較するという方法を理論化した。[81] ルイは医学研究における計量的方法の創始者とみなされるようになる。ナイチンゲールを教えたファーは修行時代のパリでルイの講義を聞いていたし、[82] 産褥熱の感染説を唱えたホームズも同様だ。[83] 一八四〇年に『医学統計の一般原則』を書いたジュール・ギャヴァレーは、ルイの実験のサンプルサイズが不足していることを指摘した。[84] パリでギャヴァレーの講義を聞いていたデンマークのカール・エミール・フェンガーは、一八三九年の論文「計量的方法について」[85 a-b] 以後の仕事によってデンマークでの公衆衛生の発達に寄与した。

一八五四年の本[86]で紹介されているトマス・グレアム・バルフォアの実験は、猩紅熱《しょうこうねつ》に対するベラドンナの効果を試すために一五一人の男の子を交互に割り付けた。この方法は「都合の良い患者を選んだというそしりを免れるため」だと明記されている。

このように一九世紀の医師はさまざまな実験を行ったのだが、実験そのものと同じかそれ以上に重要なインフラとして、定期刊行物としての医学誌が爆発的に成長したのも一九世紀だ。いまも残るNEJMは一八一二年、[87] ランセットは一八二三年、[88] BMJは一八四〇年、[89] JAMAは一八八三年[90]に創刊されてから、題名を変えたものもあるが、脈々と刊行され続けている。こうした媒体が確保されたことによって知識は効率的に積み上げられるものになった。だから一八〇八年に「王国の中のすべての病院と慈善医療施設から定期的に中央の委員会に報告が送られるべきではないでしょうか？」[91]と書いたトマス・ベドウズをＥＢＭ運動の源流に位置付ける意見[92]もある。

ここまでをまとめれば、散発的な事例を直接参照してかしないでかいずれにせよ、一九世紀に比較臨床試験の考えは医学研究者のあいだでありふれたものになっていた。一七世紀の実験室で標準的になった対照実験の手法を二〇〇年ほど遅れて取り込んだわけだ。過信されていた瀉血に歯止めをかけようとする動きの中でその手法が真価を発揮した。しかし前述のホートンがこれらの事例にまったく触れていないように、臨床医の社会で歴史は忘れられている。

臨床医たちは、一九世紀後半に勃興した細菌学をみずからの起源と考える傾向にある。後述する一九四八年のストレプトマイシン試験がもっともきわだった例だ。それより前の比較臨床試験も多く知られている[93a-h]のだが、「それらの試験のうちもっとも早いもの」として一八九八年のヨハネス・フィビゲルの実験[94]を挙げた論文[95]もある（パースとジャストローの論文は「ランダム化の概念について考察していない」として選外にされている）。この論文の共著者には一九九三年にノルディック・コクランセンターを創設するピーター・ゲッチェがいる。フィビゲルはジフテリアに対する血清療法を試した際、対象患者を日ごとに交互に血清療法またはプラセボに割り付けた。フィビゲル自身が挙げている先行例では患者ひとりごとの交互割り付け法が唱えられ、[96] 実際に試みられもしたの[97]だが、煩雑すぎて実行困難だと考えたフィビゲルは日ごとの割り付けによって実験を完遂した。

フィビゲルの試験はその手法よりも、そもそも行われたこと自体が特記に値するかもしれない。当時はフィビゲルも教えを受けたロベルト・コッホがツベルクリンを結核治療とうたって世界をぬか喜びさせた時代[98]だ。細菌学はむしろ過信されていたのであり、また未検証の治療がいきなり実地に投入されることも当たり前だったのであり、あえて厳格な実験方法を選んだフィビゲルの姿勢は目立って慎重と言うべきだ。血清療法をエミール・ベーリングとともに開発したのが北里柴三郎という東洋人[99]でなければこれほど慎重になったかどうかはわからない。

当のフィビゲルさえも、寄生虫による発癌を報告した業績で一九二六年のノーベル賞を受賞しているが、この研究にはフィビゲルの生前から異論があり、[100] 一九三七年に再現を試みた研究報告[101]ではフィビゲルの言う寄生虫が「この種の過形成の原因ではない」かつ「この病変に悪性の性質があったかどうかは大いに疑問である」とされている。対して、山極勝三郎はウサギの耳に繰り返しコールタールを塗ることで発癌させることに成功し、一九一八年の論文[102]でそれを報告したのだが、ノーベル賞の候補に繰り返し挙げられながらも受賞に至ることがなかった。[103]

東洋人にとっては迷惑な誤報を残したフィビゲルが、一八九八年にはどれほど慎重だったかを強調するために、対照的な例を挙げておこう。当時は中国から始まったと考えられるペストのパンデミックのさなかだった。一八九九年末にペストはハワイに上陸し、ホノルル保健委員会の三人の医師が実質的にハワイの統治にかかる全権を委任されて対策に当たった。その対策とは、感染者が出た建物を焼き払うことを含む強硬なものであり、翌一九〇〇年の一月二〇日に火は意図せず燃え広がって流行地のほぼ全域を焼け野原にした。このときペストの治療法ないし予防法と目されていたのが血清療法だった。保健委員会の医師たちは、品質検査もろくにされていなかっただろう血清を輸入し、動物実験したうえペスト患者に与えたのだが、最初の三人はみな死亡した。[104] 驚くべきことに、医師たちはおよそ一か月後に血清療法への不信感を払拭しようと、新聞記者の目の前で自分たちでも互いに注射した。そして代表のクリフォード・ウッドは発熱などの症状を訴えて公務を休んだ。[105] ウッドが死ななかったことは幸運だった。ハワイのペストはまもなく姿を消し、三人の対策が成功例とみなされるようになった(四〇年後のオー=ニオンでダヴィッドらに課せられた任務ははるかに難しかったと言うべきかもしれない)。

バルフォアやフィビゲルが使った交互割り付けの手法は二〇世紀を迎えて臨床医に普及し、一九〇八年にはＢＭＪでも紹介された。[106] のちに医学と統計学の融合に大いに貢献するオースティン・ブラッドフォード・ヒル（一八九七－一九九一）も、ランダム化に傾倒する前の一九三七年にランセット社から上梓した『医学統計の原理』では交互割り付けを支持していた。[13]

交互割り付け法からランダム化への移行にはロナルド・フィッシャー（一八九〇－一九六二）の影響が欠かせなかった。フィッシャーの一九二五年の本『研究者のための統計的方法』およびその続編にあたる一九三五年の『実験計画法』、一九五六年の『統計的方法と科学的推論』はRCTを理論化したこと[107]や統計的仮説検定の記載[108]で知られ、フィッシャー自身の背景である農学の領域をはるかに超えて幅広く統計的方法を普及させることに寄与した。

ただしフィッシャーの伝道師としての業績を過大評価するべきではない。前述のとおり、RCTにかなり近い試験が少なくとも八〇年ほど前から行われていたし、ランダム化のアイディアもパースとジャストローのほうが早い。

サノクリシンとストレプトマイシン

そして一九三一年には、イギリスの医学研究委員会（MRC）が結核に対する治療薬のRCTを報告した。[109] この試験では、サノクリシンと名付けられた金の化合物が蒸留水と比較され、対象患者はコイントスによってどちらかの群に割り付けられた。結果はサノクリシンに蒸留水との差がないというものだった。

それから一〇年以上経った一九四八年に、同じMRCでヒルが率いたチームにより、有名なストレプトマイシンの試験が報告された。[110] 今度はストレプトマイシンが薬剤なしに勝る結果を出し、人類初の有効な結核治療薬と呼ばれることになった。

この試験はしばしば誤って史上初のRCTと紹介される。[111] 一九四八年の論文の結論部分にある「この試験は――この種の比較研究の報告としてははじめて――問いに対して否定的または肯定的な答えを与えるようデザインされた[112]」というくだりを読めばそう誤解するかもしれない。しかしこの論文はみずからサノクリシン試験に言及しているし、「それは我々が文献において見つけられた結核に対する適切な比較試験の唯一の報告でもある[113]」と適切に位置付けてもいる。これといっけん矛盾するかのような結論の表現は、「この種の（of its kind）」という言葉が実は「ストレプトマイシンの」という意味だと解釈することでようやく理解できるのだが、ミスリードの意図は強く疑われる。パースやフィビゲルのほうを史上初と呼びたいかどうかは議論の余地があるとしても、サノクリシンの試験をRCTと呼ぶことなくストレプトマイシンの試験をRCTと呼ぶのは難しい（さらにはその中間の一九四一年に報告されたアメリカの試験で、乱数表を使ったランダム化により百日咳ワクチンの有効性が示されている）。[114]

一九五〇年代にヒルと共著で有名な論文[115 a-b]を記したリチャード・ドールは、一九九一年にヒルの死亡記事[116]の中で「適切に対照をとられた初の比較試験」と若干の含みを残している。サノクリシン試験には言及がない。一九九八年にドールはサノクリシン試験が患者のマッチングののちコイントスを行なったことを問題視して「適切に対照をとられ」てはいないと説明している（アメリカの試験に言及はない）[117]。しかし、マッチングは『研究者のための統計的方法』でも「制限つきの無作為配置[118]」として説明されているランダム化の変法にすぎない。対するストレプトマイシン試験にも欠点がないわけではない。こちらはランダム化の方法として現代でも使われる封筒法を詳細に記述していることが目立っている[119]。封筒法に対しては、多くの研究者への聞き取り調査により、封筒を光で透かすことから始まりあらゆる手段でランダム化をすり抜けようとする実態が報告されている[120]。どこまでを適切と呼ぶかは恣意的だ。

ストレプトマイシンの試験は、ヨーロッパにおいて、意図的な殺人や傷害を犯すことなく、規則性のないランダム化を含み、かつおそらくもっとも重要な点として、治療が有効という結果を示した初のRCTではあるかもしれない。治療無効を示した試験が忘れられ、有効を示した試験が記憶されていることは繰り返し強調する価値がある。リンドの試験や一九世紀の公衆衛生改革がそうだったように、輝かしい治療法や予防法に結びついた研究は、その方法においても輝かしいと誤認されうる。一度うまくいったやりかたがいつも同じ結果を出すとは限らない。ヒルはRCTという方法が新しくないことを知っていたはずだ。一九四八年の論文は一九三一年の論文を参照しているし、その二件の研究の主体は同じMRCだったからだ。

そして二件の研究とも、交互割り付け法を捨てた理由については説明していない。フィッシャーはランダム化の意義を「プロットを系統的に配置すると、その配置が地味の系統的な変化と共通の特性をもつことがありうるし、また実際にしばしばそうなることが一様試験の結果によって示されているからである」[121]と手短に説明している。つまり、フィッシャーが想定したような、農場をいくつかの区画に分けて農法を割り当てる実験（図1－10）では、プロットの配置と一致して地味の偏りがあることは視覚的に想定できた。その問題がいかなる系統的な配置についても起こりうると考えるならやや悲観的すぎるように思えるが、だとしてもランダム化というシンプルなアイディアが手っ取り早くすべてを解決してくれたわけだ。対して、臨床試験の交互割り付け法において、地味に相当する系統的な偏りが生じることははるかに想像しにくい（予後の良い患者と予後の悪い患者が交互に来る理由があるだろうか？）。臨床医の意図的な操作（予後の良い患者を介入群に割り付けるなど）がバイアスを生むと想定するなら、本質的な改善はランダム化よりもむしろ遮蔽であるはずだ。すなわち、交互割り付け法からランダム化へのトレンドの変化は、ヒ

B	C	A	C	E	E	E	A	D	A
3504	3430	3376	3334	3253	3314	3287	3361	3404	3366
B	C	B	D	D	B	A	D	C	E
3416	3291	3244	3210	3168	3195	3330	3118	3029	3085

図 1-10：フィッシャーがランダム割り付けの例とした図
農場全体を 2 行 10 列の区画（プロット）に分け、A から E のアルファベットで示される 5 種類の処理を割り当てる。数字は同じように土地を区画した先行研究で報告された各区画の収量。

ルやドールが自明視するほどには必然的な進歩ではない。それはあくまで気の利いた微調整でしかないし、遮蔽の代わりに強調されることによって、研究者とはいつも不正を働こうと隙をうかがっているものだという事実にそのつど言及しないで済ませる機能を担っている。

しかもヒルはストレプトマイシンがそれほど決定的な治療ではないことをも知っていた。論文の導入に「肺結核の自然経過は実際のところ非常に多様であって予想がつかず、数人の例で新薬を使ったあとに改善または治癒があったという証拠は、その薬の効果の証明として受け入れられない」と記されている。決定的な治療ならば、たとえばほとんどすべての結核患者をたちまち治癒させる、壊血病に対する（新鮮な）レモンのような効果が期待できる（西洋人の）治療ならば、これほど慎重になる必要はない。RCTという精密な方法は、小さい差を検出するためにある。ヒルの想定どおり、試験の結果はたしかに治療が有効だったことを証明したが、それはこの方法でなければ見分けられそうにないほどの小さい効果だった。対照群五二人のうち一四人(二七%)が死亡、対して介入群五五人のうち四人(七%)が死亡というものだ。おおまかに言ってストレプトマイシンを五人に与えれば一人の命が救われる計算になるが、現代の患者はたいてい、結核のような恐ろしい病気にかかった人は薬がなければ必ず死に、薬があれば必ず助かるか、例外があるとしても半数に満たないと考えたがるものだ。

興味深いことに、この論文ではレントゲン写真で「かなりの改善」があった参加者は対照群の四人(八%)に対して介入群で二八人(五一%)と目立った差があることを「これほどの差が偶然から生まれる確率は一〇〇万分の一未満である」[122]と表現している。偶然から生まれる確率というものが統計的仮説検定の肝だ。これは慣例としてP値と呼ばれ、Pが〇・〇五すなわち二〇分の一より小さければ偶然ではないとみなす(「統計的に有意」と呼ぶ)ことが多い。なぜそんなに甘い基準なのかは慣例と言うしかないのだが、あえて解釈するなら、二〇分の一未満の偶然よりもバイアスを心配するべきだからだ。だからPは二〇分の一という基準を満たしさえすれば、それよりどんなに小さくても、ほかのバイアスの可能性を排除するものではないから、意味がない。ところが現代に至っても、Pが小さいことをあたかも確実な真理の証拠のように語るレトリックが横行している。二〇二二年には、日本の製薬企業のCEOが自社製品の試験結果を発表したとき、

「このようなP値を見たのは初めて」と言い放った。[123] このような誤用は単なる無理解のようでいて、実は名高いストレプトマイシン論文にも現れていたのだ。

感染症治療において抗菌薬が決定的な働きをするとは限らない。よく知られていたことだが、結核は宿主の栄養状態によって経過を大きく変える。一九四五年にアーチー・コクランが自身の虜囚生活から、食料配給が充実していたイギリス人捕虜には新規発症の結核がまったくなかったのに対して、フランス人捕虜には食料が減った時期に結核が現れ、欠乏していたロシア人捕虜にはその数倍から数十倍も多かったことを報告している。[124]

トマス・マキューアンの指摘[125]以来たびたび参照される事実として、イギリスにおいて結核による死亡率ははるかに前から劇的に(おそらく栄養状態や衛生状態の改善によって)減少していて、ストレプトマイシンがその動きを加速させたようには見えない(図1-11)。

ストレプトマイシンにヒルが示したていどの効果しかないなら不思議なことではない(かつイソニアジドなどの併用が不可能だった時代には耐性化が大きく治療を妨げたはずだし、液体培地やIGRAなどによる効率的な検出もなかったため、治療効果の誤判定すなわち、まだ感染が持続しているのに治療を終了することもあったかもしれない。結核の有病率が高かったことから再感染のリスクも高かっただろう)。結核の治療は難しい。多くの治療薬が加わった二〇二三年にも、標準的な六か月の治療を三か月に短縮する試験が失敗に終わっている。[126] 対して、同じ二〇二三年に報告されたインドのジャールカンド州での試験では、結核患者の家族に食料を配給するかしないかで、新たな結核の発症に二・六％（四七一二人中一二二人）対一・七％（五六〇二人中九六人）の差がついた。[127] マキューアンの指摘はまだ現実だ。

ストレプトマイシンはいまや第一選択薬ではない。[128] しかし、ほかの薬剤を副作用のため中止した場合などに出番がある。もし一九四八年の試験がなく、ストレプトマイシンが古い薬になったときにただ忘れられたとすれば、こうした用途さえ残らなかったかもしれない。

対して、サノクリシンの試験の意義は、いっけん逆説的だが、ストレプトマイシンの試験よりもはるかに大きい。なぜなら、仮にこの試験が行われないか報告されないかして、当時の医師たちがサノクリシンは「有効かもしれない」と信じていたら、ストレプトマイシンも、ほかの抗結核薬も、開発されなかったかもしれないからだ。結核が脅威であり続ければ、いずれ既存治療をさらに改善させる要求が高まっただろうか？ そうかもしれないし、そうでないかもしれない。

一九三一年には結核以外にも治療を待ち望まれる病気が無数にあった。感染症治療薬と言えるものはパウル・エールリヒと秦佐八郎のサルバルサンしかなく、サルファ剤の抗菌作用[129]はまだ報告されていなかった。統合失調症患者は多量のインスリンで失神させる「治療」を受けていた。[130] 悪

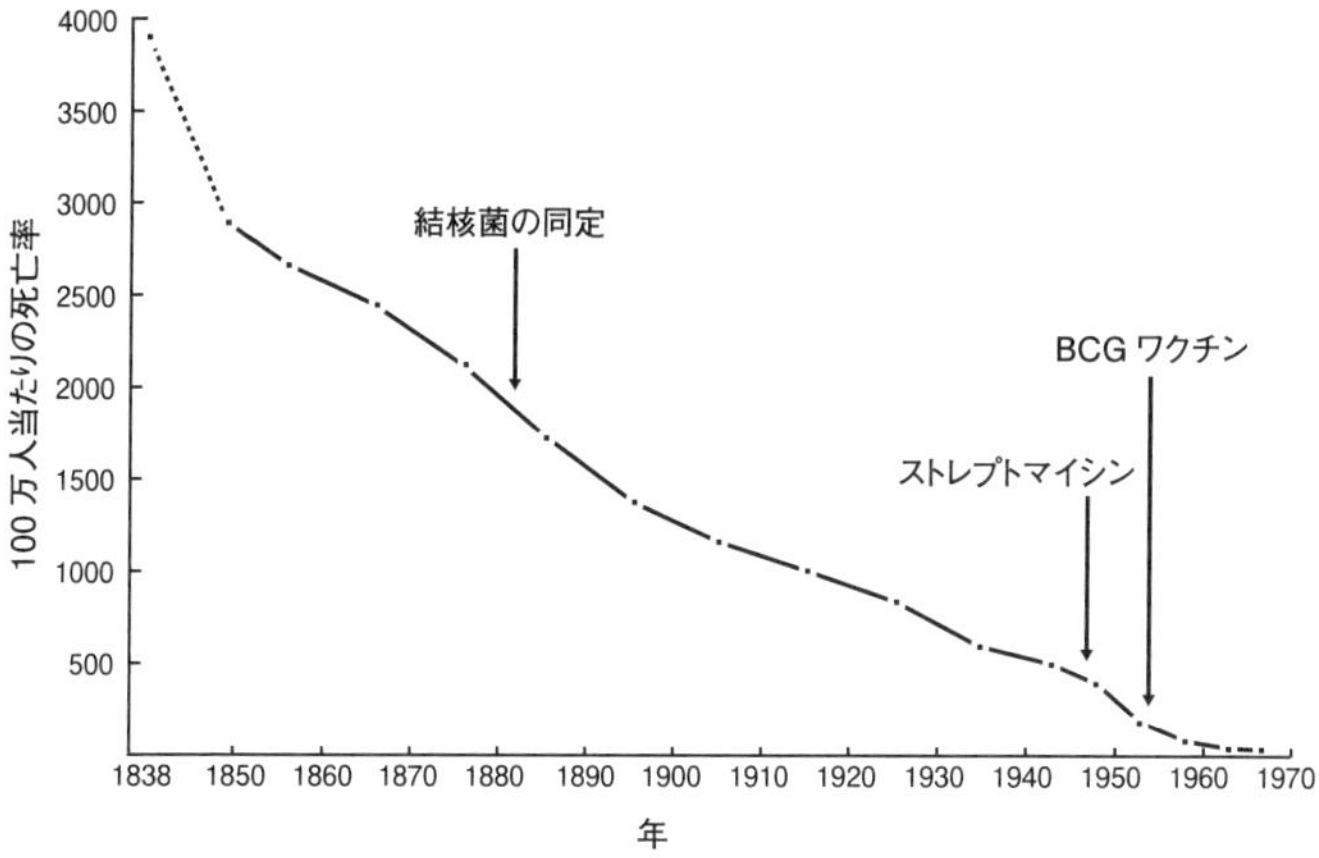

図 1-11：イングランドとウェールズにおける、呼吸器結核による平均年間死亡率
1901 年の人口に合わせて標準化している。1882 年の結核菌発見、1948 年のストレプトマイシン論文、1953 年の BCG 接種事業開始とほとんど関係なく減少傾向が続いている。

名高いロボトミーはまだ発明されてさえいなかった。クロルプロマジンとそれに続く有効な薬剤が多くの患者を閉じ込め入院から解放するのはずっとあとのことだ。一九二七年には、現代で言う神経梅毒に対してマラリアに感染させる「治療」を考案したことに対してユリウス・ワーグナー＝ヤウレックがノーベル賞を受賞した。[131]

この観点から言えば、一九四八年の試験がなければストレプトマイシンが生き残らなかったかどうかは明らかでない。有効でない治療が長く続けられることは珍しくない。一九世紀前半までの医学のほとんどは効果より害が大きかったが続けられていた。瀉血、瀉下、焼灼など、迷信的あるいは英雄的治療のいくつかはガレノスまでさかのぼれる。仮に歴史のあやによりストレプトマイシンが一時は失望とともに忘れられたとしても、耐性菌と多剤療法という思考の枠組みが現れたときには誰かが再発見したかもしれない。

こうした歴史についての考察のすべてに反して、サノクリシンの試験は忘れられ、ストレプトマイシンの試験が「適切に対照をとられた初の試験」として記憶された。このことに対してもう一点、オースティン・ブラッドフォード・ヒルの役割を強調しておく。

ヒルは医学と統計学の融合という未来を予見していた、あるいはそれを実現する使命を感じていたようだ。そしていくつかの重要な研究において、その医学的な内容に加え、研究方法をも印象付けようと努力している。一九四八年の論文に散見された表現の機微を思い出してほしい。まるで、輝かしい発見はその方法をも輝かしく見せるという効果を意図して、むしろ統計学の重要さを伝えるためにこそ結核やタバコの研究(後述)を行ったようにさえ見える。

だから、仮に現代のわれわれがヒルの筋書きを演じているのだとすれば、医学にとって実証とは何か、統計との関係はどのようなものかと問うためには、ヒルを裏返しに再演してみなければならない。しかしその前に、ヒルが周知させたRCTの命運を追っておこう。アメリカで起こった薬害事件に刺激されて、薬剤規制においてRCTが中心的な位置を占めることになる。

第四章　制度化される実証：スルファニルアミドとサリドマイド

エリキシール・スルファニルアミド事件

臨床医はニュースで人気の素材になっている。医師の言葉はエビデンスに基づいていると信じられている。ところが実際のところ、臨床医の行動がどれほどエビデンスに支持されるかははなはだ疑わしい。後述するがその割合についての長い論争があり、一〇％に満たないとか、八〇％以上だとか、人によって大きく違った数字を挙げている。控えめに言っても、臨床医が日々多くの判断を迫られる中で、その根拠となるべき実証的データを挙げられる場面は一部でしかない。

だが、制度としてそれを保証した分野がある。それは医薬品の製造販売規制だ。薬剤規制こそが、臨床医がどんな無茶な処方箋を書いても、渡される薬はまったくの毒ではなく、悪くてもせいぜい誤用された薬にとどまるという状況を実現している。だから実証的アプローチの恩恵は診察室ではなく薬局の棚でこそ実現しているのだが、その事実はあまりに見過ごされている。

歴史家ダニエル・カーペンターは、豊富な史料に基づく研究書『評判と権力』で、米国食品医薬品局（FDA）がどのようにして薬剤規制の枠組みを形成したかを詳説している。

現行の制度では、医薬品を製造販売するためには発売前にFDAの承認を得る必要がある。そのためにはRCTに代表される臨床試験を行い、データをFDAに提出する。つまり、製薬産業においてはあらゆる製品の発売前に巨費を投じた試験のデータが求められている。きわめて強硬な規制だ。

事前審査のルールは一九三八年の連邦食品医薬品化粧品法に基づいているのだが、この法律ができた直接の背景は一九三七年のエリキシール・スルファニルアミド事件だ。ただし当初は審査にあたって臨床試験が、特にRCTが標準的な手続きとはされていなかった。それが新しいルールになったのは、連邦食品医薬品化粧品法に対する一九六二年のキーフォーヴァー・ハリス改訂による。そしてその改訂に先立っていたのが同年に大きく報道されたサリドマイド事件だ。その後、ヨーロッパやアジアの各国も大なり小なりFDAと似た制度を作っていった。[132]

だが、進歩史観には警戒を絶やさずにいよう。第一に、FDAの規制は、立派な意図から始まったとしても、現在までに深刻な問題を多く抱えるようになった。第二に、カーペンターが暗示するように、薬剤規制がこれほど強硬であることが最善の方法だったかは自明ではない。そして第三の、もっとも重要な点として、薬剤規制は二度の薬害事件を経てより厳しく実証を求めるものになったが、それは人類が実証的アプローチの重要さを認識したからではない。最後の点はそれそれの事件の詳細から読み取れる。

エリキシール・スルファニルアミド事件は市販薬が百人あまりの死者を出した事件だ。当時は抗菌薬と呼びうるものが希少だった。ペニシリンはまだ日常的に使用可能ではなく、東洋人が作ったサルバルサンを別とすれば、サルファ剤の有用性がやっと認識されたころだ。スルファニルアミドはその貴重なサルファ剤であり、ヨーロッパからアメリカへ急速に広まっていた。エリキシール・スルファニルアミドという商標の製品はそのひとつであり、「溶血性連鎖球菌が現れるあらゆる病気の治療に」[133]とうたって販売された。発売後に謎の死が相次ぎ、有効成分とされたスルファニルアミドではなく溶媒のジエチレングリコールが毒性の由来だったことはすみやかに突き止められた。ところが当時の法制度においては、毒を薬と称して売ってはならないという規定がなく、唯一可能だった法的追及は、「エリキシール」という語がアルコール溶液を意味するが、エリキシール・スルファニルアミドにはアルコールが含まれていない、したがって虚偽表示であるというものだった。[134]しかし、このことはただちに新法制定に結びつかなかった。

市販薬には粗悪品のイメージがあり、貧困層、特に黒人のイメージと結びついていた。かつ、抗菌薬治療が切実に望まれた梅毒に対して市販薬を求める黒人は実際にいたようだ。そしてエリキシール・スルファニルアミドによる被害の報告が相次いだとき、犠牲者は南部に集中していた。

そのイメージを一変させたのが、当時六歳の白人の女の子、ジョーン・ニディファーの犠牲であり、その愛らしい写真を掲げた新聞記事だった。新法制定への動きが勢いづいたのはそのあとだ。

翌年に成立した連邦食品医薬品化粧品法において、医薬品は発売前に安全性を（有効性の有無は問わず）証明してFDAの承認を得ることが義務付けられた。ただし、当時のアメリカには基準とするべき方法論がなかったため（ストレプトマイシン論文よりも前の時代である）、RCTが制度化されるには至らなかった。

アメリカ人は、潜在的に重大な害をなしうる医薬品が、事前に安全性を検証することなく販売されていたこと、そしてそのことを問責しうる法制度が存在しなかったことの危険を知った。ただし、その問題意識を抱かせるには性病を市販薬で治そうとする黒人の犠牲では不十分で、白人の子供でなければならなかったのだ。

エリキシール・スルファニルアミド事件の細部がもたらした影響は、類似の先行事例と比較するときわだっている。いんちき医薬品を売っていたウィリアム・ベイリーは、一九二五年に最大のヒット商品「ラディソール」を開発した。これは二分の一オンスの一瓶あたり三七キロベクレルの放射性ラジウムを含むもので、パンフレットにより強精効果などをうたって売られた。当時は放射線の有益な効果を多くの人が夢想していた。ラディソールは一九三〇年までに全世界に向けて四〇万本以上が製造された。百万長者でプレイボーイとしても知られたエベン・マクバーニー・バイヤーズも愛用者のひとりだった。バイヤーズは二年以上にわたり毎日ラディソールを飲み、一九三二年に死亡した。遺体からは高度の放射線が検出されたのだが、伝えられるところによれば、「当時の製造物責任法規が限られていたため、ベイリーが重い犯罪で起訴されることは一度もなかったようだ[135]」。

なぜこのとき薬剤の事前規制が敷かれなかったのか？　異なる政治的背景はもちろん考えるべきだが、もともといかがわしい治療に手を出しそうな人が報いを受けた事件と、いかがわしい黒人の薬で白人の子供が死んだ事件では、新聞の読者に与える印象がまったく違ったはずだ。

サリドマイド事件

連邦食品医薬品化粧品法以後、ＦＤＡでは薬理学部門が独自の発展を遂げた。動物実験における致死量、薬剤の生体内での分布と代謝・排泄経路など、現在も薬理学的知見として新薬に求められる情報が生成されるようになった。新薬申請（ＮＤＡ）フォームが審査に必要な情報を指定した。フォームは拡大し、標準化され、一九五六年にいったん完成とされた[136]。

安全性の検証については、用量が有効性と毒性を決めるという想定から、有効性は十分にあるが毒性は許容範囲にとどまる用量、すなわち治療域における安全性が当初から問題とされた。[137] つまり、法には明示されていなかったが、新薬の安全性は有効性と対でしか考えられないことがわかっていた。一九四八年のストレプトマイシン試験はこの時期にあたる。評判を高めたRCTが薬事審査の制度にも組み込まれるのは時間の問題だった。

のちにサリドマイド事件でヒロインを演じるフランシス・オルダム・ケルシー(一九一四―二〇一五)は、そうして強化されたFDAの薬理学部門に加わった。一九六〇年のことだ。前職のサウスダコタ州立大学では一九四八年から一九六〇年まで教授を務め、定評ある教科書『薬学の基本』を執筆していた。

サリドマイドは一九五七年に西ドイツで、睡眠薬「コンテルガン」としてグリューネンタール社から発売された。そしてまもなく世界的なヒット商品に成長し、制吐作用が知られるとともに、妊娠中のつわりを抑える薬としても人気を集めていった。ただし、事件後の裁判で合意された事実として、グリューネンタール社がみずからつわりの薬として宣伝してはいなかった。一九五九年から一九六〇年にかけて神経障害の副作用が多く報告されたが、このときにはまだ胎児への害は特定されていなかった。[138]

サリドマイドは安全な薬だったことを強調しておこう。当時の睡眠薬といえば主にバルビツール酸系の物質だった。呼吸抑制の強いこれらの物質はたやすく致死量を使用可能であり、古くからシュテファン・ツヴァイクや日本の小説家の芥川龍之介を死に至らしめ、サリドマイドの登場と退場ののちもマリリン・モンロー、ジュディ・ガーランド、ジミ・ヘンドリックスほか無数の人の死因となり、一九九七年にもアメリカのヘヴンズ・ゲート教団の三九人集団自殺に使われた。サリドマイドの被害とどちらが大きかったかを考えることはけっして数字遊びではない。自殺者に対して、あるいは障害を持って生きていかなければならない子供たちに対して西側社会がどのような態度をとってきたかを考察するうえで、このふたつの比較には意味があるはずだ。

ケルシーがFDAで最初に審査を担当した薬が、販売名「ケヴァドン」として承認申請されたサリドマイドだった。連邦食品医薬品化粧品法の体制下では製薬企業に求められる資料が年々増加し、FDAが審査に要する期間は長引く傾向にあった。その中で、リチャードソン・メレル社が提出したケヴァドンの資料には明らかに不備が多かった。よく知られているとおり、ケルシーはその資料の諸問題を指摘し承認を遅らせていたのだが、それはおおむね完成された資料に隠れた針の穴のような不備を見抜いたからではないし、当時のFDAの中できわだって慎重な姿勢を持っていたからでもない。ケルシーは企業の不誠実な態度に不信感を抱いていた。

そのころ、サリドマイドが先天異常を誘発しているという疑いの報告を受けて、グリューネンタール社は一九六一年一一月二一日に西ドイツでのサリドマイドの販売を中止した。[139] 一二月二日にはイギリスでサリドマイドを販売していたディスティラーズ社が、「海外の2か所の情報源から、サリドマイド（「ディスタヴァル」）と妊娠初期の胎児への有害な影響が関連する可能性があるとする報告を受け取った」ことを理由に、サリドマイドを含む医薬品の販売中止を知らせている。[140] カナダでの販売にあたったメレル社は一二月五日にカナダのすべての医師に向けた注意喚起の手紙を送ったが、その時点で販売中止はしなかった。[141] これに先立つ報告をした[138]オーストラリアのウィリアム・マクブライドは一二月一六日、[142] ドイツのウィドゥキント・レンツは一九六二年一月[143]のランセットでそれぞれの所見を記している。

しかしすでに多くの母が妊娠中にサリドマイドを飲んでいた。世界で一万人とも言われる子供たちがサリドマイドの影響を受けた。死亡した子もいたし、アザラシ肢症と呼ばれるようになる、短い手足を持って生まれる子もいた。アメリカでの被害は小さかったとはいえ、メレル社がサンプルとして医師に配ったサリドマイドが二万人ほどの患者に渡り、確認された範囲で一七人の子供が影響を受けて生まれた。[144]

被害の小さかったアメリカでは、事件に対する関心は薄かった。サリドマイドの話題がメディアで急増したのは、ケルシーを主人公に、審査官の機転がアメリカを救ったという物語を見せた、一九六二年七月一五日のワシントン・ポストの記事が出てからだ。[145]

ケルシーは一躍国民的英雄となり、八月七日には大統領特別連邦市民功労賞を授与された（図1－12）。カーペンターは一連の出来事の象徴的な意味合いを考察している。[146] ケルシーが受賞の写真で身につけている白い手袋と白いハンドバッグは消費社会を、黒いドレスは専門家としての威厳を現している。このふたつを兼ね備えたことが、この写真を五〇年以上にわたって記憶されるものにした。それに先立つワシントン・ポストの物語とそれに続く報道の中では、科学を知り、理性的判断をかたくなに守り、義務を果たしたという評価から、ケルシーの人格が賞賛されるようになったのだという。アメリカ人ではない筆者からすれば、「外来の脅威から」アメリカを守ったという点を付け加えるべきにも思える。

事件のあと

続くキーフォーヴァー・ハリス改訂は、評判を高めたＦＤＡの内部ですでに確立されつつあった研究方法論を公認するものとなった。諸外国もアメリカにならい、ＲＣＴによって有効性と安全性を検証することを制度化していった。ヨーロッパ経済共同体（ＥＥＣ）加盟国では、一九六五年の委員会命令65／65により、臨床試験の結果に基づく各国の承認が求められた。[147] イギリスでは医薬品安全性委員会（ＣＳＤ）による比較的ゆるやかな規制が続いていたが、一九六八年に議会を通過した医薬品法により、有効性の検証が課せられた。[139]

サリドマイド事件は、反省に基づく規制強化としてのキーフォーヴァー・ハリス改訂により、医薬品を（臨床医より一足先に）実証的にした。サリドマイドの害をいち早く指摘したマクブライドとレンツ、そしてケルシーはまちがいなく多くの人を救った。ただしその業績を強調するあまり、現代に教訓を残すいくつかの事実を見逃すわけにはいかない。第一に、ケルシーだけでなく一九六〇年のＦＤＡの審査官なら誰でも、サリドマイドを止めることはできたと思われる。それを可能にしたのは一九三八年以降急速に整備

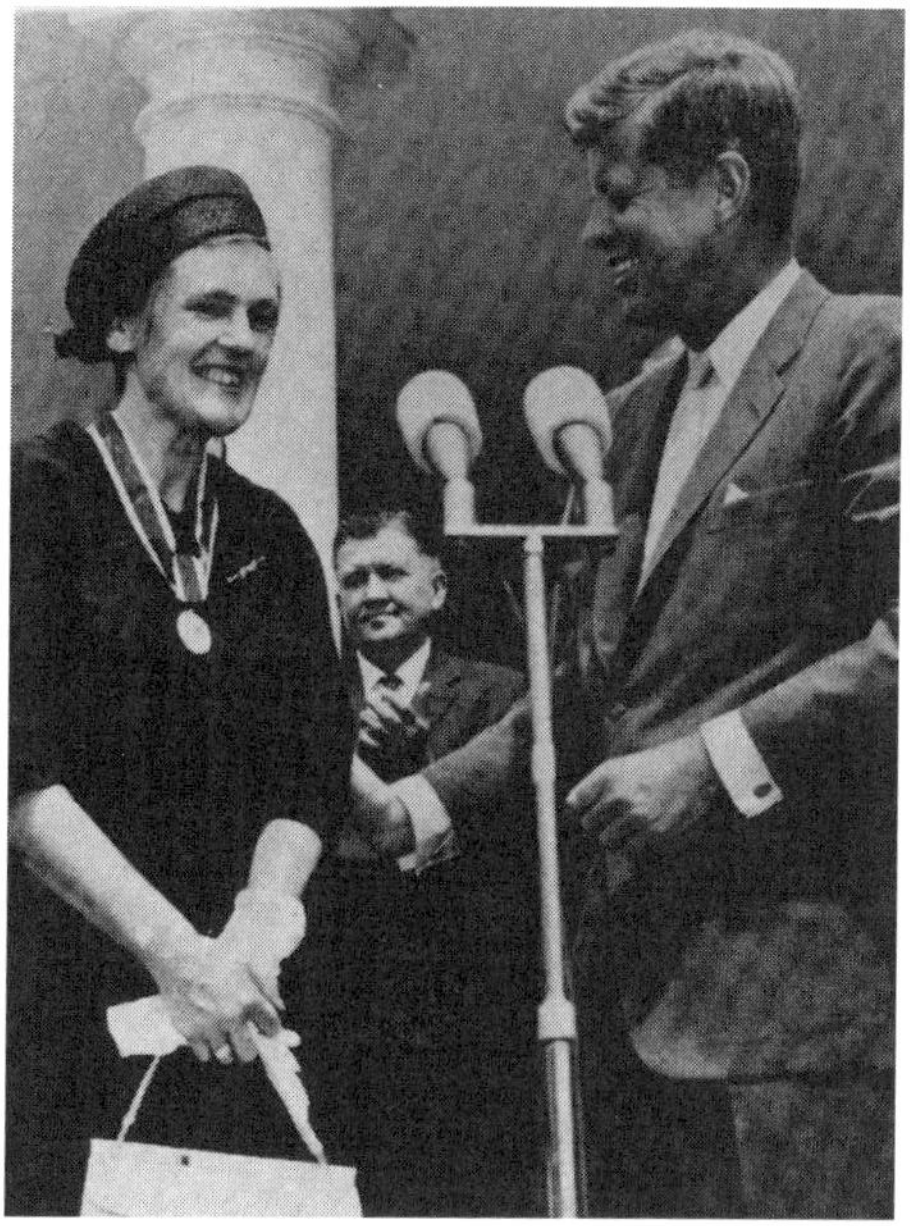

図 1-12：1962 年 8 月 7 日、ジョン・F・ケネディ大統領から大統領特別連邦市民功労賞を受け取るフランシス・ケルシー

された審査実務の経験だ。ケルシーがＦＤＡに実証精神を教えたわけではない。
第二の教訓は、キーフォーヴァー・ハリス改訂は一九三八年からまもなく想定可能になったはずなのだが、その実現には二〇年以上を要したということだ。現場が追いついていなかったとも言えるだろうし、きっかけが必要だったとも言えるだろう。ナイチンゲールを思い出してほしい。人を動かすのは、信頼された人格とか、人の気に入る物語とか、印象的な図像だ。ケルシーはこのすべてを備えていた。アザラシ肢症を持って生まれた子供たちの衝撃的な写真は、エリキシール・スルファニルアミド事件に対してジョーン・ニディファーの写真が果たした役割を引き受けることになった。
第三に、有害な薬を作った悪の企業と、それを食い止めた医師や審査官という対立図式は単純すぎる。グリューネンタール社もディスティラーズ社も、現代の感覚からすればきわめて限られた証拠に基づいて、ベストセラー薬の販売中止という思い切った判断をしている。この判断がなぜカナダのメレル社にできなかったのか、あるいは現代の相次ぐ薬害疑獄においてなぜできないのかは議論の価値があるし、オーストラリア政府は二〇二三年になって当時の対応が不十分だったと謝罪している。[148]
さらにマクブライドのその後のふるまいも目を引くものだ。[149] 一九七二年には三環系抗うつ薬のイミプラミンが四肢欠損を起こすと主張したが、証拠不十分で取り下げた。一九八〇年には、メレル社がつわりの薬として販売していたデベンドックス（抗コリン薬ジシクロミン、抗ヒスタミン薬のドキシラミン、そしてピリドキシンすなわちビタミンB_6の配合剤）が先天異常を起こすと主張した。経験的証拠はそれを支持しなかったが[150]、世論を恐れたメレル社が販売中止した。ついには一九九三年、マクブライドは抗コリン薬ヒヨシンの催奇形性を主張した研究など一四件の研究不正について、ニューサウスウェールズ州医学法廷で有罪判決を受けた。

第四に、事件とその解決が噛み合っていない。安全性を確保しようとして有効性を検証するとはどういうことだろう？ この点について、のちのEBM運動に「大きな哲学的影響[151]」を与えたとされるアルヴァン・ファインスタイン（一九二五－二〇〇一）は一九八五年の著書『臨床疫学』で的確に説明している。

現行の規制における要請にある興味深い皮肉は、そのいずれも現在サリドマイド禍の再発を防げないだろうということだ。サリドマイドの有害作用は適切な動物実験で示しえたかもしれないが、動物実験の要請は人間の治療についての新しい規制には含まれていない。加えて、適切な動物モデルを見つけることはしばしば難しい。人間に対する研究の現行の規制の方針において、妊娠している女性は、特に妊娠初期ならば、新しい治療のランダム化試験の受け入れ対象から除外されるだろう。したがって、サリドマイドのような物質は妊娠していない人たちの第三相試験で試され、有害な副作用は現れず有効な症状緩和が示されるかもしれない。だから第二のサリドマイドは明日にも開発され、動物実験で不都合な反応はなく、第三相ランダム化試験では高い効果を示し、害を被る可能性がある胎児には一度も与えられないうちに幅広く販売されることがありえる。現行の方針のもとでサリドマイド禍の再来を防ぐ唯一の方法は、妊娠した女性が薬剤を使うことを禁じることだ。例外はどうしても必要不可欠なものに限る――しかしこの予防法は新しい規制が制度化される**よりも前に**よく知られていたし、実践することもできた。[152]

ファインスタインがこれを記したころ、アメリカ史上最大の薬害となったジエチルスチルベストロール（DES）による胎児への影響がすでに問題視されていた。[153]
これだけの議論があったにもかかわらず、臨床医の社会は薬剤規制に起こった変化におおむね無関心だった。薬剤規制のおかげで、臨床医がなんの努力もしなくても、処方箋にエビデンスがあることは保証されるようになったのだが、それに対する感謝とか反省はまれだった。代わりに選んだのは、より質の低いエビデンスに淫する方向だった。

第五章　オースティン・ブラッドフォード・ヒルと観察研究

タバコ・コホート研究はなぜ行われたか

エビデンスという言葉で呼ばれるのはおおむね臨床統計のデータだが、その中にも信頼性の高いものと低いものがあるとされる。特に重視されるのがＲＣＴだ。ならばＲＣＴ以外のデータがなぜあるのか。実際のところ、疑わしいデータはあまりに多く報告されているし、実証的アプローチを大きく傷付ける多重性の問題とも関係している。そうなるに至った背景を見渡しておこう。

医学のいわゆる黄金時代に、細菌学に基づく感染症治療が飛躍を遂げ、栄養素の欠乏によるとわかった壊血病・脚気・ペラグラなどは治せるだけでなく予防できる病気になり、ホルモンの発見により糖尿病治療が可能になった。これらはいずれも多くの人を救ったが、ＲＣＴがなければ実現しなかったものはひとつもない。ＲＣＴは定義上、新治療が実現してから行われる。つまり、ＲＣＴは検証の方法であって発明の方法ではない。かつ、大きな効果に対してＲＣＴは必要ない。リンド以前に無数にある比較試験においてランダム化は問題にされなかった。割り付けに由来するバイアスは無視された。それは同時に、バイアスにまぎれるていどの効果を無視することでもあった。ストレプトマイシンがRCTを必要としたのは、そうしなければ検出できないほど効果が小さいからにほかならない。

ストレプトマイシン試験のあとも観察研究が長く人気を保ったことは、この背景から見ると奇異に映る。観察研究はRCTよりもはるかに誤りやすい。

代表的な観察研究のひとつであるコホート研究では、特定の因子（たとえば、喫煙習慣）を持つ人とそうでない人をそれぞれ追跡し、一定期間後に特定の結果（たとえば、肺癌）が現れたかどうかを集計する。因子の有無によって結果に差があれば関連ありとする。この関連は着目した因子の効果かもしれないし、交絡によるものかもしれない。つまり見逃した第三の因子が主な原因だったのかもしれない。年齢、性別、背景の健康状態（たとえばほかの癌の既往）、社会経済的地位（たとえばアスベストに曝露する職業）の分布が大きく違った集団を比較すれば結果に差がつくことは考えやすい。これが交絡だ。

コホート研究のほかによく行われる観察研究として症例対照研究がある。症例対照研究は後ろ向き研究とも呼ばれ（「後ろ向き」という語の混乱については後述する）、結果の有無から観察を始めて原因にさかのぼる。たとえば肺癌がある人とない人の集団でそれぞれ過去に喫煙していたかどうかを調べる。こちらはコホート研究のように対象者を追跡する時間をかけなくて済む。

観察研究のカテゴリーに含まれる研究はさまざまな方法で交絡を調整するのだが、どの方法にも共通して、あらかじめ特定した交絡因子についてしか処理できない。対してRCTなら、理論上はあらゆる交絡因子がランダムに分布するはずだから、サンプルサイズを無限に大きくすれば、未知の交絡因子もすべて平等になる。この点で観察研究はRCTよりも交絡に弱いと言える。

それでも観察研究が比較的信頼度の高い結論を出せるのは、曝露の効果が大きい場合だ。つまり、うっかり見逃されるような細かい交絡によってはとうてい説明のつかないほど大きい差が観測された場合、それは注目した因子によると見ていいかもしれない。

こうした研究方法の特性を考えると、観察研究が流行したことはますます不思議に思えてくる。大きい効果は発見されるのも早いはずだ。だからかつての大雑把な比較試験は洗練されてRCTになった。それは主要な論点が出尽くし、小さい効果が争われるようになったからだ。だとすればRCTがふつうに行われている時代に観察研究が役に立つ状況は限られているのではないか。

ドールとヒルがタバコと肺癌の関連を示した一九五四年のコホート研究の報告は、なぜその研究方法を選んだかを説明している。

> 最近5年間に、肺癌がある患者とない患者の喫煙習慣についていくつもの研究がなされてきた［…］同じような後ろ向き研究をさらに加えても、我々の目からすれば、我々の知識を実質的に進歩させることも、その関連の本質に新しい光を当てることもなさそうに思える。また、仮にそうした研究が作り出してきた証拠に知られざる瑕疵があるならば、それが暴露されるのはまったく新しいアプローチによってでしかないだろう。我々はそのアプローチとは「前向き」研究に違いないと考えた。[115b]

奇妙な説明だ。明らかに、これはRCTを選ばなかった理由にはなっていない。RCTがすでに前向き研究なのだから、コホート研究が前向きであることをもって「まったく新しい」とするのは端的にヒル自身の一九四八年の業績を無視している。本当の理由は憶測するしかない。現代の感覚からすれば、タバコを吸わせるRCTは実行不可能だ。害があると想定した介入を被験者に加えることは倫理に反するからだ。その倫理はまさにナチスの人体実験を断罪するためにニュルンベルグ綱領として明文化されたものでもあった。では、ヒルはニュルンベルグ綱領を意識して研究倫理を守ったのだろうか？　そうかもしれないが、そうでないかもしれない。

まず、西側ではかなり長いあいだ、ニュルンベルグ綱領もヘルシンキ宣言も有名無実だった。一九六四年にヘルシンキ宣言が採択されたのちも、一九六六年にヘンリー・ビーチャーが二二件の人体実験の倫理的問題を指摘している。[154] タスキーギ試験やグアテマラ試験については後述するが、いずれも大きなスキャンダルとなった。

ヒルは名高いストレプトマイシンのRCTを行った人だ。その報告においては、RCTがすぐれた研究方法であることを強調した。タバコ・コホート研究においても、前向き研究の意義を強調している。ヒルは医学と統計学を融合させようと努力していたのだし、その努力は好意的に理解されていた。だとすれば、ヒルは統計的手法の名声を高め続けなければならなかった。残酷な人体実験を行わないことはその目的のための制約だったとも言える。ニュルンベルグ綱領はさほどの機能を果たしていなかった。だがヒルは倫理にめざめていなければならなかった。

ヒルの動機を想像するうえでは、タバコ研究の歴史的文脈をも参照しなければならない。そもそもタバコの発癌性は視覚的にも想像しやすい。パーシヴァル・ポット(一七一四–一七八八)が煙突掃除に従事していた男児の陰嚢癌に気づいたのはずっと前のことだし、山極の発癌実験は、ノーベル賞こそ逃したが、「黒くてベタベタしたものによる反復刺激」の毒性をさらに印象付けたかもしれない。

実際、クリミア戦争をきっかけに紙巻きタバコがヨーロッパで人気を増して[155]以来、タバコとその健康被害は各国で急速に広がっていた。また同時に、ドイツのヴィルヘルム・レントゲンがＸ線を発見したことで、肺癌の診断機会が大幅に増えた。Ｘ線がなければ肺癌の診断は解剖によるしかない。一部はまだ蔓延していた結核と誤診されたかもしれない。つまりヒルの研究に先立つ時代に、肺癌は実際に増えてもいたようだし、それ以上に増えているように見えた。

そこでタバコと肺癌の研究が同時多発的に報告された。一九二八年にはアメリカのロンバードとドゥアリング[156]、一九三一年にはホフマン[157]、一九三九年にはドイツのフランツ・ヘルマン・ミューラー[158]、一九五〇年にはアメリカのワインダーとグレアム[159]がそれぞれ症例対照研究からタバコと肺癌の関連を指摘している。ドールとヒル自身も一九五〇年に同様の研究[115a]を報告した際、ミューラーの論文を参照文献に挙げている。

タバコの健康被害はよく知られていたし、肺癌との関係も認識されていた。タバコ対策に力を入れたナチスは法的規制を含む強硬な禁煙策を敷いている[160]。

だから、ドールとヒルのタバコ・コホート研究は、先行していた反タバコ感情と研究の積み重ねのうえに、より質の高いデータを加えようとするものだったのだが、倫理的にもドイツの先を行くためには、もっとも信頼できるはずの人体実験すなわちＲＣＴに踏み込むことはできなかったのだ。
タバコ・コホート研究の説明が隠していることはもうひとつある。前向き研究がすでに普及しつつあったという事実だ。

前提として、コホート研究の手法はまったく新しいものではなかった。フィッシャーのような農学者なら、「初期状態を詳細に記録したうえで同じ集団を追跡し結果との関連を探ること」がそもそも研究と呼ばれることに戸惑ったかもしれない。一八世紀には保険数理学が発達した。一八〇六年にはフランスの著者が人痘法の効果を探るコホート研究の方法を記載している。[161] 一九世紀をつうじて統計から社会の真実を知ろうとする試みがあらゆる領域に広がったことは前述した。一九四六年にイギリスの出産調査で対象とされた新生児のうち五〇〇〇人あまりが以後も長期追跡されることになった。[162] アメリカで名高いフラミンガム研究が始まったのは一九四八年だ。[163] ヒル自身もまた、保険団体に依頼して既婚女性が麻疹・風疹の診断を受けた例をすべて記録させ、その後に出産があった例について先天異常の頻度を調べた前向き研究を一九四九年に報告している。[164]

ヒルの時代の医師たちにとっても前向き研究は見慣れないものではなかった。当時の臨床研究は方法論が定まらず、現代よく採用される研究デザインに当てはまらないものが多いのだが、ストレプトマイシン論文からタバコ・コホート論文までのＢＭＪだけで、比較臨床試験と呼びうる論文が少なくとも六報[165 a-f]載っている。名高いストレプトマイシン試験を世界の研究者たちは認知し応用し始めていたのだが、ヒルはあくまで自分こそがその流れを主導しているという態度をとった。

ここでヒルが「前向き」という用語を強調したことは現代に至る概念の混乱をもたらした。比較試験は本来的に前向き研究である。コホート研究も前向き研究である。後ろ向き研究とは狭義には症例対照研究である。そして、ＲＣＴとコホート研究を同様に扱うが症例対照研究とは区別しないといけない理由は存在しない。より本質的な「観察研究」という言葉が、コホート研究と症例対照研究を同じに扱ってくれる。だから「前向き」という言葉は研究方法を分類するためには必要ないはずだった。しかも、「前向き」の定義は分裂した。研究開始以後にコホートの追跡が始まることを指して「前向き」と言い、研究開始よりも前から始まるデータを解析することを「後ろ向き」と呼ぶ語法が生まれた。この語法は「前向き」コホート研究が「後ろ向き」コホート研究よりも何かの意味ですぐれているという錯覚を誘うのだが、そこに方法上の差はない。この点は、ファインスタインの主著『臨床的判断』でも指摘されている。[166] 混乱した用法にもかかわらず、物珍しい専門用語は、ヒルが統計学の知に対するアクセスを独占しているという印象を生んだはずだ。

実際に、ヒルは先行者の特権として、臨床統計における根本的なルールを作ろうとした。一九六五年の論文[167]で唱えた、いわゆるヒルの九基準がそれだ。「その関連は因果関係によると解釈するのがもっとも考えやすいと判断する前に、どのような特徴を特に考慮するべきだろうか？」という問いを立てたヒルは、九カ条の例を挙げている。

一．強さ
二．一貫性
三．特異性
四．時間関係
五．生物学的勾配
六．もっともらしさ
七．整合性
八．実験
九．類推

明らかに、これらは互いに重なる部分が多く、いずれも決定的な条件ではない。文中でも「私の九種の観点のどこからも、因果関係の仮説を証明するあるいは反証する明白な証拠をもたらすことはできないし、どのひとつも必須の要件として求めることはできない」と適切に説明されている。加えてわざわざ「統計的有意性についての形式的な検定はどれもこれらの問いに答えることはできない。そうした検定は偶然のいたずらが作り出しうる効果を我々に思い出させることができるが［…］その範囲を超えて我々の仮説の『証明』には何ら貢献しない」と、一九四八年に「これほどの差が偶然から生まれる確率は一〇〇万分の一未満である」と書いたことを打ち消すかのように付け加えている。

ヒルの九基準が支配的になることはなかったが、これがよく知られたという事実こそがヒルの権威の発現であり再生産だ。

決定論から確率論へ、演繹から帰納へといった物語にEBM運動を位置付けることは、相当に不正確ではあるが、たやすく想像できる。その場合にヒルの九基準は、決定論への未練を残しつつ確率論の優位を確認した過渡的な例として理解できるだろう（そして医学は科学・経済・政治に進行しつつあったトレンドを一〇〇年ほど遅れて取り入れたと語られるだろう）。

とすれば、「実験」が唯一最高の基準ではなく、九基準のひとつという慎ましい地位に押し込められたことは、実験による帰納への抵抗ということになる。このころRCTという実験方法がすでに広まっていた。観察研究は信頼性で劣っているのに、ヒルの九基準はほとんど観察研究のために考えられているようだ。そんな基準をなぜ作ったのか？　理由はこの論文の題名から読み取れる。「環境と病気」だ。そもそも介入が困難な条件としての「環境」を扱う方法は観察研究しかなかった。そしてこの「環境」が本文中で指すものは主に職業上の環境だ。

職業医学や、このころ人気になった栄養疫学の研究のように、介入が困難なもののためには、観察研究に利点があったのだ。

栄養疫学の思想

現代の我々は毎日のように、どんな食べ物が健康のためになるかというニュースを見せられている。そうしたニュースの多くは互いに矛盾しているし、ソーシャルメディアで出回ったあと何か月もしないうちにすっかり忘れられてしまう。それでも誰も困らないのは、ほとんどが嘘だからだ。それは栄養疫学のなれのはてだ。なぜそうなってしまったのだろうか。

栄養疫学の思想的立場は独特だった。職業医学の目的は労働者の健康であり、それを脅かすと目されたのは職業だった。すなわち仮想敵は資本家だった。同じことは一九六二年にベストセラーになったレイチェル・カーソンの『沈黙の春』のような、公害の言説についても言える。栄養疫学も公害を検出しようとする側面を持っている。弁護士ラルフ・ネーダーが食品のリスクを言い始めたのも一九六〇年代だ。[168] しかし栄養疫学は本質的に、医師が患者の食べるものを指導することを前提にしている。食用製品に含まれる有害物質が特定されれば、医師は企業に対して安全な製品を求めるかもしれないが、それ以上に、有害な製品を口にしないよう患者に言わないではいられない。企業よりも患者ははるかに医師の身近にいるし、言うことを聞かせるのも簡単だからだ。ここで労働者対資本家あるいは消費者対資本家という図式は崩れ、患者(と呼ばれた人)の中に健康対食という分裂が発生する。現代の支配的な価値観によれば、誰かがほかの誰かを搾取するのは悪いことなのだが、自分自身を苦しめるのは自由ということになっている。つまり、産業のせいで誰かの健康が害されるのは悪いことだが、個人が健康のために生活を犠牲にするのは勝手というわけだ。むしろ生活が台無しであることこそが中流階級の証明になり、人はこぞって自分の生活がどれほどめちゃくちゃかを自慢するようになった。はてしなく膨張を続ける栄養疫学はこの条件に基づいている。

コホート研究の流行初期の代表例として、一九四八年に始まったフラミンガム心臓研究(以下、フラミンガム研究）がある。研究プロトコルをあらかじめ確定させる慣習のなかった時代のことで、計画が明文化されたのは参加者の募集が始まったあとだが、冠動脈疾患の自然経過やリスク因子を特定するため、数千人を二〇年にわたって追跡するという途方もないものだった。[163] この挑戦の背景には、「感染症についての多くの研究に加えて、栄養バランスの崩れ、代謝異常、職業上の危険、事故、癌、リウマチ熱の分野で疫学研究がなされてきた[169]」ことによる方法への信頼があった。病気の理解の基礎として疫学データが必要だという思想がすでに現れている。同じ思想が、のちの臨床疫学運動を支えることになる。

フラミンガム研究は「作業仮説として、これらの病気は単一の原因による（多くの感染症のように）のではなく、個人の中でゆっくりと働く複数の原因の結果だと仮定した」。この物語はいわゆるリスクの医学の核心になった。統計的な関連からリスク因子を同定するための確実な方法は原理的に存在せず、ヒルの九基準のような示唆的な特徴の積み重ねから因果関係を推定するしかない、だからそれをしてもよい、というのが新しいルールだ。

このルールが統計的手法にとってどれほど致命的な猛毒なのかを、ヒルのように統計学を専門的に学んだ研究者なら予知できたかもしれないが、フラミンガム研究を主導した人々が理解していたようには見えない。「心血管疾患の疫学研究は、理想的には幅広く分散した地域で同時に立ち上げるべきかもしれない。そうすることでさまざまな人種・民族集団を代表させることができ、多様な地理的、社会経済的その他の環境因子を考慮できる」「多数の解析軸を可能にするためには何千人もの人を組み入れる必要がある」「この研究からは動脈硬化性または高血圧性の心血管疾患に関連する因子についての多くの仮説を検定することが可能になるべきだ。異常が現れたグループの人数が時間の経過とともに大きくなるにつれて、存在を見出されるであろう差異はより高い統計的信頼性をもって決定できるようになる」といった表現には多重性への警戒がまったく読み取れない。大きいことはよいことだった。数千人について、一人あたり何十もの変数が、それも長期間にわたって追跡され、巨大なデータベースが構築された。

現代から見れば、多数の仮説について同じデータを繰り返し解析することで、偶然の差が誤って統計的有意差として検出される機会は増えていく。たとえて言えば、誰かごく平凡な見た目の人の体格が異常であることは簡単に証明できる。全身のあらゆる部分をあらゆる方法で測定し、それらを組み合わせ、食事や排泄の前後で測定を繰り返し、変化のパターンを数値で表現し、どれかひとつでも平均から大きく離れていれば異常とすればいい。もちろんその「異常値」は偶然に個人差とか測定誤差の範囲内である差異が積み重なったものだろうが、そのひとつの偶然のために多くの測定が繰り返されたことを見逃した人には、文字通りの異常に見えるだろう。これが多重性だ。
サンプルサイズが大きく、検定される差が小さく、変数の数が多いほど多重性の毒は強くなる。そしてフラミンガムで言われたことはつまり、試される仮説があらかじめ特定されず、事実上無限に生成されるということだ。無限の多重性は統計的手法にとって致死毒となる。すなわちフラミンガム研究の一連の想定に基づく巨大データベースからは、都合よくデータを切り取ることで、どんなに誤った仮説をも証明する統計的有意差を検出できる。この手法はのちに「データを拷問にかける」[170]と呼ばれた。研究者があらかじめ知っている真実をデータが自白するまで、あらゆる手段で繰り返し解析するわけだ。これが巨大データベースと無制限の仮説検定によって可能になった。

フラミンガム研究の時点ですでに、結論の少なくとも一部はあらかじめ決まっていたようだ。初期の計画で、睡眠時間の長さ、喫煙量、飲酒量の情報が収集された。すなわち、少なくとも仮説としては、これらが健康に関係するとみなされていた。

生活習慣が病気の原因であり、節制によって予防ないし治療できるという信念は、ヒポクラテスにもあったし、古今東西にわたって無数の例を挙げることができる。二〇世紀はじめのアメリカで、セブンスデー・アドベンチスト教会のために弟とともにコーンフレークを開発した医師ジョン・ハーヴィー・ケロッグもそのひとりだ。人種改良基金（Race Betterment Foundation）の創設者でもあるケロッグを含む優生思想家たちが一九一三年に長寿研究所（Life Extension Institute）を創設し、当時増大しつつあった社会保障費の抑制を期待して、生活習慣説の強化と健康診断事業に力を注ぐことになる。[171] 一九一七年から始まる結核の調査がフラミンガムで行われたことが、この土地を心臓の研究の場所に選ばせた。[169] その調査に出資したメトロポリタン生命保険会社もまた生活習慣説の強力な支持者だった。[172] こうしたことはアメリカに特有ではなく、一九五三年にはMRCのジェリー・モリスらによる論文「冠動脈疾患と職業上の身体運動」がランセットに載っている。[173]

アンセル・キーズの脂肪－心臓仮説

つねに繰り返し証明されなければならない生活習慣説のために栄養疫学はよく奉仕した。アメリカのアンセル・キーズ（一九〇四－二〇〇四）の主導により、一九五八年に七か国研究が始まった。これはイタリア、ギリシャ、ユーゴスラビア、フィンランド、オランダ、日本、アメリカにまたがる合計一万二千人以上の集団を何十年も追跡する[174]という、フラミンガムのさらに上を行く大規模コホート研究だ。

のちの栄養疫学と同様、七か国研究の結論もあらかじめ決まっていた。それは冠動脈疾患の原因が脂質を多く含む食べ物にあり、食餌療法によって冠動脈疾患を予防できるという、いわゆる脂肪－心臓仮説だ。一九五七年のキーズの論文[175]からは、すでに脂肪－心臓仮説には多くの批判があったにもかかわらず、あらゆる事実を自説に都合よく切り貼りしていく手つきがはっきりと読み取れる。エスキモーは肉ばかり食べているのに心臓病が少ないという指摘については、「実際のところ、エスキモーのあいだでの動脈硬化と冠動脈疾患の発生率については何もわかっていない」と答える。これはいっけん妥当で謙虚な態度に見える。ところが同じ文章の中で、「日本やバントゥー系民族にみられるように重度の動脈硬化や冠動脈疾患が比較的まれな集団」という記述が現れる。キーズがエスキモーの病気より日本人の病気に詳しかった理由は定かでない。しかもこれが自説を支持する例とされている。

キーズは自身の信念を裏付けようとした。食餌療法の効果を検証しようとするなら、当時すでに相当に普及していたRCTによればいいはずだった。キーズが頻繁に寄稿したJAMAの一九五七年の目次を見るだけでも、比較試験の報告は少なくとも一二報[176 a-1]ある。そして一九九〇年代以降なら「エビデンスに基づくガイドライン」と呼ばれたかもしれない文書も載っている。それはアジア型インフルエンザに対するワクチンについての推奨をまとめたもので、根拠としてワクチンの比較試験の文献を調査したことが記載されている。[177] それなのにキーズが選んだのは観察研究だった。

キーズは脂肪–心臓仮説を検証するのではなく、一九五七年から一九五八年にかけて二〇報以上の思索的論文を書いた中で、心臓を脅かすのは血清コレステロールであり、それは飽和脂肪酸の摂取量を減らすことによって変えられるのであり、血清コレステロール値の変化は食餌摂取から「キーズの等式」と呼ばれることになる数式で予測できるといった細部を肥大させることによって確信を強めたようだ。[178]

そもそも冠動脈疾患を重要な標的と考えた点でキーズはまちがっていた。たしかにこのころキーズの母国アメリカで「心疾患」による死亡はいっけん増えていた。しかし平均寿命は伸びつつあった。そこで退きつつあった死因は感染症だった(図1–13a、図1–13b)。

つまり、心疾患が新たな脅威となったのではなく、人が「心疾患」という名の加齢現象を迎えられるほど、感染症で若くして死ぬことがまれになったのだ。また一般に、死因の統計は当てにならないものだ。一九七一年の報告によれば、イスラエルの病院で死亡診断書に記載された死因と解剖の結果を照合した結果、最近の心筋梗塞があった人のうち「冠動脈疾患を含む動脈硬化性心疾患」が死因と診断されていた人は六六・三%、「治癒した」(現代の言葉で言えば、陳旧性の)心

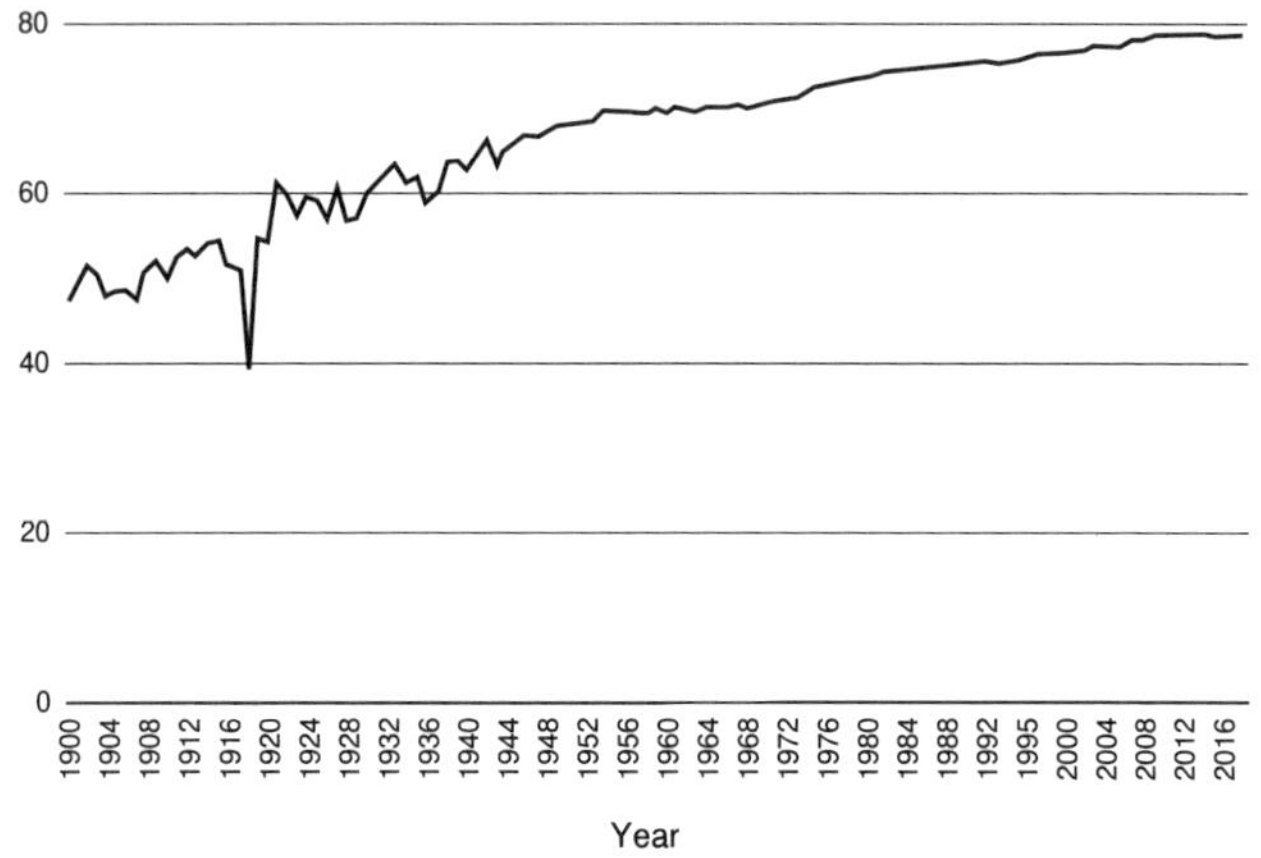

図 1-13a：1900 年から 2018 年のアメリカにおける出生時平均余命
1918 年のインフルエンザパンデミックによる落ち込みを除いて、おおむね一貫して伸び続けている。

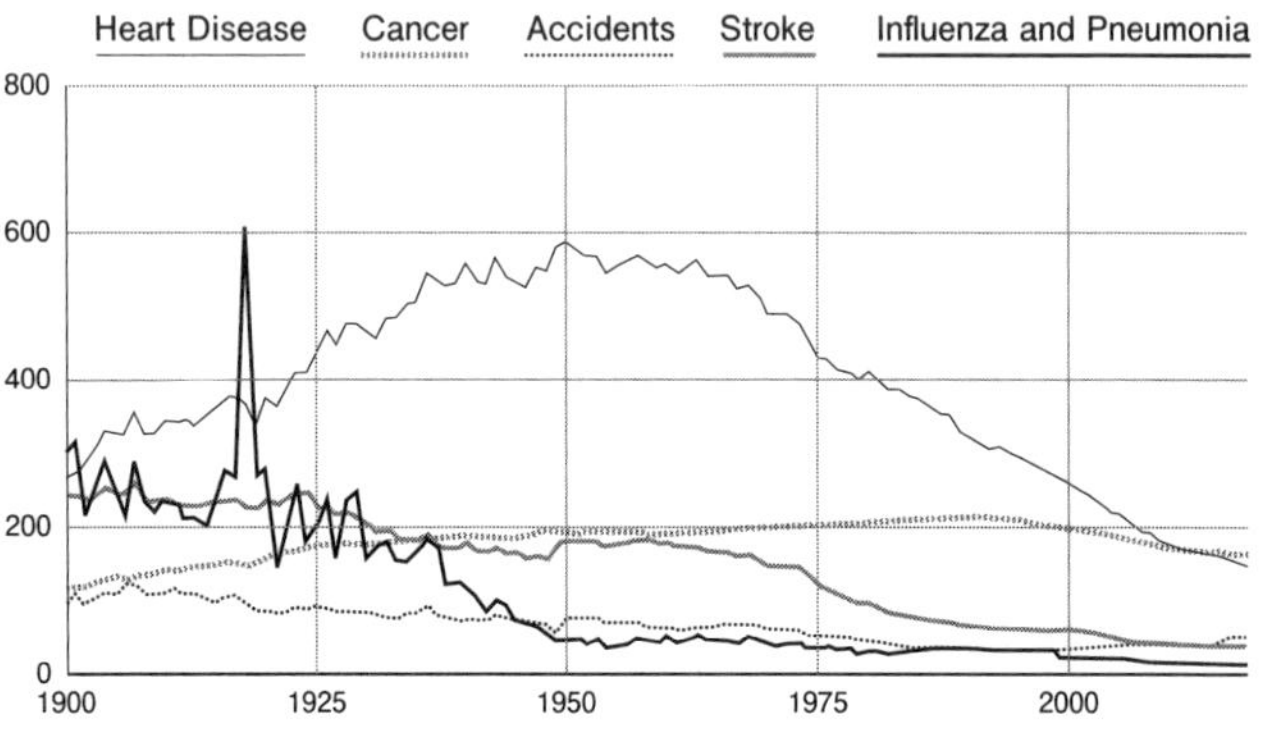

図 1-13b：1900 年から 2018 年のアメリカにおける 5 種の死因の年齢調整死亡率
1950 年代までに「インフルエンザおよび肺炎」による死亡は大幅に減り、「心疾患」による死亡が大幅に増えた。ただしこの間出生時平均余命は伸び続けている。

筋梗塞の痕だけがあった人のうち右の診断を死因とされた人が一七・〇%いた。[179] 心筋梗塞というものはまったくの無症状で現れることも多く、しかもそれ自体が死因になると言うよりは、続いて起こる不整脈が死因になる。この過程は多くの場合、見えないところで進む。だからこそ死因がはっきりしない場合に「心臓発作(heart attack)」のせいにされることも多かった。たとえばCTが普及する前に、見逃され心臓発作と誤診された癌がどれほどあったかはわからない。X線の普及とともに肺癌が急増したことも思い出してほしい。そういうわけで、時代ごとの死因のトレンドは、実際の病気の頻度だけでなく、医師の気分のトレンドを反映している可能性がある。極端に言えば、キーズのような人が注目されたことこそが、心疾患による死亡増加の原因だったかもしれないのだ。

キーズの空想を信じたのは本人だけではなかった。一九六一年一月一三日号『タイム』誌の表紙には、体重を計る小太りの男性とその心臓、そしてそれを守るべく決意を固めた表情のキーズが描かれた。

キーズは食餌療法のRCTに踏み出さなかった。その数年後にはサリドマイド事件が起こり、キーフォーヴァー・ハリス改訂によってアメリカにおけるRCTの意義がより強く認識されたのだが、七か国研究はいわば間に合ってしまったのだ。

仮にキーズが被験者の食べるものを長期にわたって管理するという、四人か長期入院患者にでもなければ考えられない介入をRCTで試そうとしていたら、七か国研究は実現しなかったかもしれない。この研究のためにアメリカ公衆衛生局から年間二〇万ドル[180]というすでに異例の高額研究費が支出されていたのだが、RCTに必要な額はそれをはるかに上回ったはずだ。

実際に、のちには食餌療法のRCTが多く行われるのだが、ずっとあとの代表例のひとつであるPREDIMED研究[181]では、定期的な教育セッションとか食材の無償供与といった、ごく弱い介入しかなされなかった。それでもアドヒアランスの制約、すなわち試験参加者が割り当てられたとおりに食べないことが試験の限界になると想定され、入念にアドヒアランスが観察され考察された。

数十年にわたって食餌療法のRCTが実行困難と考えられてきた事実は、食餌療法という考えそのものの限界を証明している。食餌療法とは厳しく管理された試験の場においてさえ実行できないものであって、家庭医から処方されれば実行できるようになると想定できる理由はない。すべては机上の空論だ。

だが、キーズと同じ夢を見た研究者は途絶えることがなかった。一九六〇年にはアメリカで全国健康調査が始まり、のちの全国健康栄養調査（NHANES）に続いている。[182] 一九七六年に経口避妊薬の長期作用を主な関心として始まった看護師健康研究（Nurses' Health Study）は、一九八〇年に食事摂取頻度調査票を使い始めた。[183] 女性を対象とした看護師健康研究に相当するものとして、男性を対象とする医療従事者追跡研究が一九八六年に始まった。[184] 一九九〇年には国際癌研究機関（IARC）がヨーロッパ癌・栄養前向き研究（EPIC）を始めた。[185] こうした研究は、病気の原因の多くをわれわれがすでに見ていて、それと認識できていないだけだと仮定している。そして、研究の結論は結果が出る前に決まっていた。健全な身体は健全な精神からもたらされるのだ。

観察研究の問題

大規模コホート研究によって残されたデータベースは無数の研究者に解析の仕事を与えたし、そもそもそれを意図して研究はデザインされた。医師が統計学をまともに理解できないことは当然の前提だった。一九七三年には王立医師会が医師に基本的な統計学の知識が欠けていることに対して懸念を表明している。[186]

致命的な誤りのひとつが、代理エンドポイントの過信だ。血圧、血糖値、血清コレステロール値を治療の目標とすることの意義は無邪気に仮定された。その結果、本来の目標だったはずの心筋梗塞や脳卒中、さらには平均寿命に治療がどれほど寄与しうるかはほとんど考察されることがないまま、無数の薬剤が開発され、医師による生活制限の利益が繰り返し強調された。

代理エンドポイントが論点のすりかえでしかないことは明らかだ。EBM運動の主要な教科書『医学文献ユーザーズガイド』は、妥当な代理エンドポイントの条件を考察している（エンドポイントとアウトカムは正確には違うものを指すが、ここではおおむね同義ととらえてよい）。

・代理アウトカムと患者にとって重要なアウトカムとの間に、強い、独立した、一貫する関連性はあるか
・同じ薬剤クラスについてのランダム化試験は、代理エンドポイントの改善が標的アウトカムの改善を一貫して導くことを示しているか
・異なる薬剤クラスのランダム化試験は、代理エンドポイントの改善が標的アウトカムの改善を一貫して導くことを示しているか[187]

この指摘は至極もっともに見える。「この薬は血圧を下げるので有益である」と考えるためには、血圧が下がれば将来の心筋梗塞や脳卒中が減ること、類似の薬でもかなり違った薬でも一貫して血圧と病気の関係が再現されることが必要だ。

ただし、この議論は、多重性の問題をカバーしていない。妥当でない代理エンドポイントを使うべきでないのは当然だが、妥当な代理エンドポイントが複数ありえる場合には、潜在的に多重性が発生している。すなわち、どの代理エンドポイントを参照するかを恣意的に選ぶことができるなら、研究者の予断にとって都合のいい結果が現れた代理エンドポイントを報告することで、結論を操作することができる。真のエンドポイント、すなわち死亡とか入院の有無についても、どれを報告するかが恣意的に選べるならば、操作の機会がある。関心のあるエンドポイントをあらかじめひとつに決めたとしても、それが繰り返し測定され、そのたびに変動するものならば、都合のいい測定値を報告することができる。

多重性にもう一段のブーストをかけたのが複合という方法だ。心血管疾患の定義は研究ごとに異なっている。あるときは心疾患・脳卒中・死亡の合計とされ、ほかのときには「死亡」の代わりに「心疾患または脳卒中による死亡」とされ、心疾患の中に予防のための心臓手術を含むかどうか、末梢動脈疾患や深部静脈血栓症を含むかどうか、血栓症の定義として多くの人に無症状のまま現れては消えている小さい血栓を含むかどうかなど、無数のオプションのそれぞれに操作の機会がある。『医学文献ユーザーズガイド』はここでも多重性に言及することなく、複合エンドポイントの注意点を挙げることによって、結果としてエンドポイントの操作を許容している。

・複合エンドポイントの構成エンドポイントは、患者にとってどれも同じくらい重要か
・ほぼ同等の重要性を持つどのエンドポイントも同じような頻度で生じたか
・どの構成エンドポイントも同じような相対リスク減少だと確信できるか
・複数の構成エンドポイントの根底にある生物学的仕組みは、同じような相対リスク減少と予想するのに十分か
・相対リスク減少の点推定値は同じくらいで、信頼区間は十分に狭いか[188]

たしかに複合エンドポイントに固有の問題はある。もっとも素朴な方法としては、非常に頻度が高く介入の効果を受けやすいエンドポイントをより重要で頻度の低いエンドポイントと複合することにより、重要なほうのエンドポイントにも効果が期待できるという錯覚を誘うことができる。

たとえば心筋梗塞予防の手術とカテーテル治療を比較した有名な試験がある。二〇〇九年にNEJMに載った報告論文によれば、手術よりもカテーテル治療のほうが「心臓または脳血管の主要な有害イベント」という複合エンドポイントについて劣っていた。その結果から、結論は手術

が「標準治療のままとなる」とされた。[189] この論文を引用した論文はGoogleで五〇〇〇件以上ヒットする。[190] ところが結果の報告をよく読むと、複合エンドポイントの差のもとになっていたのはカテーテル治療のほうが再治療が多いという点であって、同じく複合エンドポイントに含まれていた脳卒中は手術のほうが多かったとある。ならば実は、繰り返しカテーテル治療をする戦略のほうが、脳卒中が少ないだけすぐれているのだろうか？　この点は立ち入った議論が必要だろう。なぜならカテーテル治療のほうでは、統計的に有意ではない範囲だが、「心臓が原因の死亡」が少し多いようにも見えるからだ。全体としてはかなり悩ましい結果と言うべきであり、実践的には脳卒中を重視してカテーテル治療を選ぶ医師と患者がいてもおかしくない。手術が「標準治療のまま」とする結論はいささか乱暴だ。しかし結論部分しか読まなかった心臓外科医がもしいれば、単純に手術を勧めようと思ったかもしれない。

こうした例から複合エンドポイントの妥当性が議論されているのだが、複合するべきエンドポイントを適切に選ぶことが仮にできたとしても、適切な組み合わせが複数ありえるならば、都合のいい組み合わせだけを報告することができてしまう。

さらに、観察研究においてはエンドポイントだけでなく曝露因子も任意に複合することができる。食品消費量の一覧表は栄養成分消費量の一覧表に換算できるし、不飽和脂肪酸のうち多価不飽和脂肪酸を区別するかどうか、ω－3脂肪酸だけを区別するかどうか、ドコサヘキサエン酸（DHA）とエイコサペンタエン酸（EPA）とα－リノレン酸（ALA）を区別するかどうかによっても多様な変数が手に入る。食品消費量の因子分析によって食生活全体を特徴づける新規な変数を生成することもできる。これらすべてがやはり多重性を供給する。

多重性とは要するに、無数の評価項目を含む巨大なデータベースを一度作ってしまいさえすれば、解析方法を際限なく微調整し、どれでも有意差が（おそらく偶然に）検出された関連から好みの結論を引き出せるという問題だ。

多重性の問題は統計学者には早くから認識されていた。一九六一年にはオリーヴ・ジーン・ダンが多重性の対策としてボンフェローニの補正を提唱しているが[191]、これはむしろ遅い例だ。一九四〇年代に試験を早期中止するための統計手法としてシーケンシャル解析が開発された[192]。この方法はデータを繰り返し解析するため、多重性の処理が大きな課題となった。シーケンシャル解析を臨床試験に持ち込んだのが、一九五二年のアーウィン・ブロス[193]と、一九五四年のピーター・アーミテージ[194]だ。アーミテージは一九六一年にロンドン大学衛生・熱帯医学大学院でヒルの後任についたのちもシーケンシャル解析のリーダーになり、ベイズ主義者のフランク・アンスコム[195]とのあいだで激しい論争を展開することになる。アーミテージ自身が一九七六年にリチャード・ピートーとともに有意水準を読み替える方法（のちにHaybittle-Peto法と呼ばれるもの）を報告したし[196]、アーミテージの後継者でもあるスチュアート・ポコックも一九七七年に類似の方法を提示した[197]。

臨床医たちは統計学者たちの論争におおむね気付いていなかった。一九八七年になってようやく、NEJMでポコックが「複数のエンドポイントを解析すること、時間を追って繰り返された測定値を解析すること、サブグループ解析、複数の治療の試験、一報の試験報告における有意性検定の総数」が「治療による差異を誇張すること」につながることを指摘している[198]。

観察研究はRCTの代替として普及し、多くの問題をもたらした。ただし、それは原理的には観察研究のせいではない。RCTであっても多重性あるいは選択的報告の問題は起こりうるし、次の章で触れる大規模RCTの流行以後にその問題は表面化した。

臨床医が観察研究に依存しRCTの真価を理解しなかったわけではない。臨床医はおよそ統計的手法と名の付くものには縁遠かった。症例を集計することすらまともにできていなかったことを、ファインスタインが一九六三年の論文[199]で指摘している。それによれば、当時の病名や症状名には概念上の混乱が多く、論文に同じ病名で報告される患者たちの実態は一貫しないと思われた。そこでまずは臨床分類学を確立し、一定の基準による記述統計を整備する必要があった。そのための道具立てとして、集合論とブール代数が役に立つと目された。

ただし、ファインスタインはブール代数の用語や記号を導入したものの、論の展開のために代数的処理を使うことはなく、もっぱらヴェン図（図1－14）によって概念を整理している。つまり、この本の中でブール代数は宙に浮いていて、実質的には臨床医が軽視していたであろう非連続変数を科学的に重要なものに見せるためのこけおどしとして機能している。そこからは臨床医がヴェン図で表現できるていどの論理すら使いこなせないことに対する著者のいらだちが読み取れるのだが、以後もブール代数が臨床医を論理的にすることはなかった。

概念として確立されていない病名や病因の集合、そして大規模データベース。これらが揃ったことにより、条件を少しずつ変えた解析を無数に繰り返し、多重性の恩恵によって見出された有意差を報告するという錬金術が可能になった。からくりに気付いた人も少なくなく、「疫学戦争」という造語[200]ができるほどの抵抗があったが、大局は変えられなかった。

ファインスタインはまさにこうした事態を予言したと言える。しかし数学用語を多用する文体は、著者に神秘的なイメージを与えただけで、むしろ臨床医の理解を阻んだ。本書が非常に多く参照しているジャンヌ・デイリーの本『エビデンスに基づく医学と臨床ケアにおける科学の探究』はファインスタインを評して、「直接的な影響はその晦渋さのため限られていたかもしれない。

彼のプログラムは複雑で、臨床医のほとんどが持っていない高度な数学的技術を要求した」[201]と言っている。デイリーにはヴェン図が「臨床医のほとんどが持っていない高度な数学的技術」に見えたようだし、その認識は正しかったようでもある。ファインスタインの活発な論説活動は以後も空回りを続け、錬金術師たちが栄えた。

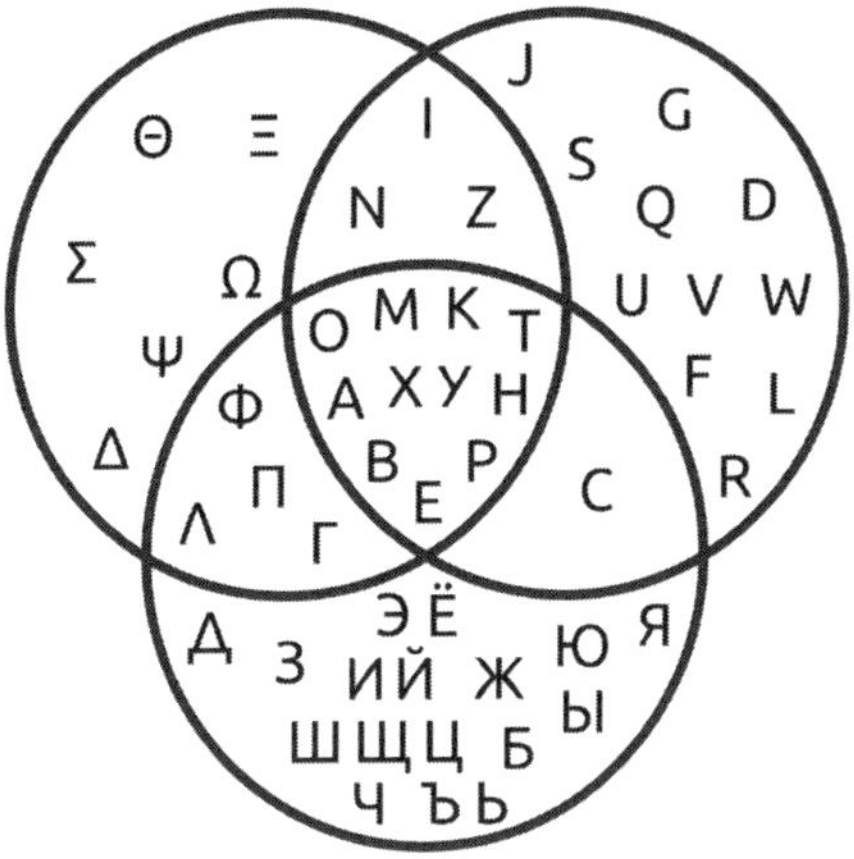

図 1-14：ヴェン図の例
ギリシャ文字（左上）、ラテン文字（右上）、ロシア語アルファベット（下）に共通する文字を示す。

第六章　ＲＣＴの大規模志向とメタアナリシス

大規模データと小さい効果

　大規模研究というものが実証性の必要十分条件であるかのように語られている。大規模データがあると言いさえすれば、ＣＯＶＩＤ－19のワクチンを子供に打つことも、マスクを義務化することも正当化された。そのデータが正確にはどんな問いにどう答えるものであって、どんなまちがいを含む可能性があるのかは問われなかった。「大規模データ」という魔法の言葉がすべての疑問を黙らせた。なぜ大規模であることがそれほど重視されるようになったのだろうか。

　臨床研究が巨大資本と結び付くまで、サンプルサイズは研究者を悩ませる問題だった。研究が主に個人の仕事だった時代に、数十人を超える被験者を集めることは研究者の大きな負担となった。少数の被験者ですら同意に基づいて集めることが難しかったからこそ、非倫理的な研究も横行していたのだった。

　だから報告されるＲＣＴの多くはサンプルサイズが小さいものだった。ストレプトマイシン試験よりも前に、風邪に対するパツリンの効果を試した複数の臨床試験が相反する結果を出していたことから、MRCは一九四四年に多施設試験を行った。[202] サンプルサイズは最初の試験の九五人から一三四八人に増えた。結果はパッツリン群と対照群におおむね差がなく、一部の指標で対照群のほうが統計的に有意にすぐれているというもので、パッツリンの無効が示された。

この例は、RCTが小さい差を検出するものだという前提から見れば健全だ。小さいサンプルは、あまりに小さく意義の薄い差を切り捨てる。RCTがあまりに厳格であり、その検出力があまりに高いからこそ、過剰検出を抑制するために小さいサンプルが機能する。この観点からは、サンプルを大きくすることは求める効果の水準を下げることを意味し、パッツリンの多施設試験はそうした敗者復活戦だった。サンプルを大きくし続ければ敗者復活戦は何度でもできることになるが、一九四四年の医師社会は適切にパッツリンを断念した。現在知られているパッツリンの毒性[203]からすれば、この適切な判断は多くの人を救ったことになる。

医師社会はしばらく小規模試験に不満を感じていなかったようにも見える。そもそも臨床医は目の前の試験報告が検出力不足であることもよくわかっていなかった。一九八〇年の癌治療のレビュー論文が取り上げた一三二報の臨床試験報告のうち検出力を議論しているものは二報しかなく、サンプルサイズとしては五〇人未満の試験が半数近くを占めていた。[204]

この状況に対して、より小さい効果を検出するためにサンプルサイズを大きくしようとする動きが一九八〇年代ごろに強くなる。代表的な主唱者がイギリスの統計学者リチャード・ピートーだ。ピートーがシーケンシャル解析の発達に関わったことは前に述べた。ほかにも一九七六年にタバコ・コホート研究の長期追跡結果の解析に加わり、ドールとの連名でそれを報告した人だ。[205]ピートーは検出力を大きくする二種の方法、すなわち試験の大規模化とメタアナリシスの両方を支持した。

ピートーを共著者に含む一九八四年の論文[206]が、大規模RCTに向けた論拠を明瞭に整理するとともに、当時の研究の状況を証言している。それによれば、研究における重要な問いとはコモンな、つまり多くの人に現れる病態についてのものだ。その治療は特殊な施設だけでなく幅広い場所で実践可能であるべきで、効果としては中間的な指標ではなくもっとも重要な死亡を左右するものであるべきだ。臨床試験においては、対象患者の条件を複雑にしても予後予想の正確さや治療の最適化にはあまり寄与しないのだから、シンプルな条件が望ましい。さらに、治療が死亡を大幅に減らすものなら、その効果はより簡易な研究方法でも確認できるのであって、実際には「中等度の（それでも価値ある）」効果を検出する研究こそが重要だ。したがって今後は「コモンな病態に対する、広く実践可能なさまざまな治療による、死亡に対する効果についての大規模でシンプルなランダム化試験」が必要だという。大規模とは、例とされた心筋梗塞の治療なら参加者数六〇〇〇人、死亡数三五〇人から六五〇人ほどでやっと「おそらく適切」と言えるていどであり、実際に報告されていたβ遮断薬の試験でこれを満たすものはひとつもなかった。一段階劣るとされた、死亡数一五〇人から三五〇人に該当するものすら二四件中三件しかなかった。

こうした議論は、効果の大きい治療が出尽くした状況から出てきている。ビタミンやホルモンが欠乏すれば補充し、細菌感染にはサルファ剤という時代はとっくに過ぎていた。一九五〇年に統合失調症の幻覚を止めるクロルプロマジンが合成され[207]、一九五七年にFDAが承認したホルモン配合剤が経口避妊薬として使われるようになり[208]、一九六四年にコレラの経口補水療法が唱えられたが[209]、これほど人の生活を大きく変える発明はまれにしかなかった。そして時代を下るほどいっそうまれになった。そのうちに臨床試験に求められる効果量はますます小さく、検出力はますます大きくなった。死亡を減らす効果が期待しにくくなるにつれて代理アウトカムが幅を利かせた。適用範囲の広いコモンな病態は刈り尽くされ、研究の問いはより小さく、まれな病気や、複雑な条件に当てはまる患者、あるいは特殊な治療に論点を絞ったものになっていった。だが、時代を先取りするのはこれくらいにしておこう。

慢性病と長期データ

ピートーらは心筋梗塞に対する種々の治療が単独では死亡率をよくて三〇％ほどしか減らさないことを例に挙げ、死に至る病態は多様なので単一の治療による大きな効果は期待しにくいと議論している。同様の議論が慢性病に対しても展開される。

多因子疾患の思考はフラミンガム研究などによって準備されたと言えるかもしれない。しかもそれらの大規模観察研究は何千何万というサンプルを供給し、臨床医の立場からはあまりに小さな差異をも検出することができた。個々の患者においては判別できないほどのわずかな差だったとしても、同じ差が多くの患者に行き渡れば、全体としての帰結には目に見える差がつくはずだ。こうした論理は、統計を使って人を脅す文体が普及したことで、おかしなものには見えなくなった。タバコはホロコーストに匹敵する脅威になった。[210] 一九世紀にめざましい成果を挙げた公衆衛生への期待は高かった。

先立って、臨床医学論文はしだいに単一著者でなく複数の著者に、さらに大人数の研究グループによって書かれるものになっていた。ランセットに載った論文ごとの平均著者数は一九三〇年に一・三人だったが一九七五年には四・三人に、NEJMでは一九三〇年の一・二人から一九七五年の四・二人になった。[211] 研究者たちは協力して被験者を集めた。大事業化する研究には見返りがあった。産業としての医療・製薬の発展だ。究極の善としての健康の追求のために、消費者は自分のポケットからも、一度納めた税金からも際限なく支払いを増やすことに同意し続けた。慢性病の物語が、積み重なる効果の論理と、小さい効果の追求をともに後押しした。一九五七年にWHOヨーロッパ地域事務局がコペンハーゲンで開催した会議は、慢性病を公衆衛生上の課題として強調した。[212]

慢性病は長期投薬と表裏一体の関係にある。降圧薬の誕生は高血圧患者の大集団を生み出した。一九五九年にWHOの報告書が高血圧の基準値を一六〇／九五㎜Hgとした時点では、高血圧という概念は統計のための便宜上のものと位置付けられ、高血圧があれば即座に降圧薬を使用するという推奨はなかった。[213]にもかかわらず、すでにヒドララジンやサイアザイド系利尿薬は発明されていたし、一九四〇年代にはドイツからアメリカに亡命していたウォルター・ケンプナーがライス・ダイエットを教えるなど、生理学的仮説に基づいて降圧をはかる試みが広まっていた。[214]ケンプナーはこの時代に患者を「事実上の性奴隷」にしていたとして、のちに訴えられることになる。[215]

同じように、H2ブロッカーは消化性潰瘍の維持療法を生み出した。抗血小板薬やフィブラート系薬剤が将来の心臓病を予防するというアイディアは、すべての人をリスク保有者にした。病気を治す薬は長期投与されない。治さないが長期的にはリスクを変えるていどの薬だけが長く安定した売り上げをもたらす。だから製薬企業は、せっかく開発した薬が短期的にはほとんど効果を示さなかったとしても、まだ投資を回収するチャンスを持っている。小さい効果を証明できればその薬はたちまちブロックバスターに変わるかもしれないのだ。

規制機関は大量投薬に相応するデータを求めた。FDAは一九五〇年代にすでに薬剤の長期的な安全性を重視していた。[216]実際に副作用問題は頻繁に起こっていた。喘息に対するβ刺激薬は繰り返し懸念の的となり、一九六〇年代のイギリスでイソプロテレノールが、一九八〇年代のニュージーランドでフェノテロールが、一九九〇年代にはふたたびイギリスでサルメテロールが、死亡数を増加させているとの疑いをかけられた。[217]高コレステロール血症に対して使われたクロフィブラートの毒性は、心疾患の予防を意図した試験を台無しにした。[218]この現実に対して、市販後調査が一九六〇年代以降提唱されてきた。[219]

副作用問題のたびごとに古い薬は新しい薬に置き換えられていった。EBM運動ののちにも、バイオックス(ロフェコキシブ)[220]やアバンディア(ロシグリタゾン)[221]の安全性が問われたが、解決はそれらの薬をなくすだけにとどまらず、代わりに新しい、長期的な安全性は未検証の薬を持ち込むことだった。β刺激薬の代わりの吸入ステロイド、フィブラートの代わりのスタチン、ロフェコキシブの代わりのセレコキシブ、ロシグリタゾンの代わりのDPP－4阻害薬やSGLT2阻害薬がいまも生き残っているのは、慎重に安全性を確保したからではない。運が良かっただけだ。

こうして際限なく繰り返される副作用問題は、だから、薬剤開発の原動力になったとも言える。製薬産業は、全体としての新陳代謝のために、副作用問題というスケープゴートを必要とする。長らく糖尿病治療の第一選択となってきたメトホルミンは、その高い効果と安全性、そして低いコストにより、後進の高価な薬を抑圧してきた。フェンホルミンによる乳酸アシドーシスが、同じビグアナイド系のメトホルミンの評判をも下げることに寄与した[222]が、メトホルミンによる乳酸アシドーシスが重度腎障害を持つ患者以外では無視できるほどまれであることが繰り返し示された[223]ことにより、DPP－4阻害薬（類天疱瘡を起こす）やSGLT2阻害薬（ケトアシドーシスを起こす）の突出は許されなかった。そこに一石を投じたのがまさに市販後調査であったEMPA-REG OUTCOME試験[224]だ。この試験でSGLT2阻害薬のエンパグリフロジンは、死亡率を八・三％から五・七％に減らした。文字通り市販後調査が新薬のブレーキではなくアクセルとして機能したわけだ。この試験の参加者数は七〇〇〇人を超え、追跡期間は中央値三・一年に及んだ。

こうして臨床試験はますます大規模に、ますます長期のものになった。このことは研究者社会に対して、大規模コホート研究と同様の、解析しがいのある巨大なデータベースを供給することにもなった。

ただし、大規模RCTの時代にも、検出力不足の試験はまだ多く行われていた。二〇〇〇年一二月に刊行された五一九件のRCTの報告のうち、参加者数の中央値は八〇人、九〇パーセンタイルは三六九人だった。[225] つまり四〇〇人以上のRCTは全体の一割にも満たなかった。

理由の一端は臨床医の無理解にあるだろう。ファインスタインは二〇〇一年の『医学統計の原理』（ヒルの名著と同じ題名の本）で、研究者が統計学者にサンプルサイズ設計を丸投げする様子を、主訴を言わない患者にたとえている。


相談員が「期待される割合はどの程度だと思いますか？」と問う。

返事は「そんなことがわかっていたら研究はしません」だ。

「許容範囲、つまりエラーの幅はいくらがいいですか？」

「なんとでもうまいこと決めてください」

「有意水準はいくらにしますか？」

「それを決めてほしいのです」

「必要な情報をいただかなければサンプルサイズを決めることはできません」

「しかし私は統計学者に相談するように言われたのです。あなたがサンプルサイズをいくらにすればいいか教えてくれるはずです[226]」

現実の研究者がこれほど愚かではなかったとしても、ただでさえ試験の質の管理が厳格化に向かった中で、大規模RCTを実行できる資本と人的ネットワークを持つ研究機関はごく限られていた。

メタアナリシスの論理

だから大規模RCTが増えてもサンプルサイズの要請は重要な課題であり続けた。メタアナリシスがそれにひとつの回答を示した。ピートーの一九八七年の講演[227]は、メタアナリシス（ここでは「概観 overview」と呼ばれている）を支持する論理をひととおり揃えている。ピートーによれば、「毎年何百万もの患者が心臓発作により冠動脈治療室に入っている」ので、「仮にそうした死亡数をほんのわずかに、たとえば10％だけでも、減らすことができるなら」「数万の命を救うことになるはずだ」。しかし、イベント数の一〇％の差を検出するには実現困難なほど大きなRCTが必要になるので、その代わりにメタアナリシスが役に立つ。さらに、治療のRCTが複数なされたとき、個々のRCTは異質とはいえ「リスク減少は「リスク減少であるか、逆にリスク増加であるかの」方向においてばらつくよりもその効果量においてばらつくことが考えやすい」ため、メタアナリシスは全体像を適切に要約できるはずだが、「その傾向は個々の試験においては見えにくくなるか、あるときには逆になることさえ考えられる」。

ピートーは大規模RCTに対してと同じように、メタアナリシスについても楽観している。現実はこれほど単純ではなかった。実際には効果がないが個々の研究のバイアスによって一部で有効の結果を出している治療があるとき、メタアナリシスもまた有効の結果を出しやすい。さらに、ピートーはバイアスを避けるため「概観はランダム化試験に限定されなければならない」と言っているが、実際には観察研究のメタアナリシスが無数になされることになった。そして「我々は概観においてただ結果が気に入ったというだけの理由で試験を選ぶバイアスの侵入を許してはならない」という妥当な警告は、のちに横行するチェリー・ピッキングを予見しているが、予防はできなかった。

そもそもメタアナリシスの手順におけるチェリー・ピッキングを排除しようといくら努力しても、出版バイアスが周知の事実として存在する状況にあっては空転するしかない。出版バイアスを指摘した早い例が一九五九年にある。心理学の主要なジャーナルに掲載された論文二九四報のうち二八六報が統計的に有意な結果を報告していたというものだ。[228] この偏りは統計的に有意でない実験結果が隠されているからとしか説明できそうにない。つまり、論文はメタアナリシスに採用されるよりも前に、ジャーナルに載るかどうか(正確には投稿されるかどうか)の段階でチェリー・ピックされている。あるいはさらに前、研究がなされるかどうかの時点でチェリー・ピッキングがあるかもしれない。

たとえば、現実に行われた研究群が若くて比較的予後良好な患者集団に偏ってなされていることはよくある。同様の交絡因子がたまたま実行された研究群において偏りなく分布する(たとえば、一部の研究が白人に偏っているとき、相応に多くの研究が黒人に偏っている)と想定できる根拠はどこにもない。それを保証するには、すべての研究の対象を世界の全人口からランダムサンプリングしなければならないだろう。実際には研究の対象者は偏っている。つまり、研究者は都合のいい結果が出そうな対象者をチェリー・ピックすることができるのであり、行われえたはずの多くの研究は、その結果とともに、生まれる前から黙殺されている。こうして断片的な情報しか手元にないときに、メタアナリシスでつなぎ合わせれば全体像が適切に浮かぶと期待するのは甘すぎる。

ところが奇妙なことに、メタアナリシスの意義と信じられるようになったのは、検出力を高めることよりもむしろ、適切な全体像という幻想のほうだった。その幻想はメタアナリシスの起源にまでさかのぼる。複数の研究報告を合成するという考えは一八世紀から一九世紀の数学者や天文学者にすでに現れていた。[229] 臨床研究においては、一九〇四年にカール・ピアソンが、腸熱に対するワクチン療法の効果が報告によってばらついていることに対し、それぞれの効果の推定値を単に平均した論文[230]が、メタアナリシスの始まりとされる。

ピアソンという大御所の威光は、統計学に基づいた新しい医学を夢見る論者には魅力的だったはずだが、いくつかの数値の算術平均を計算することは当時の子供でもできた。ピアソンがこれほど粗い方法をあえてとった理由は、論文の中で「材料がこれほど不均一で、結果がこれほど一貫しないのだから、さまざまな結果に対してどのていどの重みを与えるべきかは疑わしいと言わなければならない」と明記されている。ピアソンは複数のデータセットを統合する手法を考え出そうとすればできたのだが、手元にあるいくつかの研究報告は、そうした手法を許さないほどバラバラだった。いかなる数学的技巧も空回りすることがわかりきっていたため、もっとも粗雑な論理で満足せざるをえなかったのだ。そこまでして無理を通さなければならなかった理由は数行前に「南アフリカの経験におけるグループの多くは、そこに含まれるであろう誤差の大きさを考えたとき、そもそも何かのはっきりした解釈を許すにははるかに小さすぎる」と記されている。

サンプルサイズが小さすぎるための苦肉の策だったというわけだ。だからこの方法が直接広まっていくことはなかったようだ。

ピアソンの手法が小さい試験を過大評価することは明白だった。そこから重みづけのある計算方法に至るまではあと一歩だ。繰り返すが、ピアソンはおそらく、そんな方法を発明しても机上の空論だと考えたのだった。だが、フィッシャーは一九二五年の『研究者のための統計的方法』でいかにも気軽に、「いくつかの有意性検定を全く独立に行なったときに、個々についてみれば有意と考えられるものがほとんどまたは全くないような場合でも、全体としてみれば、偶然によってしばしば生ずる値より概して確率が小さいという印象を受けることがある」[231]として、そうした場合に全体としての有意性を検定する方法(いわゆるフィッシャー法)を提示している。続いて一九三七年に、フィッシャーの同僚でもあった農学研究者ウィリアム・コクランが、介入の効果についての複数の報告から平均効果の推定値を求める方法を記している。[232]

臨床統計の技術は、パースとジャストローの試験がそうだったように、超常現象を検証しようとする心理学の分野で先行して取り入れられてきた。メタアナリシスについても、一九四〇年には『60年後の超感覚的知覚——超感覚的知覚の研究の批判的吟味』という本が一四五報の実験報告を収集し、さまざまな要素で層別化した解析を加えている。[233]データの合成によって検出力が上がることも、合成方法を複数試して多重性を発生させられることも、超常現象の研究にとっては都合がよかったはずだ。一九七〇年代には社会学や教育学にもデータの合成法が応用され、[229]アメリカの統計学者ジーン・グラスが一九七六年の論文で「メタアナリシス」という名前をつけた。[234]グラスの命名より前にデータの合成法は医学研究に入ってきていたようでもある。一九七〇年には心筋梗塞後の長期の抗凝固療法について、国際グループが九件の試験報告のデータを統合し、男性でだけ死亡抑制効果が確認できたことをランセットに報告している。[235]しかし医学におけるメタアナリシスの早い例として参照されるのはむしろ、一九八〇年にアスピリンが心筋梗塞後の死亡率を下げる効果を調べたものだ。[236]

イギリスではピートー、アメリカではトマス・チャーマーズといった重鎮の後押しによって、メタアナリシスは数多く行われるようになった。ファインスタインは一九九五年にいつもの毒舌を発揮して、「メタアナリシス—21世紀に向けた統計的錬金術」という題名の論文[237]を書いている。つまり、そのように指摘されなければならないほど、メタアナリシスの濫用はすでに広まっていた。早くも一九九七年に、メタアナリシスの結果とその後の大規模RCTの結果がしばしば一致しないことが指摘されたが、[238]そのふたつよりもよい方法を臨床医は思い付かなかった。

ダグラス・アルトマンとイアン・チャーマーズは、一九九五年の『システマティックレビュー』[239]という本によって、「メタアナリシス」という用語をデータの合成処理だけを指すものとして使うことを提唱した。適切なメタアナリシスは「システマティックレビュー」と呼び直されることになった。それより前の、システマティックレビューと呼ぶに値するメタアナリシスの例を、チャーマーズはずっとあとになって列挙している。[240]リストの最初にあるのは一九七四年の、術後乳癌に対する放射線療法のレビュー論文[241]だ。それ以降は一九八〇年代末にチャーマーズ自身が手がけた大仕事と、それを継承したコクラン共同計画まで途切れなく続いている。

こうして大規模RCTとメタアナリシスはRCTの覇権を固め、ますます小さくなる臨床医学の論点に答える権限を資金力のある企業と学術機関に集中させる、参入障壁として機能した。

外科領域ではホートンが「喜劇」と呼んだ[242]とおり、実証的検証を志向する動きが鈍かったのだが、一九九〇年代にようやく検証が進むようになる。これについては外科手術に対して薬剤のような事前規制の枠組みがないこと、その理由として新しい術式が多くの外科医に習得されなければ検証も不可能であることを指摘できる。さらに早い時期のRCTが外科医の反感を買ったという指摘[243]がある。

一九五九年[244]と一九六〇年[245]に報告されたほぼ同じ内容の二件のRCTは、狭心症に対して当時注目されていた内胸動脈結紮《けっさつ》術をシャム手術(偽手術)と比較した。結果は両者に差がないというものだった。無駄な手術をしなくてよくなった外科医たちは喜ぶべきだったはずだが、研究に参加した患者が事前にシャム手術を受ける可能性を知らされていなかったことを倫理的な問題とみなした。シャム手術に勝てない手術を治療と偽って行っていたことの倫理的な問題は無視されたようだ。もちろん倫理的問題というのはスケープゴートとして便利に使えるもので、以後も倫理的に妥当な試験が広まることには結びつかなかった。ビーチャーの告発論文が出たのはずっとあとだ。そして外科医は（内科医と同じように）飛び付いては後悔することを繰り返した。脳卒中予防法として一九七〇年代には頭蓋内外バイパスが流行し、一九八五年のRCTの報告[246]によって利益より害が勝ることを指摘された。代わって一九八〇年代には頸動脈内膜剥離術が流行したが、一九八八年に疑問を示した論文[247]ののち、一連のRCTによって過大評価が指摘された。[248]

実証性に逆行する動き

同時にいっけん逆方向の動きもあったことに触れておかなければならない。大規模RCTとメタアナリシスが偏執的にサンプルサイズ不足による偶然を排除しようとした一方で、FDAの規制はむしろ代理エンドポイント、迅速承認、人道的使用といった枠組みの成立により緩和された。サンプルサイズの拡大が実証性を強くする方向だとすれば、こちらは明らかに実証性を弱くする変化だ。

人道的使用の初期の例が、緑内障に対する大麻の使用を認められたロバート・ランドールだ。ランドールの勝訴ののち、一九七八年には米政府が大麻の人道的使用プログラムを立ち上げた。[249] ランドールの訴えはむしろ、いわゆる代替医療に対するアクセスを認める点に重みがある。当時の医学知識として大麻が緑内障に有効かどうかは明らかでなかったのだから、医師が治療意図をもって大麻を処方することは実験的ではあっても人道的とは言えなかったはずだ。ランドールは自分の体で人体実験をするに際して、実験に使う材料がたまたま規制されていたから規制緩和を求めたにすぎない。しかし世論はそうとらえなかった。「何かやれ」という至上命令はしばしば「まず害をなすなかれ」という規範を正面からなぎ倒す。実験的だろうとなんだろうと、患者が効くと思ったものを与えることが「人道的」だとする判断は以後、抗癌薬と抗ＨＩＶ薬をめぐって繰り返された。

第二次世界大戦がもたらしたマスタードガスの骨髄毒性という知識[250]は、戦後に抗癌薬の開発に結びついた。いくつかの画期的な治療薬を生み出すための土台は戦前の研究により用意されていた。葉酸拮抗薬を癌治療に結びつけられた[251]ことはビタミンの理解に基づいている。ペニシリンの成功に導かれた生物由来物質の探究は、ストレプトマイシンなどの抗菌薬だけでなく、カンプトテシン、[252]アドリアマイシン、[253]エトポシド、[254]ブレオマイシン[255]といった抗腫瘍薬をもたらした。そしてサルバルサンが化学療法の先行例となったからこそ、やがて化学療法と言えば抗癌薬を指すようになるほどに、化学的知見を駆使した薬剤のラインナップが、特にプラチナ製剤[256]が、想像できたのだ。

しかし抗癌薬の副作用は、治療効果を認めるとしても多くの患者に不満を抱かせるのに十分だった。この背景から民間療法としてのレトリル、別名アミグダリンに人気が集中した。レトリルはアンズの種子などに含まれる物質で、代謝されると青酸を発生させて毒性を現す。一八四五年にロシアで癌治療薬として使われ[257]てから、毒性のため忘れられていたようだが、一九七〇年代のアメリカで流行し、実験的使用を求める運動が起こった。そこではまさに患者が「実験的治療を試したいと考え、主治医が同意するなら…FDAが干渉するべきではない」[258]という論理が使われた。

カーペンターによれば、レトリル擁護論には生理学的説明が含まれていた。「腫瘍の位置に届いたとき、この化合物はさきほどまで分子的に結合していた青酸塩分子を放出する」「腫瘍の中に存在する酵素だけが青酸塩を『開錠』することができ、そのためレトリルの毒性は腫瘍細胞にだけ感知され、身体の他の場所には及ばない」[259]。分子標的薬の時代とは違い、この興味深い説明が公認されることはなかった。アミグダリンの承認を目指したマクノートン基金の申請はＦＤＡに却下された。レトリルが地下で流通したため、一九七七年にＦＤＡは州を越えたレトリルの取引を禁止したのだが、訴訟を含む争いは続いた。一九八〇年に俳優スティーブ・マックイーンが胸膜中皮腫に対してレトリルを含む代替医療を行った末に死亡したことでようやく人気は下火になった。[260]

レトリルはついに承認されなかったのだが、未承認薬の使用を求める言説のパターンを用意した。こうした言説の説得力を増したのが抗ＨＩＶ薬のアジドチミジンだ。

ゲイ男性の病気として見つかり、まもなく血友病患者（hemophiliac）・ホモセクシャル（homosexual）・ヘロイン使用者（heroin user）・ハイチ人（Haitian）の「４Ｈ病」と呼ばれたエイズは、社会的排除のイメージを強く帯びることになった。エイズの被害は実際に恐るべきもので、ミシェル・フーコー、キース・ヘリング、フレディ・マーキュリー、アイザック・アシモフほか無数の著名人がエイズで死んだ。事実とイメージの両面からエイズ治療は待望された。

アジドチミジンは初期のＲＣＴにかけられた。予定の期間を終える前に、中間データにおいて延命効果が確認されたとみなされ、ＦＤＡの関与のもと一九八六年に試験は早期終了された。[261]アジドチミジンを使用した群の一四五人のうち一人が死亡し、プラセボ群の一三七人のうち一九人が死亡した。[262] アジドチミジンがＦＤＡに承認されたのと同じ一九八七年に、市民団体のAIDS Coalition to Unleash Power（ＡＣＴ－ＵＰ）が結成された。ＡＣＴ－ＵＰは新しい治療薬を求める盛んな世論を代表した。アジドチミジン単独ではエイズの解決にはほど遠く、多数の新薬候補が研究されつつあった。実際に一九九〇年代にかけて治療薬は増えていったのだが、新薬待望の立場からは、ＦＤＡはあまりに保守的に見えた。そして審査の迅速化をはかって、一九九二年に処方薬ユーザーフィー法が成立する。[263] 審査にかかる人件費の一部を製薬企業が負担するというこの枠組みは、やがて妥当な審査をおびやかす利益相反とみなされるようになる。[264]

多剤併用療法によりエイズの治療成績が劇的に向上したところ、ハーセプチン（トラスツズマブ）が分子標的療法という物語を連れて登場した。トラスツズマブはＨＥＲ２タンパクと特異的に結合する。つまりＨＥＲ２以外の物質とは結合しない（後述するが、この説明はおそらく正確ではない）。ＨＥＲ２は細胞増殖を促すシグナル伝達に関わる物質であって、ＨＥＲ２の過剰発現が乳癌の細胞増殖にも関わっている。トラスツズマブの作用によりＨＥＲ２の機能が遮断されると、癌細胞の増殖が抑制される。目論見のとおりトラスツズマブは有効だった[265]のだが、象徴的には実際に得られた五か月弱の延命効果をはるかに上回る力を持っていた。

分子標的療法の物語はレトリルの焼き直しにほかならない。レトリルでかなわなかった夢が、遺伝子とか分子生物学の最新知識によってついに実現したわけだ。患者支援団体はトラスツズマブの承認を待てなかったばかりか、臨床試験すら飛び越して人道的使用を求めた。[266] ここで癌治療とエイズ治療の文脈が合流した。

未検証の薬を試験の枠組みの外で使うことは、毒殺と呼ばれてもいいはずだが、医師にはそのふるまいが免罪された。そこには新薬に対する途方もなく高い期待がある。もちろんアーヴィング・ケネス・ゾラの言うように「問題に直面した時に何かをすること、ほとんど何でもいいから、とにかく行動することが強調されている」[267] という観点から描写することもできる。こうした偏見は、およそ薬と名の付くものがプラセボより劣る可能性を忘れさせ、RCTにおいても不適切な対照を設ける慣行と緊密に結びついている。フェブキソスタットとアロプリノールで痛風発作の頻度は同程度だったことから、フェブキソスタットに痛風抑制の効果があると信じられたが、アロプリノールがRCTで痛風抑制効果を示したことはない。[269] 同様の例は無数に挙げられる。[268]

だから大規模RCTとメタアナリシスが検出力を高めたことと、未検証の治療を使う抜け道が開削されたことは、医療介入を増やすという点で一致している。むしろ両方の動きを、社会がより多くの介入を（それが有効か有害かにかかわらず）求めたと総括することもできるし、そう見たほうが事態はわかりやすいかもしれない。

第七章　ピラミッドからGRADEへ

ピラミッドはどこから来たのか

メタアナリシスとRCTが支持する薬とかワクチンを愛する人々は、その結論に合わないデータを却下するための論理を必要としている。それも、どの研究にどんな欠点があり、相反するように見えた複数の研究結果をどうやって整合的に理解するかを毎回考える労力を省いて、ひとつのお守りさえ持っていればつねに優位が保証されることを望んでいる。「エビデンスのピラミッド」という世界観はちょうどいいシンプルな解決になる。

ストレプトマイシン試験やタバコ・コホート研究が相次いで称賛された時代に、研究方法は乱立状態にあった。個々の研究報告の信頼度はそれぞれに議論されたのだが、研究方法によって定型的に分類できることも認知されていた。そうした分類はやがて「エビデンスのハイアラーキー」と呼ばれるものを生み出し、その限界が知れ渡るとともにGRADE（Grading of Recommendations Assessment, Development and Evaluation）に置き換えられた。

早い時代の例としてファインスタインが一九六四年に「臨床医学における科学的方法論」と題

するシリーズの論文[270 a-d]に記し、一九六七年に著書『臨床的判断』としてまとめた内容を挙げられる。ここでは現代で言う症例対照研究の対照群が不適切に選ばれやすいことなどを例に、研究デザインごとの限界と適切な用途が考察されている。予後と治療の研究のためには「二重前向き」研究が最善とされる。二重前向きとはファインスタインの造語で、過去の患者(後ろ向き)ではなく現在の患者(前向き)を、かつある時点から未知の結果を待つ方向に追跡する(前向き)ことを指す。つまりおおむねRCTを指しているのだが、ランダム化が本質ではないという含みがある。

さらに、我々の言葉で言う観察研究はこのように説明される。

さまざまな治療手段の比較は完全に前向きの研究においてなされるのでなければ全面的に満足のいくものとは言えない。診療記録のデータを対象とする後ろ向き研究はそのような比較に十分なものとはなりえないのだが、前述のとおり、疾病の自然経過および治療後の経過を同定するため、また将来の前向き研究に使われるであろう分類技術を組み立てるために意味のある臨床的情報を供給しうる。ただし、後ろ向き調査がよく計画され、臨床的重症度などの予後『リスク』が類似するカテゴリーによって患者が適切に層別化され、データが十分に信頼できるものならば、治療についての結論は十分に正しく、あるいは十分に刺激的であって、将来にも完全に前向きの研究は不要となるかもしれない。[271]

この短い引用の中に二点の洞察を指摘できる。第一に、観察研究と臨床試験は役割が違うという点。観察研究は準備段階であって、病気についての理解を深めるために役立つ。臨床試験はその知識に基づいてなされるべきだということだ。第二の洞察は、条件によっては観察研究が臨床試験を代替しうるという点だ。これはストレプトマイシンよりも前の治療に対しては自明の前提とされてきたことだし、タバコ・コホート研究のような観察研究に基づいて禁煙が推奨されることとも整合する（禁煙のための介入を強化して最大一四・五年の結果を追跡したRCTにおいて死亡率が減少したことが二〇〇五年に報告された[272]）。

ファインスタインの説明は至って常識的かつ明瞭だ。対してカナダで開発された研究デザインのランキング、そしてその結果としての悪名高い「エビデンスのピラミッド」はこうした役割の違いとグラデーションを捨象することになる。

カナダのマクマスター大学での活動で知られるデイヴィッド・サケット（一九三四‐二〇一五）は、ファインスタインと並んで「臨床疫学」を呼びかけた。一九七九年一一月には、サケットも名を連ねる「カナダ定期健康診断作業部会」による大部の論文が刊行された。[273] この論文は当時行われていた各種の定期健康診断の利益と害を要約したもので、七八種の病気に対する定期検査について、対象者の年齢（乳児については月齢）を分類したうえ五段階の推奨度を割り振っている。推奨度を決めるにあたっては期待される効果・害・費用などが多角的に考察された。特記すべき点として、介入の効果を示す証拠の質は次のように分類された。

I：適切にランダム化された比較試験の少なくとも1件から得られた証拠。

II-1：よくデザインされたコホート研究または症例対照研究から得られた証拠、望ましくは複数の調査点または研究グループによる。

II-2：介入があった時間または場所と、なかった時間または場所の比較から得られた証拠。対照のない実験における劇的な結果（たとえば1940年代におけるペニシリンの導入の結果のようなもの）もまたこのタイプの証拠とみなしうる。

III：尊敬された権威の意見、臨床経験に基づくもの、描写的研究、または専門家委員会の報告書。

すなわち、のちの「エビデンスのピラミッド」とまったく同じ階層が導入されている。ただし、この先に引用するいくつかの重要文献と同様に、この論文にピラミッド型の図は出てこない。

このころはサケットの臨床疫学も、ファインスタインと同様に、治療に偏ったものではなかったことを強調しておく。一九八〇年代には「臨床ジャーナルの読みかた」[274]シリーズや「臨床医が臨床および研究における証拠を扱うときの問題」[275]といった論文があるが、いずれも治療とともに病態、診断、予後に関心を向け、それぞれに応じて適切な研究デザインがあると議論している。つまり一九七九年に示したランキングはあくまで介入を評価する場合に限ったものであって、臨床疫学の全体を象徴するものとしては扱われていない。

ただしサケットの名前は明記されていないが、一九八一年に「臨床ジャーナルの読みかた」シリーズのひとつとして出た論文が、研究デザインの分類をヒルの九基準と融合させている。同じ表が一九八五年の本『臨床疫学：臨床医学のための基礎科学』にも現れる[276]（表1－1）。これは文献からそれぞれの特徴を抽出する「検査」によって理論の妥当性を占おうとするものだ。

この表では各項目にかなり細かい重み付けがなされている。しかし、それらの総和の多寡がいったい何と対応するのかは判然としない。因果関係についての確信度が、ある関係についてよりもほかの関係についてのほうがほんの少し高かったとして、それらをどのように区別して扱えばいいのか？　サケットが一九八六年に抗血栓薬の適否を議論したときはこうした問いに答えら

表1-1：因果関係を決定する際の個々の診断的検査の重み
「診断的検査」は重要なものから順に記載されている。+は因果関係を支持する、-は支持しない証拠を意味し、記号の数が多いほどその程度が強い。0は因果関係の判定について中立。

	検査結果の因果関係決定に対する効果		
診断的検査	検査結果は因果関係に矛盾しない	検査結果は中立的または結論を出せない	検査結果は因果関係に反する
人体実験	++++	- - -	- - - -
関連の強さ			
ランダム化試験から	++++	- - -	- - - -
コホート研究から	+++	- -	- - -
症例対照研究から	+	0	-
一貫性	+++	- -	- - -
時間関係	++	- -	- - - -
生物学的勾配	++	-	- -
疫学的意味	++	-	- -
生物学的意味	+	0	-
特異性	+	0	-
類推	+	0	0

れるようになっていた。そこでは「エビデンスのレベル（Level of Evidence）」がより単純に整理されるとともに、特定の介入の推奨度と対応づけられている（表1−2）。

研究から得られる情報の質が「レベル」という一元の評価に還元され、その結果は特定の介入をするかしないかと対応する。高度に単純化した整理であって、論理的にはかなりの無理をしている。レベルIとレベ

表 1-2：エビデンスのレベルと推奨のグレードの関係

エビデンスのレベル	推奨のグレード
レベル I：明らかな結果を示した（かつエラーのリスクは低い）大規模ランダム化試験	グレード A
レベル II：不確実な結果を示した（かつエラーのリスクは中等度から高い）小規模ランダム化試験	グレード B
レベル III：ランダム化されていない同時代の対照	グレード C
レベル IV：ランダム化されていない歴史的対照	
レベル V：対照がない、ケースシリーズのみ	

ルIIの中間にあたるRCTはさまざまに想定できるはずだし、レベルIII以下は推奨度が同じなら区別しなくてもよいはずだ。

のちの伝聞情報によれば、この整理はかなり急いで作られたようだ。

デイヴは一九八五年にジャック・ハーシュからの緊急電話を受け、抗血栓療法のガイドラインを作っていた専門家グループの会議に飛行機で駆けつけた。その会議では、ジャックが推奨事項の根拠とするためにエビデンスを適切に考慮に入れることを呼びかけたのに対して、ほかの専門家たちが急速に敵意をあらわにしつつあり、会議は散会しかけているように見えた。[277]

だからサケットが示したものは、政治的難局を切り抜けるための妥協という性格を含むものだった。難点を含みつつ、この論文が一九八九年[278]と一九九二年[279]に更新されたときも、エビデンスのレベルについての記述はそのまま残った。

このころサケットを含め、臨床医学の関心は治療に傾きつつあった。それにはいくつかの背景を指摘できる。まずは診療ガイドラインが増えつつあり、先行研究をどのように要約するかに大きな関心が向かったこと。ガイドラインにおいて特に記述の中心となるのは、まさに一九七九年のカナダの論文がそうだったとおり、治療や予防の推奨度だった。さらに、ファインスタインが大きな課題とした、病名の定義と診断基準、好発集団や予後の記述の仕事はすでに一巡したように見えた。一九九二年にJAMAで「合理的臨床診察」シリーズが始まる。[280] これは身体診察や検査についての知見をまとめたレビュー論文のシリーズで、二〇二三年までに一〇〇報を超える長期連載となっている。それだけ多くのレビュー論文が出せるほど、診断や検査の研究は飽和していた。

複雑さを残した分類

それでも書籍の『臨床疫学』は治療より診断に多くの章を当てているし、研究デザインの位置

表 1-3：有益な治療を無益または有害でさえある治療から見分けるための 6 点の目印

1.	患者の治療への割り付けは本当にランダム化されたか？
2.	すべての臨床的に意義のあるアウトカムが報告されたか？
3.	研究された患者は見てわかるほどあなた自身の患者に似ていたか？
4.	統計的有意性とともに臨床的有意性が考慮されたか？
5.	治療手技はあなたの診療業務の中で実行可能か？
6.	試験に参加したすべての患者が結論において考えに入っていたか？

付けはあくまで相対的だ（表1－3）。

さらに話をややこしくしたのが、一九八六年にサケットの教え子のゴードン・ガイアット（一九五三－）が心理学から持ち込んだ単一患者比較試験（N-of-1 試験）だ。[281] これは同じ一人の患者に異なる治療を順次行うことで効果を比較しようとするもので、そこですぐれた結果を示した治療がほかの患者にとってもすぐれているかどうかは関心の外にある。すなわち、RCTなどの研究方法が多くの患者にとって有効な治療を決めようとすることと比べて、根本的に関心の枠組みが違う。あまりに異質であるため、通俗化した「エビデンスのピラミッド」の中でN-of-1 試験は無視されている場合がほとんどだが、ガイアットがリードした『医学文献ユーザーズガイド』は「エビデンスの階層の最上位にある」としている。なお、単一患者比較試験の方法はガイアット以前にも心理学に独占されていたわけではなく、一九七六年に英語版が刊行されたヘンリク・ウルフの『合理的診断と治療』でもクロスオーバー試験として紹介されている（最近の進行癌などの試験でなされるクロスオーバーとは違うものを指す。ファインスタインが生きていたらこうした混乱した用語は許さなかったろう）。ウルフは研究方法の序列という無謀な目標を持たなかったため、クロスオーバー試験を「その他のデザイン」のひとつとしてごく自然に位置付けている。[282]

ガイアットはサケットとかなり違った領域に関心を持っていたようだが、一九九五年に『臨床疫学』第二版以降の編集に加わるなど、サケットの後継者のひとりとして多くの業績を共有することになる。一九九一年に「エビデンスに基づく医学」というキャッチコピーをはじめて学外に示した論文[283]はガイアットの単著だった。そしてその言葉を全米に普及させたのが一九九三年[284]から始まるJAMAの「医学文献ユーザーズガイド」シリーズの論文だ。このシリーズは二〇〇二年にガイアットとJAMAの副編集長のドラマンド・レニーが（サケット抜きで）本にまとめる[285]まで通し番号で第二五章まで続き、以後も形態を変えつつ続くことになる。興味深いことに、治療・予防が第二章で議論され、診断についての第三章よりも先に来ている。そして研究デザインの分類は『臨床疫学』と似た扱いになっている（表1-4）。

ほかの主体による類似の試みもあった。一九八九年にアメリカ予防医学作業部会（USPST

F）は『臨床的予防的医療のガイド』の中で、「エビデンスのハイアラーキー」という言葉を使っている。そこでは「ランダム化比較試験、非ランダム化比較試験、コホート研究、症例対照研究、時間・場所ごとの比較、対照のない試験、記述的研究、専門家の意見」の順に重要であるとされ、各種介入の推奨度を決めるにあたっては一九七九年のカナダの方式が参照された。[286]

また、ハーヴァード大学のロバート・フレッチャーとスザンヌ・フレッチャーは、ファインスタインの影響を強く受けつつ、一九八二年に『臨床疫学要説』という教科書を書いている。これは「この勃興しつつあった分野の議論を一括した最初の教科書」[287]と評されるもので、頻繁に改訂されて多くの論点を取り込んだ。GRADEが普及する直前にあたる二〇〇五年の第四版には面白い図（図1－15）が載っている。

この図はピラミッドの形こそしていないが、カナダの基準のように研究デザインを一元の序列のもとに置いた点がピラミッドに似ている。ヒルとの統合を試みた点は一九八一年のサケットにも似ている。この図は二〇一四年の第五版では削除され、研究デザインを議論した節には「個々の研究が実行されたありかたが、使用されたデザインの型によらず、研究の信頼性をはるかに高めもするし低めもする。悪いランダム化比較試験は模範的なコホート研究よりも我々の病因に対する理解に貢献するところが少ない」[288]という説明が加わっている。この理解はファインスタイン

表 1-4：治療についての論文の読者へのガイド

研究結果は意味があるか？
主要なガイド：
患者の治療への割り付けはランダム化されたか？
結論は研究に参加した患者すべてを考慮に入れ、それに基づくものか？
フォローアップは完全か？
患者はランダム割り付けされた群として解析されたか？
二次的ガイド：
患者、治療者、研究人員は治療を「盲検化」されたか？
各群は試験開始時点で似通っていたか？
試験介入のほかには各群が同じように扱われたか？
結果はどうだったか？
治療効果の大きさは？
治療効果の推定値の精確度は？
結果は私の患者のケアに役立つか？
結果を私の患者のケアに当てはめることができるか？
臨床的に重要なアウトカムはすべて考慮されたか？
治療によって得られそうな利益は潜在的な害と費用に値するか？

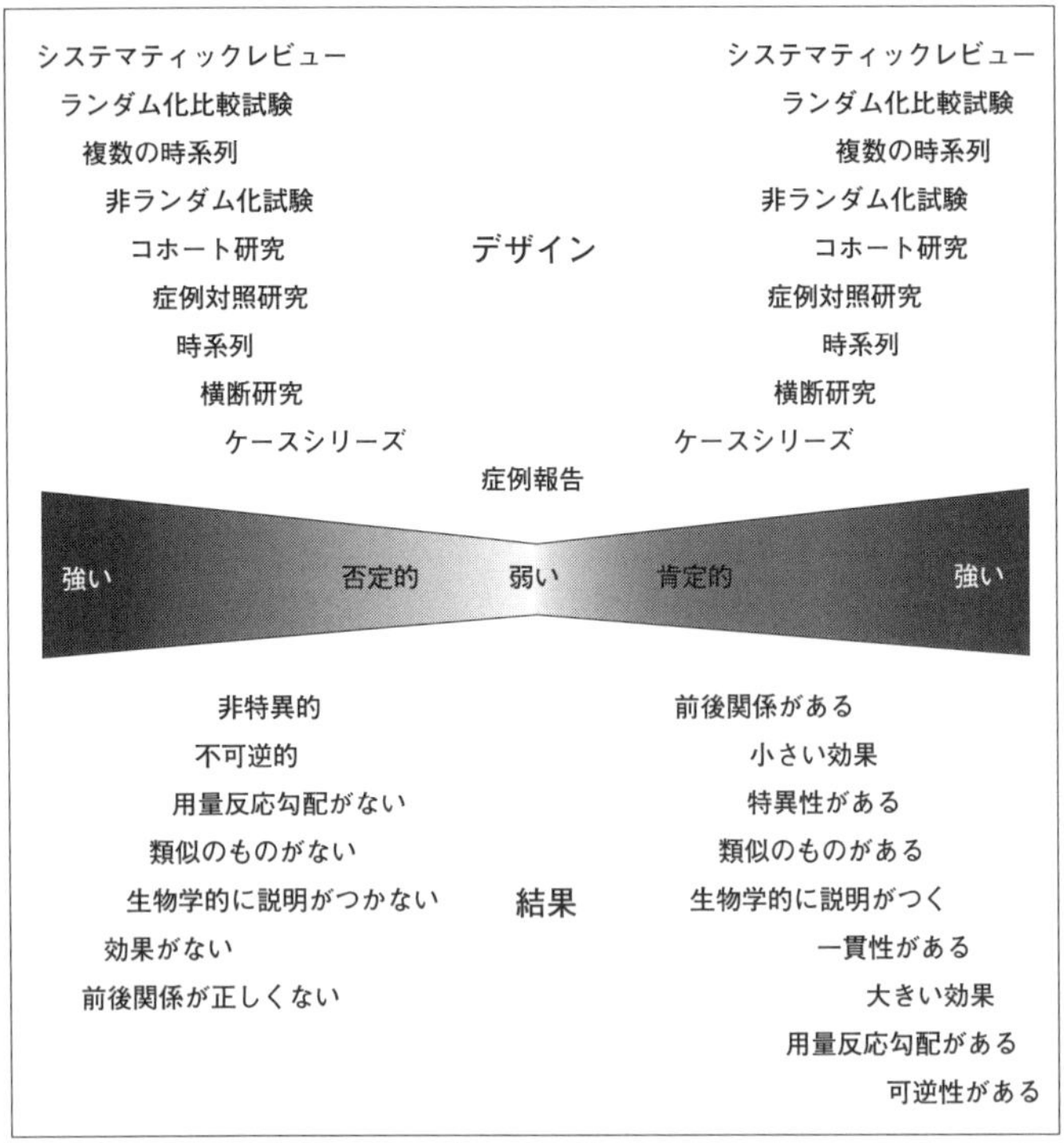
システマティックレビュー
ランダム化比較試験
複数の時系列
非ランダム化試験
コホート研究
症例対照研究
時系列
横断研究
ケースシリーズ
デザイン
システマティックレビュー
ランダム化比較試験
複数の時系列
非ランダム化試験
コホート研究
症例対照研究
時系列
横断研究
ケースシリーズ
症例報告
強い
否定的
弱い
肯定的
強い
非特異的
不可逆的
用量反応勾配がない
類似のものがない
生物学的に説明がつかない
効果がない
前後関係が正しくない
結果
前後関係がある
小さい効果
特異性がある
類似のものがある
生物学的に説明がつく
一貫性がある
大きい効果
用量反応勾配がある
可逆性がある

図 1-15：因果関係の証拠の強さ

が『臨床的判断』ですでに指摘していたことだが、GRADEによって広まるまで、ピラミッドモデルによって抑圧されていたと言える。ファインスタインその人はもちろん、抑圧されるどころか批判をもって答えた。一九八五年の本『臨床疫学：臨床研究の構造』は三〇章七〇〇ページを超える大部のものだが、そのうちRCTについての記述は「第七部　その他のトピック」に分類された第二九章の四〇ページ弱に押し込まれている。病態の理解に重点を置いたこの本の立場から、RCTの役割は「実践的な研究構造としてではなく、観察研究の科学的な質を高めるための構造モデル」[289]と位置付けられている。

最後にもうひとつの例を加えておく。ここまで見てきた研究デザインの序列は、治療の研究についてのものだ。診断や予後の研究に対しては違う序列システムが必要だとつねに言われるのだが、実例はめったに示されない。そのまれな例にあたる「診断の研究のエビデンスのレベル」をサケットと一四か国の共著者が一九九九年に示している。[290]

一．適切な集団に属する連続した患者についての、独立で遮蔽された参照基準との比較

二．狭い範囲に限られるか、連続ではない患者についての、独立で遮蔽された参照基準との比較

三．適切な集団に属する連続した患者についての、独立で遮蔽された比較だが、参照基準がすべての対象患者に適用されていない
四．参照基準が独立ではないか遮蔽されていない
五．明示的な批判的吟味なしに生理学や実験室の研究や第一原理に基づく専門家の意見

詳細は省く。この論文はGoogleによると一三五回引用されているのだが、[291] 治療についてのピラミッドに比べればはるかに少なくしか思い出されていないと言うべきだ。

ここまでを振り返っておこう。研究方法ごとに違う役割があること、治療効果の判定にはRCTが適していることは一九六〇年代の疫学者（または臨床疫学者）にはよく知られていた。そうした議論の中で、さまざまな研究方法に一元の序列は持ち込まれなかった。一九七九年に広い範囲の知見を網羅的に要約しようとした論文の中で序列が登場し、一九八六年にはそれが「エビデンスのレベル」と呼ばれた。この間に臨床疫学が扱う話題は診断から治療へと重点を移していった。だが一九九〇年代に入っても、「エビデンスのレベル」を温存することに熱心だった主要なプレーヤーは見当たらない。繰り返し強調しておくが、ここまでに挙げた文献のうち、ピラミッドの図を載せているものはひとつもない。トリシャ・グリーンハル『論文の読みかた』の新しい版には

載っているが、[292] GRADE以前の初版(一九九七年)と第二版(二〇〇一年)には載っていない。「エビデンスのピラミッド」はそもそも誰が言い出したかもわからないし、主要な文献で支持されたこともないのだ。

出ピラミッド記

エビデンスの分類方法を大きく変えたGRADEよりもはるかに前に、EBM運動はすでにピラミッドから離れつつあった。一九九五年に、「医学文献ユーザーズガイド」シリーズの中で、「エビデンスのレベル」が「エビデンスの強さ」と言い換えられ、より洗練された形で再登場する(表1-5)。

まだ形式上階層型の分類になっているが、研究デザインはRCTと観察研究を区別しただけで、しかも複数の研究の異質性を重視している点で、すでに研究デザインに基づく階層ではなくなっている。加えて「NNTの信頼区間」がつねに評価を分ける要素とされている。NNT(number needed to treat)とは「何人治療すれば一人のアウトカムを変えられるか」を意味する計算値で、たとえば死亡についてNNT=5なら治療の有無によって五人ごとに一人の死亡数の差がつく。研究結果から計算されるNNTは推定値であって、真の値は実測値より(偶然に)小さいかもしれ

表 1-5：特定の開始時のリスクに対する推奨のグレード

A1	複数の RCT で、異質性がなく、NNT の信頼区間はすべて閾値より一方にある
A2	複数の RCT で、異質性がなく、NNT の信頼区間が閾値をまたぐ
B1	複数の RCT で、異質性があり、NNT の信頼区間はすべて閾値より一方にある
B2	複数の RCT で、異質性があり、NNT の信頼区間が閾値をまたぐ
C1	観察研究で、NNT の信頼区間はすべて閾値より一方にある
C2	観察研究で、NNT の信頼区間が閾値をまたぐ

ないし、大きいかもしれないと想定される。その範囲を示すのが信頼区間だ。つまりNNTの信頼区間は「真の効果はおおむねこの範囲内と推定される」という意味であって、それが「すべて閾値より一方にある」とは「真の効果は小さく見積もっても重要な効果と言える水準を上回る」または「真の効果は大きく見積もっても重要な効果の水準に届かない」という意味であって、要するにはっきりとした研究結果が出ているということだ。「閾値をまたぐ」なら「真の効果は重要かもしれないし、そうでないかもしれない。どちらかわからない」という意味だ。

この「エビデンスの強さ」の分類は、研究デザイン、異質性、効果量をそれぞれ別に評価する三次元の分類を目指しているようなのだが、便宜上一次元に押し込めなければならなかったため、下位に置かれた効果量の評価がすべての分類に適用されるというひずみが出ている。そのひずみを解消するために得点の増減という工夫を加えればGRADEまでもう少しだ。

すでに研究デザインを最優先の観点とすることは自明視されていない。明らかに、研究デザイン、異質性、効果量のうちどれが重要になるかはそのつど違っているはずだ。この点を解決するにはもっと柔軟な評価方式が必要だった。

このころガイドラインは乱立状態にあった。一九九二年から一九九六年にアメリカ政府の機関である医療政策研究局(Agency for Health Care Policy and Research; AHCPR)は一九件のガイドラインを作成した。[293] その成果は国立ガイドライン情報センター(National Guideline Clearinghouse; NGC)と、医療の質・研究局(Agency for Healthcare Research and Quality; AHRQ)に引き継がれた。NGCは当時の先端技術であるウェブサイトを使って、一九九〇年代以降に急増したガイドラインの一覧とそれぞれの要約を掲載した。イギリスでは一九九九年に国立医療技術評価機構(National Institute for Clinical Excellence; NICE)が発足し、[294] 同年のうちに抗インフルエンザ薬のリレンザ(ザナミビル)を国民保健サービス(National Health Service; NHS)でカバーするべきでないとする見解が報道されたことで論争を起こした。[295]

サケットの影響を受けた人々が「GOBSAT(Good Old Boys Sitting around the Table)」ガイドラインと呼ぶように、それらが概して権威ある個人の直感の寄せ集めであったかどうかは議論の余地がある。たとえば一九九二年のアメリカ循環器学会(ACC)とアメリカ心臓協会(AHA)の合同ガイドライン[296]は、参照文献三四報のうちひとつもRCTの報告を含んでいない。しかしこのガイドラインは心電図検査のガイドラインだ。たとえ検査であっても、特定の状況においてその検査を行うか否かのRCTによってアウトカムの差を検出するべきだという理念は、RCTの覇権が確立した現代の感覚でしかない。一九九二年のACC／AHAは、RCTではなくフラミンガム研究を含む多くの観察研究の報告を参照している。二〇〇二年の『医学文献ユーザーズガイド』ですら、診断についての疑問に答える「可能な範囲で最良の研究デザイン」は横断研究だとしている。[297]もちろんRCTを参照したガイドラインもあった。AHCPRの一九件のガイドラインもRCTを参照した。USPSTFがRCTを重視していたこともすでに述べた。

問題はガイドラインが研究データに基づいていないことよりもむしろ、同じデータを参照したはずの複数の団体が違う結論を出してしまうことだった。その状況をアイルランドのペトル・シュクラバーネクは「コンセンサスの必要性そのものが、コンセンサスが欠けていることから来ている」と得意のアフォリズムで表現している。[298]GRADEワーキンググループは二〇〇三年の論文で、それまでに一〇〇以上の団体がエビデンスの質と推奨度の対応について独自の基準を設け、同じ状況に対して異なる推奨を出していたことを指摘している。[299]なお、この二〇〇三年の論文はGRADEワーキンググループの名前が刊行論文にはじめて記載された場でもある（同年の

WHOの文書[300]には完成に近いGRADEの前駆型のようなものが現れるが、GRADEワーキンググループおよびその構成員氏名はクレジットされていない)。ここで名を連ねた二二人の著者の中には、ガイアットらマクマスター大学所属の二人(サケットは入っていない)のほか、アメリカの疾病予防管理センター(CDC)、AHRQ、イギリスのNICE、ドイツとオーストラリアのコクランセンター(後述)などの人員が見える。まさに世界の問題意識を集約したのがGRADEだった。

翌二〇〇四年に、完成したGRADEシステムがウェブで公開され[301]、その概要がBMJに掲載された[302]。GRADEはまず、ガイドライン作成の手順を標準化した。項目名のみ引用する。

一. プロセスの確立
二. システマティックレビュー
三. 重要なアウトカムについてのエビデンスのプロファイルの準備
四. それぞれのアウトカムについてのエビデンスの質
五. アウトカムの相対的な重要性
六. 全体としてのエビデンスの質
七. 利益と害のバランス

八．正味の利益と費用のバランス
九．推奨の強さ
十．実践と評価

この手順に示されているとおり、「プロセスの確立」すなわち委員の選定や利益相反の開示などに目を向け、問題設定の「相対的な重要性」を考察し、利益と害と費用を一括して考慮するといった点において、GRADEは大きく視野を広げた。そのうち「システマティックレビュー」の手順において、研究データの評価方法は加点・減点により多くの評価軸を取り込むものになった。

エビデンスの型：
　ランダム化試験＝高い
　観察研究＝低い
　その他のエビデンス＝非常に低い

グレードを下げる条件：

研究の質の深刻な(-1)または非常に深刻な(-2)限界
重要な非一貫性(-1)
直接性についてのいくらかの(-1)または大きな(-2)不確実性
不精確またはまばらなデータ(-1)
報告バイアスの疑いが強いこと(-1)

グレードを上げる条件：
関連の強い証拠——2件以上の観察研究による一貫したエビデンスに基づいて、有意な相対リスクが2より大きく(または0.5より小さく)、交絡因子は想定されない(+1)
関連の非常に強い証拠——直接のエビデンスに基づいて有意な相対リスクが5より大きく(または0.2より小さく)、信頼性に大きな疑いがない(+2)
用量反応勾配の証拠(+1)
すべての想定される交絡因子が効果を小さく見せたと考えられる(+1)

これらの基準を当てはめることでエビデンスの質を「高い」「中等度」「低い」「非常に低い」の

四段階に分類する。これだけでもピラミッド方式に比べれば大幅に複雑になっているが、GRADEにおいてエビデンスの質の評価は判断材料のひとつにすぎない。議論の場を確保し、問題設定にまでさかのぼって考察の対象とし、利益だけでなく害と費用を同時に評価するのだ。

ここで考慮される観点の多くはヒルの九基準と重なっている。ヒルの「関連の強さ」はGRADEの「関連の強い証拠」に、「一貫性」は「非一貫性」、「生物学的勾配」は「用量反応勾配の証拠」、「実験」はRCTを高く評価する点に受け継がれている。破棄されたのは「もっともらしさ」「整合性」「類推」といった、生理学的理解からのアプローチだ。これらはやがて、むしろ判断を誤らせる要素とみなされるようになる。[303] また、「関連の強い証拠」についての参照文献とされたのはアーウィン・ブロスの一九六七年の論文[304]だが、こうした条件によって観察研究がRCTを代替しうるという指摘は同年にファインスタインが『臨床的判断』に記したものでもあった。ことさら図式的に言うなら、GRADEとは直接の先輩であるサケットやファインスタインの抑圧を回避して、もうひとつ上の世代に直接接続しようとする試みでもあった。

こうした方法上の改善の多くは合理的だったが、臨床医学の実態に照らせば空転していたと言えるかもしれない。一九六〇年代にはもちろんのこと、GRADEの時点にあっても、臨床研究の質は概して低かった。一九九四年にはアルトマンの論文「劣悪な医学研究のスキャンダル」[305]が

BMJに載る。「我々に必要なのはより少数の研究、よりよい研究、正しい理由からなされる研究である」という文から始まり、一ページと数行だけのうちに「多くの医師が『統計のことは何も知らない』と認めて恥じない（一部は自慢げである）」といった「スキャンダル」を書き連ねたこの論文は論争を巻き起こし、Google検索によれば一〇〇〇回以上引用された。[306] 参照文献に挙げられた『医学研究における方法論的誤り』（一九九〇年）、『科学研究の詐欺と不正』（一九九三年）という本がすでに出ていたとおり、質の低い研究が蔓延していることは周知の事実だった。少し先取りして二〇〇七年の報告でも、学術誌に掲載された論文のうち九〇％は一度も引用されず、五〇％は著者と編集者と査読者以外に一度も読まれないとされた。[307]

質の低い研究しかないなら、研究はあまり当てにせず伝統的な医療の実践を続けるという戦略はありえたはずだし、マクマスターのグループがときにいらだちとともに指摘した、臨床医が最新のエビデンスを取り入れないという問題は、その視座から語り直せるかもしれない。

それでも世界の期待を浴びて登場したGRADEはすみやかに広まった。二〇〇六年にはBMJがガイドラインの投稿にあたってGRADEの採用を推奨した。[308] 二〇一〇年にはアメリカ内科学会（ACP）がガイドラインの作成方法を明文化した中でGRADEを取り入れた。[309]

もはやGRADEを採用しないガイドラインのほうが独自路線とみなされるようになった。代表的な例がUSPSTFとAHAだ。どちらもGRADEとあるていど似通ってはいるが異なった独自基準によってエビデンスを評価し、推奨に反映させている。

興味深いことに、ここに至ってもエビデンスのピラミッドはどこにも登場しない。ガイアットが二〇一七年にEBM運動を振り返った文章[310]の中で、「伝統的なEBMにおけるエビデンスの階層」としてピラミッドの図を示しているのだが、参照文献は一九九五年のJAMA、つまり明確にピラミッドからGRADEへの移行を予言したあの論文であって、そこにもピラミッドの図は載っていない(なお、ほかの多くの点でもこの文章は興味深い。たとえば一九八〇年代までのEBM運動の背景としてコクラン、サケットに並んでデイヴィッド・エディを挙げているのだが、ファインスタインは本文にも参照文献にも登場しない)。

ところが、いつのまにか医師社会にはピラミッドへの偏愛が生まれていた。GRADEなどなかったかのようにメタアナリシスをピラミッドの頂点に置いたもの[311]、各段を波打たせたものなど、さまざまなバリエーションのピラミッドが現在も出回っている。多くの人がピラミッドを見たことがあると言う[313]のだが、誰も典拠を示せない。さらに事態をややこしくしたのが、研究論文からその要約と体系化へという集約化を示した「4S」[314]「5S」[315]または「6S」[316]ピラミッドの発明だ。研究デザインのピラミッドと集約化のピラミッドを重ねた人もいる。[317]ピラミッドの起源を探った研究によれば、確認できる最古の事例は一九九七年のニューヨーク州立大学によるオンライン教材であり、その図を作ったのは図書館員とプログラマーらしいのだが、電子化される前にも図はあったと思われ、誰がいつピラミッドを発明したかはわからないという。[318]

ピラミッドには、複数の評価基準を同時に表現できないという方法上の限界に加えて、本書の関心から二点の問題を指摘できる。第一に、ピラミッドには頂点がある。頂点はあらゆる努力の到達点としての完全な真理を暗示する。すなわちピラミッドの図像はそれ自体が進歩史観だ。我々が持っているものはひと抱えのレンガの山でしかないのだが、それを積み上げたものがバベルの塔のように天に届くか、そうでないとしても天に近づきうると想像することは、ピラミッドが誘発する大いなる妄想だ。

第二に、ピラミッドは頂点に近づくほど狭くなっている。実際には各種の研究方法はそのような関係にない。まさに少数のRCTに基づいて多数のガイドラインが作られ、しかもその結論が一致しないからこそGRADEが要請されたのだった。にもかかわらず、ピラミッドの頂点は、それがシステマティックレビューであれRCTであれ、希少なものと暗示される。つまり、実際には高位のエビデンスを握ると自称する主体は多数あるのだが、そのいずれもが、ピラミッドの比喩によって、自分こそが真実を独占していると暗に主張することができる。

残された問題

ではピラミッドモデルを捨てたGRADEなら同じ問題は起こらないだろうか？ 残念ながらそれほど単純ではない。GRADEにも恣意的な運用を許す要素は残されている。非直接性と不精確性という軸がそれだ。

ほかの評価基準、すなわち研究ごとのバイアスのリスク、非一貫性、出版バイアスはわかりやすい。しかし不精確性は、信頼区間によってすでに表現されているサンプルのばらつきの問題を、あえて別次元に位置付けようとするように見える。これは信頼区間の概念が医師にとっては難しすぎることに由来するようだ。ある治療にいくばくかの効果があると推定されたが、その信頼区間はかなり広かったとしよう。この場合、信頼区間の端がどの領域にあるかによって治療効果を分類するのが慣例だ（図1－16）。

すなわち、信頼区間が負の効果に及ぶなら無効とする。同様の論理で、信頼区間がすべて正の効果の領域に収まったとしても、臨床的に重要な効果に至らない小さい効果の領域に及ぶなら、臨床的に重要な効果はないと解釈することは至って当然に思える。しかし医師社会の慣習では「臨床的に重要な効果」という基準は繰り返し口にされはするが、けっして発動しない。この現実を反映して、実質的には信頼区間の端が臨床的に重要な効果の領域を外れる場合、ときには負の効果の領域に及ぶ場合に、不精確性の留保とともに、確信度はやや下がるが有効のエビデンスがあると結論することが可能になっている。

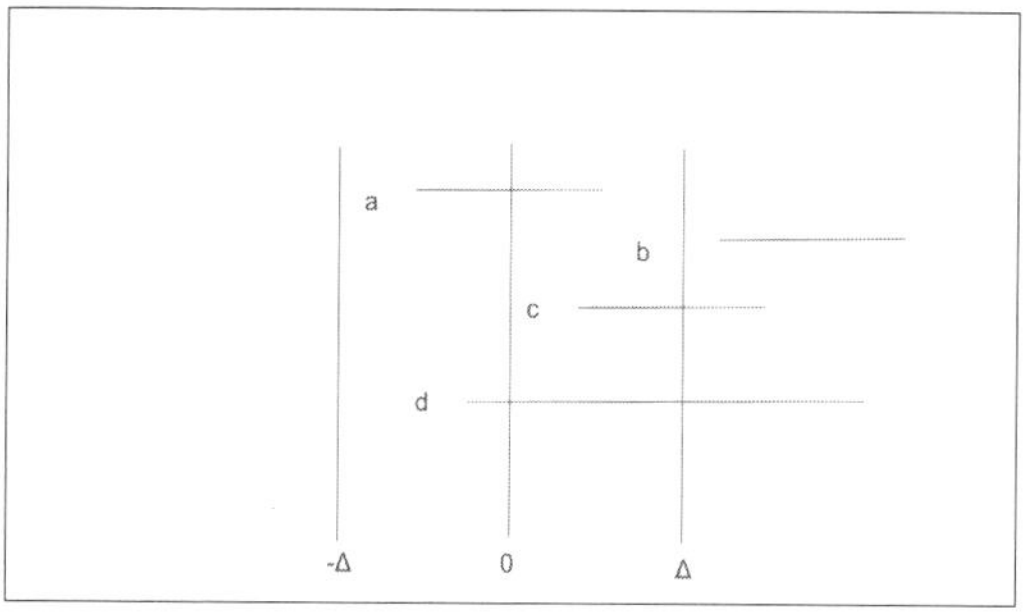

図 1-16：システマティックレビューにおける効果の推定値の信頼区間とその解釈の例

Δは臨床的に重要な差。信頼区間が効果 0 をまたぐ場合（a)、効果なしと解釈される。信頼区間の全体が臨床的に重要な差を上回る場合(b)、重要な効果があると解釈される。信頼区間の一部が臨床的に重要な差を上回る場合（c)、効果は小さく重要でないと解釈してもよいし、非精確性によってエビデンスの質は下がるが重要な効果があると解釈してもよい。信頼区間が負の効果を含む場合（d）にも同様に、無効とするか重要な効果があるとするかの解釈がシステマティックレビューの著者に任されている。

非直接性はもっとあからさまに、システマティックレビューの著者による恣意的な類推を承認するための論理だ。「GRADEハンドブック」[319]では、鳥インフルエンザに対する治療の効果を季節性インフルエンザに対する効果から類推するという例が挙げられている。この論理が認められるなら、あらかじめ問題設定を正確に特定する必要などない。試されていない年齢、重症度、併存症に対して、確認されていない効果のエビデンスがあると言ってもいいというのが非直接性の論理だ。実際には非直接性によるダウングレードすらなされることなく、レビュアーが恣意的に決めた広い条件に含まれる試験を直接のエビデンスとして扱うことはふつうに行われている。もちろん、厳密には試験参加者と同じ人に同じ条件で治療を行うことはありえないのだから、既存の試験結果を診療において参照することはつねに恣意的な類推を含む。だから非直接性はていどの問題であって、ていどがはなはだしい場合には確信度を下げるという戦略はいっけん理にかなっている。ただしその戦略が有効なのは、「確信度を下げる」という扱いに実態がともなう場合だけだ。現実にはシステマティックレビューで有効という推定値さえあれば、たとえエビデンスの質が非常に低いとされていても、ガイドラインで「弱い推奨」を与えられるには十分だ。そしてガイドラインで推奨されているものは、強い推奨か弱い推奨かによらず、臨床医にとっては従わざるをえない命令になる。

そもそも多岐にわたる論点を扱う臨床研究を一元的に評価するという、きわめて野心的な試みがGRADEだった。だから細部に無理が出るのは当然であり、できあがったものを見ればGRADEはかなりよくできている。

だがエビデンスの評価をめぐる議論はやまず、GRADEはたびたび更新された。そして更新されるものによくあることとして、劣化していった。GRADEを紹介した論文シリーズが二〇〇八年のBMJ[308]と二〇一一年の『臨床疫学ジャーナル』[320]に載っているのだが、そのあいだでエビデンスの質の四段階の定義が変わっている(表1-6)。たとえ質の高い複数のRCTが一貫した結果を示していようと、「真の効果が効果推定値に近いことに大きな確信がある」というのは、経験的事実とかけ離れている。診療ガイドラインは通常数年ごとに改訂が必要になり、実際に頻繁に書き換えられてもいる。[321]二〇二四年の報告によれば、調査範囲でGRADEによりエビデンスの質が「高い」とされた推定値のうち、新しいデータが加わったことで推定値の方向(つまり、利益か害か)および統計的有意性に変化がなかったものは九三%だった。エビデンスの質が「中等度」「低い」「非常に低い」の場合はそれぞれ、七五・六%、六四・六%、七五・〇%だった。[322]つまりエビデンスの質が高いとされた場合、七%は統計的に有意とされたものが有意でなくなるとか、利益とされたものが害になるなどの変化があった。これを「大きな確信」と言っていいだろうか？　統計学者はものごとをあまり確信しない。偶然に五%の確率で起こることは偶然とみなす。ならば、七%の確率で現に起こっていることは「大いに予期される」と言うべきだ。これに近い表現なのは、GRADEの新定義では「ほとんど確信がもてない」とした「非常に低い」だ。つまりわれわれの手元には実際のところ、非常に低い質のエビデンスと、それよりさらに悪いエビデンスしかないのだが、GRADEの採点基準が甘すぎるので、より高い評価を与えてしまっ

表1-6：2008年と2011年のエビデンスの質の定義

エビデンスの質	新定義	旧定義
高い	真の効果が効果推定値に近いことに大きな確信がある。	今後の研究によって効果推定値に対する確信性が変わる可能性は低い。
中等度	効果推定値に対し中等度の確信がある。つまり、真の効果は効果推定値に近いと考えられるが、大きく異なる可能性も否めない。	今後の研究によって効果推定値に対する確信性に重要な影響が及ぶ可能性が高く、推定値が変わる可能性がある。
低い	効果推定値に対する確信性には限界がある。真の効果は効果推定値とは大きく異なるかもしれない。	今後の研究によって効果推定値に対する確信性に重要な影響が及ぶ可能性が非常に高く、推定値が変わる可能性が高い。
非常に低い	効果推定値に対し、ほとんど確信がもてない。真の効果は、効果推定値とは大きく異なるものと考えられる。	あらゆる効果推定値が不確実である。

ている。そして「さらに悪い」を三段階に（つまり「中等度」「低い」「非常に低い」に）分けようとして労力を費やしているのだが、実際はどれも同様に三〇％前後は覆る。

それでもこの水準に到達したことはGRADEの大いなる成果と言うべきだ。

いっけん逆説的だが、GRADEのようにエビデンスを適切に扱う手法が発達すればするほど、エビデンスと権威の区別はつかなくなった。複雑高度化する統計解析には医師がいくら勉強を続けても追いつけなかったので、統計学者の肩書きを信用するしかなかった。そうした高名な統計学者を招いてガイドライン編成委員会を結成できるのは、実質的には権威を独占する学会だけだった。在野の医師には莫大な労力を要するシステマティックレビューを多数の論点について作成することもできなかった。ゲッチェとジョン・ヨアニディスはシステマティックレビューの著者に対象分野の専門家を含めないルールを提案し、分野に固有の偏見をやわらげる効果を狙ったが[323]、おおむね無視されて終わった。

むしろ例外的に、在野の医師のネットワークが学会に代わる知のプラットフォームとして機能した場が、UpToDate や DynaMed などの独立した電子教科書だ。これらは独自のシステマティックレビューを行わないが、コクランライブラリー（後述）などを参照してエビデンスを要約した。もちろん独立教科書と学会の違いは新しいか古いかしかない。いずれにせよ、医師がエビデンスを検索するたびごとにみずからシステマティックレビューをやり直すことはなかった。ヒットした推奨の信頼度は、ガイドラインや人気の教科書の権威によって担保された。

第八章　病名文学の時代

分子標的薬と病名分割

いくつかの治療薬がCOVID－19の診療風景を変えてから、「薬を処方してもらえない」という奇妙な苦情がニュースに現れるようになった。[324] 外来でよく処方されるラゲブリオ（モルヌピラビル）[325]とかパキロビッド（ニルマトレルビルとリトナビルの併用療法）[326]は、重症化リスク因子を持つ患者を対象に試験され、その結果に基づいて承認された。これは妥当な順序だ。薬の目的が重症化を防ぐことならば、もっとも重症化しやすい人に対する試験が、もっとも効果を確認しやすいはずだ。言い換えれば、試験に参加した人よりも重症化しにくい人は、薬から利益を得る機会がより小さい。

架空の例（表1－7）で計算してみよう。重症化を相対リスクで一〇分の一に減らす薬があり、その効果はあらゆる患者に同等だとする。ただし副作用により二％の人には重症化と同等の害を及ぼす。重症化する確率が五〇％の高リスク群ではこの薬によって重症化を免れる人が大幅に増えるが、一％しか重症化しない低リスク群では害のほうが大きく、薬は使わないほうがよい。

もちろん実際には、パキロビッドの当初の試験はワクチン未接種の人を対象になされたため[327]、接種後の人はよりリスクが低い、すなわち効果を得にくいことが予想できる。実際にラゲブリオは接種後の人の入院や死亡を減らせなかった[328]。また、ワクチンにしても治療薬にしても、多くの試験はオミクロン株が流行の主体になるより前になされたものだから、当初のデータがいまも当てはまるかどうかはわからない。二〇二四年にようやく接種後の人に対するパキロビッドの試験が報告された。予期されたとおり無効だった[329]。だからリスク因子のない若い人に対してこうした薬を処方しないことは至って妥当だったのだが、ニュースの記者や読者は「薬がもらえなかった」、さらには「だから危険にさらされている」と受け取った。

　同じ病名で呼ばれる患者集団の中にもさまざまな予後の違いを分類できることは、ファインスタインが強調していた。ここから予後

表 1-7：リスク分類別の治療効果の架空の例

	薬あり	薬なし
低リスク群		
重症化する	0	1
重症化しない	98	99
深刻な害がある	2	0
高リスク群		
重症化する	5	50
重症化しない	93	50
深刻な害がある	2	0

に応じた治療の最適化という戦略が浮かんでくる。それはいっけん合理的だが、現実の医師には難しすぎたようだ。実際にはＣＯＶＩＤ－19の治療薬と同じように、細かく分類すればするほど、最大の利益が見込まれる集団と同じ利益をほかの集団にも期待する誤りが誘発される。それは製薬企業にとっては都合のいいことだ。

臨床統計が整備された時代に、臨床医学はますます飽和していた。大きな効果が期待しにくくなったのでＲＣＴによる検証が普及し、少人数のＲＣＴでは検証できないほど小さい効果しか期待できなくなったのでＲＣＴが大規模化したのだが、ついに大規模化とメタアナリシスでも追いつけないほど、進歩は刈り尽くされてしまった。ＥＢＭ運動の時代に研究方法や研究結果の要約に関心が高まったことも、個々の研究が既視感のあるものばかりになったことと無関係ではない。

そこで新風となり、飽和した臨床医学がまだ進歩を続けているという物語を支えたのが分子標的療法だ。レトリルと同じように、分子標的薬は癌細胞を（のちには炎症細胞とか、ともかく病気に関わるものを）探し当て、特異的に作用することで、高い効果を示しつつ副作用を抑えると期待された。

ただし、同じことはレトリル騒動より前の一九六〇年代にジェイムズ・ブラックがβ遮断薬プロプラノロールを発明したことで実現されていたし、その思想が方法として再現可能であることは当のブラックがH2受容体拮抗薬シメチジンを発明したことで証明した（そして「薬物治療の重要な原理の発見」をなしとげたとして一九八八年のノーベル賞を受賞した）。先行して実現したホルモン療法を「分子標的療法」と呼ぶこともできる。しかし、これらの例から始めることは通例ではない。

分子標的療法の初期の成功例とされるのがハーセプチン（トラスツズマブ）だ。HER2陽性の乳癌に対してトラスツズマブが効果を示したのだが、それと比較されるべきものが造血幹細胞移植だったことは特筆に値する。乳癌に対する移植は大量化学療法を可能にするものとして考案された。この治療法は十分に検証されないまま過大評価され、患者団体の圧力により保険金が支払われるようになり、全世界で四万人とも言われる患者に行われた。ほどなくして旗振り役だったウェルナー・ベズウォダの研究不正が暴かれ、治療効果は通常の化学療法に勝らないことが示され、大きな反省を残して消えた。それまでに多くの患者が移植の途方もない副作用に耐え、おそらくかなりの割合で副作用により死亡した。代わりに現れたのがトラスツズマブだった。

アメリカのケーブルテレビネットワークで二〇〇八年に放送された映画『生きた証』（邦題『希望のちから』）の登場人物たちはまさに分子標的療法の夢を語る。それはまったくの虚偽ではないにせよ、事実よりも想像力に関わることだった。事実においても（ただし登場人物たちが語るような意味ではなく）重要となった点として、プレシジョン・メディスンの流行を準備したことを指摘しなければならない。すなわち、トラスツズマブの効果を期待するためには癌組織の検査によりHER2増幅を確認しなければならなかったのだが、この当時としては真新しい手順を全面化させることによりプレシジョン・メディスンの物語ができることになる。ただし、そのためにはもう一段のブースターが必要だった。

このころに「分子標的療法」という奇妙な言葉を時代の象徴にまで押し上げた功績はまちがいなくグリベック（イマチニブ）に帰せられる。イマチニブが慢性骨髄性白血病によく効いたことを疑う人はいないだろう。慢性骨髄性白血病の五年生存率は二二％から七〇％まで上がったとする見解もある[336]（ただしこうした数字は、時代ごとのリードタイムバイアスや支持的療法ほかのあらゆる変化を加味して解釈するべきだろう）。中国映画『薬の神じゃない！』はイマチニブをまさに患者の生死を分ける薬として描写している。描写には誇張があるが、イマチニブがそのような薬と信じられたからこそ、映画のもとになったイマチニブ密輸事件は起こった。イマチニブとトラスツズマブはまったく違う薬だ（図1－17）。イマチニブは低分子化合物で、トラスツズマブはモノクローナル抗体だ。一九八六年にモノクローナル抗体薬としてはじめてFDAから承認されたムロモナブ－CD3をはじめ、抗体薬はまだ苦戦している時代だった。[337]その中からトラスツズマブがやっと

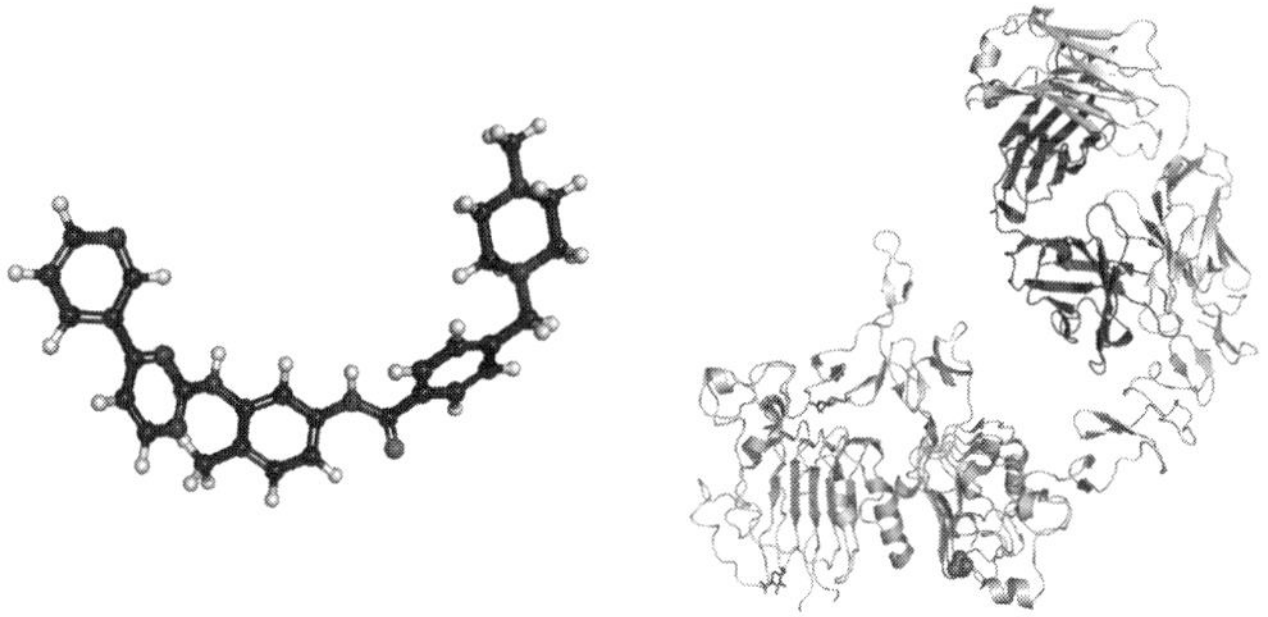

図1-17：イマチニブ（左）とトラスツズマブ（右）の分子構造模型

出てきたことも、抗体薬のばら色の未来を告げるものではなかった。イマチニブは違った。二〇〇一年に慢性骨髄性白血病に対してFDAから承認されたのち、初期の報告ではインターフェロンとシタラビンによる対照治療と比較して一二か月時点での無増悪生存割合が九六・六％対七九・九％という成績だった。[338] この数字そのものは、無増悪生存という代理エンドポイントの結果でもあり、長期に外挿して生存期間の大幅な延長を見込めるという証拠もないものだったが、NEJMに掲載された際の社説論文がすでに「イマチニブメシル酸塩――慢性骨髄性白血病治療の新しいゴールドスタンダード」と題されていた。[339] 幹細胞移植から何も学んでいないと言うべきかもしれない。

その高評価は承認よりも前の一九九九年の論文からすでに読み取れる。[340]「P210 BCR-ABLを標的とするチロシンキナーゼ阻害薬」（つまりまだその名がなかったイマチニブ）を指す「標的療法（targeted therapy）」に寄せる期待を「分子レベルの反応についての我々の理解が、病気の細胞および表現型における現れかたを把握することにつながったことで、標的を絞った（targeted）有効な治療の開発に至った」と表現している。これもまた文字通りにはブラックがなしとげたことでしかないし、分子うんぬんについての記述と「標的を絞った」ことの関連は読み取れない。細胞の中で特定の分子を標的とすることと、正常細胞にまぎれる癌細胞を標的とすることが意図的に混同されているようにも見える。当時は分子生物学への期待が高まっていた。ヒトゲノム計画は一九九〇年に始まり二〇〇三年に完了した。その空気の中で、「分子標的療法（molecularly targeted therapy）」[341]または「標的療法」[342 a-b]が語られるようになっていた。その実態は上の例のとおり漠然としていたのだが、それをついに実現したのがイマチニブだったと物語られた。モノクローナル抗体のようにきわだって珍しい点がない低分子化合物が製品化されるにあたっては、こうした物語によって差異化をはかることは当然とも言える。だから分子標的療法とは実際のところ、「一九九〇年代の空気の中で作られた薬」という意味でしかないのだが、偶然にもトラスツズマブとイマチニブが近い時期に作られたため、分子標的療法（つまり、そのころの新薬）全体に「抗体のように特異性があり」「イマチニブのようによく効く」というイメージが供給された。実際のところ、分子標的薬として開発された物質が標的外の体内分子にも作用することが有効性と毒性にも関わっていることが繰り返し指摘されている。[343]

現在から見れば、分子標的薬と呼ばれた薬のほとんどは漸進的な成功の範囲を出ない。トラスツズマブとイマチニブ以後、成功例とみなされるものはリツキシマブ、ボルテゾミブ、インフリキシマブ、グセルクマブ、デュピルマブ、そしてニボルマブなど多くあるが、いずれも癌を治せる薬ではないか、症状緩和を主な目的とする関節リウマチ、乾癬、アトピー性皮膚炎などの治療に使われたものだ。ビタミンC、スルホンアミド、インスリン、クロルプロマジン、経口補水療法、そしてＨＩＶ感染症に対する抗ウイルス薬がもたらした劇的な変化を思い出してほしい。

ところが、トラスツズマブが持ち込んだ（あるいはそれより前に、ホルモン療法によって準備された）手順がすべてを書き換える魔法になった。分子的特徴に基づく振り分けという操作がそれだ。「乳癌」という病気は消滅し、「ホルモン受容体陽性／陰性、ＨＥＲ２過剰発現陽性／陰性の乳癌」という長い名前の病気に分割された。この時点では、この病名分割が持つ意味は、トラスツズマブが効くのは乳癌を持つ人の中でも一部に限られるということにとどまっていた。それがしだいにほかの部位の癌にも広がっていくことで、病気の存在論が大きく変わることになった。

病名文学の誕生

初期のわかりやすい例でもあり、以後の病名分割の動機となったかもしれないのがイレッサ（ゲフィチニブ）だ。ゲフィチニブはアストラゼネカ社の薬なのだが、最初に承認した国は日本だった。[344]ゲフィチニブはEGFRを阻害することで非小細胞肺癌を治療しようとした（本書の読者にとって、この種の説明をあまり正確に理解しようとする必要はない。ただ「非小細胞肺癌」という病名があり、「EGFR」という分子があり、ゲフィチニブの非小細胞肺癌に対する作用はEGFRと関係しているという、臨床医と同程度の理解で十分だ）。

ゲフィチニブの予備的試験での奏効率はよくて一九％[345]だった。奏効というのはおおまかに言って、癌が小さくなるということだ。奏効は代理エンドポイントでしかない。つまり、小さくなった癌がそのまま消えるか小さいままでいて、しかもその効果により患者の命を伸ばすとは限らない。だから奏効が一九％というのは開発が断念されても不思議のない結果だ。それでも日本人患者においては奏効率二七・五％という数字が審査機関を惹きつけ（これでも開発が断念されそうな水準には違いないはずだが）、二〇〇二年に承認に至った。予想できたとおり、続く試験ではゲフィチニブをゲムシタビンとシスプラチンに加えても、[346]パクリタキセルとカルボプラチンに加えても、[347]生存期間に差はなかった。それどころか、比較的まれであったはずの間質性肺炎などの致命的な副作用が多く報告された[348]。ここで販売中止になっても不思議はなかったはずだが、救いの手となったのが、ゲフィチニブの奏効と関連するEGFR遺伝子の変異が同定されたことだった[349]。例によって、その報告を評した社説が、遺伝子変異に基づく治療選択の将来性をほのめかした[350]。改めて標的となる遺伝子変異によって層別化した試験がなされた[351]。ここで変異陽性集団においてはカルボプラチンとパクリタキセルに比較して無増悪生存期間が九・五か月対六・三か月と差がついた。ただし全生存期間には差がなかった。つまり、ゲフィチニブを使うと癌の成長は遅くなったのだが、その効果によって患者の余命が伸びることはなかった。にもかかわらずゲフィチニブは使われ続け、薬害事件から九年経った二〇一一年に「EGFR遺伝子変異陽性」の患者に限って使うよう規制が改められた。すなわち、ゲフィチニブを延命させたのはEGFR陽性患者に対する実績ではなく、「遺伝子変異によって治療対象者を絞り込めば薬剤の効果を効率的に引き出せる」という物語だった。

以後類似の例が重なっていく。二〇〇四年にはFDAがEGFR過剰発現陽性の大腸癌に対してセツキシマブを承認した。正確にはこのとき承認された適応患者は「イリノテカンとの併用療法として、EGFR発現のある、イリノテカンを基礎とした化学療法で難治の、転移を有する大腸癌を持つ患者」および「単剤として、EGFR発現のある、イリノテカンを基礎とした化学療法に不耐の、転移を有する大腸癌を持つ患者」だ。[352] セカンドラインの(つまり、最初の治療がうまくいかなかったときの)治療であることが患者を分類する指標として使われていることにより、大腸癌もまたEGFRの発現の有無で分割され、しかもイリノテカン使用前と使用後に分割された。同じセツキシマブが、KRAS遺伝子変異によって無効となることが示されたのち、二〇一二年にはFDAがKRAS野生型(問題の遺伝子変異がないこと)を条件にフロントラインでの(つまり、最初に使う薬剤としての)使用を承認した。[354] 同様にKRAS遺伝子との関係を示されていた[355]パニツムマブは、二〇〇七年に欧州医薬品庁(EMA)からKRAS野生型を条件に承認された。[356]

こうして、かつて「大腸癌」という名で呼ばれた病気は、化学療法の使用歴のほか、EGFRとかKRASといった生物学的マーカーによって分類されることになった。しかも、これらの分類を要求した薬剤の直接(head-to-head)比較はめったになされなかったため、複数の薬の使用条件に当てはまった患者がどれを先に使うべきかは必ずしも明らかでなかった。つまり、どの呼びかたが本質的で、どの生物学的マーカーが重要なのかは一貫しなかった。さらにやっかいなことに、セカンドラインで承認された薬剤がフロントラインに昇格することも珍しくなかったため、生物学的マーカーが化学療法歴よりも上位なのか下位なのかもまた一貫しなかった。こうして、ある特定の患者の病気を命名する際に、どの薬剤を使おうとしているかによって呼びかたが変わる病名文学が誕生した。あらゆる癌が希少疾患の束に生まれ変わり、しかもそれぞれの希少疾患の診断が互いに排他的ではなく、重なりや包含関係に規則性はなかった。一九九〇年代までにあるていどの解決を見たと思われていたファインスタインの宿題は、ここで振り出しに戻されたことになる。新しいバイオマーカー、新しい薬剤が導入されるごとに、事態はますます複雑になっていった。

病名文学は、たやすく想像できるとおり、臨床試験において新しい次元の多重性を持ち込んだ。対象となるべき患者集団をどう呼ぶかによって、新しい希少疾患を、すなわち新しい「アンメット・メディカル・ニーズ」を無限に創出できる。そのたびごとに、プラセボであっても二〇回に一回は(有意水準を五%とするならば)有効とみなされる試験の機会が与えられる。二〇一六年の報告によれば、当時研究されていたPD－1系の抗体薬二〇種について、計八〇三件の臨床試験が行われていた。[357] また二〇一八年には多重性を試験結果の解釈に加味した報告がある。この報告が同定したベバシズマブの試験四八件のうち、無増悪生存期間の延長は三〇件、全生存期間の延長は七件で報告されていたが、これらの試験のポートフォリオが多重性を発生させる点を調整すると、無増悪生存期間の延長が有意なままだったのは二一件、全生存期間についてはわずか一件しか残らなかった。[358]

若い世代にバズワードを仕掛けることが得意なオバマ大統領は、二〇一五年の一般教書演説で「プレシジョン・メディスン・イニシアティヴ」を呼びかけた。[359] この言葉は、それぞれの患者に最適な治療を高精度で予測するというイメージとともに語られたのだが、実態としては、薬を使う対象者を適切に選ぶことで薬の実力をもっとも大きく見せるという、統計上の技術が中心にある。そして、試験においてはもっともよく効きそうな患者が厳格に選ばれたのだが、その結果から類推して、試験には組み入れられなかった、効果が現れにくく害が現れやすいかもしれない患者にも高価な薬が使われた。ファインスタインがサリドマイド禍の再発を懸念したときの予想が、癌の薬で現実になったわけだ。

キイトルーダ（ペムブロリズマブ）は原発臓器を問わず、バイオマーカーのみに基づいて使用することを認められたはじめての癌治療薬だ。[360] 通常承認の根拠とされた成人の試験は二件ある。一件は大腸癌を持つ人一二四人についての試験で、主要評価項目とされた奏効率は三三％だった。[361] もう一件は大腸癌以外の癌を持つ人二三三人についての試験で、原発臓器別の人数は子宮内膜癌四九人、胃癌二四人、胆管癌二二人、膵臓癌二二人、小腸癌一九人、卵巣癌一五人、その他八二人だった。つまり上位六種が三分の二近くを占め、しかもそのうち四種は消化器系の癌だった。乳癌、肺癌、前立腺癌ほか多くの人の死因となっている癌はそれぞれ数人が組み入れられたにすぎない。全体として、主要評価項目とされた奏効率は三四・三%だった。[362] これだけの試験で、ペムブロリズマブが同じバイオマーカーに特徴づけられたあらゆる癌に対して有効かどうかを試したとは言えない。原発臓器が癌の本質を決めるという従来の仮定を維持するなら、それぞれの原発臓器に対応するデータが必要になるが、ペムブロリズマブの試験のサブグループには臓器ごとの解析を可能にするほどのサンプルサイズがない。

そもそも同じ薬をさまざまな臓器の癌に使おうという考えは「プレシジョン」の正反対であるはずだが、その理由でペムブロリズマブが批判されることはまれだ。つまりプレシジョン・メディスンとは実態として「バイオマーカーを信じろ」という意味だ。この考えはイデオロギーであって、事実としてはお粗末な結果しか出していない。

この事態を理解するにはやはりファインスタインの『臨床的判断』が役に立つ。癌を持つ患者をどのように特徴づけるのが妥当かについて、なんら経験的検証がなされないまま、恣意的に分類学を変更したことにより、ペムブロリズマブの試験はたとえそこに含まれない原発臓器の癌を持つ患者が対象であっても、バイオマーカーさえ陽性なら、効果を約束するものと解釈されたのだ。こうして病名文学にまたひとつの技法がもたらされた。

すなわち、プレシジョン・メディスンとはかつて巨大データベースを利用して行われた多重性の錬金術の再現にほかならない。無数の臨床試験は同一のデータベースを繰り返し解析しているわけではない。しかし実態として同質と思われる集団を繰り返し解析している。それらの集団がそのたびごとに違う病名で呼ばれているだけだ。

だから、続く時代に熱心になされたゲノム解析、あるいはエピゲノム、トランスクリプトーム、プロテオームの解析事業[363]は、多重性が無限に湧き出る泉をまた新しく掘削しようとする事業だと言える。ただ巨大データベースさえあれば、なんらかの薬とか遺伝子とかタンパク質が病気と関連していると見誤ることは何度でも許され、そのたびごとにビジネスチャンスが生まれる。あとは薬の対象となる人の範囲を恣意的な拡大解釈の積み重ねで少しずつ広げていけばいいだけだ。かつてその錬金術のためにはフラミンガムの数千人を何十年も追跡する必要があったが、検査がより複雑なデータを出力するようになったことで、短期間の追跡でも十分に豊かな多重性が産出される。

癌治療に限らず、バイオマーカーに基づく最適化というイメージは多くの人を魅惑している。特に効果が高いと信じられた治療と結びついた場合がそうだ。脊髄性筋萎縮症(SMA)の治療薬として登場した遺伝子治療薬のゾルゲンスマ(オナセムノゲンアベパルボベク)は、初期の試験[364]において、歴史的には生存率八%と見込まれた患者集団に対して、全員が恒久的人工呼吸を必要とすることなく生存したという画期的な結果を示した。社会はそのすばらしい結果を認めた証拠に、一回の治療で二一〇万ドルを超える、[365] 当時の史上最高額にあたる薬価を受け入れた。そして大いに予期されたこととして、ゾルゲンスマによる治療の対象となる新生児をスクリーニングする事業が興った。アメリカの「ゲノム医療と公衆衛生における新生児スクリーニング」（NSIGHT）プログラム[366]は二〇一〇年の呼びかけから始まっている。他国も追随した。ウクライナにおけるこうした事業について、同国とベルギーの著者らが「この国が戦争状態にあることでもたらされた困難にもかかわらず、ウクライナにおける新生児遺伝子スクリーニングの実施を成功させることは、希少疾患の管理と予防が重要なだけでなく、国家組織を障害する状況においてすら可能であることを証明する」と記している。[367] 著者らがスクリーニング事業によって潜在的に救われるSMA患児よりもはるかに多いであろう戦争被害者についてどう考えているかは明記されていない。

第九章　夢の終わり：臨床試験レジストリ、PROSPERO、COVID-19

標準化から事前登録へ

臨床医学の実証的アプローチは飽和し、自壊しかかっていた。実証性を回避する代理エンドポイントや迅速承認や人道的使用によりサリドマイド事件の教訓は年々骨抜きになり、病名文学によりフラミンガム以来の多重性の祭りが栄えた。そうした状況にはおおむね無関心に、大規模RCTからGRADEへと発展してきた技術はますます精緻化に向かった。

メタアナリシスは互いに比較可能な研究が十分多く存在することを前提している。しかし一九九〇年代にはアルトマンが嘆いたとおり、臨床研究の質は概して低く、方法は標準化されていなかった。

そこを変えようとしたのが、のちにSORT (Standards of Reporting Trials) と略して呼ばれる一九九四年の提言[368]と、SORTから発展した一九九六年のCONSORT (Consolidated Standards of Reporting Trials)[369]だ。SORTグループにはトマス・チャーマーズ、ゲッチェ、サケットほかの重鎮たちが名を連ねている(ただしファインスタインはいないし、ガイアットもいない)。このグループは臨床試験の報告の形式を標準化しようとして、三二項目のチェックリストを提示した。リストには「六.試験開始時の重要な予後特性と人口構成の分布を特定し比較する」「二三.試験がなぜいま報告されるのかを示し説明する」「二二.意図されたサンプルサイズとその根拠を示す」といった項目が並ぶ。これらが臨床試験の質を可視化し、互いに比較しやすくすることができると期待された。同様の試みは一九八〇年にはすでにあり[204]、以後もさまざまな主体によって繰り返されてきた[370a-c]のだが、いずれも大きな影響を残さなかった。SORTグループは同時期に同様の推奨を作成した別の団体[371]を取り込み、チェックリストを調整再編してCONSORTと名付けた。CONSORTを提示した論文の著者には、一九九五年にランセットの編集長に就いたばかりのホートン、JAMAのユーザーズガイドシリーズを仕掛けた副編集長レニーが加わっている。

本書の読者には明らかなとおり、これは一九四〇年代から一九五〇年代のFDAがNDAフォームの標準化によって製薬企業に課したことだ。行政においてはすでに確立された慣行が、医学論文には反映されないままだった。医師たちはいつものとおり隣接する分野の改革を三〇年ほど遅れて再発明し、その発明を共有するのに二〇年ほどかかったわけだ。対照実験の必要性に気付くのに二〇〇年遅れたことからすればずいぶん進歩した。

同じ思想から、メタアナリシスの報告方法を指示するQUOROMが一九九九年に作られた。[372]これがGRADEよりも先行していることは特筆に値する。ガイドラインの核心部分と思われたメタアナリシスをQUOROMで標準化しても、多すぎるガイドラインとそれらの齟齬の問題は解消されなかったからこそ、GRADEが考え出された。しかし当然ながら、食い違うガイドラインは学術団体や公的機関の思考過程の違いを反映しているのであって、作成団体そのものが統廃合されないかぎり、技術的に標準化しても収斂は期待できない。実効性は限られているまま、QUOROMは二〇〇九年の更新[373]でPRISMAに名前が変わった。二〇〇七年には観察研究の報告のためにSTROBE[374]が、二〇一三年には臨床試験のプロトコルのためにSPIRIT[375]が示された。これらを作成したグループはEQUATORネットワークを形成し、現在に至るまで研究報告ガイドラインの拡張と更新を続けている。[376]重鎮たちの世代交代が進む中で、多くの仕事に関わったオタワ大学のデイヴィッド・モアらが新しい中心となっていった。

標準化の試みは研究の質を高める狙いでなされたが、およそ臨床統計というものがパラメータの測定でしかないという本性をあからさまに示してもいる。仮にある研究が知の体系に大きな変更を強いるかもしれないなら、こうした定型文に収めようとするとか、収めることを強いることはナンセンスだ。現代の臨床研究にはそういう性質が期待されていないからこそ、標準化が望ましく、もっぱら測定と報告の精度を高めることが研究者の責務となる。

標準化のためには、あらゆるデータが一元的に収集されることが要求される。古くから認識されていた出版バイアスもこのころ標的とされた。

出版バイアスに対抗するには、バイアスがかかる前、すなわち研究結果が出る前に研究がデータベースに登録されていればよい。早くも一九六三年のアメリカで、キーフォーヴァー・ハリス改訂を受けた新制度の重要な要素として、新薬候補物質については新薬臨床試験開始申請（IND）フォームをつうじてFDAに届け出ていない臨床試験は禁止された。[377] しかしすでに流通している薬を使った試験については管理しようがなかった。一九九七年のFDA近代化法で同様のルールは臨床試験登録の形式で実践されることになり、二〇〇〇年にはClinicalTrials.gov が開設された。おかげで現在もニュースの花形になる新薬の試験がどれほど後出しでプロトコルを変更され、多重性に富んだポートフォリオを組まれ、選択的に宣伝されているかは、ウェブで簡単に調べられるようになった。

試験登録の動きはほかの国でも早くからあった。一九六九年の報告によれば、一九六六年に比較治療試験委員会が創設され、出版バイアスよりもむしろ研究テーマの重複を避ける狙いで臨床試験登録を行っている。[378] この委員会にはフランス、ソヴィエト連邦、イギリス、アメリカ、ノルウェー、ベルギー、日本、イタリア、ドイツの委員がいた。脚注には「この報告の別刷りには登録された試験の完全なリストが添付されている」とあり、登録数は印刷できるていどだったようだ。

のちのコクラン共同計画につながる事業として、イアン・チャーマーズが主導した周産期のRCTの登録事業が一九七九年に始まっている。これは当初からシステマティックレビューを見込んでなされたもので、コクラン共同計画においてはCENTRALレジストリに拡張して引き継がれた。

ほかの分野では、登録制によって出版バイアスを回避できる効能に臨床医が気付いた例が一九八六年にある。[379]この論文は癌治療のレジストリを参照して、登録されたすべての試験の結果をプールし、論文として刊行された結果をプールしたものと比較した。刊行されたデータに対して登録されたすべての試験のデータのほうが治療効果はより小さく、出版バイアスが示唆された。

出版バイアスはGRADEでも重視された。メタアナリシスにおいて出版バイアスを検出する手法として、一九九七年の論文[380]が紹介して以来人気になったファンネルプロット（図1‐18）が常用された。しかしヨアニディスが二〇〇六年に、ファンネルプロットは主観的判断であるだけでなく経験的にも出版バイアスを正しく検出していないことを指摘した。[381]やはり事前登録しかない

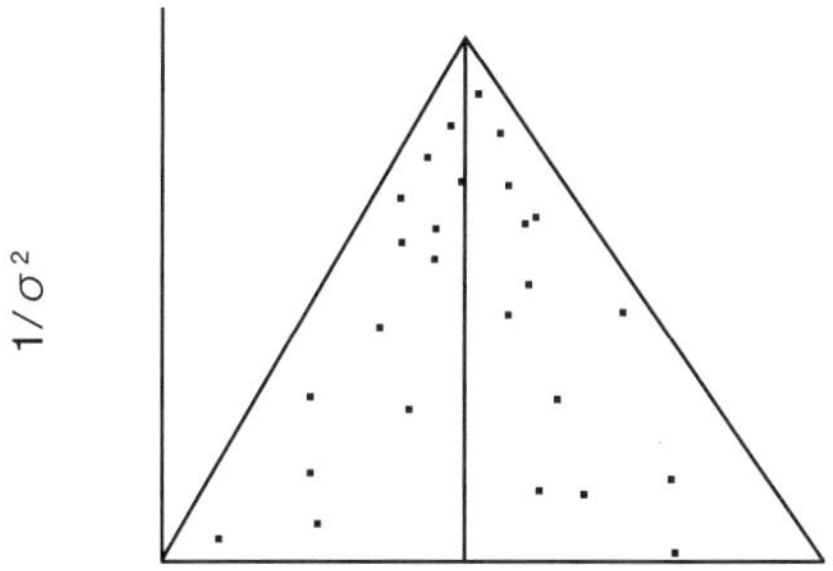

図 1-18：架空のファンネルプロット
点は1件の研究結果に対応する。x軸に効果量、y軸に効果量の分散の逆数をとる。出版バイアスがなければ点はじょうご（ファンネル）を伏せた形に分布するはずだが、効果量で劣る（垂直線よりも左側の）結果が隠されていれば、分布は非対称になるかもしれない。

のだ。
並行する時期の二〇〇四年には医学雑誌編集者国際委員会（ICMJE）が臨床試験の投稿論文の要件として事前登録を求めた。[382] この声明に署名した編集者たちのジャーナル、すなわちJAMA、NEJM、ニュージーランド医学ジャーナル、ノルウェー医学ジャーナル、CMAJ、ランセット、アナルズ、クロアチア医学ジャーナル、オランダ医学ジャーナル、オーストラリア医学ジャーナルには事前に登録されていない臨床試験の報告が載らないことになった。多くの研究者にとって強力なインセンティブになったはずだが、一九六九年の委員会に見えた日本、ソ連、ドイツなどが現れていないことは興味深い。日本では現在でも七八〇〇誌の日本語医学誌が刊行され、[383] 新薬の審査には国内で行われた試験の報告が「社内資料」として提出され、日本でだけ人気の薬が多く処方されている。

結果として、ＩＣＭＪＥの求めはあっというまに骨抜きになった。二〇〇八年に主要なジャーナルで報告されたＲＣＴ三二三件のうち、適切に事前登録されていた試験は一四七件しかなく、八九件はまったく登録されていなかった。適切に登録されたうちの四六件は登録されたアウトカムと刊行されたアウトカムに不一致があった。[384]

レジストリそのものも形骸化していた。二〇〇九年に完了した試験についての調査によれば、ＦＤＡ改正法に基づく報告義務があった七三八件の試験のうち、試験完了から一年以内に結果が報告されていたのは一六三件だけだった。[385] 二〇二〇年の報告ではこの割合は四二〇九件中一七二二件に飛躍的な改善を遂げた。[386]

当初の目的が果たされないまま、レジストリの意義が書き換えられていった。レジストリは出版バイアスを排除するためというよりもむしろ、「参加者となる可能性のある人が試験を見つけやすいようにする」ためのものと語られた。[387] アメリカ臨床腫瘍学会（ＡＳＣＯ）のガイドラインには決まり文句が挿入されるようになった。「ＡＳＣＯは癌の臨床試験が患者に追加の選択肢を提供し、医学的判断に情報を与え、癌治療を改善するために欠かせないものであり、すべての患者が参加する機会を有するべきと信じる」[388]。すなわち、レジストリを検索する人のかなりの割合が、より正確な実証的アプローチではなく、その逆と言うべき冒険的医療を望んでいたし、学術機関がそうしたとらえかたを促した。この観点から言えば、臨床試験レジストリは製薬企業の強欲によって骨抜きにされたのではなく、単に人類には早すぎる発明だったのだ。

究極のデータベースとその破綻

定型化し、データベース化する臨床研究とその利用の終着点がＰＲＯＳＰＥＲＯだ。いや、そうなるはずだった。二〇一一年に、システマティックレビューの乱立の問題を受けて、システマティックレビューのレジストリが構想され[389]、ヨーク大学のドメインで公開され、ＰＲＯＳＰＥＲＯと名付けられた[390]。その目的は、臨床試験のレジストリが作られたときと同じように素朴に、「計画性のない労力の重複を減らし、しばしば限られている研究費の用途を最適化する助けとなるだろう」「究極的には［システマティック］レビューを実行し報告することにおけるバイアスを思いとどまらせることに役立つかもしれない」と語られた。

その名前はアクロニムではないことになっているが、「システマティックレビューの国際的前向き登録（international prospective register of systematic reviews）」から取ったものと見てよいだろう。それがシェイクスピアの最後の主人公の名前だったことは、振り返れば歴史の皮肉に見える。PROSPEROは実証的アプローチの最終的完成をもたらすことなく、多重性と選択的報告の魔法を解くこともなく、ただ質の低い研究の嵐に飲み込まれた。

システマティックレビューはもともと、数が多すぎて読みきれない重要なRCTの要約となることを期待されていた。多数の論文から有益な要素を抽出し濃縮するというイメージがまさに4S、5S、6Sピラミッドの図で表象されている。

しかし要約とは本質的にそういうものではない。どんな切り口で、どの部分を重視するかによって、要約は複数に発散する。診療ガイドラインがまさに発散的な発達を遂げていた。同じ病気、同じ治療について、複数の学会がそれぞれのガイドラインでそれぞれの推奨を示し、ガイドライン間で整合はとられなかった。だからこそGRADEが必要になった。

この状況は、要約が権威を独占するという思想そのものに由来し、その思想の不徹底によるのではない。すなわち複数の学会が拮抗し支配者がいないという力関係を表現しているにすぎない。しかしPROSPEROグループはそう考えなかった。代わりに、ガイドラインの基礎であるシステマティックレビューを体系的・計画的に整備すれば、すべての臨床データが体系的に位置付けられるはずだと考えた。すなわち自分たちこそがすべての学会の頂点に立つ資格を有していると考えた。

そしてPROSPEROもまた完成しなかった。最近のガイドラインも既存のシステマティックレビューには権威を認めず、独自のシステマティックレビューを行っている。

さらにとどめを刺したのがCOVID-19だった。未知の感染症の恐怖は、研究者と医学誌に大きな機会をもたらした。NEJMもランセットもJAMAもBMJもみな競ってSARS-CoV-2の研究論文を載せた。論文数は爆発的に増え、それらの要約も、要約の本性に従って、発散的に増えた。PubMedで論文の型をシステマティックレビューのみに指定して「COVID-19」を検索すると、本書の執筆時点で八四六四報がヒットする。どの要約が最新で偏りがなく信頼に足るのか、誰にも判断できない。

まさにこの状況を予見したのがPROSPEROだと言ってもいい。要約は本質的に発散するものだ。だから、システマティックレビューに権威を与えようとするなら、その前に要約する権限を独占させなければならない。COVID-19以前にはシステマティックレビューにかかる人的・知的コストが実質的に要約を学会に独占させていた。しかし潤沢に投入された研究費と、システマティックレビューの手法の陳腐化によって、コストの壁は突破され、その先に爆発的増殖を止めるものはなかった。

要するに、COVID-19はエビデンスも金で買えることを証明した。十分な研究費を投じて人望ある著者を集めれば、システマティックレビューによって好みの結論を出すことができる。これは伝統的に製薬企業がキー・オピニオン・リーダーを招いて講演をさせた構図となんら変わることがない。

システマティックレビューが技術的にその名に値しないものだったと言うことはできる。PROSPEROの夢を再起動し、あらかじめ既存のシステマティックレビューを整理しそこに欠けている要素を特定する作業（アンブレラレビュー）によって正当化されたものでなければシステマティックレビューとは呼ばないと決めれば、システマティックレビューは蘇生し延命できるかもしれない。しかしその先にはアンブレラレビューの骨抜きが待っていることは火を見るより明らかだ。PROSPEROの挫折は、メタレベルからの統制という思想そのものの挫折だった。いや、そのことはQUOROMの時点で気付かれるべきだったのかもしれないし、実際に気付いた医師が多かったからこそコクラン共同計画の権威は失墜したのかもしれない。

体系的にデータを蓄積することが不可能になったあと、残ったのはどう取り扱えばいいのかわからないデータの山だけだった。二〇二一年末にイスラエルから報告された、COVID-19ワクチンのブースターについての観察研究[391]は、それまで標準的とされていた二回接種を受けた人に比べて、三回接種を受けた人でのＣＯＶＩＤ－19による死亡率を〇・一〇倍と報告し、三回目接種の効果を印象付けた。この報告を受けて西側諸国で三回以上の接種が広く行われた。ところが一年半後の二〇二三年七月、ヴィナイヤク・プラサードを含む三人の著者が、イスラエルの研究に大きなバイアスが疑われることを指摘した。[392] プラサードらの推計によれば、イスラエルの研究のデータではＣＯＶＩＤ－19によらない死亡もまた三回目接種の有無によって二〇倍近い開きがあり、もともとの健康状態から死亡リスクの高い人が三回目接種を受けていなかった、すなわちブースターの効果と見えたもののかなりの部分が、ブースターの対象者がもともと死亡率の低い集団だったという偏りによって説明できる可能性がある。この指摘に対して、イスラエルの研究者は「ブースターは何らかの原因で死亡するリスクが高い入院患者には概して投与されなかった」ことを認めている。観察研究においてはつねに交絡が考慮されなければならないが、死亡率を数倍も変えうる交絡因子が未調整のデータをそれと見抜くのに、世界は一年半を要したわけだ。観察研究は交絡に弱いからこそＲＣＴが重視されるようになったはずだが、状況は一九四八年のストレプトマイシン試験より前まで退行していると言わざるをえない。

　臨床医学における実証的アプローチは、追求に値するとしても、誰がどんな努力をしてもけっして保証されることはない。なぜならそれをしているのは人間だからだ。そのことがＣＯＶＩＤ－

19によって誰の目にも明らかになってしまった。それをもって、エビデンスに基づく医学の歴史は終わったのだ。

ミランダ　ああ、不思議な事が！こんなに大勢、綺麗なお人形のよう！これ程美しいとは思わなかった、人間というものが！ああ、素晴らしい、新しい世界が目の前に、こういう人たちが棲んでいるのね、そこには！

プロスペロー　（寂しい笑いを浮べながら）お前にはすべてが新しい。[393]

第二部　臨床の科学を夢見た人々

第一章　ファインスタインとサケットの臨床疫学

なぜ医学は統計学を取り入れざるをえなかったのか

第一部で、臨床医学における実証的アプローチが多くの技術的な問題を抱え込み自壊したことを見てきた。だから最初の問い、「なぜEBMがこれほど叫ばれているのに医学は狂ったままなのか」に対してひとまず、「実証的アプローチにも医学を正気にするほどの力はなかった」と答えることができる。医学の病は根深い。どんなにすばらしい道具も、正しく使われなければ力を発揮しない。

だが、ここまでの議論が腑に落ちない読者もいるだろう。道具が誤用されるなら正しい使いかたを広めればいいのではないか。根深い病はどこまでも掘り下げて治すべきではないか。そうした疑問はうなずけるものだ。

多重性が問題なら、データを繰り返し解析させないようなルールを作って守らせればいい。選択的報告が問題ならすべてを公開させればいい。恣意的な要約が問題なら論点を体系化すればいい。そのように考えた人たちは実際にいたし、それぞれに意味のある試みはなされてきた。だが、どれも医学の深い病を治すには至らなかった。

この章以下では違った観点に立ってみる。技術的問題とその解決、そしてその欠陥という連鎖がいつまでも続くのは、医学をやっているのが人間だからだ、という観点だ。どんな人が、どんな動機で、実証的アプローチを育て、台無しにしてきたのか。その観点からは最初の問いに違った答えを返すことができる。

臨床医学における実証的アプローチの手法は一九世紀から二〇世紀前半にかけて発達し、オースティン・ブラッドフォード・ヒルらの働きかけにより一九九〇年代までに臨床医の社会にも周知された。その時期にやっと「エビデンスに基づく医学」という言葉が作られている。つまりEBM運動は、二〇〇〇年かけて建設されてきたピラミッドにもうひとつの新しい石材を積む仕事だった。その物語の主人公は、北米のデイヴィッド・L・サケットとアルヴァン・R・ファインスタイン、そしてイギリスのアーチボルド(アーチー)・L・コクランだ。彼らはそれぞれのやりかたで、統計学の道具を臨床に持ち込んだ。

臨床医学と統計学の融合をもたらした歴史的文脈はいくつかあり、相互に重なっている。第一に、疫学が積み重ねてきた実績がある。一九世紀ヨーロッパで統計学は爆発的に流行した。統計学を利用した公衆衛生の力はフロレンス・ナイチンゲールらの働きにより強く印象付けられた。

植民地開発はマラリアや黄熱、住血吸虫症などに対応する熱帯医学の発達を促し、一九世紀末以降、熱帯医学と公衆衛生を教える大学が各地に設置されていく。疫学の重要性は認識されていたのだが、臨床医学との接近には時間がかかった。

疫学と臨床医学の橋渡しになったのが、「慢性病」という概念だった。主に決定論的に理解される臨床の中でも、慢性病は長期にわたる要因によって、確率的に経過を変えると理解されるようになった。歴史学者ジョージ・ワイスによれば、こうしたイメージが形成されたのは二〇世紀前半のアメリカでのことだ。それより前には結核、ハンセン病、麻痺、水腫、梅毒などの不治の病が慢性病と呼ばれ、社会にとっての負担とみなされていた。慢性病は生活習慣と関連すると想像され、メトロポリタン生命保険会社などが健康的な習慣を宣伝した。一九二〇年代ごろになると、保険会社は定期的な医師の診察により被保険者の生命を維持しようとした[1]。メトロポリタン生命保険会社は一九一七年にフラミンガムで行われた結核の調査のスポンサーでもあった。こうした動きにジョン・ハーヴィー・ケロッグなどの優生思想家たちが深く関わっていた。生活習慣と健康の関連とは、要するに健康という神の恵みにふさわしい自民族の優越性を科学の装いのもとで主張したものにほかならない。このころすでに予防医学が科学を踏み越え、「ヘルスプロモーション」を名乗ろうとしていたことを、ピッツバーグ大学の衛生・予防医学部長（Director）が苦々しく指摘している。[2]

戦間期に感染症の対策事業として国際連盟保健機関（LNHO）が、第二次世界大戦後にはその後継として世界保健機関（WHO）が成立し、疫学は国際事業として確立された。[3]

その中でエイブラハム・リリエンフェルドのような著名な疫学者が活躍する（もちろん海のむこうではヒルが活躍していた）。リリエンフェルドが指導する、ジョンズ・ホプキンズ大学の慢性病学科（Division）が慢性病学部（Department）に昇格したのは一九六一年のことだ。若き日のサケットもリリエンフェルドに教わったことがあるようだ。[4] リリエンフェルドが執筆に加わったか文中で発言している記事は一九六七年より前のJAMAだけで七報[5a-g]載っている。アーウィン・D・J・ブロスは四報[6a-d]だ。疫学の重要性は臨床医も知っていた。

また、ファインスタインの主戦場のひとつとなる『慢性病ジャーナル』は一九五五年に創刊されている。同誌は一九五二年にハリー・トルーマン大統領の命を受けて作られた「国民の健康需要委員会報告」が慢性病とリハビリテーションの意義を強調したことを受けて構想されたもので、創刊時の編集委員には七か国研究のアンセル・キーズもいた。同誌は一九八二年にファインスタインをウォルター・スピッツァーとともに共同編集長に迎えたのち、[7] 一九八八年に『臨床疫学ジャーナル』と名を変えた。後述するが、「臨床疫学」という言葉はサケットとファインスタインがみずからの活動を指して盛んに使ったものだ。その出発点は慢性病研究にあった。

臨床医学が統計を取り込んだ第二の要因は制度に求められる。エリキシール・スルファニルアミド事件とサリドマイド事件に促された各国の薬剤規制強化において、一九六〇年代以降にランダム化比較試験（RCT）などの統計的手法が制度化された。薬剤の効果を統計的に証明することが義務付けられたとき、その義務をあらゆる医療介入にまで拡張して適用することはたやすく想像できる。そして医療介入のほとんどが証明はおろか検証の努力さえされていないことに驚いたのが、サケット、ファインスタイン、コクランだった。

ただし、医療に検証を求める動きははるか前からあったことを指摘しておかなければならない。

アメリカの外科医アーネスト・コドマン（一八六九－一九四〇）は、「最終結果（end result）」を指標とする医療の評価を唱えたことで記憶されている。初期にあたる一九〇四年の論文[8]は、手術後の患者四七二人について、退院後もみずから観察するか患者からの手紙を受け取ることにより、最終結果を「完璧な結果」から「院内死亡」または「退院後の死亡」までの六種類に分類している。一九一一年にみずから創業したコドマン病院ではすべての医師が自分の患者を追跡することを求めた。[9]

なぜコドマンはそのような厳格な管理を求めなければならなかったのか？　一九二〇年にコドマンが親友ハーヴィ・クッシングに宛てた手紙で、一八九五年ごろに彼らがマサチューセッツ総合病院で研修していたころの思い出を書いている。

私がくずかごに捨てるのには耐えられないもののひとつが、我々が30年前に作ったエーテル・チャートの束だ！　それにくっついて、「エーテル麻酔」の過程を我々がそのころ知っていたとおり**鮮明に**描写した私の長い**未刊行**論文を見つけた。それを刊行しなかった理由は覚えている。私はそれを「コル・ウォレン」に見せたのだが、彼は病院のためにはその論文が率直すぎるとみなしたのだ。なぜならその論文は、私が手術室で死なせた症例を詳細に描写していたからだ。**君が**（手術室に入ってきて）我々を冗談で笑わせるのに気を取られていたうちに、哀れな患者は嘔吐物を肺に吸い込んでいたのだ！　その論文はまた、エーテル麻酔中に呼吸停止し、君を脳外科に向かわせた症例にも触れていた。だからこのチャートは君に送る。少しばかり厳粛に破棄してほしい。彼らに――するのは私と君しかいないからな。彼らは1時間あたりこんな量のエーテルをいまでも使うだろうか？[10]

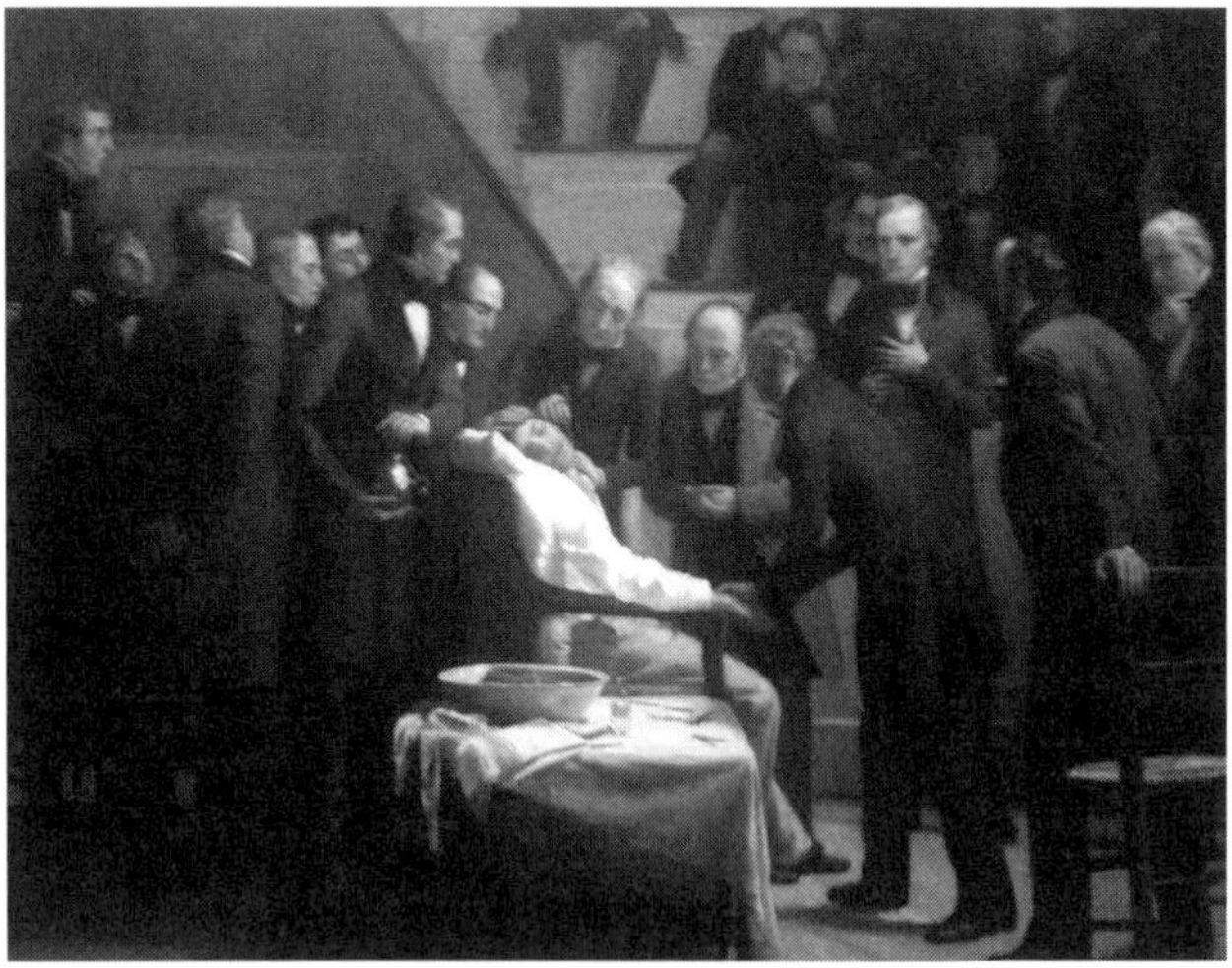

図 2-1：1846 年にマサチューセッツ総合病院で行われた公開手術
患者の向かって左で麻酔器具を操作しているのがモートン。

コドマンもクッシングものちに外科領域で大家となり、X線写真に骨の腫瘍が写ったときの「コドマンの三角」とか、下垂体腫瘍が異常にホルモンを分泌して起こす「クッシング病」という言葉で現代も記憶されている。そして手紙にあるような惨状はマサチューセッツ総合病院で起こった。この病院でウィリアム・モートンがエーテル麻酔を観衆の目の前でやってみせた（図2−1）場所はのちに「エーテル・ドーム」と呼ばれるようになり、いまも保存されている。NEJMには「マサチューセッツ総合病院の症例記録」というコーナーがある。名高い病院の名高い外科医が若かったころ、麻酔で患者が死ぬのはよくあることだった。だからコドマンとクッシングは麻酔記録をつけるようになった。手紙で「エーテル・チャート」と呼ばれているのがそれだ。

コドマンの試みは、ちょうど同じころに診療記録（カルテ）が標準化されたこと[11]と軌を一にしている。麻酔記録と同じように、すべての患者のすべての診察機会について、期待された情報を含む記録が存在するという条件が整ってはじめて、医師の仕事を検証することが想像しえた。実際に診療記録は法廷での証拠としても使われるようになった。

だから我々はむしろ、コドマンが記したような恐ろしい無責任の横行から、毒を薬と称して売ってはならないと決めた法律の成立までに、三〇年以上を要したのはなぜかと問うべきなのだ。そう考えてはじめて、RCTが実質的に義務化されてから三〇年近く経ってなお「エビデンスに基づく医学」が新しいもののように言われなければならなかったことを理解できる。

医学と統計学を合流させた第三の、そしておそらく最大の要因として、臨床医学は飽和しつつあった。コドマンの時代には、見かたを変えれば、手術中に患者が死亡することを避けるべき事故と考えることができるていどには、手術が治療らしいものになっていた。ホルモンとビタミンの発見、抗菌薬の発見はいずれも二〇世紀前半だ。これほど画期的な進歩の時代が長くは続かなかったし、それでさえどれほど必要なものだったかに議論の余地がある。コクランが一九七二年の『効果と効率』で回想している第二次世界大戦での捕虜生活は興味深い。

収容所にはおよそ二万人の捕虜がいた。そのうち四分の一がイギリス人だった。食料は1日あたり六〇〇カロリー［ママ］ほどで、我々はみな下痢をしていた。さらに腸チフス、ジフテリア、感染症、黄疸、サシチョウバエ熱がひどくはやっていたし、「膝上の圧痕を残す浮腫」の患者が三〇〇人以上いた。これに対処するために我々が持っていたのは掘っ立て小屋の病院、少しのアスピリン、少しの制酸剤、少しの皮膚消毒薬だった。唯一本当に頼りになったのは何人かの献身的な衛生兵で、主に友軍救急部隊から来た人たちだった。最善の条件があったとしても相当な死亡率が見込まれたかもしれないし、そこドゥラグで私はこれといった治療もなく、ジフテリアだけで何百人も死ぬだろうと思った。実際のところ、死んだのは四人だけだった。そのうち三人はドイツ人にやられた銃創のためだった。このすばらしい結果はもちろん、彼らが受けた治療とも、私の臨床技能ともまったく関係なかった。むしろそのことは非常に明らかに、人体の治癒力に比べれば治療は相対的に重要ではないことを証明していた。[12]

そのあと数十年にわたって、状況はあまり変わらなかった。ファインスタインの最初の本『臨床的判断』は時代背景を描写している。

一世紀前にクロード・ベルナールは臨床の治療を指して「最悪の危険を含むかもしれない絵空事のような医学であって、調子に乗った無学の者の気まぐれに病人の健康と命を譲り渡すことでなされる」と言った。ベルナールのあとに来た「臨床科学」のモダンな時代はすでに、非特異的腰痛に対する子宮摘出術、『内臓下垂』に対する胃固定術や腎固定術、関節リウマチに対する全抜歯、そして不適合輸血、にきびに対する放射線療法による皮膚癌、未熟児に与えられた酸素による後水晶体線維増殖症、さらに最近ではサリドマイドに誘発されたアザラシ肢症といった医原性の惨劇のような、無用、危険、あるいは悲惨な治療行為を生み出している。[13]

革新的な治療はすでに飽和していた。医療に期待されることは画期的な新発明から標準化にシフトしていった。ジョン・ウェンバーグの調査[14]は時代の期待を表現している。ウェンバーグは地域ごとの医療実践に大きな違いがあることを指摘した。前立腺癌患者が手術を受ける割合には八倍の地域差があった。こうした地域差を「正当化できない」ものと考えたウェンバーグは、最善であるはずの標準治療への統一を唱えた。これもまたコンラッドとシュナイダーの『逸脱と医療化』が妊娠中絶を例に指摘した、[15] 医療技術の道徳化現象として理解できるかもしれない。ともかく、コクランが経験したように、医療介入の差異はすでに結果の大きな違いに結びつかなくなっていた。標準化は小さい差異の追求であって、そのためにはまさにストレプトマイシン試験の報告が説明しているとおり、少数の事例の寄せ集めではなく、統計学的に妥当な手法が必要だった。

以上のとおり、公衆衛生の発達、統計的検証の制度化、臨床医学の飽和によって、臨床医はイメージにおいても約束事においても、そして現実にも、統計の力に頼るしかなくなっていた。

ファインスタインの臨床分類学

ここで我々の主人公が登場する。ファインスタインから始めよう。

ファインスタインはシカゴ大学で一九四八年に修士号（MSc）を取得した数学者だった。そこから医学に転じ、一九五二年に学位を取得する。下積み時代にあたる一九五〇年代にはリウマチ熱に関心を寄せた。リウマチ熱は溶連菌感染症であって、ときに関節炎を起こすことから「リウマチ」という名前があるのだが、自己免疫疾患である関節リウマチとはまったく別の病気だ。

ファインスタインの時代にはリウマチ熱の病態がようやく理解されつつあったのだが、細部はまだあやふやだった。一九六七年の『臨床的判断』が手厳しく非難しているように、このころは病気の診断基準というものがほとんどなかった。

ひとりひとりの臨床医が自分だけの臨床診断基準を「鬱血性心不全」「ネフローゼ症候群」「非代償性肝障害」について持っているが、どの基準も標準化されたことはなく、統一的に使われているものもない。ひとりひとりの臨床医が自分だけの基準で「高血圧」とか「冠動脈疾患」のような臨床診断をしているが、決定的な基準は確立されていない。[16]

リウマチ熱は数少ない例外のひとつだったのだが、「リウマチ熱」という病名で呼ばれる患者集団の予後は大きくばらついていた。ファインスタインは一九六四年の論文[17]で共著者とともに、患者の特性を関節炎・心病変（carditis）・舞踏病・関節痛の有無で分類し、それぞれの場合の長期アウトカムを集計した。

結果として、長期に残存する心病変は診断時に心病変があった患者に限られ、関節炎があった場合にはなかった場合よりも少なかった。これを現代の東洋人医師が見ればただちに川崎病を連想するはずだが、川崎病は当時まだ知られていなかった。川崎病は日本の川崎富作が一九六七年に報告した[18]。胸部X線写真に影があっても結核か肺癌かの診断は不透明で、両足のむくみが心不全かネフローゼか肝硬変によるものかも至って軽率に診断されていた時代のことだ。

この集計を表現した図はファインスタインの初期の仕事の象徴になった。現代から見ればなんの変哲もないヴェン図だが、このころ臨床医の社会にヴェン図を使う習慣は定着していなかったようだ。一九六三年にNEJMに載ったファインスタインの代表論文のひとつが、ヴェン図の読みかたと書きかたを教えている[19]。このような便利な道具を輸入してくれる数学者としてファインスタインは尊敬されるようになり、一九六四年にはアナルズで「臨床医学における科学的方法論」と題するシリーズ論文を書いた[20a-d]。『臨床薬学・治療』誌で連載した「臨床生物統計」シリーズは一九七〇年から一九八一年にかけて連載五七回に及ぶ大長篇となった。

リウマチ熱の研究がそうであるとおり、ファインスタインの関心は初期から方法論に親しかった。一九六七年の著書『臨床的判断』はヴェン図の用法についての議論だけで四〇ページ以上を割いている。この本の中心的な思想は「臨床分類学（clinical taxonomy）」という造語に集約される。疾患概念を整理し、予後調査に基づく診断基準を確立し、臨床医が使う用語の体系を標準化することによって臨床医学は科学としてさらに発展するはずだというものだ。現代の精神科医ならこの思想の重みがわかるかもしれない。『精神疾患の診断・統計マニュアル』（DSM）初版は一九五二年に発表されていたが、その重要さはまだ認識されていなかった。[21] ファインスタインの思想の骨格は晩年まで変わらなかった。長年の同僚だったスピッツァー[22]によれば、「併存症（comorbidity）」という現在当たり前に使われる言葉を作ったのはファインスタインだ。

ところがファインスタインに反発する意見も多かったようだ。典型的と思われる例が、のちにNEJM編集長を経験したジェローム・カッシーラーの回想の中に現れている。「私の修行時代に、患者の病歴、身体診察と検査所見の要素を組み合わせるために支配的だったコンセプトは、ヴェン図の適用だった[23]」そこで「私はアルヴァンの本を頼りに何度もそれを使ってみたことがあったが、診断の助けにはならなかった」というものだ。明らかにこれは誤解であって、ファインスタインはそんな診断方法を提言してなどいない。診断方法の研究のために、用語をヴェン図で整理しろと言っているだけだ。だがカッシーラーほどの人が「支配的」とまで言うからには、その種の誤解が多かったのかもしれない。代わりにカッシーラーが熱狂したのはベイズ推定だった。そしてベイズ推定への過信を警告したファインスタインの論文[24]は憎々しげに取り上げている。ここでカッシーラーはファインスタインを「成功した統計学者／疫学者」と呼び、権威に任せて自説を押し付ける老害のように見せようとするのだが、一九三二年生まれのカッシーラーから見てファインスタインは生年で七年、MD取得で五年しか違わないのであって、その物語には無理がある。単にカッシーラーはファインスタインの話が気に入らなかった。デイリーの伝記が言うようにファインスタインのプログラムは「複雑で、ほとんどの臨床医が持っていない高度な数学の技術を要求した」のではなく、単純すぎて夢がなかったのだ。夢とはつまり、医師が高い知性を持っていてベイズ推定のような数式を使いこなすことができ、ただ基本的な論理を整理するだけのためにヴェン図の助けを借りる必要などないという夢だ。

このように十分な理解に基づいていたかどうかは議論の余地があるが、ファインスタインは標準化志向の人として記憶され、EBM運動の限界が議論されるようになった時代にも非難の矢面に立たされることになる。[11] しかしその議論は、一九五〇年代までのアメリカの医学が科学の代わりに何に支配されていたかを顧みなければ、空転することになるだろう。ファインスタインの大きな業績のひとつが（業績とは思われていないかもしれないが）、『慢性病ジャーナル』を『臨床疫学ジャーナル』と改題したことだ。この意義を説明しておかなければならない。

同誌が一九五五年に創刊されたとき、創刊の辞は、科学というより政治色の濃い文体で記された。[25] そこでは多相スクリーニング、在宅医療、さらに「慢性病の原因についてのフィールド（疫学的）研究」が支持されている。「多相スクリーニング」とは、いっけん健康な人を検査によってふるいにかけ(screen)、治療するべき病気を早期発見しようとする「スクリーニング」の中でも特に、多くの検査方法を組み合わせたものを言う。スクリーニングの思想は慢性病という概念と表裏一体だ。一九五〇年代には結核と梅毒に加えて癌と糖尿病のスクリーニングが、各地の保険会社や保健機構に支持されて広まった。代表的だったのがカリフォルニアのカイザー・パーマネンテだ。多相スクリーニングは一九八〇年代までに見限られていくのだが、一九五〇年代にはまだ理念として信用されていた。[26] 在宅医療は第二次世界大戦後に、入院よりも低コストであり、増大する医療費を圧縮する手段になると想像されて発展を遂げた。[27] いずれも思惑が先行した実践だった。そして前述のとおり、慢性病の概念と生活習慣起因説、そして優生思想は密接した関係にあった。つまり慢性病に対する医学的介入は、経験的証拠ではなく人種改良の想像力に支えられていた。

ファインスタインはそれに満足しなかった。『慢性病ジャーナル』での最初の論文は、体重減少のための介入が妥当な方法で効果測定されていないことを問題にした。[28] 続く論文は同じ立場から、無数にあった減量法の効果の報告を論評した。[29] この論文は多くの減量法が実際は無効だろうと疑っているのだが、「成績を測定するために使われた基準が不十分であるため、また結果を報告する方法が一貫しないため、結果の解析は難しい」として、強い結論を避けている。さらに以後の研究で大きなテーマとしたリウマチ熱についても、個々の治療の効果を問う論文はほとんど書かず、診断や評価の方法が標準化されていないことを問題にし続けた。そして方法論の整備のため、併存症の評価[30]、コンピュータによる長期データの解析[31]、RCTにおける予後因子の偏りを防ぐための層別化[32]といった道具立てを次々に持ち込んだ。以上が一九八二年に共同編集長に就任する前の『慢性病ジャーナル』への主な貢献だ。これらは明示的に慢性病研究の質の向上と位置付けられたことになる。

ところが時代が変わった。一九八七年にファインスタインとスピッツァーがみずから改題の理由を説明している[33]。創刊時に比べて、慢性病は「病態生理学研究の主流」になったため同誌の独占的なテーマではなくなり、むしろ慢性病研究の方法論こそが注目されるようになり、同誌に載っている論文の内容が題名と一致しなくなった。新しい『臨床疫学ジャーナル』という題名は内部で数年前から提案されていたが、当初は臨床疫学というものの内容や地位が定まらなかった。臨床疫学を誰もが知るようになったいま機は熟した。

この説明は文字通りに受け取ってもいいし、言及していない点にも真実が宿っている。それは同誌が創刊の辞でわざわざ強調した多相スクリーニングとか慢性病の生活習慣起因説が、一九七〇年代までの経験的研究によっておおむね否定されたという事実だ。一九六〇年代末になってようやく多相スクリーニングのRCTが開始され、死亡率を減らす効果はないという結果に至るのだが、その報告のひとつはまさに『慢性病ジャーナル』に載った。[34 a-b] すなわち同誌はみずからの出自を否定して生まれ変わる契機を得た。生活習慣についてはファインスタイン自身も積極的に発言している。一九八一年のJAMAの論文では、コーヒーと膵臓癌の関連を例に、慢性病疫学のあまりに弛緩した論理が「誤った警報を出しても信用を保っていられるのは限られた回数だけだ」と警告した。[35] 一九八二年のNEJMの論文では、「薬物、栄養成分、工業製品、大気汚染、個人的習慣」と健康の関連についての研究を標的として、観察研究でしかアプローチできない病因論においてもRCTと同様にバイアスを小さくするための手法は適用されるべきであり、現状はダブルスタンダードになっていると指摘した。[36] こうした言説が十分に多くなっていたからこそ、そもそも慢性病という概念を支えていたイデオロギーを忘れたふりをして「病態生理学研究」だけを話題にすることが可能になった。

慢性病のイデオロギーそのものを、臨床疫学という科学に置き換えようとしたのがファインスタインの仕事だった。

サケットとマクマスター大学

サケットの仕事にもファインスタインと同様の動機が関わっているのだが、それは比較的慎ましい形で表現されることになる。サケットはイリノイ大学にいた一九六二年、キューバ・ミサイル危機を受けて二年間の国家奉仕に徴用され、アメリカ公衆衛生局に配属された。その期間に疫学の知識を身につけ、ファインスタインのNEJM論文を読んでファンレターを送った。[37] これがふたりの親交の始まりとなった。[4] 一九六七年にサケットはマクマスター大学に創設された臨床疫学・生物統計学部の初代教授（chair）となる。その六年後にはノースカロライナ大学に同様のプログラムができた。[38] ファインスタインは一九六八年に「臨床疫学」と題するシリーズの論文[39a-c]を書いた。一九六九年にはサケットが同じく「臨床疫学」という題名の論文[40]を書いている。そこでは『臨床的判断』がそうだったように、治療効果の判定よりもむしろ診断と予後分類に重点が置かれている。

サケットが一九六七年に臨床疫学というものを発明したという考えは、マクマスターの人々がしばしばほのめかすものだが、事実と異なっている。前提として、一九七六年にサケットが共著者となった紹介文[41]によれば、「マクマスターに生物統計学や疫学の正式な講義はないので、学部生に対する疫学と生物統計学の教育的効果は間接的なものだ」。マクマスターは実習を重視する独特のカリキュラムを備えていた。疫学の知識は日々の実習をつうじて教えられたようだ。このため、当時すでにほかの大学でも医学教育の一部として疫学は教えられていたのだが、マクマスターとは比較しにくい。それを断ったうえでいくつかの例を挙げるなら、スノーを再刊したフロストがジョンズ・ホプキンズ大学の疫学教授になったのは一九一九年のことだし[42]、一九六二年にカー・ホワイトを迎えて創設されたヴァーモント大学疫学・地域医療学部は「学部名称としてははじめて『疫学』を冠した[43]」とされている。イギリスではロンドン大学衛生・熱帯医学大学院が一九六二年にウォルター・ホランドが教える臨床疫学講座を開いた。サケットより五年前に「臨床疫学講座」が存在していたことを強調しておこう。ホランドの回想によれば、この講座名は当初「社会医学」と提案されていたが、臨床医に訴えることを狙って「臨床」という語を入れたのだという[44]。

つまり、世界の医師は疫学の重要さをすでに知っていて、さまざまな方法で医学に取り入れようとしていた。ヒルの『医学統計の原理』は一九三七年の初版以来脈々と改訂されつつ読み継がれていた[45]。

さらにサケット自身が、「臨床疫学（clinical epidemiology）」という言葉を感染症疫学者ジョン・ロドマン・ポールによる一九三八年の講演[46]に帰している[47]。ポールは結核や悪性貧血を例に、臨床疫学とは「人間の病気が、『機能的』な病気だろうと『器質的』な病気だろうと、現れやすい状況についての科学」だと定義している。そこからポールは公衆衛生の研究を展開することになる。もちろんこの発想の源流を『看護覚え書』にさかのぼることもできるだろう。ポールはまさに『臨床疫学』という題名の教科書を一九五八年に出していて、これもあるていど読まれていたことが、一九六六年に改訂版が出ていることからわかる。

だから一九六〇年代にはすでに臨床医は疫学の重要性を知っていたのだが、そこにはある種の心理的距離があったようだ。一九五九年に報告されたアメリカの医学生に対するアンケート調査では、「公衆衛生を専門の関心領域にしようと考えている」に「強く同意」はゼロ、「強く反対」は六六%だった。[48] またファインスタインはこのように回想している。

イェール大学で一九六〇年代に、イギリスから訪ねてきた疫学者がファインスタインに彼の「疫学」研究についての講演を求めたとき：「私は言った。『疫学とはなんのことですか？私は疫学者ではありません。疫学者とは歩き回って役にも立たないタスマニア島での梅毒の発生率と有病率についての統計を集める人たちのことです。私はそんなことはしません』。彼は言った。『いやいや、あなたは疫学者です。あなたは人々の集団を研究し、統計を応用する。それが疫学者の仕事です』。そこで私は言った。『そうですか、それなら私は臨床疫学者ですね[49]』」

コクランもまた、自伝の中で同様の心理的距離を語っている。一九七〇年代のことだ。

西ドイツではランダム化比較試験の考えに抵抗があった。それは違法だと言わされそうになったことがあった。ドイツでランダム化比較試験の価値について講義し、いくぶん乱暴な討論をしたあとで、私は司会に脇に連れて行かれ、「コクラン先生、あなたはわかっていらっしゃらないようです。比較試験は製薬会社がやるものです。紳士のすることではありません」と言われた。この発言そのものを解釈するのは難しいが、ナチスの医学の実験もどきに対する恥の感覚が働いていたのではないかと思う。[50]

だからファインスタインとサケットの歴史的意義を手短に言うとすれば、臨床医の疫学に対する心理的距離を縮めたということになるだろう。それが可能になった条件のひとつとして、マクマスター大学の名声を挙げられる。

マクマスターは革新的な大学として知られていた。[51] メディカルスクールは一九六五年にできたばかりだった。学生相互の評価などの手法に対しては疑問の声もあったが、一九六〇年代のうちに成功例と認められるようになり、ほかの大学にも取り入れられた。[52]「問題に基づく学習(problem-based learning)」を理念とした教育方法は世界の知るところとなった。だからマクマスターは、臨床医の権威を揺るがしかねない疫学の重視を唱えたとしてもただちに排除されなかった。

言い換えれば、マクマスターはならず者たちの大学だった。革新的とはならず者に寛容であるということだ。一九八九年にサケットの学部に加わったジョージ・トーランスはもとビジネススクールの教官で、臨床疫学における費用効果分析の手法に貢献した。[53] また、のちにチャーマーズの『妊娠と出産における有効なケア』にも寄稿するゴードン・H・ガイアット(一九五三－)は、心理学から転じて医学を志したとき、入学できる大学がほかになかったためマクマスターに入った。このときのガイアットの動機の軽薄さは驚くべきもので、はじめは呼吸器、次に一般内科と興味を移らせたうえ、臨床疫学のプログラムに参加するようすすめられたときは指導者たちの顔色をうかがったことを悪びれず回想している。

ピーター・タグウェルのところに行って話したのを覚えている。彼は言った。「どれくらい研究をしていたい?」。まあ、本当の答えはゼロだったのだが、社交辞令として「そうですね、25パーセントくらいでしょうか」と答えた。彼は言った。「そうかい、面接でそんなことは言うんじゃないよ。取ってもらえなくなる」。それで私は面接のとき、ちゃんと50パーセントと言った。仕事が始まった。たちまちジャック・ハーシュに呼ばれた。真剣に研究をやってみないかと口説かれたのを覚えている。まあ、彼は医学部長だし、私は大学の仕事が欲しかったわけでね。[54]

こうした面々がマクマスターの内実だった。

臨床疫学の研究テーマ

初期の臨床疫学の主題は、方法論と臨床実践の検証のふたつに大別できる。前者にはファインスタインの、後者にはサケットの貢献が大きい。

サケットの一九七〇年代までの研究もまた主に慢性病に関するものだった。高血圧、タバコ、定期健康診断、なぜ患者が健康上のアドバイスを聞かないか(「コンプライアンス」)といった主題が現れている。研究方法を主題とした著作としては一九七九年のはじめに症例対照研究の位置付けを論じたもの[55]がある。

このころサケットは定期健康診断に厳しい批判の目を向けていた。カナダ定期健康診断作業部会として執筆に加わった一九七九年の論文[56]はその集大成と言える。「エビデンスのピラミッド」の原型となる分類に基づいて、多くの介入が十分な証拠のないまま行われていることが指摘された。一般人口に対する結核予防のためのBCGや一般人口に対するインフルエンザワクチンは最低ランクの「E」とされた（アメリカで豚インフルエンザの大流行が懸念されてワクチン事業が急速に展開され、ギラン・バレー症候群などの副作用が報告されたが、肝心の豚インフルエンザがまったく流行しなかったという事件はこの数年前だ）。尿路感染症を検出する尿検査や一般人口に対する梅毒の血液検査は「D」だ。すなわちいずれも行わないことを推奨された。肺癌予防のための禁煙は「有効（efficacious）」だが推奨度は「D」とされた。ほかの病気についても禁煙は「C」や「D」をつけられている。これはサケットがコンプライアンスに強い関心を持っていたことと関連しているだろう。この論文では、「以後の健康上のアドバイスに従う人にとって」利益がある場合をefficaciousと呼んでいる。すなわち、禁煙ができるなら肺癌予防になるのだが、多くの人は医師がアドバイスしても禁煙はできないため、アドバイスは賢い戦略ではないということだ。批判の的となった慣行は前述のとおり一九一〇年代にさかのぼるもので、その多くが無益だったにもかかわらず数十年にわたって有益と信じられ続けていたことは、本来の動機だった自民族中心主義の表現としか説明しようがない。サケットは二〇〇二年にも「予防医学の傲慢」という論文を書いている。

予防医学は傲慢の三要素すべてを示している。第一に、**それは積極的に断定する**。無症状の個人を追いかけて、健康なままでいるために何をしなければならないかを教えるのだ。ときには法律の力を持ち出して（予防接種とかシートベルト）、あらゆる年齢と人生の段階にある患者個人と一般市民集団の両方に指示し禁止する。第二に、予防医学は**遠慮しない**。予防医学が信奉する介入が、平均的には、それを受け入れて守り続ける人にとって害よりも多くの利益をなすと信じ切っている。最後に、予防医学は**威圧的だ**。予防医学の推奨の価値に疑問を抱く人たちを攻撃する。[57]

こうした常識的な感性をサケットとファインスタインは共有していた。しかし長年にわたるふたりの関係はけっして平坦ではなかった。もっとも接近したのが、サケットの求めによりファインスタインがマクマスターで教えていた時期だろう。サケットの回想がその関係性を物語っている。

アルヴァンと仕事をする人なら誰でもするように、私も大げんかを始めた。その最後に、それはモーテルの外で私のMGに座っていて午前2時ごろだったのを覚えているが、私は彼に言った。「君がそんなにクソ賢いなら、もっとうまく研究をする方法を教えに来てくれないか」。彼は言った。「君がそんなにクソ金持ちなら、私に払うんだね」。カナダ連邦政府が1971年から1973年にまたがる2年間の資金を出してくれたのでたいへん助かった。[38]

この例を引くまでもなく当然のことだが、マクマスターの内部もけっして一枚岩ではなく、むしろ同床異夢の状況だった。このことはEBM運動の内部がサケット派の教科書『エビデンスに基づく医学：EBMを実践し教える方法』とガイアット派の『医学文献ユーザーズガイド』に分裂していった背景でもある。だが、それはもう少しあとのことだ。

サケットとマクマスターの教科書

サケットの実績はマクマスターでの最初の一〇年で確かなものになった。しかし世代交代が望ましいという考えを持っていたサケットは、一九七九年ごろにはピーター・タグウェルにマクマスターの学部長の座を譲っているし、一九八三年には専門家の早期引退を唱えている。[58]学部長を退いたのち、一九八一年のCMAJに「臨床ジャーナルの読みかた」シリーズの論文[59]を書いた。[60a-e]このシリーズは好評で、[61]一九八四年にはタグウェルが一報、[62]グレゴリー・ロイド・ストダートとマイケル・ドラモンド[63a-b]が共著で二報の続編を書いたあと、一九九八年末[64]にはBMJのクリスマス特集のようなジョーク論文としてよみがえり、二〇〇〇年、[65]二〇〇三年、[66]二〇〇四年[67]にも続いた。サケットとこのシリーズが愛されたことの証明と言えるだろう。サケット自身は、一九八四年までにサバティカルでダブリンのトリニティ・カレッジに渡り、ジェイムズ・マコーミックと親しく交わった。一九八六年にはアナルズに「医学文献についていく方法」というシリーズを書いている。[68a-f]一九八〇年代にも高血圧など慢性病についての新しい研究を続けていたのだが、刊行される論文はしだいにこうした方法論や教育論が多くなっていった。その中で書かれたのが、サケットにとっては主著のひとつとなり、以後しばらくマクマスターの象徴となる教科書『臨床疫学：臨床医学のための基礎科学』だ。一九八五年にサケット、ブライアン・ヘインズとタグウェルの共著として刊行されたこの本はベストセラーとなり、著者らに「何千人も新しい友人ができ、その本の内容とスタイルをともに楽しんだ学生と臨床医から何百通もの手紙をもらい、その本を読むことで自分のキャリアと医学に向かう態度がどれほど変わったかを手紙で知ら

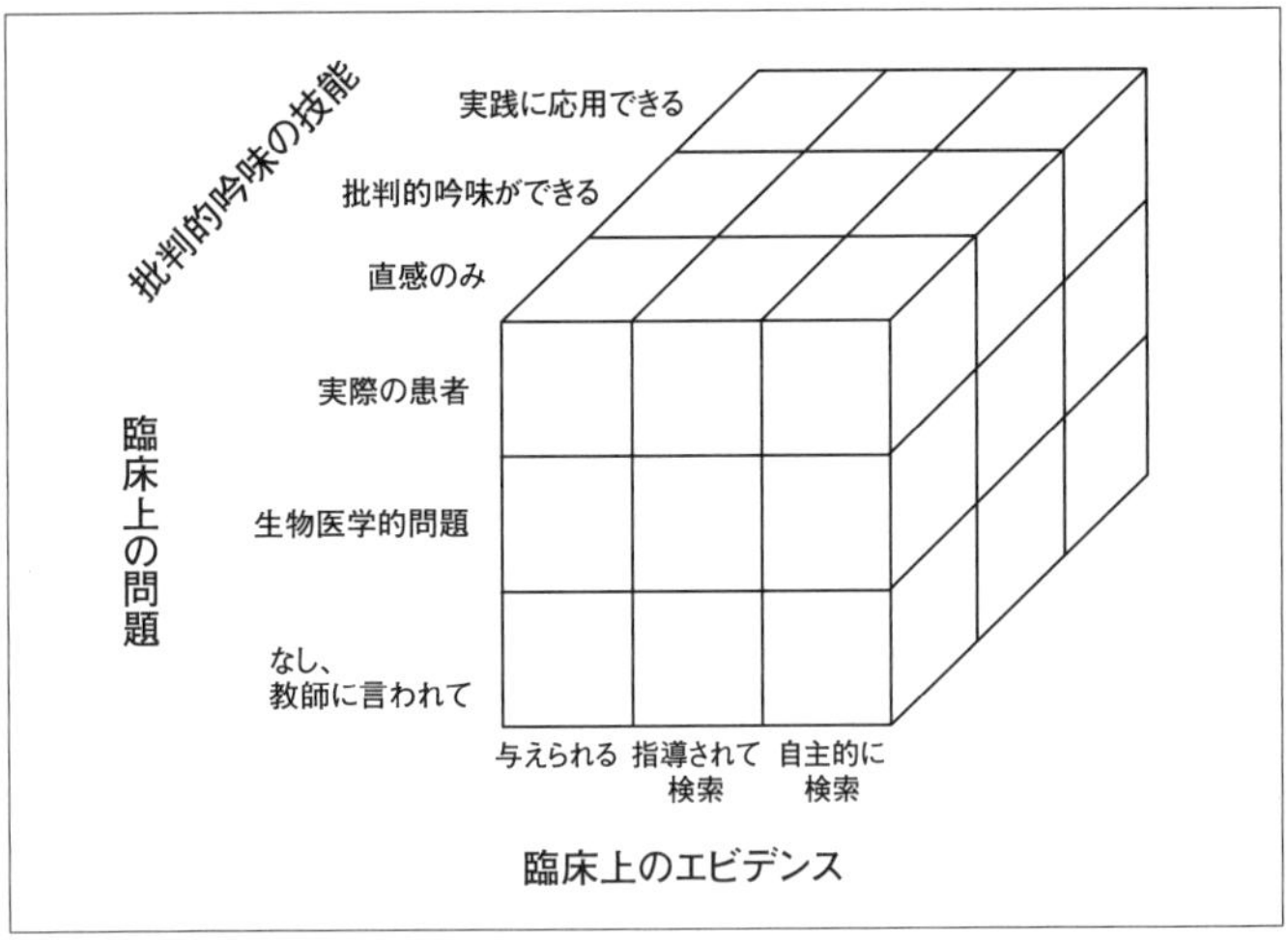

図 2-2：文献の批判的吟味の習得を示すキューブ
エビデンス、批判的吟味の技能、臨床上の問題の 3 軸で分類する。学習者は右上奥のブロックを目指して進むことになる。

せてくれる若い臨床医とキャリアなかばの臨床医の数に喜んだ[69]」という体験をさせた。この本の表紙にあしらわれたルービックキューブは、本文中でも最後の教育論の章に現れ、批判的吟味の教えかたを説明するために使われている（図2－2）。

これは三次元の座標空間に目盛を入れたものだ。三軸はそれぞれ「臨床上の問題」「臨床上のエビデンス」「批判的吟味の技能」と名付けられている。どの軸も連続変数ではなくカテゴリカル変数であって、それぞれ三段階に分類される。臨床上の問題とは学生が文献を読む動機のことで、実際の患者がもっとも高等であり、次いで理論上の「生物医学的問題（biomedical problem; BMP）」、もっとも下等なのが教師から言われたからというものだ。エビデンスの軸は（あとの時代の「エビデンスの質」ではなく）読むべき文献がどこから供給されたかを分類する。自主的に検索できるのが最高、次いで指導を受けつつ検索すること、最下等は文献そのものを与えられるというものだ。批判的吟味の技能は、批判的吟味を行ったうえで実践に反映できるのが最高だが、実践がともなっていなければ一段劣り、最低水準では直感だけで文献を解釈する。三軸とも最高の水準に到達するのが理想というわけだ。

このルービックキューブはファインスタインが好んだヴェン図を拡張したものと理解できる。ヴェン図は多段階の分類には向かないが、ルービックキューブなら軸を表現できるわけだ。しかし実態としては右の説明のとおり、そもそも三軸が連続変数ではないうえに互いに独立かどうかも明確でなく、文献を「エビデンス」と呼ぶなど用語の混乱もある。概念系は見た目ほど整理されていない。

エビデンスのピラミッドと同じように、批判的吟味のキューブからも無言のメッセージを読み取っておこう。まず、ファインスタインを拡張し、より複雑なことを考えているという主張がある。これは先に指摘したとおり、単に混乱しているだけだ。第二に、キューブには隙間がない。ファインスタインの円は、その切り取りかたが恣意的であって必然的に多くのものを取りこぼすことを表現しえている。しかしこのキューブにはそれがない。すべての可能性が網羅されているように見える。すなわち、三段階ずつの分類に当てはまらないものは単に無視されている。第三に、三軸とも明示的に優劣の軸であると説明されているのに、その方向性は視覚的に表現されていない。すなわち、批判的吟味のキューブは実際のところ、エビデンスのピラミッドと似たり寄ったりの進歩史観なのだが、その点が隠蔽されている。これらすべての視覚的特徴がマクマスターの運動と似ているのは偶然ではないだろう。

好評のためか、ルービックキューブは『臨床疫学』第二版[70]、第三版[71]、さらに『臨床疫学』の簡易版として一九九七年に書かれた『エビデンスに基づく医学：EBMを実践し教える方法[72]』およびその第二版[73]、第三版[74]の表紙にも使われている(二〇一〇年の第四版[75]では消えた)。このことはルービックキューブそのものに含まれる混乱を突き抜けて、むしろ事態をシンプルに見せてくれる。『エビデンスに基づく医学』初版の序章に現れるサケット自身によるアンケートの結果(表2－1)が雄弁だ。

明らかに、問題は論文の読みかたでも探しかたでも読む動機でもない。勉強量の絶対的不足、というよりも欠如だ。一日どころか一週間あたり一〇分の読書で何を学べるというのか？　それがキャリアのほとんどにわたって持続する。もちろんこれは自己申告に基づく集計なので、現実

表 2-1：先週、患者に関する文献読書に何分費やしたか？

経歴の段階	読書時間の中央値の範囲	先週、全く読書をしなかった人の %
医学生	60 ～ 120 分	0%
研修医	0 ～ 20 分	75% まで
上級研修医	10 ～ 30 分	15% まで
病棟医	10 ～ 90 分	40% まで
上級病棟医	10 ～ 45 分	15% まで
1975 年以後卒業の指導医	15 ～ 60 分	30% まで
1974 年以前卒業の指導医	10 ～ 45 分	40% まで

はさらに悪いはずだ。これは多忙を理由にできることではない（もっとも多忙なはずの研修医ですら、一部は週一〇分の上司より多く読書していたようだ）。単に、権威主義の医師社会には勉強をするインセンティブがないのだ。ファインスタインがヴェン図から始めなければならなかった理由がよくわかる。

そしてルービックキューブが机上の空論であることを高らかに証明したこの本の本文には、ルービックキューブが現れない。代わりにさきほどのアンケートに関連づけて、論文が多すぎるという事実が提示される。「ここで問題なのは、純粋な臨床論文の量である。それは現在きわめて大量であり、たとえば一般内科医は、診療に関連する学術誌についていこうとすると、1日に19論文を1年365日休みなく読み続けなければならない」。この論理は以後も、『ユーザーズガイド』を含めてマクマスターの決まり文句になる。つまり、医学の進歩があまりに急速なので、ついていくには効率的で信頼できる要約が必要であり、それは我々だ、というものだ。この主張は、明らかにまちがっていることを別としても、ルービックキューブをなかったことにしている。論文を自主的に検索してはいけないし、あらかじめ「批判的に吟味されたトピック(critically appraised topics; CATs)」を信頼するべきであって、いちいち自分で同じ批判的吟味をやり直さなくてもよくなった。それでも表紙には否定されたはずのキューブが残っていたのだ。

つまり、ルービックキューブは意味を失った秘教的アイコンになっている。読者に期待される行動は、「あの」マクマスターの最新刊を買うことだけであって、その核心的な主張がコロコロ変わっていることに気付くことではなかった。だからこそ、さらに内容が変わった第三版に同じアイコンがあっても何の問題もなかった。第四版の編者たちは急にその矛盾に気付いたのか、キューブを平面に配置して表面の絵柄が本体だったかのように見せ、三次元の進歩史観をなかったことにした。第五版でキューブの形跡は完全に消えた。

他方のユーザーズガイドシリーズでは、初版の表紙に描かれた三本の柱が読者の三段階の学習を象徴することになっていたのだが[76]、第二版では断念されている。

教科書についてもう一点を指摘しておく。『臨床疫学』シリーズでは巻末に、重要事項を記した持ち歩けるカードが添付されている（図2－3）。

右図のようにベイズの定理を作図によって適用する道具なら持ち歩くのもわかるが、ほかのカードのほとんどは、論文の読みかたについてのルールをただテキストで列記したものだ。論文を読むときはいつもこのカードを取り出して見比べろと言うのだろうか？　研修医のポケットはほかにも重要な薬剤や検査値についてのメモであふれているはずなのだが。このカードは道具というよりも護符に似ている。

ファインスタインはマクマスターのやりかたと距離を保っていた。のちのインタビューではこう言っている。

マクマスターのギャング、彼らは本当にいいやつらなんだが、その

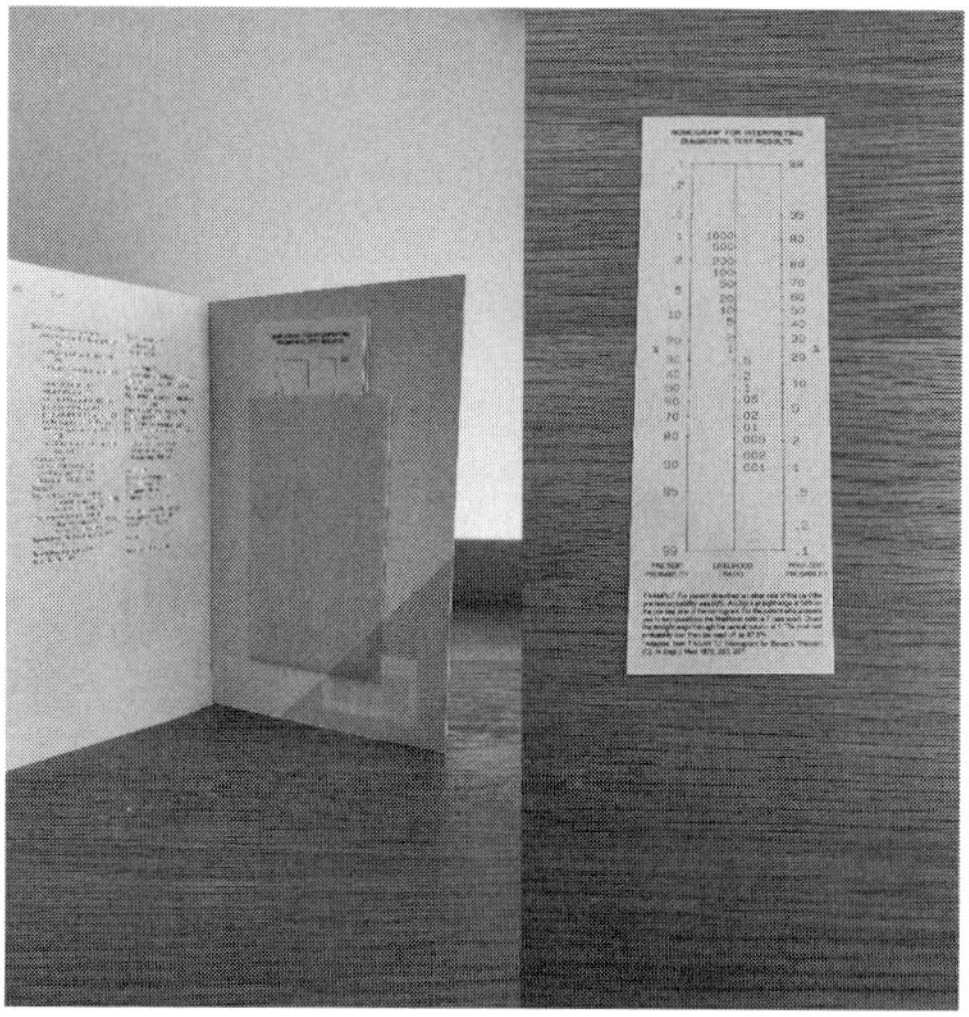

図 2-3：『臨床疫学』初版の巻末付録
背表紙に貼り付けられたポケットに収めたところ（左）と、そのうち１枚を取り出したところ（右）

一番悪いところは、私の考えでは、臨床疫学の名のもとで、ひとつの屋根の下にどこよりも多くの知性を囲い込んでしまったことだ。彼らはそれをすっかりだめにしてしまった。根本的な難しい課題を彼らはどれもこれもやり過ごしてしまった。臨床分類学を開発するという課題に取り組む代わりに、彼らはただランダム化試験を宣伝した。大規模ランダム化試験ができないときにはN-of-1ランダム化試験をした。ランダム化試験で答えが出ないときにはメタアナリシスをした。なんというか、ショックだね。[77]

このコメントは一九八〇年代以降の実証的アプローチの行き詰まりを簡潔に描写している。大規模RCTとメタアナリシスは検出力を高める努力であって、RCTによって示そうとする差、すなわち進歩の幅がますます小さくなったことに対応しようとするものだ。ファインスタインが一九六〇年代に示した宿題は、精密な測定の前にまず何を計るかを明確にせよというものだった。マクマスターをはじめ世界の医師たちがこの宿題に回答しようとして二〇年ほどが過ぎたのだが、出題者の評価は不合格だった。代わりに「ランダム嗜好症(randophilia)」の診断が下された。ただし、マクマスターが「ただランダム化試験を宣伝した」という表現にはいくらかの留保が可能だろう。『臨床疫学』はむしろ診断に多くのページを割いている。RCTが主題的に現れるのは「七．最善の治療を決定する」と「九．治療が害をなしたかどうかを決定する」の二章だけだ。このバランスは『エビデンスに基づく医学』にも受け継がれている。それが逆転するのは、ガイアットが主導した『医学文献ユーザーズガイド』以降のことだ。『臨床疫学』のほうも、初版には「臨床医学のための基礎科学」という副題があり、ガイアットが編集に加わった第二版でも同じだったが、第三版の副題は「臨床実践の研究の方法」に変わっている。古い副題は明らかに、基礎科学と応用科学の相互依存性を指摘したファインスタインのフレーズ[78]を引き継いだものだが、新しい副題にファインスタインの記憶は残っていない。

広がる影響

ファインスタインの著作の影響は英語圏にとどまらなかった。デンマークのヘンリク・ウルフはその代表と言えるだろう。ウルフは一九七三年にデンマーク語で書いた『合理的診断と治療』および一九七六年に刊行されたその英語版において、ファインスタインの臨床分類学の思想を批判的に継承している。ウルフの考えでは、我々はある病気を観察するのではなく、その病名で呼ばれる患者を観察することしかできない。すなわち、ある病気を厳密に定義しようとして典型的な患者を集めようとした時点ですでにその診断が正しいという保証はないし、ほかの典型的な患者集団を取りこぼしている可能性もある。定義がまちがっている可能性があるのだから、診断技術の変化によって定義が変わることもありえる。また同じ病気の特徴そのものが、新しい治療の発明によって、あるいは説明のつかない地理的・時間的差異によって、大きく変わりうる。したがって臨床分類学は『臨床的判断』から想像されるような普遍的なものではありえず、ただ治療の効果を最大化するための便宜上のものとならざるをえないし、つねに更新されなければならない。[79]

ウルフの論点の多くは説得的だが、病気の特徴がわけもなく変わるという現象については、若い読者にはなじみがないかもしれない。ウルフは消化性潰瘍を例にとっている(これは現代の読者ならアスピリンの濫用とかヘリコバクター・ピロリの感染率によって説明しようとするかもしれない)が、ほかの例も挙げてみよう。コクランは一九七二年の『効果と効率』で、一九五九年から一九六九年にかけてのイングランドとウェールズの主な死因についての死亡率の統計(表2-2)を参照している。

消化性潰瘍による死亡は少し減っている。虫垂炎による死亡が半減したのは治療の普及によるだろう。結核も同じと言いたいところだが、トマス・マキューアンが待ったをかけるかもしれない。肺癌や血栓症による死亡が増えたのは検出の増加によるかもしれないし、逆のことが「高血圧性心疾患」に起こったのかもしれない。どのパターンによっても説明がつかないのが、甲状腺中毒症による死亡の急激な増減だ。これは死因がはっきりしない場合のワイルドカード的な診断名の流行り廃りを反映しているのかもしれない。そもそも現代の感覚からすれば、甲状腺中毒症がこの表の中にあること自体が異常だ。こうしたあらゆる変化によって、それぞれの病名の意味は時代ごとに移り変わっている。

表 2-2：イングランドとウェールズにおける 1959 年から 1969 年にかけての死因別標準化死亡比の推移
主要な死因の増減が読み取れるが、「甲状腺腫の有無を問わない甲状腺中毒症」の推移は説明しにくい。

The National Health Service

TABLE 3.3. *Standardized Mortality Ratios (base-year 1968 = 100) for selected causes of death, 1959–69, in England and Wales*

Cause of death	*Sex*	*1959*	*1961*	*1963*	*1965*	*1967*	*1969*
Tuberculosis of respiratory system	M	228	191	170	123	108	76
	F	214	188	142	121	115	68
Malignant neoplasm of cervix uteri	F	110	106	104	102	101	99
Thyrotoxicosis with or without goitre	M	260	195	142	179	188	206
	F	156	147	134	107	108	86
Hypertensive heart disease	M	173	159	142	117	103	100
	F	181	171	150	118	101	96
Peptic ulcer	M	125	115	110	97	90	96
	F	110	105	108	88	96	99
Appendicitis	M	220	180	146	134	106	96
	F	166	170	149	133	107	96
Malignant neoplasm of trachea, bronchus, and lung	M	84	88	93	97	99	102
	F	63	72	78	86	96	102
Malignant neoplasm of breast	M	83	106	91	102	113	99
	F	92	96	97	97	101	103
Diabetes mellitus	M	70	83	85	88	89	101
	F	82	97	91	99	95	101
Ischaemic heart disease	M	83	89	98	98	95	100
	F	90	95	100	93	94	98
Venous thrombosis and embolism	M	57	69	82	87	100	103
	F	56	70	83	87	96	104
Cirrhosis of liver	M	91	106	99	100	92	105
	F	94	98	93	96	96	109

Source. Extracted from Table 9, *Registrar-General's Statistical Review of England and Wales 1969*, Part 1.

　ウルフは疫学と臨床のあいだにある原理的な溝を強く自覚していた。「疫学者は集団の中の病気を研究する。『臨床疫学』という言葉は、彼らが患者個人に現れる形での臨床上の問題を分析する資格も併せ持つことを暗示している。事実はそうではない。我々は中立的な『臨床理論』という言葉のほうがよいと考える」[80]。この言葉は、臨床疫学に関わった人のほとんどが意図してかしないでか見過ごしている点を鋭く指摘している。

ただし同じことはウルフ自身についても言えるはずだ。すなわち、生理学と身体診察と臨床検査をいくらうまく使いこなしても、診断と治療という枠組みそのものが、目の前の患者に似た誰かについての知識を恣意的に当てはめることにほかならないのであって、「患者個人に現れる形での臨床上の問題を分析する資格」など臨床医にも、誰にもない。これは言い換えれば、医師が医師であるかぎり、カントが言うように個人を誰とも比較することなく尊重することなどできないということなのだが、臨床家はしばしばカント的倫理に叶わぬ憧れを抱いて自分を見失う(見失わなかったのはたとえば、白昼堂々「三重の関心」と言い放ったナイチンゲールだ)。ウルフは哲学に傾倒し、一九八六年には『医学の哲学』を書いた。同年の論文では、一九八一年の『合理的診断と治療』第二版に倫理についての考察を加えたことについてこう言っている。

臨床医の最低限の要件として、複雑な道徳的問題を合理的に議論できること、すなわち、自身の基礎的な道徳的信念を言葉で表し、目の前の問題を詳細に分析し、事例における事実と倫理的分析の両方において自身の判断を防衛する能力を期待してよいかもしれない。[81]

唯名論者のウルフらしく、着地点を「防衛」に置いていっけん現実味を確保しているようでもあるが、明らかに、このような議論が成立するのは道徳的信念に重要な違いがない人のあいだだけであって、「防衛」の実態はない。それは議論するまでもなく合意されるであろうことを難しく言っているだけだ。そして、臨床医のほとんどがそのていどの能力も持たないのだから、「最低限」としたのはウルフの願望でしかない。

なお、『合理的診断と治療』はロバート・フレッチャーとスザンヌ・フレッチャーの『臨床疫学要説』よりも前だが、コクランの『効果と効率』よりあとだ。この前後関係はあまり重要でない。臨床実践の質を向上させることを主な目的としたファインスタイン、ウルフ、フレッチャーの系譜的関係は明らかだが、国家事業としてのNHSの生産性向上を主眼に置いたコクランとは若干の距離がある。だからウルフはコクランを参照していない。代わりにここで触れておかなければならないのは二〇〇〇年に『合理的診断と治療』の第三版がウルフとピーター・ゲッチェの共著として書かれた点だ（二〇〇七年には同じく共著として第四版が出ている）。ゲッチェは一九八七年のBMJの論文[82]など、自身の前職でもある薬剤の評価について、方法論上の考察を含む多くの論文を書いていた。一九九三年にはコクラン共同計画の発足に加わった。古典的名著の共著者になったことは、ゲッチェの実績を雄弁に証明するものだったし、ファインスタインの系譜とコクランの系譜が合流した点とも言える。そして実際のところ、ゲッチェの感性はコクランよりもファインスタインに近かったのかもしれない。

やがてほかの場所でも、医学と統計学の融合は進んでいった。一九八四年にダブリンのトリニティ・カレッジはペトル・シュクラバーネクを迎えた。シュクラバーネクとマコーミックが書いた一九八九年の『医学の誤解と愚行（Follies and Fallacies in Medicine）』は、統計についての誤りをわかりやすく解説し、六か国語に翻訳された。著者紹介文にはふたりがトリニティで「批判的吟味（critical appraisal）」を教えていたとある。トリニティにもマクマスターと似た性格があったのかもしれない。チェコから亡命してきたもと毒物学者、のちに毒舌とスキャンダルで記憶されることになるシュクラバーネクはまさにならず者だった。

臨床疫学運動は世界的に広がり実績を蓄えつつあった。ＥＢＭ運動がその実績を魅力的なキャッチフレーズによって独占しようとする前にも。

第二章　アーチー・コクランとイアン・チャーマーズ

ヒルの権威

北米でサケットとファインスタインが臨床疫学を熱心に教えていたころ、イギリスではロナルド・フィッシャーとその弟子筋にあたるヒル、またヒルに教わったコクランが影響力を発揮していた。そしてコクランに刺激されたイアン・チャーマーズが歴史的な業績をなしとげることになる。

ヒルの仕事を振り返っておこう。医学研究委員会（MRC）としてストレプトマイシン試験を行ったことがつねに挙げられるが、これはしばしば誤解されているように初のRCTではないし、この試験によってストレプトマイシンがよりよく効くようになったとか、よりうまく使えるようになったわけでもない。次にリチャード・ドールと、のちにリチャード・ピートーの協力のもとでなされた、タバコと肺癌の関係についての疫学研究がある。ここでもコホート研究の手法がそれほど真新しかったわけでもないし、タバコが肺癌を引き起こすことはすでに多くの研究が指摘していた。さらに『医学統計の原理』などの著書をつうじて臨床医の世界に統計の手法を紹介し、ヒルの九基準に代表されるように、その運用を指導した。ただし、RCTやメタアナリシスやN-of-1試験が心理学から、社会学から、あるいは薬剤規制から流入したように、隣接する分野との交流をつうじて医学と統計学の合流は進みつつあったから、ヒルがいなかった世界の医学を想像したとしても、やはりそこには似たような時代に似たような統計があるはずだ。

つまりヒルの役割は独創的な発明や越境というよりもむしろ象徴だった。その象徴的権威を強化したのが、恐ろしい結核に対する科学の勝利を(それがどんなに小さい勝利だったとしても)証明したとか、忌まわしいタバコの悪を(それがすでに周知であって、否定することは許されなかったとしても)科学の名の下に裁いたという正義の戦いだった。

タバコが悪徳とみなされることは、ヒルよりも、戦間期の多くの研究よりもはるかに古く、医学とは別の文脈から始まっている。一六世紀に新世界から持ち込まれたタバコがヨーロッパに広まったのはゆっくりとだったが、一七世紀のドイツではすでにタバコの臭いが迷惑だとする意見が書き記されている。対して、オランダの医師はタバコがペスト予防になると考えていた。タバコを万能薬とする信念は一七世紀にはかなり強かったようだ。にもかかわらず、一貫してタバコに否定的だったのが宗教界だ。一六四二年のウルバヌス八世の教書にはこうある。

一般にタバコと称されるハーブが、男女を問わず、それどころか牧師や聖職者さえもしっかりと虜にしており、——恥ずべきことに——神聖なミサの儀式の間でも、口や鼻からタバコを摂取することを止めようとしない。そのため、罰当たりにも、また敬虔な人々の大変な名折れにも、有害な煙で祭壇の織布を汚し、教会を病毒で穢している。[83a-b]

医学は「有害」とか「病毒」と言うべきかにまだ答えられなかった。だからこの一言は教会による決めつけとしか言えない。聖職者が快楽におぼれて教会の美観を犠牲にしているというスキャンダルは、中毒性のある悪魔の草のせいにする必要があった。さらには火災の危険などを理由に、トルコのムラト四世や敵対するペルシアは喫煙者をときに死刑で罰した。

つまり、タバコが健康に悪いという医学上の発見は、すでに満ちあふれていた反タバコ感情に格好の口実を与えたにすぎないのであって、仮にヒルの時代にタバコの健康上の利益が発見されたとしても(現代にもパーキンソン病などに対してタバコの利益を唱える説がある[84])、反タバコ感情を覆すことは難しかったはずだ。

ヒルが反タバコ感情に支えられて名声を高めたことに比べ、同志たち、特にファインスタインはずっとあとになってタバコにたたられることになる。

コクランと医療の価値

ヒルの教え子たちの中で、のちのＥＢＭ運動の背景となったのがコクランだ。コクランはロンドンで医学を修めたのち、スペイン内戦に、次いで第二次世界大戦に従軍する。自伝『ある男の医学』によれば、このとき医療資源がきわめて乏しい状況を見た経験が、医療の利益を検証する動機になったという。虜因期間の思い出がほかに二点ほど有名になっている。ひとつは限られた資源を使って比較臨床試験を行ったというものだ。

栄養不足状態が続いた捕虜たちには、しだいに強い浮腫が現れた。コクランはそれを低タンパク質血症によると考え、血液検査を求めたが許されなかった。苦し紛れにコクランは脚気の可能性を思いつき、脚気に有効と考えたイーストを私費で闇市から調達したうえ、イーストの効果をはかる試験を開始した。二〇人の患者が二群に分けられ、一方はイースト、他方はビタミンＣを、通常の食料に加えて与えられた。四日目までにはっきりとした差が現れた。コクランは試験の結果をドイツ人に説明し、イーストの配給などの要望を飲ませることに成功した。

この逸話はいくつもの点で興味深い。まず、東洋人の目には脚気治療の成功としか見えない一連の出来事を、コクランはむしろ否定的に解釈している。コクランの診断は回想時点においてもあくまで低タンパク質血症であり、脚気ではなかった。試験は苦し紛れであり、方便であり（ドイツ人への要望には食料配給の増量が含まれていた）、「イーストに含まれていたタンパク質が魔法の正体だ」とまで言っている。仮にコクランがタンパク質の配給にこだわりイーストを無視していれば、捕虜たちは脚気衝心で死んだかもしれない。現代の知識から見ると、タンパク質摂取不足が原因で低アルブミン血症による強い浮腫が現れるのはかなり末期的な段階に限られるため、コクランの想定はむしろ信じがたい。コクランは単に食料が偏ればどれほどたやすく脚気が現れるかを知らなかったのだろう。それでも試験は嘘をつかないし、逆に適切な試験が適切な結果を出したとしても、受け入れる理論が準備されていなければ、適切な理解はもたらされないのだ。

第二に、この試験はストレプトマイシン試験よりも前になされている。コクランがロンドンでヒルの講義を聞いたのは終戦後だ。つまり、イーストの試験が可能だったのはヒルに教わったからでも、ストレプトマイシン試験の論文を読んだからでもない。コクランが挙げている典拠はジェイムズ・リンドの壊血病の実験だ。しかもコクランの回想によれば、ドイツ人のひとりがリンドの実験を知っていた。それが交渉成功の一因だったというのだ。比較臨床試験のアイディアそのものは誰がどの時代に思いついても不思議のないものだし、最低限控えめに言って、一九三〇年代によく勉強した医師なら十分実践可能だった。

コクランの捕虜生活にあるもうひとつの逸話は、医師としての憐れみの心を示す。

ある夜遅く、ドイツ人たちは若いソヴィエトの囚人を私の病室に放り込んでいった。病室は満員だったので、私は彼を私の部屋に寝かせた。彼は死にかけ叫び続けていて、私は病室の人たちを起こしたくなかったからだ。私は彼を診察した。明らかに両側の肺に空洞があって、ひどい胸膜摩擦音があった。胸膜摩擦音のほうが痛みと叫びの原因だと思った。モルヒネはなく、アスピリンしかなかったし、使ってはみたが効果がなかった。絶望だ。そのころ私はロシア語をほとんど知らなかったし、病室にもわかる人はいなかった。私はやがて本能的に、ベッドに腰掛け、彼を腕に抱いた。叫び声はたちまちやんだ。数時間後に彼は私の腕の中で安らかに死んだ。叫び声の原因は胸膜炎ではなく孤独だったのだ。それは死にゆく人のケアについてのすばらしい教訓だった。私は誤診を恥じ、この話を秘密にした。[50]

この感動的な逸話がなければ、コクランはもっとデータ中心主義で冷たい人物に見えていたかもしれない。しかし戦時の体験は最終的に臨床への意志を失わせた。代わってコクランが集中したのが疫学だった。

ＭＲＣに加わったのち、初期の大きな仕事のひとつが、ウェールズの坑夫に広がる塵肺の研究だ。ロンザ川流域のロンザ・ヴァヒ（Rhondda Fach）地域は以後長らく疫学調査の舞台になる。一九四九年に始めたロンザ・ヴァヒの坑夫への聞き取り調査についてコクランは、「ＭＲＣのよく知られた呼吸器系の質問票の祖先と言えるかもしれない。私の考えでは、それはよく定義された人口集団に対して喫煙歴を質問した初の例だ」と言っている（ヒルとドールのタバコ・コホート研究は一九五一年に始まった）。坑夫たちの健康状態はデータベース化され、フラミンガム研究と同じように長期にわたって追跡された。[85] 当初は坑夫たちの肺に頻発する病気の正体がわからなかったが、疫学研究によって結核や喫煙との関連が排除され、塵肺の概念が成立していった。ファインスタインは喜んだだろう。

疫学での実績を認められたコクランはウェールズ国立医科大学で疫学を教えるとともに、ＭＲＣの内部でも台頭し、カーディフに疫学ユニットを創設させる。一九六〇年代のエピソードとして、心筋梗塞後の治療を病院で行うか在宅で行うかで比較したＲＣＴ[86]についてのものがある。当時現れたばかりの冠動脈治療ユニットは注目されたわりに実地からは相反する報告が出ていた。[87]

その段階での結果は名目上わずかに在宅で治療された群のほうが優れていた。もちろんその差はまったく統計的に有意ではなかった。私は多少の悪意を込めて2種類の報告書を作った。ひとつは試験の2群の死亡数を逆に書いたものだ。我々が委員会に行ったとき、控室で数人の循環器科医に結果を見せた。彼らは患者たちが虐待されているとどなった。「アーチー、我々はずっと君が倫理に反すると思っていた。その試験はすぐにやめないといけない……」。私はしばらくしゃべらせておいて謝り、本当の結果を見せた。彼らが同じくらい熱心に、冠動脈治療ユニットはすぐに止めるべきだと言うかどうかを試したのだ。死んだような沈黙が流れ、私はむしろ気の毒になった。なんといっても、彼らは医者仲間なのだ。[50]

これほど深い悪意を「多少の（rather）」と言ってのける人は、なるほど倫理に反するに違いない。中間解析が多重性管理の計画に含まれていたかどうかも気がかりなところだ。

さらに名声を高めたのが一九七二年の『効果と効率』だ。この短い本のメッセージは至ってシンプルだ。NHSは効率を高めなければならない。そのためには、RCTを活用して効果のない治療を排除し、効果のある治療を効率よく行き渡らせなければならない。このわかりやすい内容が多くの読者に訴えた。その中にイアン・チャーマーズがいたわけだ。のちにコクラン共同計画の創始者となるチャーマーズは、コクランと似た経験を持っていた。かつてガザの難民キャンプで二年間、国連職員として勤務したのだが、その動機は「イギリスがパレスチナ人を裏切ったやりかたに感じた恥」のためと自ら語っている。そしてその期間に医療介入が逆に患者の命を奪うかもしれないと思い知り、「懐疑病（scepticaemia）」に陥ったのだという。[88] 懐疑病という言葉はシュクラバーネクとマコーミックの『医学の誤解と愚行』に現れる造語だ。

ベストセラー『効果と効率』と同じころにもうひとつの重要な業績がある。心筋梗塞後のアスピリンのRCTだ。一九七四年にコクランとピーター・エルウッドほかMRC疫学ユニットの著者らはアスピリンが死亡率を下げることを示唆した。[89] しかし以後の報告では必ずしも再現されなかった。そこでコクランとエルウッドがメタアナリシスによって改めてアスピリンの有効性を確認し、一九八〇年にリチャード・ピートーが匿名で[90]ランセットの社説として報告した。

当時はアメリカ心臓協会が一九四八年の八〇〇例の観察研究から心筋梗塞後の抗凝固薬（ヘパリンまたはクマリン関連物質）の使用を推奨していたが、[91] あまり信用されていなかったようだ。[92] また、コクランとエルウッドは参照していないが、一九五〇年代にはすでにアメリカの家庭医のローレンス・クレイヴンがアスピリンの抗血栓効果に気付き、心筋梗塞や脳卒中の予防のためのアスピリン使用を唱えていた。多くの人にとって不運だったことに、クレイヴンは一九五七年に心筋梗塞で死んだ。[93]

コクランとエルウッドの調査不足を責めるべきではない。コンピュータで論文を検索することができない時代だったし、クレイヴンの論文[94 a-d]はNEJMやJAMAには載らなかった。すなわちピートーの言う「ただ結果が気に入ったというだけの理由で試験を選ぶ」ことをまさにコクランとエルウッドは(「アスピリンが命を救う」という点ではなく「それを発見したのが我々だ」という点において)していたのだが、それは意図せずなされうることだったし、仮に意図していたとしても誰にも指摘できないのが当時の情報環境だった。エルウッドは一九九七年の本でクレイヴンの例に触れているが、今度はメタアナリシス(一九八七年のピートーの講演では「概観」と呼ばれたもの)の歴史について大風呂敷を広げている。

アスピリンについての早い時期の研究は、エビデンスの「概観」の発達に関与し、コクラン共同計画のコンセプトに間接的に貢献した。[95]

前述のとおり、メタアナリシスが心理学から社会学など幅広い領域に広まったのも、ランセットの論文でデータの合成がなされたのも、コクランとエルウッドのメタアナリシスより前だ。さらに後述するとおり、コクラン共同計画の創始者であるイアン・チャーマーズが自身初のシステマティックレビューを書いたのもそれより前だ。

このころの医学が、手短に言えばほとんど当てずっぽうだったことは繰り返し強調しておく必要がある。一九七六年に、疫学の大御所カー・ホワイトがニュージーランドのウェリントンで講演したとき、「臨床医の介入のうち害よりも利益を多くなすという客観的な証拠に支持されるものは15%から20%ほどしかない」と発言した。言い終わらないうちにコクランが遮って言った。「カー、君はなんて嘘つきなんだ。10%もないのは知っているだろう」[96]。のちのホワイトの回想[97]によれば、一五%という数字は一九六三年の論文[98]に基づいていた。ある調査で処方された薬剤の効能と処方意図が一致したのは九・三%、「おそらく」有益と見られたのが二二・八%、「有益でありうる」が二七・二%、「希望的(hopeful)」が二八・二%、「プラセボ」が八・九%だった。だからホワイトは一〇%と言ってもよかったのだが、聴衆を驚かせないように一五%にとどめておいたのだという。

同じころのコクランの仕事として、大いに物議をかもした一九七九年のワイン論文[99]がある。ワインが健康的だという想像は一九世紀の医師クリストファー・ローソン・ペンフォールドやヘンリー・ジョン・リンデマンにもすでにあり(その結果、彼らの名前を冠したワインはいまでも飲まれていて)[100]、珍しいものではなかったはずだが、コクランは改めてヨーロッパなど一八か国の死亡

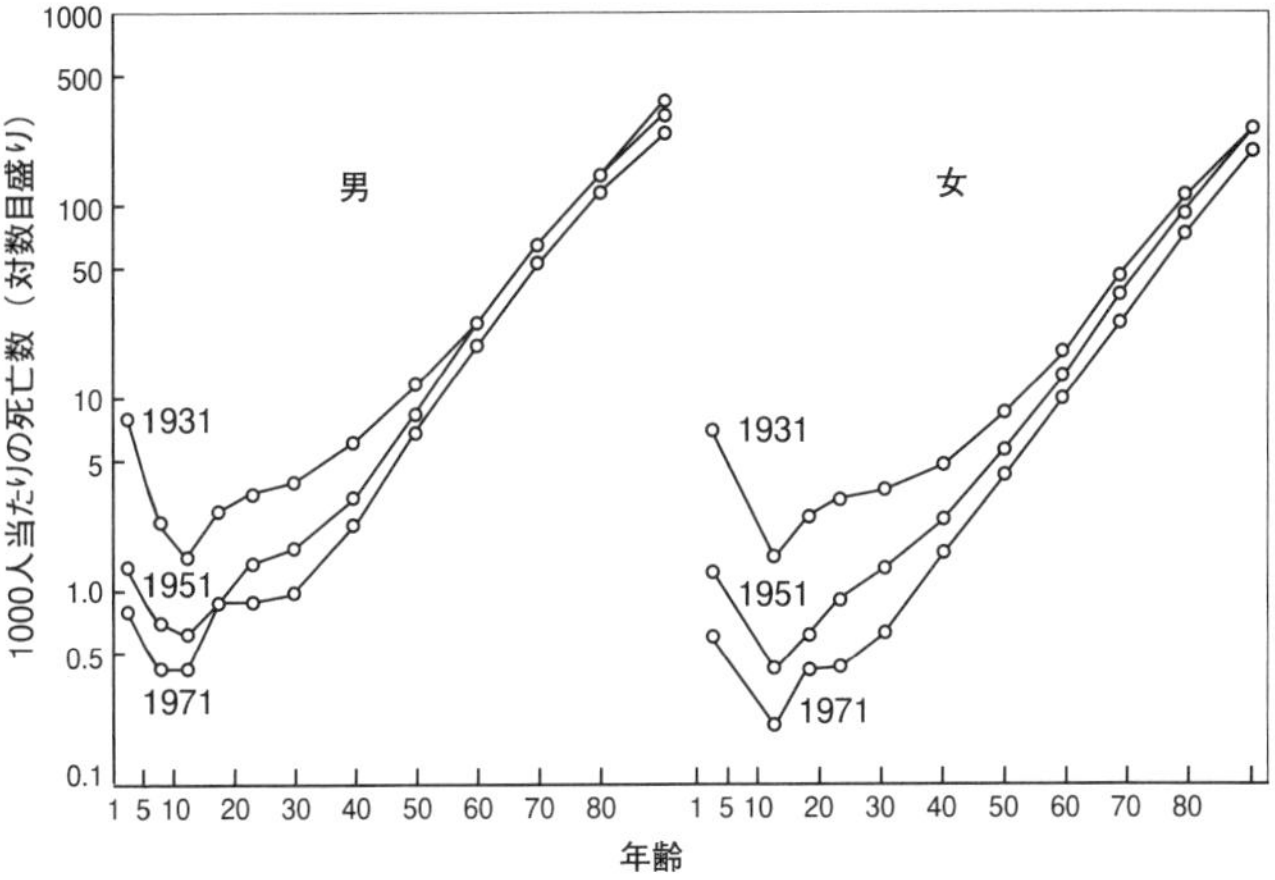

図 2-4：1931 年から 1971 年にかけての、イングランドとウェールズの男女別年齢階級別死亡率

率とワインの消費量に強い負の相関を指摘した。この論文は長く続く飲酒論争につながった。それはむしろコクランのすでに確立された名声が可能にしたと言うべきだろう。

コクランの嘲弄

アスピリン研究によって名声の頂点に達したコクランは、一九七八年の『二〇〇〇年に向けた医学[101]』で思わぬ影響を与えることになる。

この講演の記録には、あまり引用されないのだが、コクランの立場を明瞭に表現する図が冒頭で現れる（図2－4）。イングランドとウェールズの男女の死亡率は、一九三一年から一九五一年のあいだに下がったが、一九五一年から一九七一年までの変化はその前に比べると小さかった。医療費は時代を下るにつれて多く投入されたのだが、そのぶん多くの人が救われてはいないというこの事実に、コクランはマキューアンの議論を接続する。死亡率を決めるのは医療よりも十分な食料と衛生的な環境だというのだ。だとすれば、『効果と効率』の主張のとおり、医療は厳しく検証して無駄を省かなければならない。さらに詳細をコクランは議論していないが、中高年の死亡率は全期間をつうじてあまり変わっていないのであり、この年齢層に多くの医療費を投じても恩恵は少なそうであり、子供や若い成人にはまだ介入の余地が多そうだという点もたやすく読み取れる。

きわめて有名になった次のフレーズは、こうした文脈から発している。

各分野において重要なランダム化比較試験の要約が整備されていないことは、我々の専門性を深刻に問う事態である。

この引用を含む一連の発言が、産科医チャーマーズに大事業を構想させることになる。チャーマーズにとって屈辱的だったことに、コクランは診療科別の疫学利用の状況を概説して、結核治療に最優秀の「ブラッドフォード」賞を、産婦人科に最下位賞を与えた。理由も引用しておこう。

その分野は1960年代に最初の機会を逸した。低リスクの妊婦を家にいさせるか病院に閉じ込めるかでランダム化をしなかったのだ。続いて子宮頸癌検診のランダム化を断固として拒否し、全世界に悲惨な結果をもたらした。次にほとんどすべての妊婦を入院させることで空きベッドを埋めたうえ、産科医たちは産前産後のケアと分娩のルーチンの中に高価な新発明をごっそりと持ち込み始めた。きちんと評価することはいっさいなしでだ。そのリストは長いのだが、一番まずいのが分娩誘発、超音波検査、胎児モニタリング、胎盤機能検査だ。その分野は1976年に新生児の数は20パーセント少なかったのにコストを20パーセント多くかけたことで頂点に達した。G&Oというのは婦人科（gynaecologists）と産科（obstetricians）のことだが、「評価なしでGO！」という意味にしてもいいのかもしれない。

コクランが挙げた悪事のうちいくつが現代までに解消されたのか、筆者には確信がない。だからチャーマーズが仲間の辱めを雪《すす》ごうとするなら、子宮頸癌検診のランダム化試験をしてもよかったはずだが、業界ぐるみで妨害されたものを覆すのは容易でない。代わりに実現したのは医師全体に投げかけられた宿題のほうだった。

チャーマーズは一九七九年に胎児モニタリングを題材に自身初のシステマティックレビュー[102]を書いた。そのための研究費の調達にはコクランが協力したのだが叶わず、WHOからいくばくかの出資があった。チャーマーズは国立周産期疫学ユニットの初代ディレクターになった。そこではマクマスター大学の産科医マーレイ・エンキンの協力のもと、周産期におけるRCTの登録事業がなされた。エンキンとチャーマーズが編集して一九八二年に刊行された『産前ケアにおける有効性と満足度[103]』がその成果だ。WHOの資金によりマイクロコンピュータが導入され、試験レジストリは電子化されて成長を続けた。[104]データベースそのものが一二枚のフロッピーディスク[105]に格納されて販売されたし、[106]一九八九年には大著『妊娠と出産における有効なケア[107]』（以下、『有効なケア』）に結実した。上下巻合わせて一五〇〇ページのこの本には途方もない労力が費やされている。PubMedもGoogleもEメールもない時代だ。チャーマーズらは二五〇の医学雑誌を手でめくって三〇〇〇の論文を集め、一八か国の四万人を超える産科医と小児科医に手紙を送り、[108 a-b]論文著者から未刊行のデータを求めた。九八人の著者がそれをまとめた。著者一覧にはダグラス・アルトマン、トマス・チャーマーズの名前があり、謝辞ではイングランド保健省、WHO、ロックフェラー財団などの団体のほか、ミュア・グレイ、ガイアット、ヒル、ピートー、サケットが挙がっている。巻頭にはコクランが短い序文を寄せた。コクランは一九七九年のみずからの発言に言及したうえ、「いまや私は産科から最下位賞のそしりを取り下げるのに露ほどのためらいも感じない」と書いている。さりげなく婦人科は最下位のままにしているところと、産科が最下位でなければ下から何番目かは伏せているところがコクランらしい。アメリカのファインスタインが突きつけた手厳しい不合格宣告とは対照的だ。コクランはその序文が公刊される前に死んだ。『有効なケア』はまさに先端のプレイヤーを束ねた国際事業であり、臨床データのシステマティックレビューに基づく教科書として記念碑的な前例となった。

当然の結果として、同じことをほかの分野にも拡大することが期待された。一九九二年にイアン・チャーマーズはまさに「すべてのランダム化比較試験は登録され報告されるべきだ」という副題の論文[109]を公表する。同年一〇月、NHSに所属する機関として、コクランセンターが創設される。チャーマーズはオックスフォード市ミドルウェイにあった「もとはオリヴァー&ガーデンのケーキ工場だった、飾り気のない、三階建ての、赤レンガ造りの建物」に事務所を置きたいと考えたのだが、コクランセンターの予算では賃料を払えなかったため、グレイの助力を得て予算を確保した。

長く使われることになるロゴ(図2-5)はこのころ作られたようだ。

このロゴはフォレストプロットを円で囲んだ内部と、その外を囲うふたつのC、すなわちCochrane Centre の頭文字から成る。フォレストプロットはメタアナリシスを図示したものだ。七本ある水平線のそれぞれが個々のRCTによる効果の推定値の信頼区間を、その下にあるダイヤモンドが合成された推定値の信頼区間を示す。垂直の線は効果ゼロの水準を示し、ここでは左側が利益を、右側が害を示す。ひとつのRCTだけでは統計的に有意な利益が示せないこともあったが、それらを合成したダイヤモンドは見事に垂直線から離れて左側にある。すなわち上の七件のRCTの結果すべてを総合することで統計的に有意な利益が示された。

ロゴに使われたフォレストプロットについて、チャーマーズはこう説明する。

センターのロゴの一部は周産期の副腎皮質ステロイドについての最初の七件の試験の結果を示している。私は不注意で、この期間に刊行されていた八番目の試験を見逃した。それはたまたまほかの七件のひとつとまったく同じ信頼区間になっていたので、我々はダブ

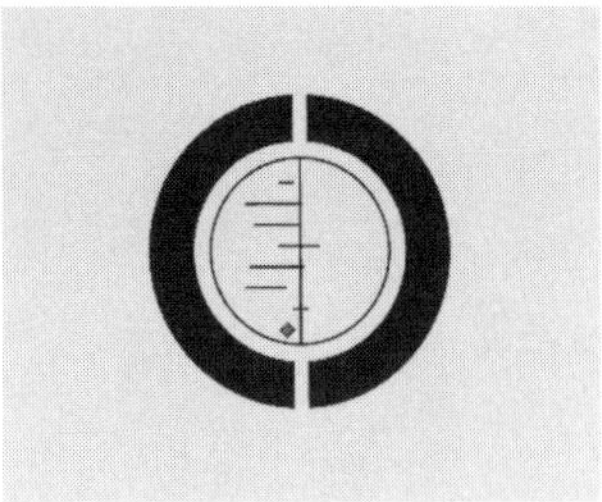

図 2-5：初期のコクラン共同計画のロゴデザインの細部を修正されつつ現在まで使われている。

ルカウントをしていたのだと思ってしまった。我々がステロイドの試験を使った理由は、リギンズとハウイーの試験からの十年間で、それが新生児死亡を減らすために非常に重要な方法だという明白なエビデンスがあったのだと示したかったからだ。[110]

この事実はスキャンダルと言えるかもしれない。論文に載っていないデータを含めてすべての研究結果を集めるために多大な労力を費やしたことで信頼されたグループのロゴが、ケアレスミスでまるまる一件の試験のデータを飛ばしているのだ。『有効なケア』に収められた無数のメタアナリシスに同様のまちがいがないと確信できるだろうか？

しかもチャーマーズの説明でさえ明瞭でない点がある。『有効なケア』[111]にはまさに早産の際に出生前のステロイドが早期新生児死亡を減らすとしたフォレストプロットが載っていて、一九九〇年に同じ著者の名前で刊行された論文にも同じものが載っている（表2－3）が、この図がロゴとはあまり似ていないのだ。

まず、この時点ですでに七件でも八件でもなく一二件の試験からデータが採用されている。とすれば「最初の七件」を選んだのは「リギンズとハウイーの試験からの十年間」に対応するのだろうか？　一〇年間なら一九八一年の試験を含めて九件あるが、何かの理由で一九八〇年までにと

表 2-3：『妊娠と出産における有効なケア』および 1990 年の論文にあるメタアナリシス

研究	治療群 *n*	(%)	対照群 *n*	(%)	オッズ比（95%信頼区間）
Liggins & Howie (1972)	36/532	(6.77)	60/538	(11-15)	0.58 (0.38-0.89)
Block *et al.* (1977)	1/69	(1.45)	5/61	(8-20)	0.22 (0.04-1.12)
Schutte *et al.* (1979)	3/64	(4.69)	12/58	(20-69)	0.23 (0.08-0.67)
Taeusch *et al.* (1979)	5/56	(8.93)	7/71	(9-86)	0.90 (0.27-2.96)
Doran *et al.* (1980)	2/81	(2.47)	10/63	(15-87)	0.18 (0.05-0.57)
Teramo *et al.* (1980)	0/38	(0.00)	0/42	(0-00)	1.00 (1.00-1.00)
Gamsu *et al.* (1989)	14/131	(10.69)	20/137	(14-60)	0.70 (0.34-1.44)
Collaborative Group (1981)	36/371	(9.70)	37/372	(9-95)	0.97 (0.60-1.58)
Morales *et al.* (1986)	7/121	(5.79)	13/124	(10-48)	0.54 (0.22-1.33)
Papageorgiou *et al.* (1979)	1/71	(1.41)	5/75	(6-67)	0.27 (0.05-1.36)
Morrison *et al.* (1978)	2/67	(2.99)	7/59	(11-86)	0.26 (0.07-1.03)
Schmidt *et al.* (1984)	5/34	(14.71)	5/31	(16-13)	0.90 (0.24-3.42)
代表オッズ比					0.59 (0.47-0.75)

どめたとすれば八件であり、そのうちいくつかは「まったく同じ」と言わないまでもかなり互いに似た数値を示している。しかしそうだとしても、論文で上にある四件のデータはロゴの水平線と似ているが、五番目以降の対応がはっきりしない。わずかに中立の線をまたいだ五番目がPapageorgiou et al. (1979)で、はっきり有効としている六番目はDoran et al. (1980)だろうか。しかし七番目の、中立近くで狭い信頼区間を示したものが見当たらない。Teramo et al. (1980)はゼロ点だけなので、これを表現しているなら美的観点からデータを曲げたことになる。二〇

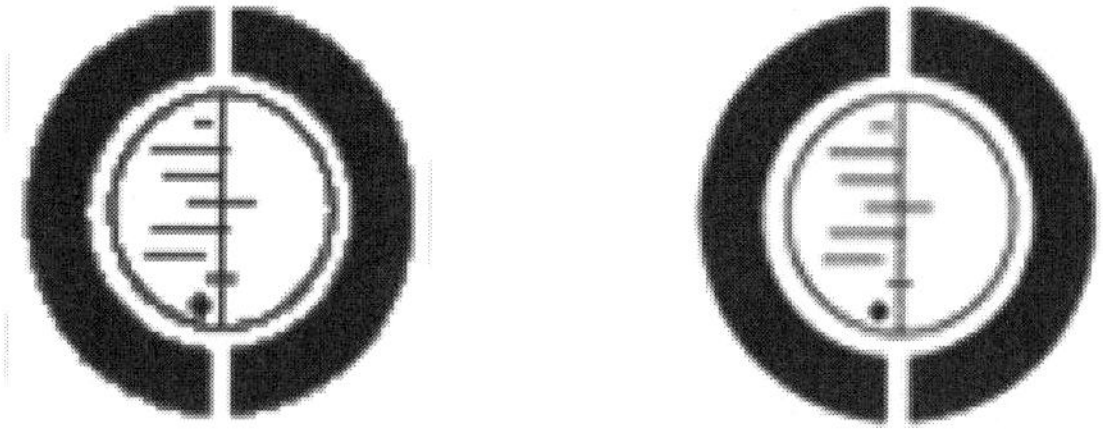

図2-6：コクラン共同計画の公式ウェブサイト（http://www.cochrane.org/）に掲載されたロゴの変化
左は2003年12月、右は2006年5月のアーカイブから。

〇三年一一月ごろに更新されたロゴでは七番目の線にほかと違った修飾がある（図2－6左）ので、やはりこれはゼロ点だけの信頼区間を表現しているのかもしれない。だとしても、その修飾は二〇〇六年五月ごろにはまた消えてしまうのだ（図2－6右）。

こうした細かい点が仮にまちがいだとしても、チャーマーズと『有効なケア』、そしてコクランレビューの信頼性にはほとんど影響ないだろう。ロゴのデザインなど、「フォレストプロットのイメージを使った」と説明されれば十分であって、それが実際のメタアナリシスと一致しなくてもよい。『有効なケア』はまちがいなく偉業だが、それは全体像を示したからであって、あらゆる細部にわたって完璧だからではない。そのことをこそ、コクランセンターの誤ったロゴは教えている。こうとらえるなら、由緒正しいステロイド療法の発見とコクランレビューの権威を結びつけるのも、逆にコクランレビューの実績からステロイドの意義を強調するのも、ともに誤りだ。

ピートーが言うとおり、そもそもメタアナリシスは小さい差をかき集めようとするものだ。ステロイドをめぐって試験が繰り返されなければならなかったのがまさに、ステロイドによる利益はあっても小さいからだ。たしかにこのメタアナリシスはいくたりかの新生児を救ったかもしれない。しかし、メタアナリシスがなされなくてもステロイドを使う医師はいたし、なされたあともステロイドを使わない医師はいた。児の死亡率を決める要因がステロイドのほかにも無数にある中で、ステロイドの効果は全体像を劇的に書き換えるほどではなかった。

コクランセンター創設の翌年に、世界各地に拠点を有するコクラン共同計画が立ち上がる。命名は気軽な思いつきだったようだ。

コクランセンターが一九九二年に創設されてからほどないころの様子をグレイは回想する。チャーマーズがある土曜日の朝に彼に電話をかけて「会いに来てくれ」と言った。グレイの説明によれば、到着したときにチャーマーズが言ったことはこうだ。「いいことを思いついた。コクラン共同計画（Cochrane Collaboration）を作ろう」。そして朗報があるという。「ロゴだよ。CCで同じロゴが使える。カネがかからないよ」[112]。

コクランセンターの立ち上がりは順調だった。一九九三年一月のランセットがすでに「Cochrane collaboration」と小文字のCでセンターの事業を紹介している。[113] スウェーデン医療技術評価協議会から三年間にわたって毎年二万五〇〇〇ポンドが提供されることになった。[112]「1992年末にコクランセンターを開いてから数か月で、全世界の人たちがその狙いに強い支持を表明してくれた」[114]ため、一九九三年八月にはブライアン・ヘインズがマクマスター大学にカナダ・コクランセンターを作った。[115] 同年一〇月にオックスフォードで第一回コロキアムと称して各国からの支持者七七人が集まり、その場でデンマークのノルディック・コクランセンター、USコクランセンターの創設と、コクラン共同計画の正式な発足が決まった。初代運営委員長として満場一致でサケットが選ばれた。[116] 最初の四か所のうちひとつだけ非英語圏のノルディック・コクランセンターは、コロキアムの参加者のひとりを初代ディレクターに迎えることになった。それは『妊娠と出産における有効なケア』には加わらず、製薬企業出身で、チャーマーズからもサケットからも独立したところで多大な実績を作りつつあったピーター・ゲッチェだった。

第三章　ＥＢＭの誕生：ゴードン・ガイアット（１９９１）

そもそもの始まりについて

現代の読者が「エビデンスに基づく医学」という言葉を聞くとき、それが一九九〇年代以降に始まったことは想像できないかもしれない。「実証的であれ」という命令には近代的な響きがある。一八世紀か一九世紀の言葉だろうか？　実際に、ＥＢＭ運動の前史をそのあたりから語り始める例は多い。だが本書が示してきたのは、実証という価値は普遍的であるからこそ、近代に独占されるものではないという事実だ。エビデンスに基づかない医学というものこそ、近代より前にであっても、ほとんど想像できないのだ。ならば本質的なのは言葉のほうであるはずだ。その点で、一九九一年の何気ない、たった一ページの論文は一章を割いて取り上げる価値がある。

アメリカでファインスタインが、カナダでサケットが、イギリスでコクランが疫学あるいは臨床疫学を広めた結果、一九八〇年代には臨床医が持っていた疫学への心理的距離はかなり縮まった。大規模ＲＣＴとメタアナリシスの時代が到来し、統計の初歩を理解することは臨床医にとっても必須になった。

だからわざわざ一九九〇年代にもなって、ガイアットが新しいことを始めたふりなどしなくてもよかったのだが、実際には臨床医のむしろ多数派が必須単位を取得しないままだったようだ。のちにガイアットが好んで語ったところによると、「エビデンスに基づく医学」という用語は、マクマスター方式の臨床研修プログラムの新しさを表現する言葉として考え出されたという。少し長いが、『ユーザーズガイド』の序文にある「そもそもの始まり」という節から引用してみよう。

1970年代後半、McMaster大学にいた臨床疫学者のグループはDavid Sackettをリーダーとし、Brian Haynes、Peter Tugwell、およびVictor Neufeldらがいたが、臨床雑誌をどのように読むべきかについて臨床医に役立つような論文シリーズを計画していた。このシリーズはカナダ医学会雑誌Canadian Medical Association Journalに1981年から連載された。この連載で提案されたエビデンスについての基本的なルールを応用することを、批判的吟味critical appraisalと呼ぶことを提唱した。批判的吟味を何年か教えている間に、このグループの面々は文献を読むだけではなく、むしろ実際の患者の問題を解決するためにその情報を使うように臨床医を励ますことの必要性と、また困難さを意識するようになった。[…]

1990年、私はMcMaster大学の内科学系レジデンシー・プログラムの研修責任者となった。[…]われわれは、このような臨床スタイルは今までと根本的に異なっており、この差異を表現するような正式な名前が必要だと考えた。

1990年春、この新しいスタイルの医療を実践するような医師を訓練するという使命感に燃えて、私は内科学教室のメンバーに研修プログラムの変更プランを提示したが、メンバーの多くは好意的ではなかった。この新しいアプローチの名前として私が提案したのは、科学的医学 scientific medicine であった。伝統的な医学的権威の源泉への挑戦に対しすでに敵意を持っていた者たちは、この用語に激怒した。とりわけ彼らが今まで科学的ではなかったという含意があったからであろう。われわれの医療実践の哲学に対し2番目に私が考えた名前、「根拠に基づく医療 evidence-based medicine」はぴったりの表現であった。

「根拠に基づく医療」という用語は1990年秋[…]レジデントたち向けのパンフレットに初めて現れた。そこから抜粋すると、

レジデントは日々の患者の診療において、診断治療および予後判定の技術の効用に対して「開かれた懐疑主義 enlightened scepticism」の態度を養うよう教育を受けます。このようなアプローチを私たちは「根拠に基づく医療 evidence based medicine」と呼びますが、『臨床疫学』

の本の中で述べられた原則にのっとっています。

すでに述べた根拠が示すとおり、この説明には多くの誤解を招く表現と、不明瞭ないし前後一貫しない主張が含まれている。そもそも「臨床疫学者」という身分が自明に存在することになっていて、サケットとファインスタインの貢献に(もちろんポールにも)言及がない。ファインスタインに至っては名前すら挙がっていない。臨床疫学の歴史を一九七〇年代後半から語り始めるのは勝手だが、マクマスターだけを見てもその前に一〇年近くある蓄積を自明視したうえで語られるのがEBMだとすれば、EBMとは臨床疫学のうちごく狭い範囲だけを指すと理解するしかない。それを「今までと根本的に異なっており」とするのは誇大だ。「批判的吟味」という用語にしても、これはごくふつうの英語でしかなく、PubMed で検索するだけでもサケットより前の多くの用例がヒットする。そしてガイアットは論文をどう読むかにこだわっているが、サケットやファインスタインが長年議論していたのは、論文ならどう書くか、それ以前にどのような研究をするべきかであって、CMAJのシリーズなどは、いわば生産者側から長年考えてきたことを消費者側から見える様相に翻訳したものにすぎない。だから、「文献を読むだけではなく、むしろ」という心境の変化は、ガイアットにはあったのかもしれないが、サケットやタグウェルのような指導者に当てはめるのはまったく原因と結果が転倒している。さらにマクマスターの臨床研修プログラムが「根本的に異なって」いるのは自明であって、講義をせず、「問題に基づく学習」を掲げ、学生が相互評価をするというきわめて特殊なスタイルに言及することなく、その中で論文をどう読むかだけを問題にするのはあまりに視野が狭い。「今まで科学的ではなかった」ことにされた人々が怒るのは当然だが、マクマスターの内部にいたと思わしいその人たちが誰なのかは明記されていない。このような揶揄で権威を見せびらかしておいて、「権威の源泉への挑戦」を自称するとはたいへんな勇気だ。最後に、突然『臨床疫学』（これはファインスタインの同名の本ではなくサケットの本のことだろう）が引き合いに出されるが、この本の目次で「臨床ジャーナルの読みかた」の章は全一四章のうちひとつでしかなく、ガイアットの以上の説明とは噛み合わない。

以上のとおり、ガイアットの言葉を信じるなら、「エビデンスに基づく医学」という言葉はほとんど口から出まかせのようなものだった。

この表記は論文としては一九九一年三月のACPジャーナル・クラブにはじめて掲載された。[117] ACPジャーナル・クラブは、アナルズの増刊として、一九九一年一－二月号から隔月刊のスケジュールで創刊された。編集部はマクマスター大学内に置かれ、編集長ブライアン・ヘインズ以下マクマスターの面々が編集者となり、[118] 創刊の狙いを説明した文章には「エビデンスに基づく結論（evidence-based conclusions）」という表現が現れる。[119] つまりは実質的にマクマスターの機関誌だった。出版を担当したのはカナダの出版社だ。それがACP（アメリカ内科学会）の名前で刊行されたことは、大なり小なりACPがマクマスターの価値を認め、アメリカの医師に広めたがったからと考えるしかない。当時のアナルズの共同編集長は『臨床疫学要説』のロバート・フレッチャーとスザンヌ・フレッチャーだった。だからガイアットは、学会公認の既定路線を追認するためにちょっと気の利いたキャッチコピーをあてがおうとしたにすぎない。その一ページの論文は独創的なものではない。むしろ意外なことに、統計学の技術には断片的にしか言及していない。先輩に質問する代わりに図書館で調べる、それも教科書に頼らず蔵書検索のできるコンピュータによって論文を調べるという点を強調して、EBMの特徴としている。言うまでもなく、先輩を当てにせず図書館で調べるていどのことは、独自の研究を行ってきたそれまですべての時代の人々が当たり前にやってきたことであって、それをしない人を名指したいなら、不勉強、間抜け、馬鹿、無知といった豊富な語彙がすでにあった。だからこの論文とともにEBMという言葉は忘れられてもよかった。

だが運命のあやがその言葉を延命させることになる。中心人物はガイアットではなく、当時JAMAの副編集長だったドラモンド・レニーだ。

ユーザーズガイド

レニーは回想する。

1980年代後半、わが親友David Sackettの招待に応じて、私はほかのSackett／JAMA共同冒険の可能性を討議するためにMcMaster大学を訪れた。それは病歴聴取と現在症診察を裏打ちするエビデンスを検討するシリーズであった。これらの討論に引き続き、一連の論文と系統的レビューが書かれ、当時のJAMA誌編集長であったGeorge Lundbergの熱烈な支持のもと、JAMA誌は1992年、「合理的な臨床診察」シリーズを出版し始めた。[…]そこで、1981年にカナダ医学会雑誌Canadian Medical Association Journalに出版され好評を博したリーダーズガイドシリーズをアップデートすることを考えていると聞いたとき、私はこの協同関係を利用して、彼らにそのシリーズをJAMA誌のためにアップデートして拡張するように求めた。Sackettとともに最初はAndy Oxmanと、後に（Oxmanがオスロにおける現在のポストにつくために去った後は）Gordon Guyattが主導してユーザーズガイドシリーズが生まれた。われわれは1993年にJAMA誌にこのシリーズの論文を掲載し始めた。[120]

このように、サケットの人気シリーズを途中から引き継ぐ形で、ガイアットに大きな仕事が回ってきた。ガイアットは一九九一年の『臨床疫学』第二版の編集に加わるなど、すでに重用されはじめていた。こうして書かれたJAMAのユーザーズガイドシリーズがガイアットの地位を国際的にも押し上げることになるのだが、多少の詳細を付け加えておく価値はあるだろう。

まず、ガイアットとレニーはともに省いているが、CMAJのシリーズとJAMAのシリーズのあいだにアナルズのシリーズがある。だからJAMAのシリーズは実質的に第三版だし、『臨床疫学』初版と第二版を入れれば四回目か五回目とも言える。それだけ繰り返すことができたという事実は、どんなに好評の論文も教科書も臨床医のほとんどは読まないことの証明かもしれないし、そうだとすればガイアットが一九九一年に描写した、図書館に行かない臨床医は実在したのかもしれない。

第二に、やはりガイアットとレニーがともに省いた、一九九二年のJAMAの論文「エビデンスに基づく医学：医学の実践を教える新しいアプローチ」[121]が存在する。これは一九九一年の論文を長くしたようなもので、著者はEBMワーキンググループとされ、EBM運動のマニフェストと位置付けられる。概要によれば「臨床実践と医学教育に対してエビデンスに基づく医学の影響は高まりつつある」。この抽象的な表現を嘘とは言いにくい。ついこのあいだまでエビデンスに基づく医学というものは存在しなかったところに、一ページとはいえ論文が出たのだから「影響は高まりつつある」のかもしれない。マニフェストとはそういうものだ。順当に、一九九三年のユーザーズガイドシリーズ第一報もこの論文を参照して、「新しいガイドは現実の患者の問題を解決するために医学文献を使うことにますます強い注目が求められていることに刺激されている。このことは『エビデンスに基づく医学』と呼ばれてきた医学実践のアプローチを反映し、日々の臨床上の問題に対して文献からの情報にアクセスし、それを要約し、当てはめる能力を含む。そこでリーダーズガイドは一式のユーザーズガイドに変身した」[122]と言っている。リーダーズガイドというのはＣＭＡＪのシリーズのことだ。「呼ばれてきた」という表現が面白い。刊行物の中でエビデンスに基づく医学という言葉を使ったことがあるのはほとんどガイアット自身だけなのだから、これは一人芝居だし、それでさえ現在完了形を使うほど長くも繰り返してもいない。だがマニフェストとはそういうものだ。

むしろ興味深いのは、一九九一年、一九九二年、一九九三年のそれぞれでＥＢＭの定義が変わっていることだ。一九九一年には先輩に相談することと対比されるのがＥＢＭだった。一九九二年には題名のとおり、ＥＢＭは教育と切り離せないものとされた。その内容については「エビデンスに基づく医学は直感、体系的でない臨床上の経験、また病態生理学的根拠を臨床上の意志決定の十分な基礎として強調することに逆らい、臨床研究によるエビデンスの点検に重点を置く」とある。一九九三年にはリーダーからユーザーへ成長したのがEBMということになっている。それはユーザーズガイドが本になったときの序文にも引き継がれている。仮想敵が先輩から生理学に、次いで読んでばかりで手を動かさない勉強家に変わったことになる。

あまりの矛盾の多さに読者を混乱させているかもしれない。先輩から教わるのはだめだと言った次の論文で教育をしろと言う。教育者が論文を読ませようとしたらそれもだめだと言う。それならACPジャーナル・クラブも失格のはずだ。さらに一九九一年には教科書がだめで論文が上位ということになっているが、のちのEBM運動は4S・5S・6Sピラミッドを代表として、個々の研究よりもその要約を上位に置いている。また一九九二年には生理学を強調しないと言うが、あからさまにファインスタインを敵に回すこの表現にもかかわらず、ファインスタインへの具体的な批判はなされない。「臨床研究によるエビデンス」を誰が作るかも不明だ。

さらに興味深い点として、一九九二年の論文にはEBMが「パラダイムシフト」をもたらすとする表現が現れる。ご丁寧にも『科学革命の構造』が参照文献に挙げられている。パラダイムが何事かに「基づく」と想定することはかなりの曲芸だが、ガイアットはその曲芸をやすやすとやってのけた。もちろんただちに不正確な用語法には指摘が入った。こちらも『科学革命の構造』を引用して、「革命を起こすというよりは、エビデンスに基づく医学というものは『あれこれの概念を、それらの原型である日常的で常識的な概念との類似性がしだいに薄れるようなかたちで洗練させていく[123]』ことをつうじてますます既存のパラダイムを発展させ専門化させることの例だと思えるだろう[124]」と的確に言っている。つまりファインスタインが言うような病気の科学的な理解というパラダイムはガイアットが言うていどのことではびくとも動かないのであって、むしろ疫学の利用によって若干の洗練を加えられた部分はより多くの専門用語に飾られるようになり、権威を集中させ、パラダイムシフトを難しくするということだ。EBM運動の未来の三〇年を先取りしたこの指摘に対して、ガイアットは「我々の論文の著者の一部が以前に自身を唯名論者とみなしていることから、読者はなぜ我々がドクター・クローリーの主張するパラダイムシフトの狭い、本質論的定義を受け入れないかをすみやかに把握するだろう[125]」と答えている。浅学の筆者には把握できない。たしかに『臨床疫学』第二版序文には「冠動脈疾患のような現実世界の状況に対する多様な定義を(それは徴候と症状によっても定義できるし、心電図、血清酵素、マクロ解剖とミクロ解剖、心室壁運動、放射性物質灌流、あるいは無症状の前駆徴候によってさえ定義できる)うまく扱おうとするなら、我々は論理と必要によって、『唯名論者』としてふるまうことを強いられている[126]」という記述がある。こちらの説明はファインスタイン的でもあるしウルフ的でもある。だがそれはけっして、冠動脈疾患の定義は論者がそのつど勝手に変えてよいという意味ではない（現実にはこのようなことが行われていたのだが、それは別の問題だ）。唯名論者であることは、多様な定義のうち特定のひとつを排除する理由にはならない。ガイアットがどのような論理と必要によってパラダイムシフトの定義を柔軟に運用せざるをえなかったのかは判然としない。かつ、唯名論とか本質論といった、本人にも意味がよくわからない哲学用語を持ち込むことはむしろ批判者の指摘の正しさを裏付けている。

こうした迷走の末にユーザーズガイドシリーズは始まった。「権威の源泉への挑戦」は、権威そのものであるJAMAすなわちアメリカ医師会（AMA）の後ろ楯のもとで上演された。結果は我々が知る大成功だ。誰もが認めるサケットの財産に、内容はないが勇ましさを誇示することだけは一人前のキャッチコピーと傷隠しの専門用語をふりかけ、JAMAの包装紙でくるめば、論文を愛する臨床医たちにはこのうえない魅力を発揮した。レニーに先見の明があったと言うしかない。振り返れば、EBMという言葉がアメリカの読者の知るところとなったのも、ACP公認のトップダウンの媒体をつうじてだった。

臨床疫学は、統計学という新しい観察と思考の技術を普及させようとした点において、啓蒙運動だ。そしてホルクハイマーとアドルノの『啓蒙の弁証法』が予言したとおり、あらゆる啓蒙はいずれ権威主義に終わる。一九九八年に全米保健機関すなわちWHOのアメリカ地域事務局から出た公式文書の中で、アメリカ公衆衛生協会元会長のミルトン・テリスはこう言っている。

ロックフェラー財団の人々は、相当な金を使って、このプログラム［臨床疫学の普及をはかる国際事業INCLEN］をアジア、アフリカ、ラテンアメリカに売り込んでいる。彼らは有望な人材を薬の試験に向かわせようとしている。ロックフェラー財団とロバート・ウッド・ジョンソン財団の「臨床学術」プログラムはどちらも、公衆衛生大学を疫病のように避ける。愚かなことだ。我々の目の前にある第三世界は飢饉、栄養失調、乳児下痢症、マラリアほかのあらゆる感染症とそれ以外の病気という悲惨な問題が山積みになっているのだが、この金はそっくり臨床試験に使われている。これらの財団は嘘の旗印のもとで動いている。彼らは疫学という言葉を誤用している。なぜか？　いまの世界に疫学がなしとげた偉業があるからだ。公衆衛生大学が疫学の教育と研究の明らかな中心だからだ。これは恐るべきことだ。彼らはメディカルスクールが支配的なままであってほしいのだ。臨床医が政治的権力を保っていてほしいのだ。保健サービスが臨床医の狭い専門的関心を侵害しないことを確実にしたいのだ。[127]

この観点から臨床疫学運動の歴史的意義を考えるなら、「医師が疫学を学ぶのはよいことだったか」ではなく「医師が疫学を学ぶことは、疫学者の助言に従うよりもよいことだったか」と問わなければならないだろう。ファインスタインの謎めいた発言は、この論点を示唆しているように見える。

サケットが提案したことと私が提案したことはまったく違っていた。完全に違っていた。私は**特定の知的領域**を提案していたのであって、その内容と臨床家にとっての課題を定義しようとしていた。サケットが提案したのは、臨床疫学というのはたまたま臨床家でもある人がやる古典的な公衆衛生疫学だということだ。馬鹿なことだと思ったよ。[128]

いわば、サケットの臨床疫学は、臨床上の変数を自明なものとして、単に統計学の手法を当てはめることを意味していた。それは疫学者の仕事の横取りにすぎなかった。ファインスタインがやろうとしたこと、つまり臨床分類学は、医師が目にする現象を変数として記述すること、すなわち測れないものを測れるようにすることだ。それは臨床家にしかできないことだった。右の発言はこのように理解できるのではないだろうか。ファインスタインは一九八五年の自著『臨床疫学』の序文でこうも言っている。

一九六六年に診断、予後、治療についての臨床研究の名前を考えていたとき、私は三〇年近く前にポールが『臨床疫学』を提案していたことを知らなかった。もし知っていたらおそらくこの題名を却下していただろう。なぜなら私が考えていた仕事は臨床医学に強く根ざしたものであって、公衆衛生疫学ではないからだ。[129]

こうした時代にＥＢＭ論文は書かれた。それは臨床疫学の寿命が尽きたことを告げていた。

第四章　コクラン共同計画の発展と情報化

初期の共同計画を支えた人々

我々は「なぜＥＢＭがこれほど叫ばれているのに医学は狂ったままなのか」という問いから出発した。技術面からの検討により、実証的アプローチの力はそれほど強くないことが確認された。そしてＥＢＭ運動の歴史を追ってきたところで意外な発見に出会った。ＥＢＭという言葉そのものが、最初から狂っていたのだ。それは医学を実証的にしようとする試みの蓄積になんら加えるところがないばかりか、それに逆行しかねないものだった。

だからこの先はあまり愉快でない話になる。しかし、現代に至る歴史はまだ半分ほどしか語られていない。残りの半分を見なければ、なぜＥＢＭによって医学がこれほど狂わされたのかを知ることはできないだろう。そこでまず、サケットが一九九四年にカナダを離れてイギリスに渡ったことに合わせ、我々の目もイギリスのイアン・チャーマーズから始まったコクラン共同計画に再び向けることにしよう。

コクラン共同計画は当初、北米での奇妙な流行とは別のところで展開した。オックスフォードのコクランセンターに集められるであろう大量の文献で床が抜けないかをグレイは心配したようだが、その必要はなかった。情報技術の爆発的な発達はすでに始まっていた。もう数千件の論文を手でめくる必要はないのだ。

アメリカ国立医学図書館（NLM）は文献目録『インデックス・メディクス』を一八七九年に創刊して以来手作業で更新してきた。[130] 一九六〇年代には電子化されたMEDLARS (Medical Literature Analysis and Retrieval System) が作られた。一九七一年には誕生してまもないコンピュータネットワークを利用して、MEDLARSが遠隔の図書館からアクセス可能になり、MEDLINE (MEDLARS Online) と名付けられた。まだワールド・ワイド・ウェブ（WWW）はもちろん、「インターネット」という名前もTCP／IPプロトコルもなかった時代であり、革新的なインフラ整備と言えるだろう。一九八六年にはMEDLINEのCD‐ROM版が登場する[131]などアクセスはしだいに改善されていき、一九九七年には検索エンジンPubMedがWWWで無料公開される。[132] つまり『有効なケア』までにMEDLINEはオックスフォードからも利用可能になっていたのだが、より完全なデータベースを求めてチャーマーズたちは一〇年近く手紙を書き続けていたわけだ。このころMEDLINEの検索機能はかなり頼りなく、手で比較的短時間に探せる範囲と比べても、何割かは見逃されていた。[133]

ここで一九八〇年代のメタアナリシスの普及に貢献し、『有効なケア』にも加わっていたトマス・クラーク・チャーマーズ三世、通称トム・チャーマーズ（一九一七－一九九五）の仕事を見ておこう。ここまで繰り返し登場させながら紹介できずにいた人物だ。この人はアメリカ人であってイアン・チャーマーズとの血縁はない。研究者としては肝臓の病気の研究から出発している。一九五〇年代には占領下の日本で急性感染性肝炎に対して安静臥床の効果を試すRCTを行った。[134] これは当時米軍に接収されていた京都第一赤十字病院で、朝鮮戦争の初期に治療された米軍の患者を対象としたものだ。ほかの研究とまとめて報告した論文の中で、「ワキザカ・ノリアキ医師」と「ハマダ・コウジ医師」ほか数十人の日本人人員が協力した旨が記されているが、日本ではまったくと言っていいほど記憶されていない。

チャーマーズは一九七〇年代までに退役軍人省（VA）と国立衛生研究所（NIH）に、次いでマウントサイナイ病院に勤めて多数のRCTを行い、多くの論文を書き、肝臓の病気について、また研究方法論についての権威になった。一九七五年にはライナス・ポーリングの悪名高いビタミンC療法に対してRCTで反駁を試みている。[135] RCTを重視したことの象徴として、「最初の患者をランダム化せよ」[136]という論文の題名もよく記憶されている。

メタアナリシスを取り入れることにもチャーマーズは熱心だった。一九七七年には心筋梗塞後の抗凝固薬について、既存の報告をコンピュータによる検索を活用しつつ収集し、データを合成して「特定された禁忌がないすべての患者は心筋梗塞による入院中に抗凝固薬を受け取るべきである」と結論している。[92] 一九八〇年のアスピリンのメタアナリシスよりも前のことだ。さらに一九九二年には、心筋梗塞後の静脈内血栓溶解薬（ストレプトキナーゼなど）についての累積メタアナリシスを報告している。[137] これは時系列で新しい試験が加わるごとにメタアナリシスを繰り返した結果を一覧させるものだ（もちろん多重性には格別の配慮が要る手法だが）。チャーマーズの結論によれば、遅くとも一九七七年には治療の有意な利益が示されていた。メタアナリシスですでに有意差がついたものが新しい試験によって覆ることは、このころまでに行われた試験の問題設定と方法においては、少なかった。そうなるには過去のすべての試験の参加人数の累計に匹敵するほどの試験が新たに行われ、しかも過去に概して示されていた結果とは逆方向の結果が出る必要がある。実際に、チャーマーズらの累積メタアナリシスでも一九七七年以降の結果は安定に向かっていた。これは一九七七年よりあとの試験が、よく計画されていれば不要だとわかったはずなのに、先行研究の把握が不十分だったため無駄に行われていたことを意味する。この問題意識は、試験の登録を呼びかけたイアン・チャーマーズときわめて近いところにある。トマス・チャーマーズが『有効なケア』の執筆陣に加わったことは歴史の必然だった。多くの人にとって不運なことに、トマスはコクラン共同計画の覇権を見届けることなく一九九五年に死んだ。

コクラン共同計画は一九九三年にオックスフォードで発足したのち、システマティックレビューのデータベースと、あらゆる分野に拡張された臨床試験のレジストリを作った。レジストリはCENTRAL（Cochrane Central Register of Controlled Trials）と名付けられた。成果物はコクランライブラリーと呼ばれ、CD－ROMなどの形で流通した。『有効なケア』などの画期的業績をつうじてコクラン共同計画の財産はよく知られていたようだ。一九九三年のうちにはMEDLINEの論文のタグ付けにコクラン共同計画から提供された情報が使われるようになった。[138]

初代運営委員長のサケットは、一九九四年にグレイの招きに応じてオックスフォード大学に移籍し、臨床疫学教授に任命された。またオックスフォード大学の教育病院であるジョン・ラドクリフ病院にEBMセンター（Centre for Evidence-Based Medicine）が開設され、サケットが初代ディレクターになった。[139]

コクラン共同計画の運営委員会は当初、主にイアン・チャーマーズと共同で研究をしてきた面々から成ったが、特記するべきなのがヒルダ・バスティアンだ。バスティアンは「消費者代表」として運営委員に選ばれていた。もとは一九八〇年代からオーストラリアで消費者運動に関わってきた活動家[140]で、医療資格は持っていなかった。一九九四年にUKコクランセンターの公式文書として「知識共有の力：コクラン共同計画への消費者の参加[141]」という声明文を書いた。一九九五年にはコクラン共同計画の協力者に向けたニュースレター「コクランニュース」の編集担当となった。[142] ニュースレターの送付先は世界各地にわたった。Eメールが普及途上だった時代のことだ。バスティアンはさらに、コクランレビューの概要から専門用語などを言い換えた「簡単な言葉の要約（plain language summary）」を作り、医学教育を受けていない読者層に訴えようとした。

コクラン共同計画が早い時期から注目されたため、BMJの編集委員フィオナ・ゴドリー（のちの編集長）からは一九九四年の第二回コロキアム（カナダのハミルトン、すなわちマクマスター大学の所在地で開催された）からまもないころに、やや不正確な認識に基づいた批判[143]があり、サケットが答えた。[144] のちに飽きるほど繰り返される、RCT偏重だとか独善的だといった議論に加えて、共同計画は知識の普及に熱心でないとゴドリーは主張した。これはほかの論点と明らかに食い違っているのだが、サケットが暴いているとおり、既存の医学誌を媒体としなかったことに対する嫌味だろう。CMAJやJAMAの人気者になったマクマスターとは対照的だ。サケットは共同計画がまだ発足からまもないことを理由に猶予を求めた。

急速に拡大した組織は、一九九五年にオスロで開催された第三回コロキアムでひとつの転機を迎える。ここに参加したジニ・ヘザリントンへのインタビューでは、「高価な飲み物」とか「誰かが立ち上がって運営委員会に向かい、『あなたたちは何者で、なぜずっとファーストネームで呼び合っているのですか？　デイヴ？　デイヴとは誰ですか？』と言ったこと」とか「オスロでものごとが醜悪になっていくさまに気分が悪くなって女子トイレで涙を流したのは彼女だけではなかった」「女性の貢献者の多くが隅に追いやられていると感じた」ことが証言されている。[145]

ファーストネームについて少しだけ脱線を許してほしい。コクラン共同計画にもEBM運動にも、ファーストネームを、またしばしばニックネームを使う文化がある。アーチボルド・コクランはアーチーであり、デイヴィッド・サケットはデイヴ、トマス・チャーマーズはトム、ダグラス・アルトマンはダグ、ゴードン・ガイアットはゴードだ。ゲッチェの本[146]によれば、二〇一八年の激しい対立の中でさえ、コクランの首脳部はニックネームで呼び合っている。このことをふまえると、ガイアットがジャンヌ・デイリーの、EBM運動の歴史を主題としたほとんど唯一の本でのインタビューに答える中で、サケットを敬称なしで呼んでいることは興味深い。

ときどきクリス［クリステル・ウッドウォード］は『ここは単一症例デザイン研究がいいね』と言ったものだ。われわれはみな『ありがとうクリス、じゃあ意味のあることを始めよう』と言った。彼女はこれを、たぶん、3回、4回、5回もいろいろな議論の中で言ったのだが、すると突然――実際、同じくらいの回数だけ――サケットと私にはこれが潜在的に応用できることがわかった。サケットは回診でまだまだ生焼けのアイディアをプレゼンして目立っていた。[147]

さて、オスロでの転機とは、サケットが運営委員長を退く決断をしたことだ。グレイに呼ばれて大西洋を渡ってきてからまだ一年ほどだったが、共同計画の民主的な運営が議論される中で、一部の意見はサケットに敵対的だったようだ。サケットは平和裡に退任を表明した。[148] このときサケットは有名な飛行機のたとえを語っている。コクラン共同計画は建造されながら飛んでいる飛行機のようなものだという。[116] その飛行機がのちにハイジャックされることを予期していたかどうかは、もはや知ることができない。

翌一九九六年の運営委員会で二代目運営委員長にクリス・シラジーが選ばれた。運営委員による互選の形がとられたが、対立候補が立てられなかったのでなかば自動的に当選となった。[149] シラジーは一九九八年に、やはり実質無投票で三代目のアンディ・オクスマンに交代[150]したのち、二〇〇一年に死んだ。

続々と登場する電子図書館

民主的に運営された共同計画を陰で支えたのが技術スタッフだ。『有効なケア』の編集の中で、データからフォレストプロットなどのグラフを出力する担当だったマーク・スターは、コクランライブラリーの技術的基盤を作った。スターとマルコム・ニューディックの会社「アップデート・ソフトウェア」が実務を担い、ニューディックがNGOセーブ・ザ・チルドレンに移ってからはスターが主導的立場に立った。アップデート・ソフトウェア社は一時はコクランセンターと同じフロアに事務所を構えるほど緊密に関わり、データベースを当時まだデファクトスタンダードになっていなかったXMLで記述することを決め、コクランレビューを作成するためのソフトウェア「RevMan (Review Manager)」を開発した。RevManがレビューに必要な情報の入力を求めることによって、レビューの標準化が担保された。さらに共同計画が当時二三歳で雇用したデンマークのモニカ・キェルストラムは、コペンハーゲンのノルディック・コクランセンターに置かれた情報管理システムの担当者となった。こうしたスタッフが揃っていたことによって、コクランライブラリーをみずからの手で形あるものにし、流通させることができた。[151]

コクランレビューの実用的意義がどれほどだったかはあるていど慎重に考える必要がある。共同計画が二〇周年を記念して作った動画[152]では、初期のコクランレビューの例として急性気管支炎に対する抗菌薬[153]（結論はおおむね否定的）、分娩前の剃毛[154]と浣腸[155]（いずれも否定的）、分娩時の会陰切開[156]（両義的）が挙げられている。しかし剃毛と浣腸については『有効なケア』の結論[157]とほぼ同じだ。システマティックレビューの本質として、結論は多くの読者がすでに知っていることに近くなるはずなのだ。だからその意義は、揺れる議論に決着をつけるとか最新の情報を取り込むというよりもむしろ、一五〇〇ページの大著を手でめくらなくてもウェブで見たい点だけを検索できるようにしたとか、何を調べるにも「コクラン」を検索ワードに加えればいいようにしたことだったかもしれない。

コクラン共同計画がビジネスに接近し、抑圧的な組織となり、その信頼性の源泉であるシステマティックレビューにも疑問の声が上がるようになるまでに、それほど長い時間はかからなかったのだが、その前に次の章で、運営委員長を退いたサケットのその後を追うことにする。サケットとマクマスターに起こったことが同時期のコクラン共同計画にも影響しているように思えるからだ。

ここではもう一点だけ、コクラン共同計画の草創期の歴史的位置付けを振り返っておく。つまり、コクラン共同計画と同様の思想を持つ主体はほかにもあった。一九九二年にはアメリカで臨床システム改善研究所が立ち上げられ、独自のガイドラインを盛んに作った[158]。同年にＡＨＣＰＲ

がガイドライン編成事業を開始した。ところがこの事業はまもなく頓挫する。腰痛のガイドラインが第一選択としての手術に否定的な見解を示したことにより、激怒した外科医たちが議会を巻き込んだネガティブキャンペーンを展開した。その結果、AHCPRは一九九六年にガイドライン編成の停止に追い込まれた。[159] 一九九二年にやはりアメリカで、腎臓内科医のバートン・ローズが電子教科書UpToDateを自宅で開発し、フロッピーディスクで配布しはじめた。UpToDateはWWWで公開されてつねに更新されるようになり、二〇一七年までに一万を超えるトピックを記載して、[160] 現在も更新を続けている。同じような電子教科書DynaMedは一九九三年に始まった。[161] 前述のとおりPubMedの公開は一九九七年だ。電子化された巨大な図書館の夢は刺激的だった。

医師社会は通常、社会全体の動きには数年から数十年遅れて反応する。一九九三年のある論文が、医師が通信技術をうまく利用してこなかったことを指して「150年後になって我々はやっと病気のモニタリングのための通信技術について議論し取り入れはじめたところだ」と言っている。[162] そんな時代にデータベース事業の始まりが情報技術の先端とほぼシンクロしていたことは特記に値する。Wikipediaの前身のNupediaが正式公開されたのがやっと二〇〇〇年だ。[163] 全世界を覆うデータベースという夢が真っ先に手をつけたのがなぜ医学だったのか。本書はこの謎に答えることができない。答えが示されるのは、いつか情報技術の観点からこれらの事業が位置付けられるときだろう。

第五章　サケットの応答と再定義

定義論争

ここまでサケットの足跡を追いながらEBM運動の展開を見てきた。カナダで珍説を繰り広げるガイアットをあとにして、サケットは立ち上げられたばかりのコクラン共同計画に加わり、そしてすぐに去ったのだった。我々の問いは「なぜEBMがこれほど叫ばれているのに医学は狂ったままなのか」から「なぜEBMはこれほど医学を狂わせたのか」にシフトした。ガイアットのせいだろうか？　意外なことに、事態はそれほど単純には進まなかった。重要な論争においてEBM運動の擁護に立ったのは主に、マクマスターを辞めたはずのサケットだった。それらの議論の中でEBMは繰り返し再定義されることになる。

早い時期の、しかも特に苛烈だったものとしてよく知られた論争が一九九五年に始まっている。発端はサケットのチームがジョン・ラドクリフ病院での実践について書いたランセットの論文[96]だった。それによると、一九七六年にホワイトが講演で触れて以来、臨床医による介入のうち利益が害に勝る証拠があるものは一〇％から二〇％と思われてきた。しかし著者らの調査では、八二％の治療がエビデンスによって支持された。

明らかになんとでも操作できるこの数字に対して、ランセットに多くの批判が寄せられた[97]。オックスフォードの別の教育病院からは、エビデンスに基づくと呼ばれた治療のほとんどはすでに標準的となっていることを指摘する声があった。マクマスター大学のジェフリー・ノーマンは、報告を「たまたまその場で権威を持つ人がエビデンスに基づく医学を呼び掛けている物知りで、自分の判断を正当化するために刊行論文を引用することができた」と読み替えてみせた。ほかの読者からは肺血栓症についてのデータを深部静脈血栓症に誤って当てはめていることが指摘された。サケットはそれに答えて、批判者たちを「気難しい」「愉快な循環論法」といった言葉で名指し、批判者の言葉遣いをとらえて、RCT以外のエビデンスを「第二級」と呼んだのは自分たちではなく批判者のほうだとした。あまりに居丈高な口ぶりに反応して、ランセットはその往復書簡を載せた号の巻頭に、「エビデンスに基づく医学は指定席に（Evidence-based medicine, in its place）」という短い社説論文[164]を置いた。

アメリカの黒人差別を思わせる題名に加え、「エビデンスに基づく医学の提唱者たちはいま、彼らが展開している考えが医学の実践の中で確実に居場所を確保できるように、腰を低くしてもいいのではないか」といった露骨な表現は明らかにサケットたちを問題視していた。そこでは一九九二年にランセットがコクランセンターを支持した[165]ことにも言及があり、かつ「エビデンスに基づく医学を求める声は過去二五年間ほどで高まってきた」という表現がある。ガイアット論文より前に「エビデンスに基づく医学を求める声」など論理的に存在しえないはずだが、これは文脈から明らかにサケットの臨床疫学を指している。これはエビデンスに基づく医学という語の遡行的適用の早い例とも言える。つまり、ランセットはずっと前からサケットを批判的に見てきたことになった。編集長リチャード・ホートンは同年三月に世界医学編集者協会の会長に選ばれたのち、七月に正式にランセットの編集長に就任したばかりだった。[166]創業者トマス・ウェイクリーに次ぐ三三歳の若さでの大役だ。そしてまさに七月一日号の署名記事で、情報の海におぼれる医師たちを指して「エビデンスに基づく医学のマントラはこの情報の圧力に対するファッショナブルな応答のひとつだ」と言っている。[167]

ランセットの手厳しい追及にサケットが返した答え[168]は平行線だった。

エビデンスに基づく医学についての熱意はエリート主義や傲慢と誤解されやすい。そうした熱意を発散させているのが、エビデンスに基づく臨床実践に進化したことによって新鮮な高揚と知的報酬に火がついたキャリア半ばの臨床家でも、あるいはエビデンスの平等主義的

(egalitarian)検索、吟味、そして臨床応用を取り入れることで、権威主義的、一方通行の専門医回診を、ベッドサイドでの双方向の教育(そしてさらに重要な点として、学習)に置き換えることができる訓練中の人とその教師でも同じことだ。

平等主義とか権威主義という呼びかたがどんな事実に基づいているのかがいっさい説明されていない。批判者たちがどんなに双方向の議論を試みても受け流されてしまう。その最後にサケットは、ランセットの社説が匿名だとあげつらっている。対して編集部からは、「ランセット」と署名したのは編集部の総意を示すという当然の応答があった。ホートン編集長が個人名の記事でも立場を明らかにしているのだから、編集部としての署名は、ほかの編集者が編集長に同意したことを意味するにすぎず、サケットが言っているのは苦し紛れの難癖でしかない。ほかの読者からは、サケットのふるまいこそが権威主義であってみずからの主張に矛盾していることが指摘された。[169]

勝負はついたはずだった。しかしサケットはあきらめなかった。ランセットの戦線を捨ててBMJに、第二次世界大戦で日本軍が好んだ表現で言えば、「転進」した。BMJは一九九五年にACPと共同で新しいジャーナル『エビデンスに基づく医学』を創刊したばかりだった。だから

BMJはEBMのホームグラウンドだった。そこにいまも語り継がれる「エビデンスに基づく医学：それは何であり、何でないか[171]」が書かれた。ナイチンゲールの名著『看護覚え書：それは何であり、何でないか』を思わせる題名のこの論文は、Google検索によれば二万回以上引用された。[172]

著者らはランセットの騒動を含めてEBMについての議論を手短に振り返ったうえ、EBMの再定義を試みる。

エビデンスに基づく医学は、個別の患者のケアについての意志決定における現在ある最善のエビデンスの良心的、明示的かつ思慮をもった使用である。エビデンスに基づく医学の実践とは、個人の臨床的専門技能と、体系的調査から得られる最善の外的臨床エビデンスを統合することを意味する。

サケット得意の形容詞の乱発が続いている。実質的には何も言っていない。医師はみずからの経験から学びつつ、適宜文献情報を参照するわけだ。ガイアットが一九九二年にぶち上げた図式によれば（それはガイアット自身によってまもなくうやむやにされたわけだが）、経験は医師を裏切る可能性があるのであり、したがって文献情報が優先されるべきなのだった。ガイアットの迷走は、文献に与えられる地位はどれほどかという問いをめぐるものだったと要約できる。しかしサケットは「統合」という美名のもとで問題そのものを否認した。

そしてこの定義から、EBMでないものが列挙される。第一にEBMは「象牙の塔とアームチェアからのみ遂行される」ものではない。第二に「料理本」のようなものではない。それはまた医療費削減のためのものでもない。RCTとメタアナリシスに「限られている(restricted)」のでもない。

いずれも問題をすり替えている。勤勉な臨床医はたしかに現場で必死に文献を読むのだろうが、問題とされていたのは、アームチェア・ディテクティブたちが自分たちの文献だけを読めと命じる傲慢だったはずだ。料理本というのは形容詞の争いにすぎない。RCTとメタアナリシスに限られないという主張と同様に、論敵の主張を馬鹿馬鹿しいほどに誇張したうえで反駁してみせる藁人形論法だ。医療費削減については、NHSの効率化を目的に据えた『効果と効率』というこのうえない反例がある。

しかもこの短い論文の中ですらEBMの定義が揺らいでいる。EBMは料理本でないと説明している箇所では、「最善の外的エビデンスを個人の臨床的専門技能および患者の選択と統合する」

とされている。「患者の選択」がどこからともなく挿入された。それら三要素の統合というものが、つねにではないとしても十分多くの場合に可能かどうか、可能だとすればどのような手段によってかも考察されなかった。

支離滅裂な内容にもかかわらず、BMJの読者はこの論文を好意的に受け止めた。「重要な譲歩」[173]がなされたと評価された。EBMの定義をさらに拡張しようと、科学的方法と生データ[174]、害[175]、意思決定分析[176]、費用対効果[177]を盛り込むことが提案された。こうした建設的な応答にサケットらは感謝を示すでもなく、「宿題をしていない」という罵倒から始まる返信の中で、意思決定分析は忙しくてできない、批判者が自分たちのチームに加われば理解できるはずだと、相変わらずの高姿勢を貫いた[178]。異様な光景だ。サケットたちこそがファインスタインの宿題を長年放置してきた事実は棚上げされた。

この論争を指して、サケットはのちの回想で「破壊的な批判が激減し、建設的な批判が増加した[179]」と語っている。出版バイアスを忘れてしまったのだろうか。BMJはEBM運動を支持しなければならない立場にあった。と言うよりも、すでにEBM運動の一部だった。だから建設的な意見しか載らなかっただけのことだ。

もともと批判的だったランセットには引き続き「エビデンスに基づく医学の盛盛(rise and rise)[180]」

「嘘、大嘘、エビデンスに基づく医学[181]」といった見出しが並ぶことになった。そのひとつ、「エビデンスに基づく医学：治療選択に情報を与える不完全な方法[182]」を書いたのは、ＢＭＪでも費用対効果の観点を求めたアラン・メイナードだ。これにはサケットが例のごとく、言われるまでもなく費用対効果は考えている、仲間になればわかると高姿勢で答えた。[183] 一九九六年にＥＢＭは医療費削減のためではないと主張したこととの関係は説明されなかった。ほかの読者からは、どっちもどっちであって現実はもっと複雑である、[184 a-b] ＥＢＭの問題はほかにある、[185] 全体と個人の対立を一般的に解決しようとするべきでない[186]といった建設的な意見が集まり、最後はメイナードが、あくまでＥＢＭには批判的なままで、ほかの意見を受け入れた。[187] メイナードは同年にＢＭＪパブリッシンググループから刊行されたコクランの評伝『保健サービス研究についての非ランダム考察』のために、チャーマーズとともに共同編者を務めている。

なぜＢＭＪとランセットが対極の反応を示したのだろうか。それぞれの編集者の判断と言えば十分かもしれないが、ＢＭＪが少なくとも建前としてイギリス医師会のジャーナルであり、ランセットは医師会に従属しないことを挙げてもいいだろう。医師社会の権威秩序を維持する動機が、ＢＭＪにはあり、ランセットにはない。それにともなって、ヒル、コクラン、チャーマーズの重要な論文はＢＭＪで刊行されてきた。だから、この論争の唯一の教訓は、医師社会においてもっとも重要な原理は身内びいきだったということだ。

さて、読者は気付いているかもしれないが、一九九五年に始まり、EBMの再定義に至った論争の中で、ガイアットは一度も現れなかった。そのころガイアットはJAMAのユーザーズガイドシリーズを精力的に書いていたほか、いくつものメタアナリシスに関わっていた。EBMの定義が変わっても唯名論者のガイアットには関係なかったかもしれない。

去る者たち

ガイアットは二〇〇〇年以降のさらなる再定義に関わることになるのだが、その直前にあたる時期に、重要な登場人物の交代が続いた。

まず、本書では脇役としているが、アイルランドのペトル・シュクラバーネクが一九九四年に五三歳の若さで死んだ。法医学を学び、神経伝達物質の研究で世界的権威となり、ジェイムズ・ジョイス研究でも多くの論文を書き[188]、ランセットの社説を一四回書いた[189]多芸多才の人だった。プラトンやウェルギリウスに始まり、アイザイア・バーリンやアーウィン・ゴフマンまでの幅広い文献を自在に引用するスタイルは、医師社会の中ではならず者のしぐさに見えたが、社会全体から見れば医師社会の閉ざされた言語に風穴を開けるものだった。ファインスタインの回想は珍しく感傷的だ。

彼はよく、永久に判断と直感と『技芸』の領分のままであるはずのことについて、私が科学の可能性を過信していると言い張った。私は答えた。もし臨床医が責任を自覚して判断と直感を明瞭に言い表す能力を活かすなら、我々はそれが何から成るものかを見極め、科学的に再現可能な方法で適用できるはずだと。ペトルは私が世間知らずで甘いと反撃した。臨床医が本当に責任を自覚して能力を活かすと信じるとは。[190]

ランセットの編集長ロビン・フォックスはマコーミックとの連名で追悼文を書いている[191]し、遺作となった『人間的医学の終焉と強制的健康主義の台頭』[192]にも序文を書いた。対して一九九五年に交代した新編集長ホートンは、着任早々ジョルジュ・カンギレムの追悼文を書いた[193]教養人であって、シュクラバーネクを顕彰しつつ継承することもできたはずだが、実際にはそうならなかった。一九九八年、アメリカの法律事務所からフィリップ・モリス社に当てた内部文書でシュクラバーネクが「コンサルタント」と呼ばれていたことが報道された。[189,194] 正確にはシュクラバーネクが支払いを受けていたかどうかは不明のままだったのだが、黒に近いグレーの印象が残った。[195]

常識的に言って、シュクラバーネクは愛煙家だったことだけで、タバコの害を小さく見せる動機は十分すぎるほど持っていた。しかし、当時まだ医師にも多かった喫煙は（たとえばコクランは自分の死亡記事で「タバコを吸いすぎた」と書いているが）[196]不問にされる一方で、金銭のつながりはスキャンダルとみなされた。シュクラバーネクはおおむね忘れられ、遺作が日本語訳されるまでに四半世紀を待つことになった。

トマス・チャーマーズは一九九五年に死んだ。晩年には製薬企業からの依頼でメタアナリシスを行うメタワークス社の代表に迎えられていた。[197]アナルズの前編集長のエドワード・ヒュースが追悼文を書いた。[198]

サケットは一九九九年にオックスフォードを退官してカナダに帰った。明けて二〇〇〇年に印象的な引退宣言を書いている。

> 私はいまやこの分野に参入しつつある若い人々の道をふさぐことをやめ、エビデンスに基づく臨床実践に少しでも関係することは二度と講義も、書くことも、評価もしないと決めた。[199]

この宣言が何からの引退を指していたのかは、のちに判明することになる。少なくともこの文章は、「トラウト研究教育センター」のディレクターとして署名されている。

イアン・チャーマーズは一九九六年にコクラン共同計画の運営委員選挙で落選した。[200] これによってチャーマーズはゲッチェほか一名とともに運営委員会から外れた。さらに重要だが見逃されている点として、二〇〇一年にはEBM運動に別れを告げている。この年にチャーマーズはナイトの称号を受け取った（民主化を求めていたはずが「サー」になったことについてはのちに恥じらいを見せている）。[201] 官報『ロンドン・ガゼット』には叙勲の理由が「医療に対する奉仕により（For services to health care）」と記されているが、これは草稿では「エビデンスに基づく医療に対する奉仕により」とされていた。「エビデンスに基づく」という語が削られたのはチャーマーズ自身の求めによる。[115] コクラン共同計画こそがマクマスターと並ぶEBM運動の本体だと信じられていたからこそ草稿の文言があったはずだ。ランセットのあの社説でもふたつは同列に置かれていた。チャーマーズはその関係を否定したことになる。これはチャーマーズの業績を振り返れば不思議なことではない。一九九一年のガイアット論文よりも前に『有効なケア』が書かれていた。EBMという言葉はそれよりあとにできたキャッチコピーにすぎない。サケットとともにコクラン共同計画を動かす立場にあったころはその矛盾に目をつぶる動機もあったが、サケットはすでに「エビデンスに基づく臨床実践」については沈黙している。だとすれば、チャーマーズの一九七〇年代以来の偉業を一九九〇年代の言葉で語られることは、ただ手柄を横取りされることでしかない。それでものちのコクラン共同計画（改称後にはコクラン）は、エビデンスという魔法の言葉に未練を残して「エビデンスを情報とした（evidence-informed）」[202]という言い換え語を発明している。チャーマーズは二〇〇三年にジェイムズ・リンド・イニシアティブを立ち上げた。[203]この団体の目的は「よりよいランダム化比較試験を求めるロビー活動をするため」とされている。その一部として構築されたジェイムズ・リンド・ライブラリー[204]には臨床医学における実証的アプローチの発展を示す多くの資料が収集され、無料公開された。本書も多くの資料をここから得ている。

ゲッチェは運営委員会から外れたのちもコクラン共同計画の中で重要な働きをすることになるのだが、それについては後述する。

最後に、ファインスタインが二〇〇一年に死んだ。『臨床疫学ジャーナル』共同編集長として現役のままの突然の死だった。最後の著作『医学統計の原理』の原稿は死の直前に完成していた。しかし、この大部の教科書を含む業績の多くは急速に忘れられることになる。

ファインスタインの死の直前に投稿されたある論文が、タバコ産業との利益相反を問題視した。[205]その中で参照されている一九九六年の本は、タバコ産業がいかに高名な学者を抱き込んで都合のいい言説を促進したかを議論したもので、タバコ産業の出資により行われた研究のリストの中にファインスタインの疫学研究を含めていた。[206] ただし、ファインスタインが一九八七年に報告した研究[207]では出資者が明記されていたから、金銭の結びつきがあることはすでに公表されていた。二〇〇〇年前後はタバコ産業から大量の内部文書が公開され、ベストセラー『統計でウソをつく法』の著者ダレル・ハフなどの利益相反がホットな話題だった時代だ。[208] 共同編集長を失った『臨床疫学ジャーナル』には「タバコを宣伝するジャンク・サイエンス」という題名の論文が載り、ファインスタインが「人々の行動の変容に基づく予防に反対する個人的『バイアス』」を持っていたと語った。[209]「その考えはバイアスだ」と言われた側が「そんなことを言うそちらこそバイアスだ」と言い返しているわけだ。子供の争いのような平行線に持ち込むかたくなな姿勢にもかかわらず、「このことは彼がタバコ産業の『しもべ』だったと推量するには十分でない」とか「彼の友人たちによれば、ファインスタインはどちらかといえばつつましい生活をしていた」とか、ほのめかしだけは一人前だ。例によって、喫煙習慣のある医師や疫学者の偽善は追及していないし、タバコの害に関わるものであろうとなかろうと、多くの疫学研究が「ジャンク・サイエンス」の名にふさわしいという事実に対する反省もない。筆者自身の利益相反もここで開示しておこう。筆者は喫煙しないが、二〇二〇年に日本たばこ産業株式会社から原稿料と広告のための取材費を受け取っている。さらには父が長年の喫煙者だったことも重大な利益相反だ。喫煙を悪く言えば父の名誉を傷付けるかもしれないのだから。

語り直されるEBM

臨床疫学の功労者たちから解放されたEBM運動は、さらなる飛躍を遂げる。二〇〇〇年にガイアットらは「ユーザーズガイドを患者のケアに適用するための原則」という論文で、また唐突にEBMの定義を変える。[210]「EBMのふたつの根本的原理」という見出しの節に挙げられたひとつの原理は、エビデンスのハイアラーキーを当てはめること。もうひとつは「意思決定者はつねに選択肢となる治療戦略に関連する利益とリスク、不便さ、コストをトレードオフし、その中で患者の価値観を考慮しなければならない」ということだ。

唯名論者ガイアットの論文を読むにはいつも根気が要る。まず、ユーザーズガイド自体が一九九五年にはGRADEの原型と言うべき多次元の評価を導入し、以前の研究デザインだけに基づくハイアラーキーを卒業しつつあったのだが、ここで示されるのは古いものだ。一九九六年のサケットの再定義もなかったことになり、医師の専門的技能は無視され、患者の価値観があたかも自分の発明のように再導入された。しかも一九九六年の定義では患者の選択がほかのふたつの変数、すなわちエビデンスおよび専門的技能と同等に位置付けられたが、二〇〇〇年の定義では「利益とリスク、不便さ、コスト」の重みづけに寄与するにすぎない。つまり、患者がどんなに医師の判断に反対しても、それと比較される利益が十分に大きいと医師が考えるなら、強制的介入が正当化される。一九世紀なら説得力を持ったかもしれない議論だ。

ところが、同年に刊行された『エビデンスに基づく医学』第二版は一九九六年の定義を採用している(なお筆者は第二版三刷を参照しているが、中国で印刷されたこの本のxiiiページはおそらく編集ミスによってviiiページと重複し、ここに入るべき「謝辞」の見出しが消えている)。この本はサケット、シャロン・ストロース、スコット・リチャードソン、ウィリアム・ローゼンバーグとヘインズの五人が編者となったものだ。ここでサケット派とガイアット派の分裂は顕在化したと言えるだろう。以後も『エビデンスに基づく医学』シリーズと『ユーザーズガイド』シリーズのカバーに記名される編者はひとりも共通していない。その点に注意すると、『エビデンスに基づく医学』第二版の導入部分でEBMの起源を語る箇所にごく繊細な表現が見つかる。

現代には、それらはひとつに固められ、カナダのマクマスター大学のゴードン・ガイアットが率いるグループによって一九九二年にEBMと名付けられた。[211]

何気なく読めば「カナダのマクマスター大学のゴードン・ガイアットが率いるグループ」は一人称に見える。実際、この本の編者のうちサケットとヘインズは一九九二年のJAMA論文の共著者でもあった。しかし、これを言っているのはガイアットではないし、EBMワーキンググループでもない。そして一九九六年の定義はこの記述の前に置かれている。つまり、この何気ない表現によって、『エビデンスに基づく医学』は「EBM」についての本ではないと主張されている。サケットはEBMという名前をガイアットに譲る代わりに、内実に対する権利を主張したわけだ。

ガイアットのほうでは、分裂に対して特段の議論もないまま、二〇〇二年の論文でまた次の定義を作った。[212] ここでは二〇〇〇年に自分が言った「EBMのふたつの根本的原理」はなかったことになり、一九九六年の定義が乗り越えるべき過去の例とされ、エビデンス、専門的技能と患者の選択がヴェン図で表現された。そして新しく、専門的技能に代わって患者の「臨床的状態と状況」が三要素の一とされ、専門的技能はそれらに重なる奇妙な地位を図で示された。

ファインスタインが生きていたら、臨床医は四〇年近く経ってもヴェン図を理解しなかったと嘆いたかもしれない。専門的技能は定義上三要素のいずれかと必ず一致するし、三要素の重なる領域は必ず漏れなく含むことになっている。そのような技能は想像することすらできない。そして概念として宙に浮いている。最善とされる三要素の共通部分が必ず専門的技能と重なるなら、専門的技能は忘れて三要素を追求すればよい。この新定義は純粋な言葉遊びだ。

ガイアットたちが言葉遊びに淫しているうちに、サケットは新天地を拓こうとしていた。カナダに戻ってからまもなく、マクマスター大学と西オンタリオ大学から講義の依頼があったが、どちらの大学も自宅から遠すぎると考えたサケットは(すでに六〇代の半ばになっていて)、代わりに自分のコテージを使った「トラウト・ワークショップ」を始めた。[213] 執筆も変わらず盛んだった。引退宣言がBMJに載る数日前のCMAJで、サケットが書く「なぜランダム化比較試験は失敗するのか、そして失敗しないこともあるのか」シリーズが予告された。[214] 以後もサケットの論文はCMAJやBMJに頻繁に現れた。二〇〇二年には「臨床疫学:それは何で、誰によって、どこへ行くのか」[215]という題名のものがある。つまり、引退宣言は死んだふりだった。「エビデンスに基づく臨床実践」から引退しただけで、代わりに臨床疫学を再起動したわけだ。しかもここでは臨床疫学がEBMの起源だと明示している。おおむね同一視されていたふたつが実は親子関係だったことになった。のちのインタビューでマクマスター時代を振り返った中でも同様の言及がある。

我々が拡張してきた卒後プログラムは、大学の医学の中でめざましいキャリアに進むことになる優秀な大学院生たちを引き寄せはじめた（たとえば、ブライアン・ヘインズは医学情報学を開発したし、ゴードン・ガイアットはEBMを開発した）[216]。

これらの発言は、サケットを「EBMの父」と呼ぶことの意味を根本から覆しうる。たしかにサケットの仕事からEBMが生まれたが、父と子は一体ではない。遅くとも引退宣言の二〇〇〇年には、サケットは自分がしてきたこととEBMのあいだに線を引くようになっていた。これを一九九五年の論争にまでさかのぼって適用することも無理な想像ではないだろう。臨床疫学の長年の実績から見れば、EBMという言葉はガイアットが後付けしたキャッチコピーにすぎず、それが何を意味するかは正確に決められるはずがないし、決める必要もなかった。にもかかわらず、サケットはEBMという言葉を守った。つまりあの醜悪な論争は、父を離れてまもない子の可能性に賭けるため、身を呈して子をかばう仕草だったのだ。それが報われたとサケットが考えたかどうかは、引退宣言すなわち子への自立命令からのちの精力的な執筆活動が証明しているように思われる。二〇〇五年に出た『エビデンスに基づく医学』第三版には加わらなかったが、同年の『臨床疫学』の第三版には多くの章を書いた。引退宣言が履行されたわけだ。二〇一〇年に始まった

『臨床試験』誌の「臨床医－臨床試験者回診」シリーズは長期連載となり、著者の死によって連載二八回で中断される[217]まで続いた。連載中にサケットは八〇歳を迎え、二〇一五年に死んだ。ＥＢＭではない何かを死ぬまで追究したのだ。

しばしば無邪気に信じられているように、ＥＢＭ運動が普遍的な理念を追求するものだと仮定するなら、一九九五年以降の論争はあまりに場当たり的に見える。結果として現れた名高い再定義は、文字通りにはほとんど無内容だ。だからあの論争をＥＢＭの勝利とか進歩として消費することが途方もなく愚かなのはまちがいないが、それを理由にサケットの運動全体をポピュリズムとみなすのも正しくない。サケットは普遍的なものなど望みはしなかった。飛行機のたとえに表れているとおり、運動を継続することこそが再帰的に運動を定義することをサケットは知っていた。そして重要な点として、運動の履歴は新しい定義のもとで絶えず引き継がれた。一九九一年にはＥＢＭのために臨床疫学があったことになった。一九九六年には臨床疫学もＥＢＭも専門的技能と患者の選択を尊重してきたことになった。二〇〇〇年には臨床疫学はＥＢＭではなかったことになった。二〇一五年には臨床疫学から巣立っていったのがＥＢＭだったことになった。そのつど新しい物語の中で、過去は新しい地位を与えられた。こうして過去を裏切ることなく現在を取り込み続けたことによってサケットは伝説になった。

第六章　後継者たち

新世代の難局

かつての主人公たちが退場していったあと二〇〇〇年代以後のEBM運動を担ったのは、マクマスター大学のガイアットやヘインズのほか、オーストラリアのポール・グラジウーだった。この世代はすでに臨床疫学のアジェンダが一巡した状況でいくつもの難局を迎えることになった。

第一の困難は、システマティックレビューのようなEBM運動の道具が急速に普及し、陳腐化したことだ。マクマスターやオックスフォードのほかにも似たことを考え似たものを作った人々がいたことはすでに述べた。それはすでに国家的な動きになっていた。アメリカの医療政策研究局は一時の危機を乗り越えて一九九九年には医療の質・研究局（AHRQ）として再出発した。膨張を続ける医療費への危機感は二〇〇八年の経済危機によってさらに高まり、二〇一〇年に「患者中心のアウトカム研究所」（PCORI）創設につながった。[218] イギリスでは一九九九年に国立医療技術評価機構（NICE）ができた。これらをもって草の根の運動の役割は完了したと言えるかもしれないし、そのように受け取られたことが、のちのゲッチェ事件にも関わることになる。

第二の困難として、臨床試験の質の低さが新しい言葉で語られるようになった。ジョン・ヨアニディスの二〇〇五年の論文「なぜ刊行される研究結果のほとんどは偽なのか」[219]は医師社会の衝撃となった。Googleによれば一万二〇〇〇回以上引用されている。[220]この論文のメッセージは非常にシンプルだ。まず、研究をベイズ推定における検査としてとらえ、研究結果が真である確率すなわち陽性的中率を考える。この時点で、研究前に真である確率の低い仮説はたとえ研究結果が支持しても偽陽性の確率が高いことがわかる。さらに、同じ仮説を繰り返し研究すればするほど偽陽性が増えることもわかる。もちろんバイアスの大きい研究はさらに陽性的中率を下げる。検出力が低い研究でも陽性的中率は下がる。これらを数式に置き換えてモデル化する。すると、読者が体験している研究の信頼性が計算結果として表現される（表2－4）。

「適切な検出力のあるRCTで、ほとんどバイアスがなく、研究前のオッズが1：1」である場合の陽性的中率は〇・八五で、かなり信頼できるが、「小規模で結論を出せない研究のメタアナリシス」の陽性的中率は〇・四一だ。これはまさにリチャード・ピートーが想像したメタアナリシスの効用に対する現実であって、金塊のかけらを拾い集めようとする努力は、より多くのゴミを抱え込むことと引き換えにしか報われないのだ。ほかの条件では陽性的中率は〇・〇〇一まで下がる。すなわち「ほとんどは偽」である。ヨアニディスはさらに想像力を働かせて、バイア

表 2-4：研究の特徴から計算される陽性的中率
β：第二種の過誤の確率。すなわち真の差があるのに有意差として検出できない確率。
R：事前オッズ。ここでは研究から「有意差あり」の結果が出る見込み。
u：バイアスの大きさ。
陽性的中率はβ、R、u の関数として計算されている。

1- β	R	u	実際の例	陽性的中率
0.80	1:1	0.10	適切な検出力のある RCT で、ほとんどバイアスがなく、研究前のオッズが 1:1	0.85
0.95	2:1	0.30	質のよい RCT の確認のためのメタアナリシス	0.85
0.80	1:3	0.40	小規模で結論を出せない研究のメタアナリシス	0.41
0.20	1:5	0.20	検出力不足だがよく遂行された第 I/II 相の RCT	0.23
0.20	1:5	0.80	検出力不足で下手に遂行された第 I/II 相の RCT	0.17
0.80	1:10	0.30	適切な検出力のある探索的疫学研究	0.20
0.20	1:10	0.30	検出力不足の探索的疫学研究	0.12
0.20	1:1000	0.80	発見を志向した探索的研究であって、多数の検定を行っている	0.0010
0.20	1:1000	0.20	前の例と同様だがバイアスはより限られている（より標準化されている）	0.0015

スを生む背景を「経済的その他の利害と偏見がより大きいとき」、類似の研究が繰り返される状況を「ある科学領域がよりホットであるとき（より多くの科学チームが関わっているとき）」と表現する。本書の読者には明らかなとおり、ヨアニディスの説明は臨床統計が通ってきた道をそのまま描写している。

ヨアニディスは自身が「メタ研究」と呼ぶアプローチによって、臨床研究の質が概して低いことを次々に指摘していった。たとえば料理本に載っている五〇の食品成分についての研究がある。[221] 実に四〇成分について癌のリスクを上げるか下げるという研究報告があったが、メタアナリシスでも関連が維持されたのは一三成分だけだった。リスク比で言うと、報告ごとの中央値はリスク減少の場合で〇・五二、リスク増加の場合で二・二〇だったが、それらの分布は効果ゼロを中心とする左右対称な山形になった。つまり、実際は偶然のばらつきを見ているだけなのだ。

ヨアニディスは現代の臨床医学研究者としてはもっとも多く引用される一人になったが、その驚くべき説得力によっても、質の低い研究の津波を押し戻すことはできなかった。二〇一六年には、亡きサケットに宛てた手紙という奇妙な体裁のエッセイ「エビデンスに基づく医学はハイジャックされた」[222]に多くの論点を詰め込んでいる。

影響力のあるランダム化試験は主に産業によって、産業の利益のためになされている。メタアナリシスとガイドラインは工場になってしまった。それもまた主に既得権益に奉仕するものだ。国家の、また連邦の研究費はほとんど健康上のアウトカムに対して意味がないに等しい研究にだけ注ぎ込まれる。我々は第一にもっと金を吸いとる経営者として卓越した主要な研究者たちの発達を助長してきた。診断と予後の研究、治療を個別化する努力は、繰り返し現れるいかがわしい約束に油を注いだ。リスク因子の疫学はサラミのように薄切りにしたデータを掘り返す論文、それもギフトオーサーシップのもとで書かれたものを送り出すことで卓越してきたし、疑わしいエビデンスによって政策を勝手に決めることに熟練してきた。市場の圧力のもとで、臨床医学は財力に基づく医学に改造されてしまった。多くの場所で、医学とヘルスケアは社会の資源を無駄遣いし、人間の良い生活に対する脅威になりつつある。科学否定論とインチキ医者もまた栄え、より多くの人を健康その他の人生の選択について迷わせている。

医学が人間の「脅威(threat)」になるという言い回しは、あまりに有名なイヴァン・イリイチ『医学の限界』の冒頭[223]を思わせる。イリイチは「医療化」とか「医原病」という刺激的な概念を使って現代医学を激しく攻撃し、相当な反撃を受けもしたのだが、ヨアニディスはイリイチにさえもいくらかの正当性を認めているように見える。だとすればこう問うこともできるはずだ。イリイチは抽象的な議論が多く、当てずっぽうの印象さえ与えるが、それでも正しく未来を言い当てることができたとするなら、実証的であろうとする試みにはどのていどの価値があるのか？

少し前の二〇一三年に、一九九五年の論争の発端になったのと同じ調査が、同じジョン・ラドクリフ病院で繰り返されていた。結果も同じ、八三％がエビデンスに基づいているというものだった。臨床医たちは二〇年間に何も学ばなかったのだ。[224] ＥＢＭ運動の役割はすでに終わったという印象を与えるこの数字の代わりに、二〇〇三年には五〇％あまりという報告もある。[225] 明らかに、この数字は調査方法によって、特に対象とする施設によって大きく変わる。実際のところの全容を把握するのは困難だが、一九九五年に指摘されたようにこの数字が「自分の判断を正当化するために刊行論文を引用することができた」割合を示していると理解するなら、医学論文というものが定期刊行されるようになった一九世紀以降ならいつ計っても似たような結果が得られたかもしれない。

第三の難局は、ＥＢＭ運動の主体に対する信頼が失われていったことだ。

ガイアットは二〇〇〇年、二〇〇四年、二〇〇六年、二〇〇八年の国政選挙に出馬した。いず

れも第三位以下の落選だった。[226] 選挙は医師社会からはむしろ潜在的な利益相反として受け取られた。[227a-b]
危機感を見せるわけでもなく、ガイアットは二〇〇九年にいつもの調子で、EBMの実在そのものをやすやすと否認してみせた。

我々の研究結果から、EBMは医学の本質またはそれについての我々の理解を変える新しい科学的または哲学的理論として解釈するべきではないことが示された。むしろEBMは臨床実践を最適化するためのつねに発展を続けるヒューリスティックな構造と考えるべきだ。[228]

当を得た説明だ。EBMはヒューリスティックだ。つまり正確ではないがわかりやすいたとえ話のようなものだ。それはいい。だが、今度は「最適化」という言葉が断りなく登場した。EBMがヒューリスティックなら、何が「適」かを決めることができる正確な基準が別になければならない。一九九六年のサケットの定義もそのあとガイアット自身が何度か上書きした定義もすべて、この黄金のルールとは関係なかったことになった。しかも黄金のルールは何の説明もなくあらかじめ読者に共有されていることになった。つねに発展を続ける言葉遊びの実態は二〇一〇年代には周知となり、「ＥＢＭ」批判の流行を呼び起こすことになる。

典型的な論者が、ユーザーズガイドに寄稿したこともあり[229]、一九九七年の初版以来世界的なベストセラーとなった『論文の読みかた――エビデンスに基づく医学の基礎[230 a-b]』の著者でもあるトリシャ・グリーンハルだ。一九九八年の本『ナラティブ・ベイスト・メディスン』に代表されるように、グリーンハルは「ＥＢＭ」がデータ偏重であって人間性に欠け、何か文学的な方法で補完されなければならないと主張する。医師に人間性が欠けていて勉強不足なのはマクマスターに限ったことではないが、マクマスターをスケープゴートとして哲学者の深遠な一言を引用することで医学知識の不足を棚上げするために、この種の議論は便利に使える。この図式は二〇一二年に「エビデンスに基づく医学の概念的行き詰まり」を主張したとき[231]、二〇一四年に「エビデンスに基づく医学ルネサンス・グループ」を自称したとき[232]にも繰り返された。

座礁

ガイアットに対する風当たりは年々強くなった。

ランセットの二〇一四年の特集「価値を高め、無駄を減らす」では、臨床研究の質を高めるべくチャーマーズ、ヨアニディス、グラジウーといった寄稿者が集結したが、その中にガイアットはいなかった。[233]

医学誌の読者はすでに十分すぎるほど統計技術に詳しくなっていた。ガイアットが著者に加わった論文に問題が指摘されることが繰り返された（表2-5）。

表には妥当な批判と思われたものだけを挙げたが、それでもほかの著者ならここまで厳しく追及されただろうかと思わされる。二〇一七年に至っては、本丸のユーザーズガイドに対する直接の批判がJAMAに載った。それもユーザーズガイドの著者には研究方法論や生物統計学の専門家がひとりもいないと言われたも同然であり、シリーズそのものの存在意義が問われた。臨床研修プログラムの担当者にすぎなかったガイアットに対していささか求めるものが大きいようにも見える。それも毎年数十の論文に署名している多作の人が、最新の統計技術を勉強する暇を持たないのは無理もないことだ。

ガイアットは二〇一九年にアナルズに載った、赤肉および加工肉の消費についてのガイドライン[256]と、その根拠となる五報のシステマティックレビュー[257a-e]の共著者になった。このガイドラインはその前数年間の複数の公的機関の姿勢[258a-c]に反して、赤肉や加工肉の消費は現状のまま続けることを推奨した。システマティックレビューのほうがわずかながら癌や死亡率との関連を認めていることからするといっけん意外な結論だった。その理由は、エビデンスの質が低いこと、効果量が小

表 2-5：2010 年代にガイアットが著者に加わった論文とそれに対する批判の例
SR ／ MA：システマティックレビュー／メタアナリシス

年	ガイアットが加わった論文	批判
2013	GRADE による推奨度決定の解説[234]	エビデンスが不十分な場合に弱い推奨を与えても役に立たない[235]
2015	胃酸分泌抑制薬の観察研究[236]についての解説[237]	研究内容に対してそこから提案された研究デザインが適切でない[238]
2015	歯科における経済的分析の解説[239]	NHS の体制に基づく研究はアメリカの読者の参考にならない[240]
2016	DPP4 阻害薬と心不全の関連についての SR/MA[241]	使用された研究レベルのデータよりも適した患者レベルのデータがある[242]
2017	交絡の調整についてのユーザーズガイド[243]	RCT における交絡因子、ランダム化の意義、回帰分析の手法、ロジスティック回帰分析、傾向スコアについて不正確な表現があり、エビデンスの評価に研究方法論と生物統計学の専門家を関わらせるべき[244]
2017	EBM 運動の歴史[245]	・あいまいさは医学に内在的である[246] ・データにほかの解釈がある[247] ・質の低い RCT が過大評価されている[248]
2018	癌によらない慢性疼痛に対するオピオイドの SR/MA[249]	・痛みの評価方法が標準的でない[250] ・感度分析は HKSJ 法を使うべき[251]
2018	敗血症に対するステロイドの SR/MA[252]	・データが脆弱[253] ・すでにさらに詳細が研究されている[254] ・採用された研究の異質性が適切に評価されていない[255]

さいこと、肉食が好まれていること、動物福祉および環境問題は考慮の外としたことと説明された。

この説明は至って妥当なものだ。肉食が好まれているからという理由はガイアット自身が主張してきた患者の選択の尊重にほかならない。観察研究のデータを合成した点はピートーの教えに背いているが、それでも患者の選択を重視した点は四〇年前にサケットが禁煙のアドバイスを非推奨としたことに重なる。このガイドラインはメディアの注目を浴び、ガイアットはCNNのインタビューに答えて簡潔に論点を示している。

「私が言いたいのは、我々は生活習慣の選択の影響を知らないし、永久に知ることはないかもしれないと単純に認めるべきだということです」とガイアットは言う。「そして我々が推奨を作るときは、本当に確信があるときと本当は知らないときを区別するべきです[259]」

当然予想されたこととして、食事制限を命じる権威をどうしても手放したくない面々から激しい反発があった。[260] 結果として、アナルズのガイドラインが仮想敵とした他団体のガイドラインは、いまでも赤肉と加工肉の制限を勧めている。[261 a-c] ガイアットは正しいことをしたのだが、遅すぎたようだ。

マクマスター大学の臨床疫学・生物統計学部は二〇一七年に保健研究方法・エビデンス・インパクト学部と改称された。[262] サケットの記憶をみずから抹消した格好だ。

マクマスターに代わってEBM運動の主導者を自認したのはオックスフォード大学に移ったEBMセンターだった。そこでEBMの第一人者とみなされるようになったのがグラジウーだ。グラジウーは1990年代までに医療における意思決定、研究方法、予防のためのスクリーニングなどについて多くの論文を書き、ランセットやBMJにも繰り返し現れるようになっていた。二〇〇三年から二〇一〇年までEBMセンターのディレクターを務めている。[263] 二〇〇五年には『エビデンスに基づく医学』第三版の編者に加わった。ガイアットが一度も担ったことのない役割だ。

　グラジウーが「EBM」について持っているイメージはかなり素朴なもののようだ。二〇一一年にジェレミー・ホウィックの本『エビデンスに基づく医学の哲学』に寄せた序文では「一九九一年に、患者の治療にあたって最近の研究結果を考慮することを臨床医に促すために国際グループが結成された」と語り始めている。EBMワーキンググループのことと思われるが、一九八一年のCMAJのシリーズは消えてしまった。しかも「最近の研究結果」とはガイアットですら言っていない。ホウィックによる本文でも、迷走を続けてきたEBM運動の歴史、たとえばEBMの定義をめぐる言葉遊びは大幅に省かれている。結論と将来への（二〇一一年時点での）展望にあたる最後の節「EBMを大きな絵の中に当てはめる」にはこうある。

ランダム化試験の結果はより信頼できると信じるならば（信じるべきだと議論してきたわけだが）、EBMは命を救うようだ。しかし健康上のアウトカムを改善することについては、医学的治療が唯一の手段ではない。医学的治療よりもむしろ経済的状態が改善されたことのほうが、20世紀における乳児死亡率の減少と平均寿命の増加の少なくとも一部の原因だったと議論した人々がいる。実際のところ、第8章での非劣性試験についての議論で見たように、EBMの方法論を患者のアウトカムの改善なしに医療支出を増やすために利用することも可能なのだ。[264]

筆者は哲学についてなんらの教養も持たないので、健康上のアウトカムを改善するという迷う余地のない善のためにどのような具体的手段が有効かという議論を哲学と呼びうるのかどうか判断できない。他方、実証的アプローチの歴史を少しでも学んだ立場としては、「患者のアウトカムの改善なしに医療支出を増やす」ことは一九世紀前半までの医学の大半に当てはまるのであって、たかだか数十年の運動がそれを不可能にしたかもしれないという想像力に驚かされる。この本をグラジウーの序文は「EBMと科学哲学者のあいだの重要な対話を代表している」と評している。

グラジウーは、あるいは二〇一〇年にEBMセンターのディレクターを継いだカール・ヘネガンは、おおむね偏見と既得権益と身内びいきでできている医学を少しでも科学につなぎとめておくために、重要な役割を期待されるはずだった。そして彼らはその役割を遂行しようとした。COVID－19のパンデミックにあたって、国内の世論がやはりパニックに支配されていた二〇二〇年五月に、グラジウーは以前からの問題意識を引き継いで、研究の「不適切な問題設定、不適切な研究デザイン、管理と実行の機能不全、結果の報告の欠如または不適切さ」について「COVID－19の研究においてこれらの問題の多くが増強された」[265]と指摘し、おおむね好意的に受け取られた。再度の外出制限が議論されていた九月には、ヘネガンがほかの著者と連名でボリス・ジョンソン首相、リシ・スナク財務相ほかに宛てたオープンレターを書き、「COVIDによってもっとも害を受けやすい人々を守るよう、同時にリスクのない人々に有害な影響を与えないようより狙いを絞った方策のほうが支持できる」と訴えた。[266]あるいはマスクについても、デンマークで行われた大規模試験[267]で防御効果なしの結果が出たことを肯定的に取り上げる[268]など、ヘネガンは適切な臨床試験を重視する態度を貫こうとした。結果は周知のとおりだ。イギリスにおいても、ほか多くの国々においても、COVID－19に対する態度を決めたのは政治であり国民感情であって、そこに実証的研究の占める地位は、あらかじめ決まっている結論を飾るための擬似研究を別とすればごくわずかであり、「エビデンス」という言葉はむしろ擬似研究を支持する人々によって、良い意味にせよ悪い意味にせよ、好き勝手に利用された。

さて、ここまで省いてきたが、EBM運動に対しては純粋に技術的な改良の提案と、単に愚かな言いがかりも散発的に、しかし無数に寄せられてきた。一方では、RCTとかシステマティックレビューに象徴される実証的アプローチの欠陥や問題点について、もっと当てはまりをよく、もっと正確に、もっと偏りなく、もっと広い視野からと求める声が上がるたびに、臨床試験は標準化され、登録され、大規模になり、コストと合わせて評価されるように、少なくとも枠組みだけは建設的に更新された。そうした社会的な変革の中でEBM運動の関係者が果たした役割はけっして小さくない。

反対側の極として、EBMは集団についての知識を個人に当てはめようとしているので個人を知る臨床医のほうが治療の効果を正しく予測できるとか、RCTはまさに試されている治療があるときにプラセボを使用するので倫理的でないとか、費用対効果を評価すれば人命の無限の価値を有限におとしめることになるといった、愚にもつかない言いがかりも繰り返し唱えられてきた。そのうちのいくらかは、レトリルのようないかがわしい治療から利益を得ようとする人々によってなされたし、空洞化する「EBM」にとっては都合のいい敵役ともなった。わかりやすい例が、しばしば争われた「料理本」という言葉だ。EBMは融通の利かない料理本なのか、専門的技能を使っているので料理本ではないのか。どちらの立場も、そもそも医学というものが、EBMであろうとなかろうと、料理本よりよいものでありえることを自明の前提としている。現代なら政治的に正しくないと言われるかもしれない。

医学はそもそも、ある患者がほかの患者と何かの点で似ていることを仮定したうえにしか成り立たない。そして、どんな点をもって同様に扱うかを選ぶ判断はつねに恣意的だ。この限界は、統計学的手法を使っても使わなくても変わらない、実証的アプローチそのものの限界であって、EBM運動には答える責任がない。ファインスタインはこの論理的な限界を突破しようと夢想するのではなく、現実を少しでもマシにできる具体的方法を探究した。わずかな手がかりによる判断が予期した結果をもたらすかどうかは統計的にしか予測しえない。ならば統計の当てはまりをよくするくらいで満足しておくしかない。哲学的な言葉を避けて言い換えるなら、現代の生理学や医学は、人体の複雑さと個人差の多様さを合理的に理解するにはあまりに未熟であって、多くの場合には、個人差を無視した統計的手法に頼ったほうがマシなのだ。

にもかかわらず、その限界を何か魔術的な方法で乗り越えようとした結果が、エビデンスのピラミッドの最上位にN-of-1試験を置くというごまかしだ。N-of-1試験はほかの患者について再現されることをそもそも期待しないものであるため、原理的に論文によって参照されることがありえない。だからこれをエビデンスのピラミッドに加えることは分類の混乱でしかない。実践的にもN-of-1試験はきわめて限られた病態(長期にわたって一定の自覚症状をともない、治療介入には迅速にかつ可逆的にかつ一貫して反応し、その反応は容易に測定できる場合)についてしか実行可能でない。虚栄のためのあまりに大きな代償だ。

かつてEBM運動を担い、いまや権威そのものとなった人々は、現実の問題を素通りして言葉遊びにかまけているうちに、実証的データに忠実だと信じられることもなく、実証性について語る責任の主体だとも思われなくなった。これをもって、EBM運動は実態を失った。

第七章　医学誌の問題：カッシーラー、スミス、ランドバーグ

出版バイアス、存在論的および認知的な

マスメディアが新発見を伝える。専門誌に載ったから信用できると言う。これで人類の難しい問題がひとつ解決に向かうと言う。しかし現実は何も変わらない。COVID－19ほどこのパターンを繰り返し、人を失望させた領域はまれだ。ほかには認知症くらいだろうか？　いまや医学誌はオオカミ少年になってしまった。

我々は「なぜEBMがこれほど叫ばれているのに医学は狂ったままなのか」という問いから出発し、EBMという言葉は最初からむしろ医学を狂わせる方向に働いてきたのであって、それは臨床疫学運動に対する誇大広告だからだという事実を確認してきた。しかしその責任はガイアットひとりに押し付けられるものではない。ガイアットもグラジウーもサケットさえも、科学哲学者のいわゆる感覚与件よりはるかに当てにならない医学誌の報告を基礎とするしかなかった。だからここで「なぜ医学誌はこんなに当てにならないのか」と問うことが、問題をより広い視野のもとで見ることになるはずだ。

まずはよく議論される点を例示してみよう。出版バイアスは古くから意識されてきた。それに答えうる臨床試験登録もまた古くから局所的には行われてきたし、一九九〇年代にはCENTRALやClinicalTrials.govが実現した。出版バイアスによって見えなくなるデータに価値があると信じられたからこそ、『有効なケア』に至る途方もない事業が公的資金を受けられたのだし、その成果は高く評価された。

ただし、ここで想定されている、実際には治療無効の結果を出した試験が報告されず黙殺されるといった状況において、多く主体となってきたのは医学誌の編集者ではなく、研究者のほうだった。[269] すなわち、試験から治療無効の結果が出た場合、その結果が投稿されたのに医学誌に載らない例よりも、投稿されず、論文にもされない例のほうが多い。だから出版バイアスについて第一に考慮するべきなのは医学誌ではない。必要なのはデータを持つ人を探り当てることだ。埋もれたデータを発掘することが重要な結論を左右した例は実際にある。トム・ジェファーソンらがタミフル（オセルタミビル）のデータをロシュ社に要求し、オセルタミビルが下気道合併症を防ぐ効果は不明と結論したコクランレビューがもっとも有名な例の一つだろう（詳しくは後述する）。

ただし、このように出版バイアスを純粋にデータの偏りととらえることで、出版バイアスのより重要な側面が見逃されることになる。それは出版とは読者に印象を与えるものであり、出版バイアスは印象の偏りだということだ。一言で言い換えるなら、医学誌はメディアなのだ。データの発掘とメタアナリシスによって出版バイアスに対抗しようという考えは、この単純な事実を無視している。

マスメディアと同様、医学誌には書いてあることをそのまま信じさせるような強力効果はない。それはコクランライブラリーでも同じことだ。「エビデンスと実践のギャップ」についての議論がいっこうに実効性のある解決を導かないのは、議論の全体が強力効果を仮定しているからだ。メディア論がとうの昔に放棄した途方もない望みに、医学だけはいつまでもすがりついている。

メディアの役割はむしろアジェンダ・セッティングにある。だから医学誌の編集方針にバイアスがあるかもしれないと考えるなら、その疑いは目次にどのような論点が頻繁に現れるかをめぐるものでなければならない。この点について現在なされている議論は未熟と言わざるをえない。出版バイアスに始まって、ハイプ(誇張)とかスピン(偏向)といった指摘は、そもそも特定の論点についての論文が医学誌に載ることは暗黙のうちに自明とみなしたうえで、示されるデータに対する態度をめぐってなされる。実際には、医師の認知をゆがめるためにデータをゆがめる必要はない。思い出させたい言葉を繰り返し聞かせさえすればいい。このことを、精神科医療批判で知られるデイヴィッド・ヒーリーはみずからの体験として語っている。[270] まさにジョージ・バークリーの言葉のとおり、存在するとは知覚されることなのだ。

この観点からは、たとえ治療無効を示す試験結果が残さず報告されていたとしても、認知的出版バイアスとでも呼ぶべき偏りが生じうる。治療有効の結果が有名ジャーナルに掲載され、無効の結果はめったに見ないシステマティックレビューで集計されるだけならば、読者はシステマティックレビューを信じないか、より治療に好意的に解釈する可能性がある。

ビジネスとしての学術出版

ではヒーリーが言うように、製薬産業が悪の根源なのだろうか？　マーシャ・エンジェルがNEJMの臨時編集長を退いたのちに書いた『製薬企業の真実：彼らがどのように私たちをだましているか、それに対して何ができるか[271]』の読者なら医学誌は製薬産業に植民地化されたと感じるかもしれないし、ベン・ゴールドエイカーの『悪い科学[272]』『悪い製薬[273]』を読めばむしろ医学誌と製薬産業はもたれあっていると感じるかもしれない。この関係については、医学誌の特殊なビジネスモデルを断っておかなければならない。

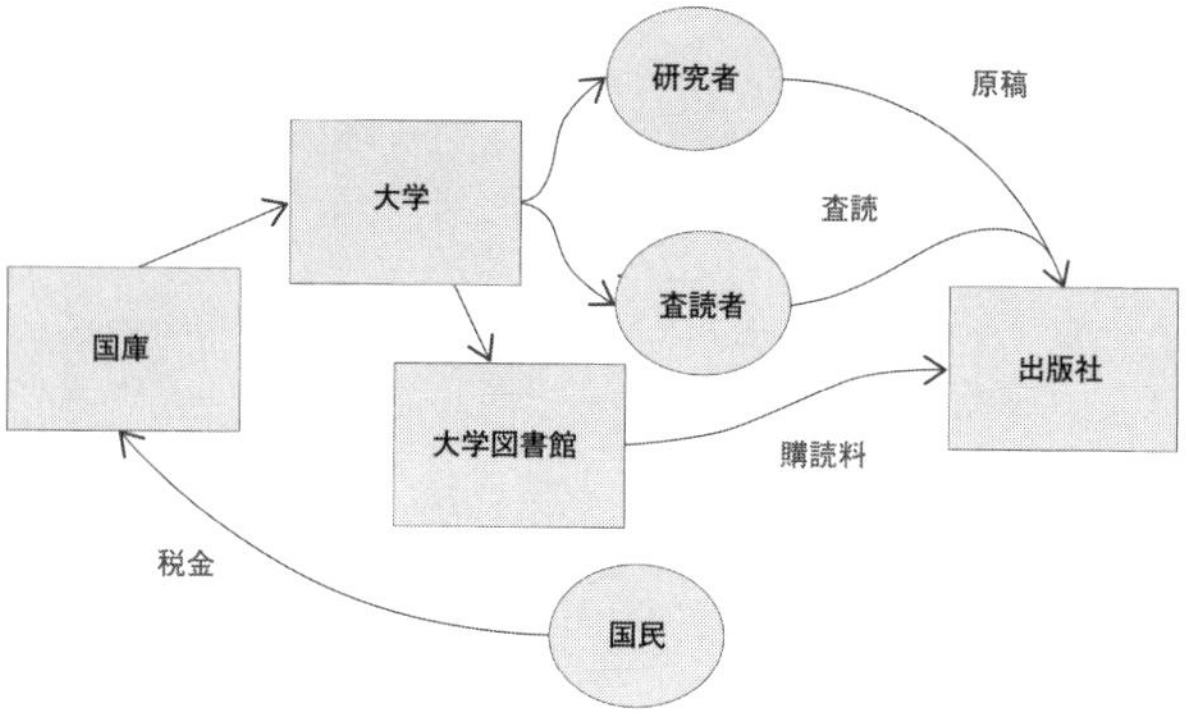

図 2-7：学術出版の三重取り

いわゆる三重取りのシステムを多くの医学誌が採用している（図２－７）。すなわち、医学誌はコンテンツを無料で手に入れる。論文となるべき研究は大学や企業の研究費で行われ、医学誌は論文著者に原稿料を払わない。査読もボランティアだ。査読者は大学などの勤務先を持っている。さらに医学誌の主な購入者は大学図書館であって、営業努力なしに大口の固定収入が確保される。こうして医学誌は著者、査読者、図書館を迂回路として、税金に由来する利益を三重に得る。その地位を可能にするのがインパクトファクターというわけだ。すなわち、三重取りのシステムは医学誌に対して、注目される論文を載せる強いインセンティブになるのだが、注目される論文が患者に大きな利益をもたらす論文とは限らない。ＮＥＪＭやランセットが魅力的な新薬の論文を載せたがるのは、しばしば指摘されるように抜き刷りが直接の利益をもたらすためだけでなく、医師が読みたがる新薬の情報を載せられる地位を維持することに、医学誌の存続そのものがかかっているからだ。

この観点からは、エンジェルの言葉遣いは一方的だ。製薬企業が「私たちをだまし」ているのではなく、「私たち」医学誌が製薬企業と共謀して患者をだましているのだ。

医学誌が利潤を追求する性質もまた、掲載される論文に影響しないはずはないのだが、EBM運動においては言及されるとしても単に排除するべき悪として扱われる。それは現実味のない要求だ。エンジェルもまた悪の渦中にいた。

エンジェルの前に編集長を長く務めたジェローム・カッシーラーは一九九九年、出版母体であるマサチューセッツ医師会がNEJMのブランドをほかの事業に展開しようとしたことに反対して更迭された。[274a-g] 臨時編集長としてカッシーラーの跡を継いだエンジェルは、「ほかの製品に対して『ニューイングランドXX雑誌』という名称の使用はしない」という約束を取り付けた。[275] この約束は、二〇〇〇年に編集長がジェフリー・ドレイズンに交代したのち、二〇〇二年までには医師の転職支援サービス「The New England Journal of Medicine's Career Center」[276]が始まったことで実質的に反故にされた。二〇一三年に各種事業を束ねる「NEJMグループ」が創設された。ドレイズン編集長による告知の中で、一九八七年からニュースレターとオンラインで展開していた[277]「Journal Watch」が「NEJM Journal Watch」に改称されたこともあわせて告知されたが、現在の公式サイトにある説明は一九八七年を起点とする一方で改称の事実には触れていない。[278][279]二〇一四年に電子教材「NEJM Knowledge +」[280]がリリースされ、「NEJM Group Open Forum」[281]が開始した。二〇一九年にNEJMの編集長がエリック・ルービンに交代したのちも新規展開路線は継承された。姉妹誌として二〇二〇年に『NEJM Catalyst』、二〇二二年に『NEJM Evidence』が創刊された。ほかに「NEJM Healer」[282]「NEJM医学前沿」[283]「NEJM Resident 360」[284]と、本書執筆中に創刊された『NEJM AI』が現在も利用可能だ。

ドレイズン編集長は、就任以前には特定の医薬品について「虚偽または誤解を招く」発言をしたことでFDAから違反通知を受けていた。[285a-b]リチャード・スミスはBMJの編集長を辞めたあと「[…]それからマサチューセッツ医師会はジェフリー・ドレイズンを任命し、彼が製薬産業と盛んに接触していることについて燃え盛るような評判を得た。皮肉にもNEJMの利益相反に対する厳しいルールは、彼が自分のジャーナルに社説を書こうとすれば阻むはずだった」[286]と手短にまとめている。それでもNEJMの人気は堅調だった。二〇二二年にはインパクトファクター一五八・五という成績を残している。[287]つまり、二〇二〇年から二〇二一年のNEJMの論文は平均して一〇〇回以上引用された。

新薬の論文が頻繁に引用されることは、現代医学の進歩とされるものが新薬に、すなわち製薬企業に大きく依存している現実を反映している。だから医学誌にとっても、EBM運動にとっても、悪いことを何もかも製薬企業のせいにすることは忘恩行為だ。

利益相反を問題にするなら、製薬企業よりもはるかに注意するべき相手が見逃されている。ランセットの版元であるリード・エルゼビア社が武器の売買に繰り返し関与していたことだ。[288] このことは二〇〇五年以降繰り返し話頭にのぼった。編集部は果敢にもオーナーに抗議したが無効に終わり、「ランセットはリード・エルゼビア社から完全な編集的自由を与えられている」と釈明している。近年のランセットの汚点と言えば一九九八年のアンドルー・ウェイクフィールドの論文(後述)ばかりが言われるが、虚偽の論文を載せて撤回することよりも、意図的な殺人に加担することのほうがよほど大きなスキャンダルだ。編集部にとってオーナーのビジネスは不可抗力かもしれない。しかし、編集委員が揃って辞職し、トマス・ウェイクリーが二〇代の若さでランセットを創刊したように新しいジャーナルを立ち上げることが、まったく想像できないわけではない。

査読と編集者の責任

医学誌編集のプロセス、特に査読についての議論も多くなされている。しかし経験的研究は少ない。二〇〇二年のシステマティックレビュー[289]によれば、査読は「大まかに言って未検証であり、その効果は不確実である」。査読が編集者のみの判断と比べて高い質の出版物に結びつくかどうかはわからない。スミスは「我々は査読の有効性についての証拠をほとんど持っていないが、その欠陥についての証拠は相当にある」[290]とまで言っている。だとすれば査読をルーチンの過程としては廃止し、編集者の自律性を高めることが、出版物に対する責任の所在をより明確にし、そのコストをも省く良策となるはずだが、スミスはその当然の帰結を明言していない。

未来を先取りして言えば、二〇二〇年以降査読を待てなくなった読者たちは、プレプリントを愛読するようになった。プレプリントは査読がなされる前の原稿だから、査読者は内容に責任を負わない。編集者の責任はあいまいにされている。そもそも論文のほとんどが電子版で読まれるようになった現在、「印刷される前」という言葉そのものの意味が大きく変わっている。情報は印刷によって回収困難になるのではなく、インターネットに一度でも公開されればきわめて短時間のうちに回収困難になりうる。だからプレプリントは実態として決定版だ。すなわちプレプリントによって、編集者は査読の煩雑な過程を後回しにして、読者の関心を引く競争で優位に立つためのコンテンツをより早く公開できるのだが、かつて査読者に帰せられていた内容の担保という責任は引き受けることなく読者に転嫁しているのだ。明らかに、読者は編集者と同等の責任を引き受けることなどできない。著者に論文の詳細について問い合わせ、公開できない機微の情報を引き出し、しかもそれを著者に義務付けることは、編集者にできても読者にはできない。

査読の問題の核心は遅さではない。遅さは実務上のコストであって、査読の是非にかかわらず大なり小なり費やされるものだ。対して、査読という思想そのものに含まれる問題は、編集者の責任が不完全になるということだ。編集者の責任をスミスは真実性や研究倫理の担保ととらえているが、それらは編集者が読者の代理として著者に対峙する立場から派生する実務にすぎない。すなわち、編集者が信用する査読者に判断を委ねることは、読者にも同じ判断を強いることにほかならない。査読があるために編集者が著者に対して何らかの問いを差し控えたとすれば、読者がそれを問う機会を奪ったことになる。

スミスの本『医学誌の問題』は多くの論点を簡潔にまとめている。うなずくべき点も多いのだが、もっとも重要な問いに答えがない。[291]スミス自身が二〇〇四年に突然BMJの編集長を辞任し、アメリカの保険会社のグループ企業に移ったことについてだ。辞任にあたって本人の説明は当初「『植え替え』されるのはいいことに違いない」また「52歳で新しい挑戦に向かうのは幸運だ」という抽象的なもので、のちに「イギリス医師会はいまやあるていど民間セクターになっている。NHSではない」[292]と付け加えている。もちろんBMJが編集長を替えるのはどのようにでも自主判断できることだし、その理由を逐一読者に納得させなくてもいい。しかしスミス個人の信用はどうなるのか。医学誌のありかたについて一冊の本を書くほど問題を感じているなら、スミスこそがその問題を是正するべき立場にいたはずだ。なぜそうすることなく、安全な立場から石を投げることにしたのか。そしてみずから望んだ辞任にもかかわらず、二〇〇八年にはBMJのブログにおおむね定期的な投稿を始め、以後二〇二一年一〇月二八日のエントリまで毎週のように書き続けた。[293] この連載の開始にも突然の中断にも背景の説明はない。スミスがそのような態度を続けるかぎり、本に書かれたことがどれほどもっともらしく見えたとしても、改革を促す力があると信じるわけにはいかない。

医学誌の政治性

スミスに代わって編集長の任に就いたのは、BMJとしては初の女性編集長となったフィオナ・ゴドリーだ。

カッシーラーは、前任者レルマンの時代から自身の任期に至るまで編集の実務を担ってきたエンジェルについて、編集部に伝わる噂を聞いたという。

バッド［レルマン］は原稿をブリーフケースに入れてあまりに長いこと持ち歩いたので、マーシャ［エンジェル］はときどきその原稿を編集プロセスに戻すためにブリーフケースから盗み出さなければならなかった。[23]

このような伝説がもっともらしく聞こえるだけの現実があったということだろう。

臨床医学はいまでも男性優位の社会であって、ＥＢＭ運動の中でも同じことだ。コクランが最下位賞を与えた産婦人科領域で恣意的な治療が横行していたことは、同時代の女性の地位を考えることなしに理解できない。ジェイムズ・マリオン・シムズが女性に対する危険な実験的手術を繰り返し試したことも、ヘンリエッタ・ラックスの子宮頸癌から培養された細胞が本人と家族の同意なくＨｅＬａ細胞という名前で全世界の実験室に配られたことも、遠い過去のことではない。しかしチャーマーズの『有効なケア』のみごとな成功により、医学と女性の地位の関係を問う機会は再び失われた。二〇一一年の報告[294]によれば、主要な医学誌六〇誌の編集委員のうち女性は一七・五％、編集長は一五・九％しかいなかった。

民族の偏りも問題視されてきた。科学出版の全体にわたって、現代でも編集者はヨーロッパに偏っている。[295]ゲッチェはコクラン共同計画の中枢部について、「コクランはずっと高度にイギリス中心主義であって、この人たち［二〇一一年からUKコクランセンターのディレクターになったマーティン・バートン、コクラン共同計画の共同運営委員長のジェレミー・グリムショーとジョナサン・クレイグ、二〇一二年からCEOのマーク・ウィルソン］はみなエリザベス女王を君主とする国々に住んでいた：イギリス、カナダ、オーストラリアだ。世界のほかの部分はコクランの政治に少しでも影響を与えるのに苦労してきた[296]」と記している。自民族中心主義は医学の伝統であって、トップジャーナルも刊行される国の外で起こることには概して冷淡だ。国際派のランセットですら、二〇二〇年までに頻繁に開催してきた誌上委員会に名を連ねた著者の七〇％以上が欧米の施設に所属していた。[297]

多様性についての反省は医学誌の中でときおりなされたが、それよりも早く時代が変わった。二〇二一年のJAMA編集長ハワード・バウヒナー更迭事件はこの背景から起こった。発端は二月二三日にJAMA公式のポッドキャストに出演した副編集長エド・リヴィングストンの失言だ。元の音声は騒動の中で削除され、謝罪の音声[298]に差し替えられたのだが、「構造的人種差別とは不運な言葉だ。個人的には、対話の中から人種差別を取り除くことに意味があると思う。我々の多くは我々がレイシストだという考えを不快に感じている」という抜粋が伝えられている。[299]さらに輪をかけて、問題のポッドキャストを知らせるＪＡＭＡ公式のツイッターアカウントが「レイシストの医師はいない」と書いた。バウヒナーは三月四日付けで謝罪文を書いた。[300]しかし三月七日には抗議のオンライン署名が立ち上がり、[301]急速に賛同者を集めていった。三月一〇日には版元にあたるアメリカ医師会（ＡＭＡ）のＣＥＯのジェイムズ・マダラも謝罪文を公表し、その中でリヴィングストンがすでにバウヒナーの求めに応じて辞職したことを知らせた。[302]それでも怒りの声はやまず、ＪＡＭＡに対するボイコット運動が起こり[303]（参加を表明した人のうち、名誉あるＪＡＭＡに論文を載せられる人が何人いたかはわからないが）、三月二五日にはバウヒナーの休職が決まったことが報道された。[304]この時点で抗議署名は七〇〇〇人近くにのぼっていた。四月にはボイコット運動がネットメディアの知るところとなり、[305]六月一日にＡＭＡがバウヒナーの辞職決定を知らせた。[306]

　バウヒナー事件はもちろん、ソーシャルメディアと政治的正しさとキャンセルカルチャーの時代にしかありえなかった事件だ。しかし加えて、医学誌の議論の場としての機能が軽視され、空疎な権威だけが高まっていたからこそ、失言を失言として処理することが許されなかった。

　医学誌の読者は政治的であることを嫌う傾向にある。利益相反を単純に排除するべき悪とみなす態度はその例だ。もちろん、医学誌はつねに多くの人に行動を変えるよう命じ、それによって多くの利害に関わるのだから、政治的でなくいられるはずがない。言い換えれば、医学誌が客観的な科学をいくら体現しようとしても、あらゆる利害集団がそこに介入しようとするのは当然であって、そうした介入から言説が自由でいられることはありえない。ホートンはカッシーラーの本の書評で「何十年も同じ仕事を続けている編集者は苦い妥協をしてきた可能性が大きい」[307]とひとごとのように言っている。

にもかかわらず、医学誌はみずからの政治性を否認しつづけてきた。一九九九年にJAMA編集長のジョージ・ランドバーグが更迭されたとき、その理由は当時のアメリカ全土を揺るがしたビル・クリントンの性スキャンダルに口出ししたこととされた。

クリントンは法廷でルインスキーとの「性的関係」を否定していたが、実はその発言が、文脈上明示された定義によれば、ある種のオーラルセックスがあったことを否定するものではなかった。一九九八年八月一七日にクリントンは「適切でない関係」があったことを認めた[308]。次の論点になったのが、前の発言は偽証だったのかどうかだ。JAMAの問題はこの時期に起こった。明らかにクリントンの発言を受けて、一九九一年の調査結果を知らせる論文[309]がJAMAに投稿された。学生を対象とした性行動についてのアンケートの中で、口と性器との接触は「セックスをした」うちに入るのかという問いに、五九%が否定で答えたというものだ。この論文は一九九九年一月二〇日号のＪＡＭＡに載るのだが、一月一五日にはＡＭＡからランドバーグの更迭が公表された。[310] ＡＭＡのラトクリフ・アンダーソンの説明によれば、ランドバーグはこの論文の掲載を急がせたのであり、そのことが「科学とも医学ともなんら関係ない大きな政治的論争にＪＡＭＡをさしはさむ」ことになったためだという。当然の応答として、ホートンはＡＭＡが政治活動に多くの資金を費やしていること、政治的立場は共和党支持であることを指摘した。[311]

編集長更迭騒ぎはＣＭＡＪも二〇〇六年と二〇一六年に起こしている。二〇〇六年の犠牲者になったジョン・ホイとアン・マリー・トドキルが更迭された理由は公式に示されなかった。[312] しかしそれに先立つ二〇〇五年一二月に編集部の独立性が問われていた。ＣＭＡＪに掲載される準備の段階にあったひとつの記事[313]が、当時の政治問題になっていた経口避妊薬「プランＢ」の市販におけるプライバシーの問題を指摘した。しかしその記事のためにインタビューを受けていたカナダ薬剤師協会が、ＣＭＡＪのオーナーであるカナダ医師会に苦情を持ち込んだ。カナダ医師会が記事の掲載に強く抵抗した結果、苦情のあった部分を削除した改訂版が掲載された。ホイ＝トドキル体制のＣＭＡＪはその経緯を説明したうえ「ジャーナルのオーナーは［…］介入するべきでない」という態度を示したのだが、カナダ医師会はそれについての意見の求めに応じなかった。[314] 共同編集長更迭に続いてＣＭＡＪの編集委員一九人のうち一六人が辞職した。[315] ＮＥＪＭの詳細な解説[316]によれば、二〇〇一年にＣＭＡＪの記事[317]がカナダ医師会の立場に反して大麻所持の非犯罪化を支持したときから不和の兆しはあったという。

同じように二〇一六年に編集長ジョン・フレッチャーを更迭したときにも、カナダ医師会は購読者の減少とインパクトファクターの低下に対する改革の一環と説明した[318]が、カッシーラーやスミスを含む多くの批判を浴びることになった[319]。

アメリカでもカナダでも、言論の場であるはずの医学誌の独立性がおびやかされ、その過程は不透明にされた。名高いランセットやＢＭＪも例外ではなく、医学誌は金銭的その他の利害、あるいは性とか民族に対する偏った態度から自由ではいられない。そうした社会的条件のもとにある医学誌の論文を客観的なエビデンスの供給源とみなすことは、あまりにナイーブだ。

第八章　産業とＥＢＭ

病気づくりと薬の世代交代

医師や研究者たちとは別にＥＢＭ運動と相互作用を起こしていたプレイヤーをもうひとつ挙げておこう。それは産業、特に製薬企業だ。産業について理解することなしに、ＥＢＭがなぜ医学をこんなに狂わせたのかを十分に理解することはできない。

エンジェルやスミスの非難にもかかわらず、統計が支配的になった臨床医学を動かす力はますます産業に独占されていった。統計は臨床医学を検証するかに見えて、多くは既得権益を正当化するために使われた。

医学と産業の結びつきは古い。いんちき薬やいんちき医者の歴史は、それに対する検証の歴史と同じくらいには長い。産業のほうの都合で医学がゆがめられることも珍しくはなかった。それでも医師の危機意識は薄く、ＮＥＪＭ編集長のレルマンが「医療産業複合体」という造語によって指摘した[320]ことも記憶されなかった。そしていわゆる病気づくりが横行した。

古くは慢性病の発明が巨大な患者集団を創出した。心房細動、胸焼け、不安は病気になった。

それは薬の市場を作るのと同じかそれ以上に、医師の仕事を作ることでもあった。伝統的に医師は閉経後のほてりや骨量の減少を病気にし、すばらしい新薬を処方することで権威を維持してきたのだが、一九八〇年代以降の同様の変化については、製薬企業を主体とみなし、薬剤の売上を動機とみなす、やや単純化した物語が広まった。

たしかに製薬企業は利益を求めて乱暴なことをした。抗うつ薬パキシル（パロキセチン）の臨床試験の結果は選択的に隠蔽され、子供の自殺関連行動のリスクがうやむやにされた[321]。ただしデータを隠すまでもなく、古い三環系抗うつ薬の代表的な副作用だった抗コリン作用が少ない[322]ことは魅力だった。

また同じ時代に、たとえば子供の自閉症が急増している。これについて、DSM‐Ⅳ作成委員長のアレン・フランセスは「わずか20年間で20倍にも増えたのは、診断の習慣が根底から変わったためであり、子どもたちに自閉症の症状がいきなり出はじめたためではない[323]」と見ている。精神疾患の診断基準に対する産業の介入は議論しうる点だが、自閉症の治療薬が存在しない以上、自閉症が作られたことを製薬企業の意志によるとは考えにくい。ここにはむしろ権威を求める医師とか自己目的化した「支援」の姿を見なければならない。その極端な例が後述するニコラース・ティンベルヘンだ。

ここでは製薬産業に論点を絞っておく。あからさまな病気づくり以上に、よくある病気に対して薬物が使われる機会を増やすこと、古くて安価な薬を新しい高価な薬で置き換えること、古い薬を少しだけいじって新薬とすることにより、製薬産業は市場を拡大させてきた。

腎性貧血にはエリスロポエチン製剤が使われた。ヘモグロビン値を上げることが入院や死亡を減らす効果を意味するかどうか、特に潜在的な害によって利益が打ち消されないかどうかは大いに議論の余地があったにもかかわらず[324]、エリスロポエチン製剤は人気の薬になった。やがて頻繁に注射するわずらわしさを省ける、長時間作用型のエリスロポエチン受容体作動薬が普及した[325]。さらにはついに注射を飲み薬に置き換えるＨＩＦ－ＰＨ阻害薬が登場した。これらの薬に共通する、血栓症を起こす害の評価は不確かなままだ[326]。

骨粗鬆症に対するビタミンＤとカルシウムの内服はビスホスホネートとエストロゲン関連薬に置き換わった。骨密度を上げる薬剤が骨折を防ぐ効果はごくささやかなものだったのだが、骨密度測定が大流行し、しかるべく薬剤が処方された[327]。ビスホスホネートは週一回や月一回の内服に置き換わり、ついには年二回の注射で済むようになった。デノスマブ、テリパラチドといった新しい種類の薬剤がそこに加わった。さらに続こうとしたロモソズマブは心血管イベントを有意に増やすという試験結果[328]があったにもかかわらず、日本で二〇一九年に承認された。同年までの市販後調査において、ロモソズマブが推定四万二〇〇〇人に使用された中で、重篤な副作用は一九〇例二四四件、うち死亡が一六人だった。[329] 強調しておくが、ロモソズマブによる治療の標的は骨粗鬆症であって骨折ではない。

心血管疾患の予防は巨大な市場となった。降圧薬の使用機会は、高血圧の診断基準が一九五九年[330]の一六〇㎜Hgから一九九七年[331]には一四〇㎜Hg、二〇一七年[332]には一三〇㎜Hgに引き下げられるとともに増えた。スタチンの予防効果はコレステロールだけでは説明がつかず抗炎症作用の関与が考えられていた[333]にもかかわらず、スタチンの名声はコレステロールに回収され、スタチンよりも強力にコレステロール値を下げる、そして価格は何十倍にものぼる抗PCSK9抗体薬が、中央値二・八年間の心血管イベントがプラセボと比較して一一・一%対九・五%といううささやかな効果を示す[334]より前の二〇一七年に、一製品だけで二億ドル近い売り上げを達成した。[335] 糖尿病の薬として登場したGLP－1受容体作動薬は肥満症の薬になり、SGLT2阻害薬は心不全の薬になった。

精神科の薬も例外ではない。病気づくりに頼らなくても、まぎれもない統合失調症に対して、クロルプロマジンやハロペリドールをリスペリドン、オランザピン、アリピプラゾールで置き換える動きは進んでいった。古い世代の薬が起こすパーキンソン病に似た症状はよく知られているが、新しい薬はその副作用が少ないとされた。同時に新しい薬は体重増加や高血糖の副作用をもたらした。[336]

新しい薬にはそれぞれの利点がある。思わぬ副作用により販売中止に至ったロフェコキシブ[337]のような例はむしろ少なく、新しい薬の多くは市場に残った。病気づくりに共通して言えることとして、多くの患者（と呼ばれるようになった人々）に医学的介入がなされることにより、一部の患者はおそらく利益を得られる。寄せては返す新薬の波についても同じことが言える。問題はそれにともなって害を被る患者も同時にいることと、コストは確実に増えることだ。新しい高価な薬をより多くの人に処方することが、その副作用を差し引いてもコストに見合い、医療体制として持続可能なのかどうかは別に考えなければならない。

新しい薬がなかなか作られないときは、古い薬を少しだけいじった薬、いわゆるme-tooドラッグが活躍した。抗ウイルス薬バラシクロビルは、体内で代謝されて古い薬のアシクロビルになる。[338]アレルギー反応を鎮める抗ヒスタミン薬のデスロラタジンはロラタジンよりあとに製品化されたが、ロラタジンが体内で代謝されてできる物質だ。[339]さらに体内で代謝されてデスロラタジンになるルパタジンもあとに続いた[340]（図2－8）。インフリキシマブはアダリムマブに、リバーロキサバンはアピキサバンに、多発性骨髄腫などの治療薬として復活したサリドマイドはレナリドミドに、複数の有効成分を含む配合錠として販売されたＨＩＶやＨＣＶに対する抗ウイルス薬は少

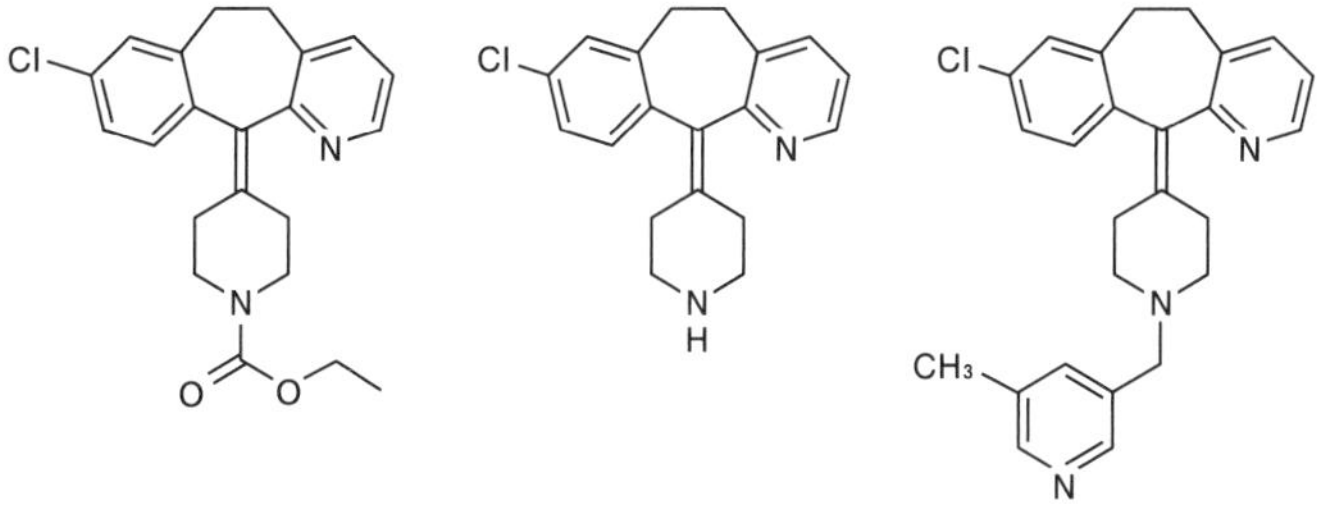

図 2-8：ロラタジン（左）、デスロラタジン（中央）、ルパタジン（右）

しずつ違った組み合わせに世代交代した。

光学異性体を別の成分とみなす手法も定着した。胃酸の分泌を減らすプロトンポンプ阻害薬のオメプラゾールがエソメプラゾールに、抗ヒスタミン薬のセチリジンがレボセチリジンに、睡眠薬のゾピクロンはエスゾピクロンに更新された（図2－9）。

古い薬と少しでも違っていれば新薬と呼ぶことができ、特許期間を更新できる。特許期間が切れてジェネリック薬が参入することにより売り上げが激減する、いわゆる「パテントクリフ（特許の崖）」を緩和するために、こうした兄弟薬が役立っている。

タミフル論争

製薬企業は人の健康をビジネスチャンスとみなす立場にある。この点を突いて、ＥＢＭ運動は製薬企業の商法がいかにどぎつく独善的で際限なく出費を求めるものかを強調してきた。

オックスフォードＥＢＭセンターのトム・ジェファーソンがロ

シュ社から抗インフルエンザ薬タミフル（オセルタミビル）のデータを引き出した争いは語り継がれている。タミフルはインフルエンザの症状軽減までの時間を一・三日短くするという試験結果に基づいて一九九九年にアメリカで承認された。[341] 二〇〇三年の報告では、タミフルは入院を五九%減らすとされた。[342]

ジェファーソンは満足しなかった。タミフルは各国が将来のインフルエンザの流行に備えて大量に備蓄していた[343]薬であり、その効果は厳格に検証されるべきだった。二〇〇五年にジェファーソンらはタミフルなどのノイラミニダーゼ阻害薬についてのコクランレビュー[344]を示した。そこでは症状軽減までを短縮する効果、下気道合併症を防ぐ効果が認められる一方、結論は「有効性が低いため、ノイラミニダーゼ阻害薬は季節性インフルエンザのルーチン管理に使用されるべきでない。深刻な流

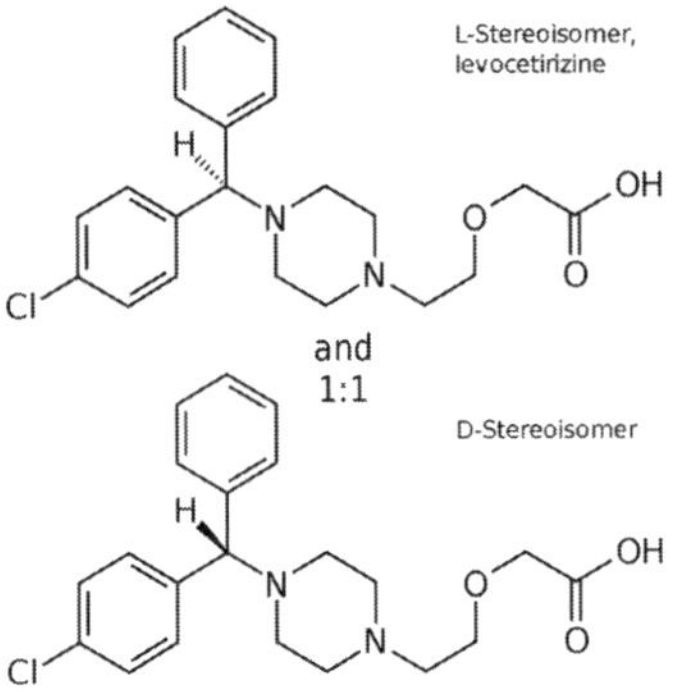

図 2-9：セチリジンの光学異性体
同じ化学的性質を持つ 2 種類のセチリジンのうち、中央近くの水素原子（H）が図の奥の側にある L 体（上図）はレボセチリジンと呼ばれ、単独でセチリジンとは別の薬として販売されている。同じ水素原子が図の手前側にある D 体（下図）は L 体と化学的性質が同じだが同じ薬効は持たない。セチリジンとして販売される薬剤には L 体と D 体が 1：1 の比で含まれる。

行またはパンデミックにおいて、ノイラミニダーゼ阻害薬はほかの公衆衛生策とともに使われるべきでない。我々はこの結論を季節性インフルエンザからパンデミックまたは鳥インフルエンザに一般化できる可能性について確信できない」という強いものだった。二〇〇六年に更新された版[345]は、旧版と似た数値を示しつつ、「手に入るエビデンスのうちに多数の非一貫性が検出され、その後もデータに適切なアクセスができなかったため、オセルタミビルについての我々の過去の結論に対する確信は損なわれてしまった」と結論した。

このコクランレビューがさしたる影響力を発揮しないまま、人類は二〇〇九年のパンデミックを迎えた。イギリスとオーストラリア政府の委託によりコクランレビューは更新されることになった。ちょうどそのとき、日本の林敬次が、既存のコクランレビューにある下気道合併症防止効果の推定値は二〇〇三年の報告に基づくものであり、そこに採用されたデータのうち8件のRCTは論文として未刊行であることを指摘した。[346]ジェファーソンは改めてデータが欠けていることを強調し、[347]ロシュにデータの開示を求めた。ロシュは非公表を条件に開示することを提案した[348]が、ジェファーソンは同意しなかった。さらにBMJからの求めにより、ロシュは問題の試験結果の概要を特設サイトに掲載したうえ、「対応する完全な研究報告も近日中に合理的な解析に着手した医師と科学者に対してパスワード保護したサイトで閲覧可能になる」と約束した。[349]

ところが数年経ってもジェファーソンの手にデータは入らなかった。二〇一二年にBMJは、当時の流行だったオープンデータ運動と関連づける格好でロシュに対するオープンレター[350]を載せ、改めてデータを要求した。二〇一三年一〇月までに一〇七件の試験についての完全なデータが届き[351]、コクランレビューは二〇一四年四月に更新された[352]。林の指摘の起点となった合併症については、「診断基準が欠けているためにインフルエンザの合併症（肺炎など）が減少するかどうかという問いは解決しない」という結論に変わった。ファインスタインが土の下で苦笑したことだろう。入院については有意差がなく、副作用としての精神症状が統計的に有意に現れているとされた。二〇一七年にWHOは必須医薬品リストからタミフルを除いた[353]。

さて、この一連の出来事はEBM運動の、あるいはコクラン共同計画の勝利だろうか。WHOの変節を引き出した点は重要かもしれない。しかしあまり指摘されない点として、コクランレビューの全体としての結論は論争の前後で、すなわち完全なデータの有無によらず、変わっていない。WHOがコクランレビューを意識したとすれば、それは空気の政治によるとしか記述できない。論争を演出したBMJに20年ほど前に載った論文[354]は、プラトンの対話篇のパスティーシュの中で、EBM運動に熱中する「エンスージアスティクス」をからかっている。

ソクラテス：君は彼らの視野が狭いので、違った結論を導くかもしれない、あるいはもっとバランスの取れた判断を可能にするかもしれないエビデンスを探せていないと言っているのかね？

エンスージアスティクス：まさにそのとおりだよ、ソクラテス。うまく言ってくれた。

ソクラテス：ではエンスージアスティクス、君はもっとありきたりの医者には手に入らないエビデンスというものをどうやって手に入れられるのかね？　それはどこかに隠されているのだろうか？

エンスージアスティクス：隠されていることもある。我々は全世界から治療と症例管理の効力について情報を探しだし記録するための洗練された方法を持っている。情報技術も使う。それに科学者も医者も自分の研究の結果をいつも論文にするとは限らない。特に悪い結果が出たときはそうだ。私と共同研究者たちはそうした結果を発掘する方法を持っていて、それを使えば治療の効力についての考えをときには変える可能性がある。

タミフルについては、治療の効力についての考えは変わらなかったようだ。この対話の最後に、ソクラテスは真の問題がエビデンスの不足ではなく医師の乱脈にあると指摘している。

たしかにRCTの選択的報告は結果をゆがめるかもしれない。しかし、RCTであるかぎり、小細工でごまかせる余地は小さい。せいぜいまれな副作用を有意差がつかないていどに減らすとか、バイアスか偶然によるゆらぎを真の効果のように見せるくらいだ。ジェファーソンは実のところ二〇〇五年に本質的な仕事を終えていた。このときタミフルは利益が小さいからルーチンに使うべきでないと常識的に判断されたのだが、同じ論理は以後のすべてのデータにも当てはまるし、その結論は一度も変わっていない。RCTのデータはたとえ選択的に報告してもそれほど大きく偏らないからだ。だから仮に二〇〇五年に手に入ったデータが大きい利益を示していたなら、ジェファーソンは暫定的にタミフルの使用を支持したうえで欠損したデータを求めるべきだったし、その結果によって結論は変わったかもしれない。そしてその調査のあいだにもタミフルを使い続けることが結果として大きなまちがいにはならなかったはずだ。いくつかのRCTで利益が大きいように見えたならば、真の利益は小さいかもしれないが、マイナスは考えにくいからだ。つまり費用対効果が当初想定より悪かったとしても、それは治療になったはずだ。現実には治療だと思われていたものが虐待だったかもしれないという結果に至ったわけだが、それは「利益が小さくても治療は治療」という甘い見通しで薬を使っていたからだ。そのことを二〇〇五年の「有効性が低いため」という一言によって予言したにもかかわらず、二〇〇九年以降のジェファーソンは細部にこだわって大局を見失い、データを集めること自体を目的と取り違えているように見える。ジェファーソンはすでに結論を知っていたのだから、次にするべきことは同じ結論をさらに確認することよりも、データを実践に移すことだったはずだ。WHOを動かすまでの何年かのうちに、データの欠損を含んだ暫定的なコクランレビューに基づいて、BMJとコクラン共同計画がロシュではなくCDCやNICEともっと熱心にコミュニケーションしていればどうなっただろう?

タミフルだけでなく、はるかに多くの薬が、利益が明確でない用途に処方されている。製薬企業は訓練された人員を派遣して医師に新薬の説明を聞かせている。EBM運動にかかわらず古くから残る徒弟制の慣習を利用して、キー・オピニオン・リーダー(KOL)を味方につけることにより、効率的に若い医師の処方をコントロールすることができる。EBM運動にとって利益相反のあるKOLは不倶戴天の敵となったのだが、グローバル製薬企業にとっては、多数を握るまでKOLを買い占めることはたやすかった。いまや産業は規制機関も買い占めている。二〇二二年の報告によれば、オーストラリア、EU、イギリス、日本の薬剤規制機関の予算はどれも八〇%以上を産業に依存していて、その割合は比較的小さいアメリカとカナダでも五〇%を超える。[355]

さらに重要な点として、進歩という幻想が社会に広まっているとき、医師は製薬企業と金銭のつながりがなくても、新薬を処方する強いインセンティブを持っている。それこそが医師の権威を強化するからだ。すなわち医師は医師であるだけで深刻な利益相反を持っている。だがEBM運動がこの点を指摘することはめったにない。

正義の戦いが取りこぼしたもの

製薬企業の悪にデータを持った医師が立ち向かうという物語は二〇一〇年代までに大人気となり、EBM運動にとっても追い風になった。

ゲッチェの『死に至る医療と組織的犯罪』は、「アメリカとヨーロッパにおいて、薬剤は心疾患と癌に次ぐ死因の第3位[356]」だとしている。この本にはBMJ元編集長のスミスとJAMAのEBMシリーズを手がけたレニーが前文を寄せている。『悪い科学』『悪い製薬』のゴールドエイカーは二〇一五年にオックスフォードEBMセンターに入職した。[357]

対してヒーリーは少し冷静だった。EBM運動の限界を議論する中で、「一九九〇年代以降は」すなわち一九九一年のEBM論文とほとんど同時またはそれより前から、「製薬業界自体がエビデンスに基づく医療の伝道師になった」[358]と的確に描写している。ところがヒーリーは転倒した状況を打破するために、データを見る前に熟考することを呼びかけるのではなく、患者による副作用の報告という、より厳格なデータの管理を訴える。結局のところ、真実を示すデータが存在し、製薬企業がデータを隠すことさえしなければ医療はよりよいものになるという物語にからめとられたわけだ。どんなにすばらしいデータがあっても臨床医は週に一〇分しかその勉強に使わないという根本的な問題は温存された。

悪の製薬企業と正義のデータの戦いが最高潮を迎えたのが、二〇一二年にグラクソ・スミスクライン社（GSK）が当時の史上最高額となった三〇億ドルの支払いに同意した争い[359]だ。抗うつ薬のパキシル（パロキセチン）、同じく抗うつ薬ウェルブトリン（ブプロピオン）、糖尿病治療薬アバンディア（ロシグリタゾン）についてGSKの違法行為が認められた。パキシルは一八歳未満に対する有効性がRCTから示されていなかったため、ＦＤＡからも小児に対しては承認されていなかったのだが、小児に対する販売促進がなされていた。ウェルブトリンもまた適応外（off-label）使用である体重減少目的、性機能障害に対する治療などについて販売促進がなされていた。アバンディアは有害事象に関するデータがFDAに報告されていなかった。

この巨額の争いが製薬企業のイメージに影響したことはまちがいない。それによってＥＢＭ運動にとっては有利に働いたことも考えられる。ただし、よく似た騒ぎがＥＢＭ運動よりも前にベノキサプロフェンをめぐって起こっている。[360] しかも、ＧＳＫの三種の薬はどれもなんらかの形で市場にとどまった。それより前にもあとにも無数の薬が静かに市場から消えていったが、企業の悪を暴く大騒ぎは巨額の現金を動かしても、現場はそれほど変えなかったわけだ。

大局は変わらなかった。製薬産業はなおも成長を続けた。ただし薬剤開発の戦略は、多くの人に当てはまる病気づくりのほかに、少数の人に非常に高額な薬をあてがう手法を発達させた。

主な市場と目されたのが癌治療だ。乳癌に対するハーセプチンの成功と、慢性骨髄性白血病に対してそれ以上に成功したグリベックにより、分子標的薬の時代が始まった。その時代に栄えたプレシジョン・メディスンと病名文学の錬金術についてはすでに述べた。

高価な薬を正当化するためには、害を隠すよりもむしろ、小さい効果を大きく見せる技術が働いた。病名文学はその技術の到達点だ。害の多くは許容された。なんといっても、患者は恐ろしい癌を持っているのであり、新しい薬がなければひどい苦痛の末にほどなく死亡すると想像されているのだ。だからこそ、かつてはシスプラチンの吐き気のような壮絶な副作用でさえ許容された。仮に死に至る副作用があったとしても、治療効果によって命を救われる人のほうが多ければ許容できる。もはやパキシルの失敗を繰り返す必要はなくなった。隠蔽に代わるあらゆる技術によって、いっけん有効性を示すデータと見えるものを用意することができた。

わずかな利益をめぐる争いは、病気の両極端において展開した。つまり、わずかでも命を伸ばせるなら正当化される致命的な病気の治療と、利益がなくても誰も気付かない予防介入がそれだ。これらの領域では、目に見える効果を適切に評価することが難しく、議論は抽象的で統計に多くを依存したものになる。

サケットやファインスタインが予防医学に目を光らせていたことはすでに述べた。それですら当時として珍しいことではなかった。一九六八年にはＷＨＯからスクリーニングについての推奨文書[361]が出ているが、一九四九年の論文[362]をはじめとする多相スクリーニングについての先行研究が参照された結果、ＲＣＴで真のアウトカムを比較するという原則がすでに確立している。その原則に基づき、肺癌を探すレントゲン写真は「ほとんど役に立たないだろう」、子宮頸癌の前癌病変を探すパパニコロウ染色は「死亡率に対する効果をできるかぎり早く知る必要がある。なぜなら［子宮頸癌の］罹患率が下がっても死亡率は下がらないかもしれないからだ」、乳癌を探すマンモグラフィは「スクリーニングによって症状が出る前に診断することに価値があるかどうかを見分けられるようになるまで、診断の補助としての使用に限定するべきと思われる」などと、冷静に評価された。ここでマンモグラフィについては、非常に大規模かつ長期のRCTで死亡率を比較しなければならないが離脱などの困難があるという的確な予想も立てられている。予想どおりマンモグラフィは、また前立腺癌をPSA測定でスクリーニングすることの是非は長年の論争の的となった。予防とは難しいものだという常識が、一九八〇年代までの経験によって確立しようとしていた。

データの時代になって、予防医学には新しいチャンスが訪れた。デジタルヘルスの流行だ。慢性不眠症のため[363]、物質使用障害のためのソフトウェアが承認されたことはまだしも良心的だったが、製造販売元のペア・セラピューティクス社は二〇二三年に破産した[364]。アップルウォッチの心房細動検出機能は、検査性能に基づいて二〇一八年に承認されたが[365]、その前日の日付で公開されたUSPSTFの推奨[366]では、心房細動を探すための心電図の利益と害はエビデンス不十分とされていた[367]。そこで採用された三件の臨床試験[368a-c]はいずれも常時心電図を記録しつづける(ホルター心電図のような)デバイスを試すものではなかった。スクリーニングの常として、同じ検査の対象者を増やすとか、同じ人に検査を繰り返すほど、利益はあまり増えないが害は一貫して増え、利益と害のバランスは害のほうに傾く。より差し迫って治療が必要な病気が最初の検査で見つかる一方、検査自体の危険性とコストや、治療しなくていいものを見つけてしまうことによる不安やさらに続く精密検査や過剰治療、加えて評判の悪い病名をつけられることによる就職・結婚・保険加入などにおける被差別の可能性は増え続けるからだ。だからふつうの心電図検査が仮に中立なら、類推によってアップルウォッチは害が勝ると言ってもいいはずだが、そうは言われなかった。USPSTFは二〇二二年の更新[369]でスマートウォッチやスマートフォンのアプリに言及したが、それでも推奨度は変えなかった。

デジタルヘルスに対して、一般的なスクリーニングの害についての議論はまだ十分に適用されていない。むしろこの産業にはまだまだ伸び代があるようだ。情報技術が健康に役立つと主張するためには、ただデータを効率よく生成すればよい。多様で恣意的な代理エンドポイントとその複合による事実上無限の多重性のボーナスは、どんな介入からでも統計的に有意な利益を引き出してくれる。ウェアラブル端末はかつてない速度で多変量のデータを生成できる。しかもソフトウェアを含めて医療機器には悪名高い510(k)パスウェイが適用できる。

エリザベス・ホームズのセラノス社は、血液検査を安価に提供するという詐欺行為を二〇一五年の報道[370]で暴露されるまでに多額の出資を集め、企業の価値は九〇億ドルとも言われた。[371]こうした途方もない期待と、それを信じてか、信じたふりによってか、投機的に同調する資本の動きが生まれるのは、観察研究の「エビデンスレベル」が低いからではない。たとえRCTだろうと、誤った問いを発し、誤った方法で実行されれば、その結果は何も教えないだけでなく、人を迷わせる。このことをこそファインスタインは指摘していたのだが、世界はまだ理解していない。

デジタルヘルスの信用は堅調だ。二〇一〇年代の知的スーパースターと呼ぶべきユヴァル・ノア・ハラリが「もし私たちがすべてを結びつけ、自分たちのバイオメトリック機器や、ＤＮＡスキャンの結果や、医療記録への自由なアクセスを、グーグルやその競争相手に許せば、全知の医療保健サービスが手に入り、それが感染症と戦ってくれるだけではなく、癌や心臓発作やアルツハイマー病からも守ってくれる」[372]と当然のように言っても、誰もハラリは医学の現実を知らないと言って笑うことはない。

ヨアニディスは「ＥＢＭがハイジャックされた」と言う。そこには多くの洞察がある。しかしハイジャック犯に多くの問題の責任を押し付け、パイロットを免責する物語は、より多くの事実を見えにくくする。建造されながら飛行していると励まされたコクラン共同計画が実際のところいつまで墜落しないでいたかは議論の余地がある。だとすれば製薬企業はハイジャック犯ではない。それは迷走するＥＢＭ運動を高速で追い抜きながら自身の行き先を言い捨てていっただけの、通りすがりのロールズ・ロイスだったかもしれない。

第九章　ゲッチェ事件

コクラン共同計画の危機

社会運動としてのEBMの物語の最後に、コクラン共同計画の没落を語らなければならない。マクマスター大学とコクラン共同計画が合流したことでEBM運動と呼ぶべき共同体が形成されたが、それは二〇〇〇年前後の主人公たちの交代によって再び分裂した。マクマスターの末路についてはすでに述べた。コクラン共同計画への信頼は二〇〇〇年代以降のたびかさなる問題によって急速に失墜し、二〇一八年のゲッチェ追放事件によって致命的に損なわれた。

背景には商業化があった。一九九八年の第六回コロキアムですでに、製薬企業のヤンセン、ブリストル・マイヤーズ スクイブ、ファイザー、米メルクに加えて、アナルズとランセットがスポンサーにクレジットされている。[373] 一九九九年にローマで開かれた第七回コロキアムでは、ヨアニディスが問題発言で不興を買ったようだ。

私はコクラン共同計画が、尊重されているはずのシステマティックレビューを通じて、利権によって偏った研究に信用を与えることで害をなすかもしれないと心配していた。[222]

このときはチャーマーズが（すでに運営委員会から退いていたにもかかわらず）とりなしたようだが、ヨアニディスの悪い予感は正しかった。

ゲッチェとノルディック・コクランセンターのオルセンは二〇〇〇年のランセットに、いっけん書簡風の「マンモグラフィによる乳癌のスクリーニングは正当化できるか？」という題名でシステマティックレビューを載せた。[374] 題名が示すとおり、マンモグラフィが死亡率を減らす証拠はなく、正当化されないという論旨だ。

これには反発があり、[375 a-b] ゲッチェとオルセンは二〇〇一年にも、今度はコクランレビューとして、同じ論点を扱い、同じ結論を示した。[376] ただしこのコクランレビューにはコクラン共同計画からの介入があり、抵抗した著者らはランセットの協力を仰いだ。（その間にゲッチェを含む著者らが、一九九八年のコクランライブラリー四号ではじめて公刊された五三報のシステマティックレビューすべての質を点検し、一五報に大きな問題があることを指摘した）。[377] 結果として、同じシステマティックレビューが同時にランセットのウェブサイトで無料公開されるという異例の扱いがなされた。[378] 二種類の論文はほぼ同じ内容なのだが細部にいくらかの違いがある。特に著者らが問題視したのが、結果のうち手術と放射線療法がスクリーニング群で増えている（これそのものが害であり、過剰治療を示唆する）というデータがコクラン版では省かれたことと、要約（無料公開され、もっとも多くの人の目に触れる部分）にコクラン版では「採用できるすべての試験のデータを（もっとも質が低い研究を除いて）考慮すれば、一三年後の全死亡の相対リスクは一・〇一（九五％信頼区間〇・九九－一・〇三）だった」などの文言が挿入されたことだ。対応して、ランセット版の本文中では「集団スクリーニングは全人口に関わることであり、ほかの害と同様にスクリーニングに関連した死亡の増加を引き起こす可能性がある」と強調している箇所から、コクラン版では「スクリーニングに関連した死亡の増加」が省かれている。

通常なら、ほぼ同じ内容の論文を複数の媒体に投稿することは許されない。その意味でもこれは例外だし、右のとおり差異を可視化する形で掲載したこと、またコクラン版がペイウォールの中に隠している全文に相当する内容を無料公開したことは、明らかに挑戦的だ。ランセットはわざわざホートン編集長の署名記事で経緯を説明し、コクラン共同計画を批判している。[379] 事態はここで収束したが、コクラン共同計画にとっては不名誉な結末になった。

ところがコクラン共同計画はコクランレビューの質の向上で答えようとするのではなく、大企業の力を取り入れる方向に進んだ。二〇〇二年にノルウェーのスタヴァンゲルで開かれた第一〇回コロキアムで、アップデート・ソフトウェア社を捨てて学術出版の巨人であるジョン・ワイリー・アンド・サンズからコクランライブラリーの刊行を続けることが決まった。[380] 製薬企業からの出資も受け取っていた。二〇〇三年バルセロナでの第一一回コロキアムではその是非が大いに議論されたが、すでにファイザーの出資によるシステマティックレビューがあったことは読者も気付いていたし、[381] 前述のとおり製薬企業や大手医学誌がコロキアムのスポンサーになっていた。

私的資本の関与に一貫して反対してきたゲッチェは二〇〇四年に敗血症に対する免疫グロブリン療法のシステマティックレビューを報告したが、[382] これもコクランレビューではなかった。

コクラン共同計画の問題にかかわらず、システマティックレビューの構想そのものが限界を迎えつつあった。同じものを見ているはずのシステマティックレビューの結論が一致しないという問題を受けてQUOROMができたのは一九九九年だ。だが甲斐なく、二〇〇八年に電子版で刊行されたデンマークのグループ(ゲッチェは入っていない)の報告[383]では、新生児についてのコクランレビューで有意差を示したメタアナリシス五四件のうち、シーケンシャル解析を使えば一九件が結論に至らないものとされた。コクランレビューは採用したデータに疑義が生じては改訂され、[384] 問題設定が不適切だと指摘されては改訂された。[385]

コクラン共同計画の内部から危機を訴えたのもゲッチェだけではない。ロンドン大学衛生・熱帯医学大学院のイアン・ロバーツもそのひとりだ。ロバーツは二〇一五年に、そもそも質の低い研究が多すぎるためシステマティックレビューも質の低いものにならざるをえず、試験登録ルールの拡充や、登録されていない試験をシステマティックレビューから排除することなどが必要と主張した。[386] 研究不正が発覚したことによって改訂を強いられたシステマティックレビューもまれではなかった。[387 a-b]

コクラン共同計画は二〇一一年にグリムショー＝クレイグ共同ディレクターの体制下で、財政問題を理由にCEOの権限を拡大した。二〇一二年にはマーク・ウィルソンがCEOに迎えられ、翌二〇一三年には共同計画全体が「コクラン」に改称した（アーチー・コクランとの混同を避けるため、本書では改称後を「NPOコクラン」と呼ぶことにする）。ゲッチェはこの体制変更を「ビジネスライクなコクラン」[388]と描写している。背景にはコクラン共同計画の地位低下があった。二〇一五年にイギリス国立衛生研究所は、それまで一貫してUKコクランセンターに出資してきたが、NICEとの競合にも言及しつつ、「この出資は資金の最適な活用を保証するために重要業績評価指標と連動させるべきだ」という見解を示している。[389]

新体制はゲッチェのノルディック・コクランセンターを拠点としていたIT部門を、イギリスの編集ユニットが管理することと決めた。モニカ・キェルストラムは、就任時二三歳で初期の情報管理システムを支えた功労者だが、こうした急変があった二〇一一年ごろにITチームのリーダーから降りている。後任者も安泰ではなく、二〇一五年にITチームリーダーだったジェシカ・トマスは突然解任された。

当然ながらゲッチェとウィルソンの関係は敵対的に傾いた。ゲッチェはNPOコクランの組織的問題を解決しようと二〇一七年に運営委員に立候補し、ほぼ全会一致で当選した。だがその努力は結実することなく、早くも二〇一八年には運営委員の投票に基づく解任という異例の議決がなされ、続く一連の動きにおいてゲッチェは事実上NPOコクランから完全に追放された。

ワクチンとゲッチェ追放

事件はヒトパピローマウイルス（HPV）ワクチンについてのコクランレビューを直接のきっかけとして起こった。

ツア・ハウゼンが二〇〇八年にHPVの研究に対してノーベル賞を受賞したとき、HPVワクチンから利益を得る立場のアストラゼネカ社とノーベル財団に公然とした金銭のつながりがあったことが問題視された。[390]

ノーベル賞の効果があったかどうかは別としても、HPVワクチンは二〇〇六年にアメリカ

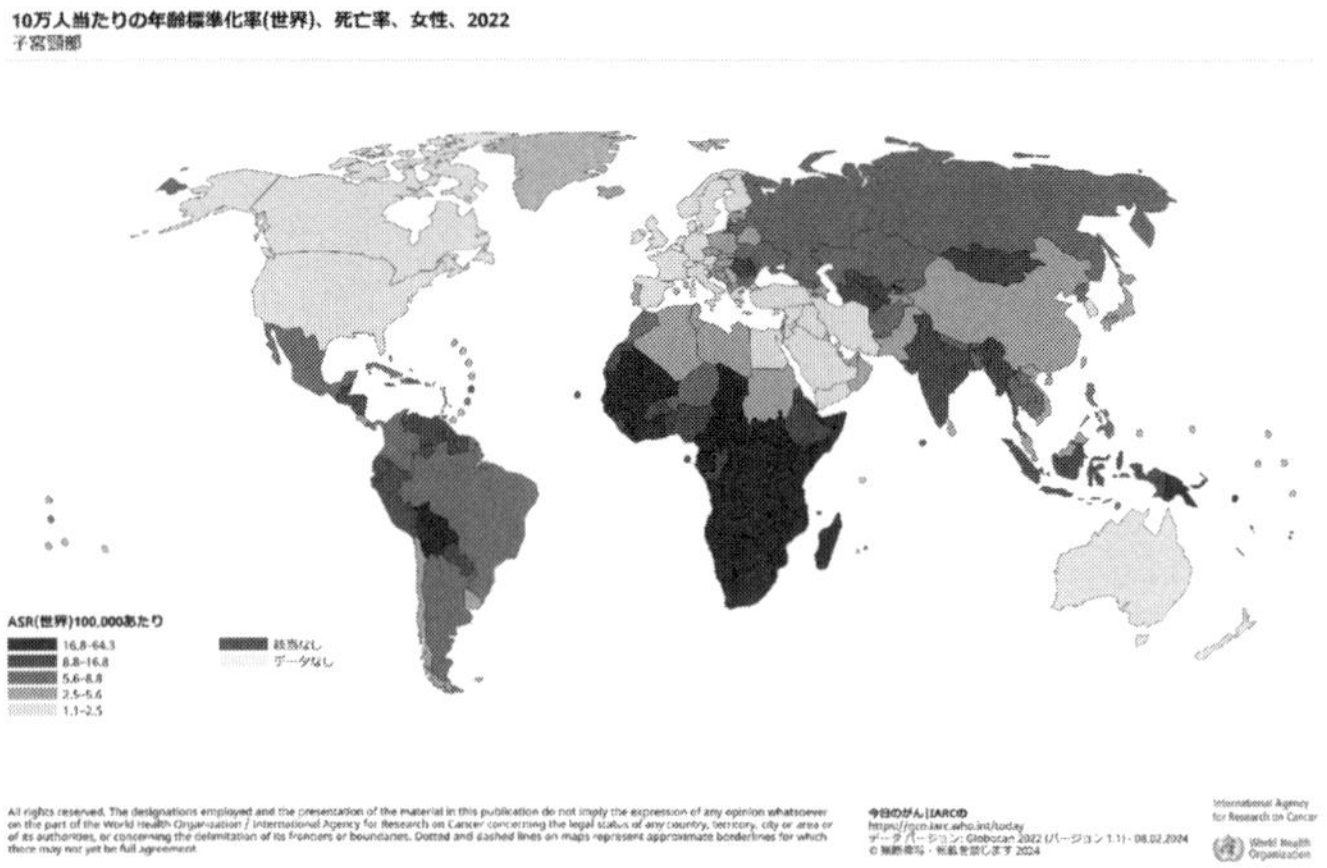

図 2-10：2022 年の子宮頸癌による年齢調整死亡率の国ごと推定値

で、[391]次いでEUで[392]承認されたのち急速に普及した。これらの地域は、人口あたりの子宮頸癌による死亡率がもっとも高い地域と一致しない（図２－10）。ＨＰＶ関連疾患はサブサハラアフリカなどに多いが、もっとも必要とされるはずのこれらの地域で普及するには、ＨＰＶワクチンは高価すぎた。

ワクチンはシグナルとして機能する。あらゆる公衆衛生機関が、ワクチンは人道的であり、ワクチンを打つことは自分だけでなく集団免疫によって他人をも守ろうとする善行だと強調してきた。多くのワクチンが大なり小なり強制的に与えられ、ワクチンを拒否する人は社会からの逸脱者とみなされた。

その背景から見れば、ワクチンと名のつくものであれば検証を待つことなく競って打つことにより善行で他人に先んじようとする行動にも不思議はない。HPVワクチンは子宮頸癌を予防すると期待されて導入されたが、予防効果を証明するRCTは報告されていなかった。あるのは癌の前駆段階とされる、CIN（子宮頸部上皮内腫瘍）などと呼ばれる病変を減らしたという報告[393]だけだった。その理由は「浸潤子宮頸癌のエンドポイントを使った試験は実行不可能だった。なぜなら標準的ケアは、浸潤子宮頸癌を予防するためにCIN2／3とAIS病変をスクリーニングし治療することだからだ。さらに、感染から発癌までの時間は二〇年を超える[394]」と説明されてきた。まったく理解できない説明だ。スクリーニングをしていても子宮頸癌で死亡する人がいるからワクチンで予防したくなったのであって、ワクチンが現状に付け加えるものがあるかどうかを試すのにスクリーニングはなんら妨げにならない。スクリーニングだけで子宮頸癌は防げると思うならスクリーニングをすればよく、スクリーニングよりもワクチンのほうが費用対効果が高いと思うならその点を試せばよい。試験期間が長くなることも問題ではない。乳癌のスクリーニングの試験[395]は二〇年以上、大腸癌のスクリーニングの試験[396]も二〇年近くかけてフォローアップされている。

子宮頸癌予防の研究を妨げる要素があるとすれば、それは高所得国において子宮頸癌の負荷が小さいことだ。前の図のとおり、北米や西ヨーロッパの多くの国で、子宮頸癌による年齢調整死亡率は一〇万人あたり二・五にも満たない。同じ数値は女性の大腸癌で一〇に近く、乳癌ではおおむね一〇を超える。[397]

過剰な推奨には過剰な反発がつきものだ。日本では二〇一三年ごろから展開されたワクチン被害の訴えをきっかけに、一時は順調に伸びていた接種率が低下した。札幌での調査では七〇％に近かった接種率が〇・六％にまで下がった。[398] コロンビア、ブラジル、アルメニア、ルーマニア、カザフスタン、デンマークでも副作用の噂が接種事業の障害になった。[399]

適切なRCTが行われていないことは周知の事実だったのだが、それでもHPVワクチンのコクランレビューが準備されていた。NPOコクラン内部での査読を担当したジェファーソンは、二〇一六年から二〇一八年にかけて草稿に繰り返し懸念を示し、自身が別にシステマティックレビューを作成中であることを知らせ、重要なデータを共有していた。[400] しかしコクランレビューは指摘を受け入れず二〇一八年五月九日に公開された。[401] 対してジェファーソンとゲッチェらが、ジェファーソンにとってオックスフォードEBMセンターの同僚であるヘネガンが編集長を務める『BMJ Evidence-Based Medicine』で、公開の批判を示した。[402] この論文は七月二七日に公開された。

論文の世界では、NPOコクランが批判をおおむね不服としたことで長い泥仕合が始まり、本誌BMJを巻き込んだ結果、二〇二〇年にジェファーソンらの批判は論旨を維持したまま若干の訂正[403]を加えられ、BMJ EBMの体制にも影響があったことが編集者から説明された。[404]しかしこれはもはや後の祭りであってほとんど注目もされなかった。

重要な事件は二〇一八年九月一三日に起こった。この日、表立ってはHPVワクチンのシステマティックレビューと関連なく、ゲッチェの年余にわたるふるまいを問責する運営委員会が開かれた。議事録は非公開とされた。[405]ゲッチェが自著で証言したところによれば、争われたのは、ゲッチェがNPOコクランの広報ポリシーに繰り返し違反したという点だった。

さかのぼって二〇一五年、ゲッチェは一般向けウェブメディアに寄稿した記事[406]でいつものとおり薬害の危険を訴えた。その中で「独立したコクラン共同計画に属する研究者として」という文言が現れている。これをウィルソンほか首脳部が問題視し、「ゲッチェ教授がこの仕事をコクランを代表して行っているという意味に誤解されうる」[407]という声明を出した。

また二〇一八年二月、ゲッチェは統合失調症患者を対象とした「TIPS研究」における死亡数が報告によって一貫しないこととその死因について、研究の出資者に問い合わせた。この手紙はノルディック・コクランセンターのレターヘッドに書かれ、差出人ゲッチェの所属もコクランセンターとされていた。[408]同じ二月に、ゲッチェが演者となった講演の告知の中で、「コクランセンターのピーター・ゲッチェ」という文言が使われ、参加登録のためのメールアドレスはコクランセンターのドメインのものだった。[409]

同年三月に別の論点が持ち上がった。二〇一六年にゲッチェはオランダで開かれた殺人事件の裁判の中で専門家としての意見を述べていた。被告人は我が子二人を殺したのだが、殺人の前に長くパロキセチンを処方されていた。パロキセチンは被告人が自殺念慮を示してからも継続されていた。ゲッチェは「深刻な医療過誤が二人の殺人に対して一部または全部の責任を負う因子だった」[410]とする見解を示した。ここでもコクランセンターのレターヘッドと所属が使われた。同じ裁判でゲッチェと対立した臨床神経精神薬学者が二〇一八年一月にゲッチェから訴えられ、三月になってNPOコクランに苦情を持ち込んだ。[411]

ゲッチェは逐一反論したが、運営委員会においてゲッチェを別室待機させた上での六時間あまりの議論の末に、ゲッチェを運営委員会から解任するという異例の動議および投票がなされた。出席委員一三人のうち、ゲッチェを除く一二人の投票結果は賛成六、反対五、棄権一でゲッチェ解任を支持した。反対票を投じたうちの四人は翌々日の九月一五日に運営委員を辞任した。[412]九月二五日になって運営委員会はゲッチェ解任を改めて確認し、翌二六日に公表した。[413]理由はゲッチェの「破壊的で不適切な行動」および「繰り返し個人的見解をコクランのものとして表現した」こととされたが、HPVワクチンのシステマティックレビューには言及がなかった。加えて、ゲッチェが運営委員会だけでなくNPOコクラン全体から除名されることも決定されていた。

一連の出来事は世界の読者を動揺させた。BMJ[414 a-b]が、ランセット[415]が、ヨアニディス[416]が、ヒーリー[417]が、その他数えきれない人々がNPOコクランを批判し、イベロアメリカのコクランセンターの指導者三一人[418]が、またドイツEBMネットワークが抗議の手紙を書いた。[419] 騒ぎは医師社会の外にも広がり、科学誌『ネイチャー』系列、[420]『サイエンス』系列[421]のニュースでも取り上げられた。

それでもゲッチェの不遇は続いた。同じ九月二六日にコクラン・ノルディックのウェブサイトの管理者権限は中央に移管され、トップページに置かれていた運営委員会批判のバナーは解任決議の公式声明に差し替えられた。[422] 二〇一九年四月末をもってゲッチェは勤務先の病院から解雇された。[423] 二〇二〇年六月にはコペンハーゲン大学がジャーナリストからの問い合わせに答えて、ゲッチェ教授をすでに解雇したことを知らせた。[424]

ゲッチェは「科学の自由研究所」[425]を創設して盛んに発言を続けている。

事件後のコクラン

以後もNPOコクランは地位を誇示しつづけている。しかし、エビデンスの担い手としての国際的な信頼は致命的に傷ついた。二〇一九年にはランセットがWHOの出資を受けたHPVワクチンのシステマティックレビューを掲載したが、[426] これは二〇一五年になされた別のシステマティックレビュー[427]の更新と位置付けられ、二〇一八年のコクランレビューにも、ゲッチェ事件にも言及がない。二〇二〇年にはHPVワクチンの有無によって浸潤癌の発生数を比較したコホート研究がNEJMに報告された。[428] 子宮頸癌の罹患率は一〇万人あたり四七対九四で接種群のほうが少ないという結果だった。この差がすべてワクチンの効果だと解釈するなら、ワクチンを二〇〇〇人あまりが打つごとに一人の癌が予防されることになる。それによって子宮頸癌による死亡が減少するかどうかは、いわんや全死亡率が低下するかどうかは確認されなかった。長年の接種率低迷により国際諮問委員会から非難されていた日本は、[429] 二〇二二年四月に「積極的勧奨」を再開した。[430] この政策転換を待つまでもなくすでに、二〇二一年度の全国での実施率は一回目接種で三七・四%であり、定期接種が開始した二〇一三年度以降の最高値を大幅に更新していた。[431] コクランレビューはNEJMの報告のあと更新されていない。HPVワクチンの政治からNPOコクランは完全に取り残された。

復権のチャンスがなかったわけではない。COVID-19のパンデミックにあたって、研究論文とシステマティックレビューの数は爆発した。グラジウーやロバーツが以前からの主張を貫いて、質の低い研究を減らすこと、研究計画は国際協調のもとで体系立てて重複や不整合を減らすことに成功していれば、世界の感染症対策に資するところはきわめて大きかったはずだ。しかし現実には、NPOコクランは独自に作成したCOVID－19特集ページ[432]によって百家争鳴に加わったにすぎなかった。ジェファーソンとヘネガンはマスクの効果が不確かなのにもかかわらず過度に政治化されていることを訴えたが[433]、こうした常識的な意見が組織化されて世界的パニックを食い止めることはなかった。そしてmRNAワクチンが少なくとも高所得国には行き渡り、ロックダウンを含むあらゆる社会政策が無効か持続不可能であることを印象付けたのち、世界が緩和策で一致しつつあったころ、ジェファーソンがマスクや手洗いによる上気道感染症の予防効果についてのコクランレビュー[434]を書いた。共著者にはグラジウーもいた。おおむね予想されたとおり、マスクによる感染防止効果は確認できないという結論だった。マスクに未練を断ち切れない非難の声が殺到し、コクランライブラリー編集長の記名による異例の釈明文が公表された[435]。事態についてのインタビューに答える形で、ジェファーソンはNPOコクランによる著者の頭越しの扱いを不当とする考えを語った[436]。ほどなくしてNEJMにマスクの意義についての論説が載ったが[437]、ジェファーソンのシステマティックレビューは参照されず、マスクに効果はあることにされた。

マスク論文の騒動は、メタアナリシスを理解している人が十分多ければ起こらなかったはずだ。コロナ以前の研究結果は概してはっきりしないものだった。[438] たとえ比較的質の低い研究だろうと、無効を示す結果が一度でも出るなら、真の効果は仮にあったとしても小さいことが期待される。だからこそメタアナリシスで小さい差をかき集める動機が生まれる。だから、マスクについてのメタアナリシスが行われているというまさにその事実が、マスクによってパンデミックを食い止めることはできないし、マスクをつけるか外すかをいつまでも議論することは愚かだということの証明だ。パンくずらしいものをいくら集めても満腹できないことは明らかだだが、「それはパンか否か」という議論しか理解できなくなった医師たちにはその自明の理が通じなかった。

こうして誰もNPOコクランを信じなくなった。EBM運動は四散し、誰にも引き継がれなかった。あとには「EBM」をめぐる噂話だけが残った。「EBM」を誰も見たことはなかったが、ある人は患者に真実をもたらす福音だと言い、別の人は医師の人間性を失わせる罠だと言った。噂の真偽を確かめようとする人も、名乗り出て歴史を証言しようとする人もいなかった。

タミフル論争の口火を切った林敬次は、COVID-19の治療薬として大人気になったラゲブリオ（モルヌピラビル）の試験の報告に疑義を呈し、利益より害が勝る可能性を指摘した[439]が、タミフル論争は再現されなかった。

コクランUKは国立衛生研究所からの出資を打ち切られたことにより、二〇二四年三月末に閉鎖された。[440]すでにＮＩＣＥほか多くの国立機関や国際機関が研究データの要約事業を確立していた。

ただし主体が移ってからも同じ問題が繰り返されることはたやすく予想できる。たとえばＵＳＰＳＴＦは早くからサケットらの仕事を取り入れてきた。マンモグラフィやＰＳＡによるスクリーニングに対する慎重姿勢は、患者団体や医師会からの反発にもかかわらず信頼されてきた。[441]ところがまさにそのＰＳＡについての推奨が二〇一八年に更新されたとき、[442]二〇一二年の旧版[443]から加わったデータは以前の傾向から変わっていなかったにもかかわらず、五五歳から六九歳の男性についての推奨度が変更された。旧版ではほかの年齢層と同様の「Ｄ」すなわち行わないよう推奨されていたが、新版では「Ｃ」すなわち個別に判断するよう推奨された。繰り返すが、この変更はスクリーニングの利益を示すデータが増えたためではない。

これらの判断に結びついた主要な試験が三件ある。アメリカで行われたＰＬＣＯ研究、[444]ヨーロッパで行われたＥＲＳＰＣ研究、[445]イギリスのＣＡＰ研究だ。[446]二〇一二年版までに報告されていたＰＬＣＯでは死亡を減らす効果が確認されず、ＥＲＳＰＣでは若干の効果が示され、その傾向はフォローアップでも変わらなかった。あとで報告されたＣＡＰでも死亡を減らす効果は示されなかった。つまり、二〇一二年版と二〇一八年版は傾向として同様のデータを参照している。Ｃ

表 2-6：PSA によるスクリーニングの利益と害、USPSTF 2012 年版

1000 人の男性がスクリーニングされるごとに	
前立腺癌による死亡を避けられる男性	0～1 人
治療による性機能障害が現れる男性	29 人
治療による尿失禁が現れる男性	18 人

表 2-7：PSA によるスクリーニングの利益と害、USPSTF 2018 年版

1000 人の男性がスクリーニングされるごとに	
前立腺癌の治療を受け、性機能障害が現れる男性	50 人
前立腺癌の治療を受け、尿失禁が現れる男性	15 人
転移を有する前立腺癌を予防できる男性	3 人
前立腺癌による死亡を避けられる男性	1.3 人

APは新しく加わったが、二〇一二年版の推奨のとおり、スクリーニングをしないことを支持するものだ。

それなのになぜ結論が変わったのか？それは結論に至る過程で恣意的にデータが選ばれたからだ。二〇一二年版ではPLCOとERSPCに基づいて、死亡を減らす効果は一〇〇〇人あたり「〇～一人」と計算されたが、二〇一八年版ではERSPCのみを採用して「一・三人」とされた（表2－6、2－7）。〇かもしれないなら推奨できないが、〇でないなら推奨できるというわけだ。だが二〇一八年版がなぜPLCOとCAPを無視することにしたのかは説明されていない。

つまり、結論を変えたのは新しいデータではなく、データを要約する態度であって、結論はデータを見る前から決まっていたとしか思えない。

マンモグラフィについても、二〇二三年五月九日に公開された草稿版[447]で、四〇代の女性に対する推奨度は「C」から「B」に昇格したが、これを支持するデータは存在しないことがNEJMで指摘された。[448] 二〇二四年の確定版でも「B」推奨とされた。[449]

ほかにもいくつもの問題がUSPSTFの推奨に指摘されている。悲しむべきことに、そうした指摘のいくつかは単に推奨に賛同できないというものではなく、結論に至るまでの方法に向けられている。つまりUSPSTFの推奨はときにみずから示したエビデンスから乖離しているように見えるし、そうした例はますます増えているようにも見える。二〇二〇年には健康被害のおそれがある薬物使用のスクリーニングが推奨度「B」とされた。[450] 対して、その推奨文を載せた号のJAMAの社説が、スクリーニングの有無による利益を比較した臨床試験は一件もないことを指摘した。[451] 二〇二一年には大腸癌のスクリーニングの推奨が更新された。[452] このときは付随して行われた「モデリング研究[453]」が参照された。モデリングとはスクリーニングの効果を数理モデルから推定するというものだが、伝統的なRCTなどの研究からインプットを得ているのだから、情報として付け加えるものはない。そもそもそんな研究が存在することの意義が疑わしいのだが、仮にあるとすれば、伝統的な研究方法からは推定できないことを推定する（かのように見せかける）まやかしの効果だろう。もしモデリングが新事実を発見したように見えたなら、それは新しい仮定が加わったからだ。そのことを読者はパンデミックをつうじて痛みとともに学んだはずなのだが、驚くべきことにUSPSTFの大腸癌のスクリーニングの推奨はモデリングに実験的研究と対等の地位を与えている。四五歳から四九歳に対しての推奨は「手に入る経験的データ、モデリングのデータおよび疫学データについてのUSPSTFの評価に基づいて」決められたという。前述のマンモグラフィについてのNEJMの社説でもモデリングに対する懸念が表明されている。二〇二二年には未成年のうつ症状のスクリーニングの推奨が更新されたが[454]、JAMAの社説[455]は実践上の困難を列挙し、推奨が含意するであろう理想像を「遠大な目標」として婉曲に批判した。二〇二三年の成人に対する同様の推奨[456]については、社説は介入の効果が示されていないことをより明示的に指摘した[457]。

こうしてEBM運動は終わった。シュクラバーネクは忘れられた。二〇二三年のランセット創刊二〇〇周年号にはシュクラバーネクの名前が一度も出てこない。遺作に序文を寄せたロビン・フォックスの回想[458]も例外ではない。ファインスタインのヴェン図は踏みにじられた。サケットのキューブはなかったことにされた。あとに残ったのは、かつて存在したのかどうかもわからない

「エビデンスのピラミッド」の幻影だけだった。

二本の巨大な胴体を失った石の脚
沙漠に立ち……その近くに、沙に
半ば埋もれ崩れた顔が転がり、その渋面
皺の寄った唇、冷酷な命令に歪んだ微笑
工人がその情念を巧みに読んだことを告げ
表情は今なお生き生きと、命なきものに刻まれながら
その面持ちを嘲笑い写した匠の手、それを養った心臓より
生き存らえる。

そして台座には銘が見える
我が名はオジマンディアス、〈王〉の〈王〉
我が偉勲を見よ、汝ら強き諸侯よ、そして絶望せよ！
他は跡形なし。その巨大な〈遺骸〉の
廃址の周りには、極みなく、草木なく

寂寞たる平らかな沙、渺茫と広がるのみ。[459]

第三部　噂に基づくEBM

第一章　ジェンナー、ナチス、タスキーギ

ジェンナーの神話

　エビデンスに基づく医学の歴史の探究は終わりに近づいた。なぜＥＢＭがこれほど叫ばれているのに医学は狂ったままなのか。第二部までに、実証的アプローチには医学を正気にするほどの力がなかったこと、またそれを実践しようとしたＥＢＭ運動も権威主義に陥って自壊したことを見てきた。第三部ではもっとも難しい第三の側面に取りかかる。それは「ＥＢＭ」という噂話が医学を変えたかという問いだ。この問いはいっけん馬鹿げている。学問が噂に左右されることなどあるはずがない。しかし学問をする人も人間だ。それ以上に、どんな研究が影響力を持ち、次にどんな研究が促されるかは、研究者と社会の相互作用による。この関係から、世間の噂は判別しにくいかたちで、しかし重要なフィードバックを研究にも及ぼすはずだ。

　最初に実験についての噂を観察してみよう。実験こそが実証的アプローチの核心だったはずだ。社会全体に強い印象を残した医学の実験は多くない。そのひとつがワクチンの実験だ。子供に種痘を行うエドワード・ジェンナーの姿（図３－１）は、ワクチンの恩恵を象徴するものとして

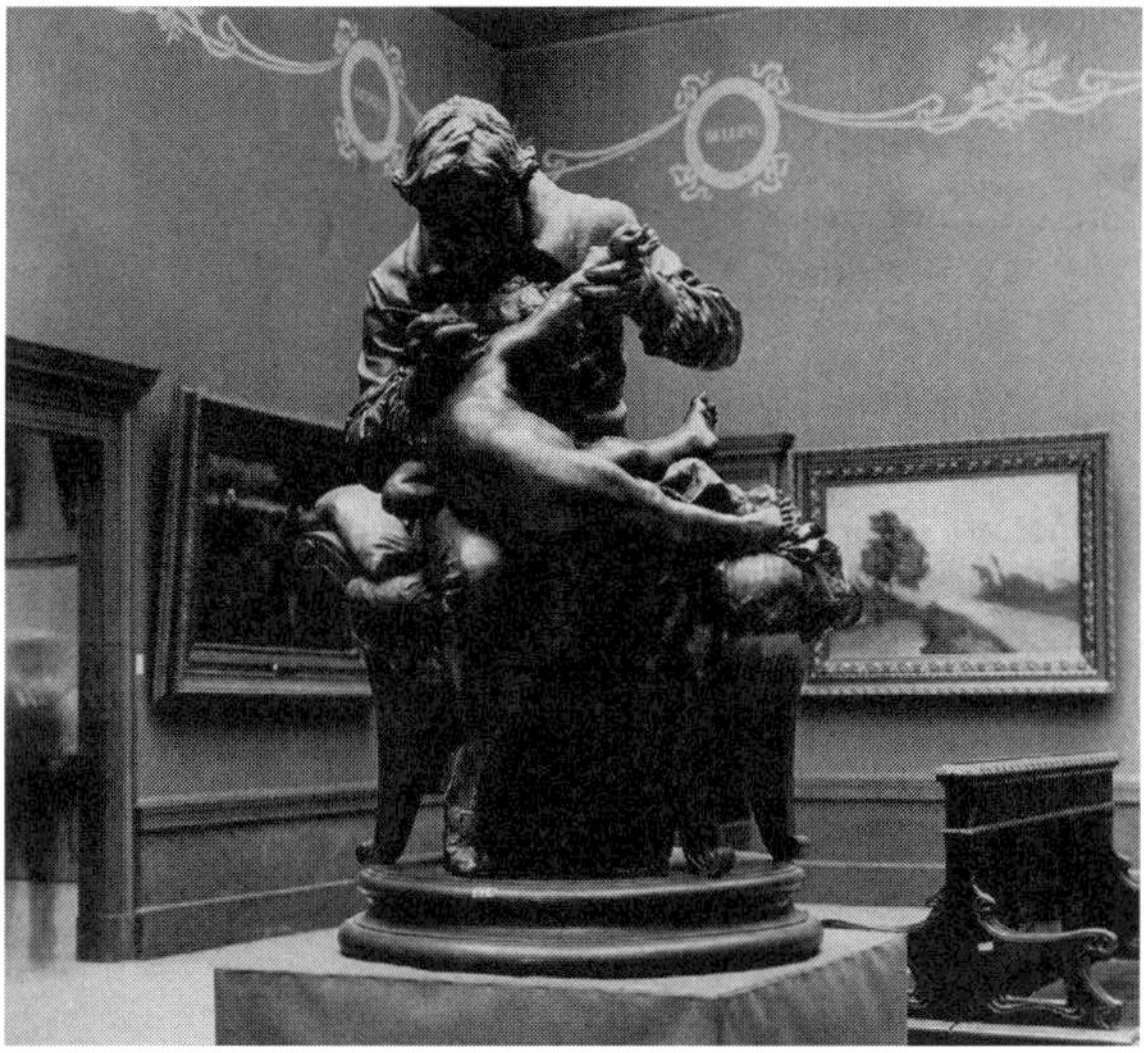

図 3-1：子供に牛痘接種を行うジェンナーの像

流通してきた。通俗化した物語によれば、ジェンナーは天然痘の流行に心を痛め、牛痘の既往がある農婦は天然痘を免れるという民間の噂に目をつけ、自分の子供に牛痘を接種（inoculation）してその免疫原性を確認し、牛痘（Variolae vaccinae）を語源とした「ワクチン」の発明者となった。

よく知られているとおり、この物語は多くの点で事実と異なっている。第一に、ジェンナーの時代のイギリスではすでにトルコ経由で持ち込まれたアジアの人痘法が普及していた。ジェンナーの心を痛めたのは天然痘の流行ではなく人痘法による人為的な天然痘であり、ジェンナーは牛痘法を報告した人ではあっても予防接種の発明者ではない。牛痘法でさえ、ジェンナーより前に何人かが試していたし、そうした事例はあるていど知れ渡っていた。[1] ジェンナーが牛痘法を広めるハブになりえた理由は、ジェンナーの豊かな交友関係にあるかもしれない。医師社会のもっとも重要な原理は身内びいきだ。

第二に、ジェンナーはたしかに自分の子供のロバートに牛痘接種を行ったが、ロバートは牛痘の症状を表さず、失敗例として報告されている。[2] 最初の実験の対象とされたのは使用人の息子のジェイムズ・フィップスだ。

第三に、この物語は暗に俗信の中に真実があったと主張するのだが、そもそもジェンナー自身はどのように牛痘法を考えたかを語ったことがなく、農夫を見て思いついたというのは友人のジョン・バロンによる作り話だ。[3] しかも俗信は誤っていた。ジェンナー自身が、牛痘の既往があっても天然痘に感染した例を報告している。[4] 牛痘ウイルスはヒトにおいて天然痘に対する免疫を誘導しない。免疫原性を持っていたのは、偶然牛に感染していたらしいワクシニアウイルスだ。ワクシニアウイルスの由来は不明だが、馬などに感染する馬痘ウイルスの絶滅種とする説がある。[5] すなわちジェンナーの時代の牛痘とは、現代なら馬痘と呼ばれるであろうものを含む概念であって、その区別がなされていればワクチンは生まれなかったか、別の名前で呼ばれていたかもしれない。ついでに言うなら、「ワクチン接種（vaccination）」という言葉を作ったのはジェンナーではなく友人のリチャード・ダニングだ。[6]

第四の点として、ジェンナーが子供を実験台とした理由が、牛痘接種のリスクが未知だったためと暗示されているのだが、牛痘に感染することが何を意味するかは目の前の多くの感染者からわかっていたし、それは人痘法のリスクを上回ると考えられていた。牛痘による予防効果は同時代の人のあいだで噂されていたのだが、そのひとりはこう書いている。

それ［牛痘］は概して天然痘の接種よりもはるかに重い病気だと思う。牛痘の接種による大きな利点はなんら見当たらない。天然痘の接種は十分よく理解されていて、代替物の必要はほとんどないように思われる。ただしそれは興味深いものであり、ほかの改善に結びつくかもしれない。[7]

人痘法は天然痘の中でも弱毒系統を使ってなされ、副作用としての死亡は比較的まれだったことを思い出してほしい。

当時当たり前のこととして受け入れられていた人痘法のリスクを嫌ったうえ、より大きな危険とみなされていた牛痘接種で置き換えようとする態度を現代に当てはめて理解するなら、むしろ反ワクチンに近い。牛痘法のほうが死亡率が低いことを知るには、その事実が不確かなまま十分な数の人に対してなされるまで牛痘法が広まる必要があった。置き換えはあくまで冒険だった。

フィップス少年に対する実験が倫理的だったかどうかは議論の的になっている。ジェンナー自身が「この研究がただの好奇心によるものか、あるいはなんらかの有益な目的を狙ったものなのか[8]」と自問している。事実としてジェンナーはフィップスに牛痘を接種したあと天然痘も接種した。天然痘に反応がなければ免疫成功であり、あれば失敗という論理だ。天然痘だけなら当時の標準的な実践になったわけだが、この実験は牛痘という明らかな危険を上乗せしている。併用接種の実験だとすれば、すなわち二種類の接種によって天然痘のみの接種よりも予防効果が高まるとか副作用が減るという仮説に基づいてなされたとすれば、この方法には必然性がある。しかしジェンナーは人痘法の危険を強調したうえで「この病気［牛痘］の接種は天然痘の接種よりも好ましいと思われる[9]」と結論している。目標はあくまで置き換えだった。ならば牛痘接種のみと天然痘接種のみを比較するべきだ。

ジェンナーはフィップス少年に二重の危険を与えるまでもなく、単に接種群と非接種群を追跡観察し、自然のなりゆきによって天然痘に感染するのを待てばよかった。非接種群のほうが天然痘が多ければ牛痘は有効だ。現代のワクチンの試験はそのように行われている。ただしその方法をとった場合、接種による差が明らかになるほど十分なサンプルサイズを(ジェイムズ・リンドの壊血病実験ほど統計学的に厳密ではないにせよ)確保することと、それだけの人数を十分な期間にわたって追跡し、しかも追跡期間に両群の条件をおおむね同等に維持することが要求される。つまり、ジェンナーは乱暴な方法をとったことによって、実験を簡潔で迅速にした。そうしなければ牛痘法の効果は確認できなかっただろう。だとすればやはりジェンナーの実験は妥当だろうか?結果を知ってから正当化の根拠を探すのは簡単だ。右のような論理が公正だと言いたいなら、ジェンナーが仮にまったく無効な、ただし当時まだ試されていなかった技術をフィップス少年にあてがったとしても妥当だったと言わなければならない。そのために、人体実験とはどういうものだったかをほかの例から思い出しておこう。

前提として、ジェンナーの実験が可能だった理由は、フィップス少年が使用人の息子という弱い立場にあり、かつ子供だったことを無視しては考えられない。コンラッドとシュナイダーの『逸脱と医療化』によれば、「一九世紀の全体にわたって、乳児殺しと捨て子はつねにあることだった[…]これらは概して子供の生活の運命の一部としてあたりまえと思われていた」[10]。だから一八世紀には許されたことが二一世紀には許されないかもしれない。ジェンナーは実際にフィップスの実験を堂々と論文にし、それによって牛痘法を普及させ、賞賛を浴びることができたのだから、当時の社会は実践的にフィップスの実験を許した。それが現代には許されないとすれば、「時代は変わったので現代の我々はそんな野蛮なことはしない」と語るしかない。それでいいはずなのだが、ジェンナーを現代の倫理に照らして正当化しようとする議論[3]が最近もある。医師社会のもっとも重要な原理は身内びいきだ。

ジョン・ハンターからジェンナーへの手紙に現れる「なぜ実験しないのですか?」[11]という一言はよく知られている。この手紙は一七七五年のものと推定され、ハリネズミを使った実験を促しているのだが、ハンターなら人体実験についても同じことを言っただろう。外科医療における数々の実績と遺体収集などの蛮行から『ジキルとハイド』の中で「有名な外科医」として噂される栄誉に浴した[12]ハンターだ。有名な淋菌の人為感染実験[13]にしても、ハンター自身の体を使ったものと伝えられている[14]が、忘れられた被験者の存在を否定する証拠はない。

ハンターからジェンナーへの言葉は実証的精神を有益な発明に結びつけたものとして記憶され、「EBM」を正当化するために引用されている。しかし、この意味で実証的であることはそれほど難しくない。クレメンス七世を思い出してほしい。ハンターの手紙が美談になっているのは、結果として牛痘法の評判がこのうえなく高まったからでしかない。

人体実験の倫理

ジェンナーの実験と同じように実証的であった実験が悪い評判に結びついた例ははるかに多い。ナチスのマッドサイエンティストとして有名なヨーゼフ・メンゲレの一連の実験が最たるものだ。「頭部への手術」によってハンガリー人双生児の死亡を引き起こした、「新生児に対し、眼球が一つの赤い塊と化し、眼球と認められなくなるまで実験を行った」「生存中の囚人に対し、実験として骨髄移植を行なった容疑が濃厚である」など無数の罪状が挙げられている。[15]

メンゲレの悪行は戦勝国によって暴かれ、先の戦争が正義の戦争だったという物語に寄与したのだが、戦勝国アメリカでも人権を無視した人体実験は横行していた。囚人[16]や知的障害を持つ子供[17]を対象に、同意のない、あるいは治療上の利益を期待しない、あるいは無用なリスクをともなう実験は当然のように行われた。ニュルンベルグ綱領もヘルシンキ宣言も空文だった。一九六六年にビーチャー論文[18]が実態を告発したあとですら、悪名高いタスキーギ実験は一九七二年まで続行された。[19]これはアメリカ公衆衛生局が主導した研究で、梅毒を持つ貧しい黒人たちが集められ、梅毒の自然経過を知る目的で、一九四三年には一般に使用可能になったペニシリンを与えられることなく経過を観察された。梅毒治療はまさに化学療法の幕開けを迎えたところだった。梅毒に長く使われていた水銀薬の副作用から患者を解放し、真の治癒を目指したのがパウル・エールリヒと秦佐八郎のサルバルサンだ。続いてスルフォンアミドの抗菌作用が報告され、世界を熱狂させるあまりエリキシール・スルファニルアミド事件を起こした。のちにペニシリンが現代まで続く梅毒の標準治療になっても、タスキーギの被験者たちはペニシリンの恩恵から見放された。梅毒を安全かつ安価に治せるようになった時代に、無治療での経過を正確に知る意義は薄れていたが、試験中止の判断もなされなかった。一九九七年にクリントン大統領はタスキーギ実験の被害者に対して謝罪した。[20]

タスキーギ実験が国家的スキャンダルとなったのち、グアテマラで行われた性感染症の研究[21]がやはりアメリカ政府が関与した非人道的な研究として広く知られるようになった。二〇一〇年にヒラリー・クリントン国務長官とセベリウス保健福祉長官が連名で謝罪した。[22]研究者の一部はタスキーギ実験にも加わっていた。被験者たちは売春婦を介して、あるいは注射を使って、意図的に性感染症に感染させられた。

ナチスのドイツと戦後アメリカは同じではない。ユダヤ人が集められたのと同じだけの熱心さでもって黒人が集められたわけではない。タスキーギはネグレクトだが積極的な加害行為をともなうものではなかったし、それがあったグアテマラにおいても、害はせいぜい長年付き合える梅毒と、当時は知られていなかったエイズくらいなもので、メンゲレの残虐さには遠く及ばない。

しかし、人体実験は第一義に非人道的なものだと教える点は共通している。実験計画が非科学的だからではない。医学の歴史上、多くの重要な発見は非科学的な実験からもたらされた。人体実験は残酷だ。しかし、残酷な実験なしに新しい発見は得られない。実験は未来に賭けるために承諾される犠牲でしかない。人体実験の歴史と同じくらい古くから、研究者は非人道的な実験を避けるための代替案を、たとえば動物実験とか動物の解剖を採用し、それによって誤ること、すなわち医学の進歩を遅らせることを受け入れてきた。

トマス・チャーマーズの「対照群にランダム割り付けされたことで利益を得たかもしれない患者がどれほど多いかを知りたければ、破棄された治療の墓場を調べてみるだけでよい[23]」という言葉はRCTが倫理的に健全であるという主張としてEBM運動の中でもよく引用された。だがそこに含意される、臨床研究の対象者が利益を得ることはまれであるという経験則が、相応に理解されているとは思えない。より実証的であろうとすることは、より多くの被験者という犠牲を要求するのだが、単に試すことはよいことだと、さらには試されたものはよいものだと飛躍を重ねる論理が「EBM」と呼ばれている。

この指摘は、RCTを省いてよいという意味ではない。まったく逆だと言ってもよい。しかし「EBM」を目の敵にする人は、RCTについての問題を何か見かけると、その意味によらず、新しいものはよいものであり、よいものを出し惜しみするのは悪いことであり、したがって「EBM」は悪であるといった一直線の論理を語りはじめる。

対照群がタスキーギでのように見捨てられていると感じる人にはまさに、試されている治療に対する予断がある。新治療は何もしないよりも劣っているかもしれないのだから、対照群は試験時点での現実を引き受けているにすぎない。すなわち、RCTにおいて対照治療がプラセボであっても、プラセボに勝ることを証明された治療が存在しないならば、対照群の患者が不利益を被ったとは言えない。RCTはこの論理を前提する。

だから反「EBM」は単に誤っているのだが、その誤りにこそ現実が宿ってもいる。プラセボを正当化する論理は、患者の医療に対する要求がしばしば効果の約束であって効果そのものではないことを無視している。「何かやれ」という期待は過剰な費用や逆効果を呼び込むのだが、その結果を含めた「無益」な医療行為の全体が、より強く固定された行動様式となっている。[24]病人は医療を求めなければならないという社会的約束が共有されている場においては、その約束に違反する道徳的コストが、効果のない医療のコストを上回るかもしれない。実際のところ世界各地で行われ、「無益」が指摘されても頑固に続けられる医療介入はこのようにしか記述できない。だから道徳的に正しい「治療」とプラセボが、たとえ同じ臨床的アウトカムを導くとしても、同等だとは言えない。RCTの論理は特定のアウトカムによる価値判断をほかの価値判断よりも優越させているのだから、その序列にあらかじめ同意が得られなければ正当化されない。

もちろん宗教としての「治療」を求める集団が、その宗教を根拠に「治療」の効果を主張するなら、事実として誤っている。その誤りが自覚され止揚されたときに決まって現れるのが、医療においては科学と人間性が対立し、科学偏重によって人間性が犠牲になるといったタイプの議論だ。

科学と人間性は別の原理であって、トレードオフの関係ではない。医療という場がトレードオフを発生させるわけでもない。だがその誤りを切って捨てる前に見ておくべき点もある。まずは大多数の患者が十分に合理的であって、プラセボを使うRCTを宗教的に許容できると仮定しよう（もちろんこの仮定は事実と違うのだが、多くの薬剤規制やガイドラインは現場で帳尻を合わせることを、すなわち無益な医療介入を許容している）。そのうえでも現状としては、対照群の不利益が存在しているし、倫理的な問題を構成している。いくつかの例を挙げよう。

問題のある臨床試験

一般に、新治療は既存の治療をよりよくしようとするものだから、対照治療は既存治療として最善のものでなければならない。対照治療が既知のなんらかの治療よりも明らかに劣っている場合、仮に新治療が対照治療に勝るという結果が出たとしても、新治療は既知の最善の治療よりも劣っているかもしれない。

子供だましのようだが、このように最善でない対照治療を採用した試験は実際に行われている。二〇一六年から二〇一九年にかけて、ある種の腎臓の癌に対して、非常に高価な二種類の薬、レンバチニブとペムブロリズマブの併用療法が試された。[25] このとき対照群はスニチニブとされたのだが、スニチニブよりあとに承認されたほかの薬が多く候補となったはずだ。たとえばアキシチニブがスニチニブよりすぐれているという試験結果が二〇一一年に報告されている。[26] 類似の例は無数に挙げられる。アメリカで史上唯一承認された癌治療ワクチンの試験[27]は、不適切な試験デザインによって対照群の患者が化学療法を受ける機会を奪ったことにより、癌ワクチンの効果を大きく見せるバイアスを含んでいた。[28]

こうした例はゆがめられた臨床試験のごく一部にすぎない。臨床試験で対照群に割り付けられた少数の患者が不利益を被るよりも、ゆがんだ結果に基づいて実際は勝るところのない治療が承認され、ガイドラインで推奨され、公的保険のもとで多くの患者に使われるほうが桁違いに大きな悪だ。

試験にかけられる治療は対照治療より劣っているかもしれない。しかも新治療は対照治療より劣っていたことがわかっても責められない。だから試験に参加する患者は、新治療に割り当てられることによって、既存治療より劣る治療を受け、ありえなかったはずの悪い結果に至るかもしれないのだが、それに抗議することはできない。それは試験の前提だからだ。すなわち試験を目的とすることが、新治療の群に割り当てられた患者のリスクについて研究者を免責している。

成功した試験の背景には、はるかに多くの失敗した試験がある。広く報道された例のひとつがジェシー・ゲルシンガー事件だ。当時一八歳で、先天性疾患を持ちながら良好な状態で生活していたゲルシンガーが、遺伝子治療の試験によって一九九九年に死亡した。そのことがアメリカでの規制強化につながった。[29] 二〇〇一年には喘息の研究の対象となった二四歳のエレン・ロシュが死亡したことをきっかけに、ロシュの勤務先でもあったジョンズ・ホプキンズ大学での連邦出資の研究すべてが一時停止した。[30] 免疫療法として開発されていたＴＧＮ１４１２は、二〇〇六年の試験で六人の被験者を多臓器不全に至らしめた。[31] そのたびに問題視された試験がどれほど無謀で倫理的な手続きを逸脱していたかが語られてきた。[32] しかし試験の安全管理に注目することは、そもそも試験とは危険なものだという当たり前の前提を見えにくくする。

社会の関心が高い遺伝子治療や免疫療法の試験で悲劇的な結果があれば報道されやすいが、ほかにも無数の試験が少数の死者や少数の有害事象のため中止されている。このことをふまえれば、試験参加者を募るにあたっては、試験に参加することで害を被る可能性のほうが利益を得る可能性よりも大きいことを強調して説明しなければならないはずだ。実際には臨床試験は最後の希望として語られる。アメリカ臨床腫瘍学会（ASCO）のガイドラインにはつねに、患者には臨床試験に参加する機会が与えられるべきである旨が記載されている。たしかにASCOの利益のためには臨床試験がつねに走っているべきだ。だが患者にとっては、臨床試験は機会ではなく犠牲だ。臨床医は「あなたには機会があります」と説明するのではなく、「未来の患者のために犠牲になってくれませんか」と説明しなければならない。それが事実だからだ。にもかかわらずASCOの言い分が説得力を持って見えるのは、無保険などの理由により、試験に参加することでしか常識的な医療のための費用を支払えない患者が多いからだ。アメリカのような医療資源の乏しい地域では非倫理的な試験が可能になる。

もちろん非倫理的な対照実験は排除するべきだし、試験の安全を確保するための手続きは守られるべきだ。EBM運動もその点を正しく指摘してきた。しかしこの点を強調することは同時に、RCTに基づいて承認された新治療が従来の治療より劣っている可能性を理解しにくくしてきた。ロシグリタゾンやロフェコキシブは、どこにも不正がなかったとしても、構造的に繰り返されうる。それを止めるためにはあらゆる薬の販売前に長期の、まれな、死亡のアウトカムを評価しなければならないが、諸国の現行制度でそれは不可能だ（将来の人類が医学の進歩に対する期待をもう少し引き下げれば可能になるかもしれない）。しかも臨床試験がどれほど適切になされたとしても、承認された新治療が通常の診療に導入されるとき、処方箋を書くのは週に一〇分しか勉強しない医師だ。

臨床試験を勇気ある挑戦とする物語は、試験に関わってきた多くの患者の不利益を矮小化し、挑戦の結果としての現在をつねに勝利に位置付けることで、現在が敗北である可能性を見えにくくする。そしてその物語が「EBM」と呼ばれている。

第二章　スーザン・ソンタグの矛盾

噂話としての「ＥＢＭ」は、進歩史観とともに、医学が科学的で人間的な偏見を超越したものでありうるという意味でも語られる。「ＥＢＭ」は神の権威を与えられ、いかなる愚行をも科学の名のもとに正当化する。そのとき人間の感情はただ真実を隠す愚かさとなる。科学と人間のあいだに截然と線が引かれ、どんな主張も、その線のどちら側かという判断に回収される。ＣＯＶＩＤ－19対策として外出や集会や入院患者との面会が制限されたとき、公衆衛生のために害となる愚かな慣習を忘れることこそがニューノーマルだという現実離れした主張が支持された。人間は人間をやめることなどできない。倫理を問うまでもなく、単に事実として、できない。

この論点について欠かせないのがアメリカの文学者のスーザン・ソンタグだ。ソンタグはイギリスの医師にとっては忘れたくても忘れられない悪い記憶であるようだ。『隠喩としての病い』とその続編にあたる『エイズとその隠喩』は、結核、癌、エイズといった恐ろしい病気がどのように人の想像力を刺激し、過剰な反応を呼び起こしてきたかをあざやかに描写した。客観的で科学的な「ＥＢＭ」に対して、ソンタグが「隠喩」と呼んだ次元は排除するべき偏りとしても、抑圧される人間性としても語られる。

あらゆる病気が大なり小なり想像力を刺激するのだから、どんな患者も、自分の体験を隠喩とともに理解している。したがって臨床医は、患者の隠喩を理解しなければ、病気のきわめて限られた面についてしか話し合うことができないだろう。もちろん同じことは医師自身にも言える。すなわち「EBM」がどんなものであれ、それは客観的なものではありえない。だから隠喩について考えることは病態生理学とか治療について考えることと同様に、臨床医に必須の技能だ。

隠喩をめぐる議論はEBM運動の中でもおおむね妥当になされているし、医学誌においても珍しくない。ランセットのある論文[33]は、医学においては正当な理由なく戦争の比喩が多用され暴力的な手段を正当化しているという、ソンタグそのものの議論をしている。興味深いのはこの論文にソンタグの名前が出てこないことだ。イギリスの医学史家マーク・ジャクソンの『アレルギー』は、「肺病という言葉は結核の臨床徴候や病理的過程を示すだけでなく、同時にロマンティックで芸術的な言外の意味を伝えていた[34]」といった議論を全体にわたって繰り返し、「隠喩」という用語さえ使っているのだが、その出典はキャサリン・オットの一九九六年の本とされ、ソンタグの名前は一度も出てこない。なぜこれほど重要なソンタグが、これほど冷たく扱われているのだろうか。

ソンタグはいくつかの面で引用しにくい。第一に、政治的に正しくない。隠喩の議論は、本来は隠喩による害から人を守ることを意図してなされたもので、政治的正しさを志向するものとさえ言えるかもしれない。すなわち、隠喩は病気を持つ人に悪い連想を押し付け、しばしば道徳的責任を患者本人に求める被害者非難に結びつく。病気は侵入者の比喩で、病気に立ち向かうことは戦争の比喩で語られ、比喩の力によって暴力的な介入が容認される。こうした問題意識の多くは現代も通用するどころか、二〇二〇年のパンデミックを予言しているとさえ思える。

ところが同時に、『隠喩としての病い』の描写は病人あるいは病気を語る人によくある態度をあからさまに揶揄している。「ここ百年以上に亘って、死にひとつの意味を与える方便としては結核は大モテで——まさしく人を霊化する、繊細な病気であった[35]」などなど。これは結核の隠喩を権威の源泉としてきた文学者たちをこっけいに見せる反乱であると同時に、実際に結核で苦しんでいる患者をもこっけいな心気症の隠喩と結びつけることになる。

ジャクソンもまた小市民階級がアレルギーになりたがったことを書いている。「21世紀の初頭までにアレルギーは、環境破壊、生態学的な不均衡や全世界的な調和の喪失についての、物質的あるいはイデオロギー上の決定因子や帰結への社会的不安を表現するための豊かな文化的資源となるに至った[36]」のだという。的確な描写だが、こうした指摘は現代では難しくなった。ひとたびソーシャルメディアにこの箇所の引用が書き込まれれば、ジャクソンは患者を盾にとった非難の嵐に責め尽くされるかもしれない。特に電波過敏症を患っている世界保健機関（WHO）元事務局長のグロ・ハーレム・ブルントラント[37]は許さないだろう。一九七九年のワートハイマー・リーパー論文[38]で示唆された電磁場による発癌説は、ブルントラントが在任中の二〇〇二年に国際癌研究機関（IARC）が延命させた。[39] このことは同じIARCが二〇一一年に携帯電話と神経膠腫の関連を支持したときのプレスリリースでも参照された。[40] ブルントラントの任期にはまた、名高い鍼の推奨文書[41]が出ている。これは「鍼が有効な治療だと証明されている」もののリストに「放射線療法または化学療法に対する有害反応」「アレルギー性鼻炎（花粉症を含む）」「うつ」「脳卒中」など二八項目を挙げ、それを含む九一項目を「鍼で治療可能な病気や異常」としたものだ。こうした業績をふまえ、ランセットの編集長は「ドクター中嶋宏がリーダーだったころの一〇年にわたる批判のあと、彼女はWHOの国際的信頼を回復した。これは五年前にはほとんど不可能と思えたことの達成だ[42]」と賞賛している。

ブルントラントだけではない。小市民たちは微小栄養素欠乏症に、グルテン過敏症に、心的外傷後ストレス障害（PTSD）に、注意欠如・多動性障害（ADHD）に、最近ではコロナ後遺症になりたがり、あやふやなアイデンティティの代わりになってくれる病名を飽きずに探し求めている。さらにジャーナリストのイーサン・ウォッターズが日本のうつ病、ザンジバルの統合失調症などを例に示唆したとおり、西洋文化を遅れて取り込んだ地域では、西洋風の病名をもらい医者に通うことが繊細さと知性をともに証明する記号として機能する。[43] ある日本のＴＶスターは、露骨にも「鬱は大人のたしなみですよ。それぐらいの感受性を持ってる人じゃないと、俺は友達になりたくないから」と発言している。[44] その行動は医学的な解決を授けられる儀式によって完結する。サプリメント産業も、食品産業も、カウンセラーも、製薬産業も、独創的な治療を施す医師も、もちろんケヴィン・トルドーのようないんちき商人やラルフ・ネーダーのような活動家たちも、その宗教的行動様式に相乗りすることで利益を挙げてきた。だが、実際に苦しんでいる人がいる以上、病気になりたがっているだけの偽者がいかに多いとしても、疑いの目を向けることそのものが攻撃的だとみなされる。

これは偶発的な失敗ではない。隠喩は病気によって人を分類しようとするときの賭け金なのだから、良くも悪くも利用されうるのは当然のことだ。よりラディカルな立場からは、隠喩が存在することそのものが人を分類するという差別の産物なのだから政治的に正しくないとも言える。したがって人間そのものが政治的に正しくない。ソンタグを参照すればこうした破壊的な結論への強い引力にさらされることになる。

ソンタグを引用しにくい第二の理由として、控えめに言っても、苛烈な言論をつうじて多くの敵を作ってきた。みずからの主張に背くようにも見える「白人種は人類史の癌である」[45]という発言がある。剽窃疑惑をかけられたこともある。[46]二〇〇一年のアメリカ同時多発テロについては、ブッシュ大統領が敵を「臆病者」と呼んだことを真っ向から批判した。[47]

第三に、ソンタグの論の展開には不可解な点がある。『隠喩としての病い』がすでに、隠喩を排除した科学的な視野を求めている。そんな視野を人間は持ちえないことこそがこの本によって証明されているはずだ。この過剰さを著者の個人的な感情によって説明しようとすることは、それほど不作法でもないだろう。息子による評伝『死の海を泳いで』によれば、ソンタグは晩年に診断された骨髄異形成症候群の治療を求めて驚くべき労力を費やした。あらゆる人に電話をかけ、自分を救ってくれるはずの医師と治療法を探し、おそらく不適切と知りながら幹細胞移植を受けた。ソンタグの死に至るまでのふるまいを、アイルランド出身の医師シェイマス・オマホニーは『現代の死に方』で論評している。ジャーナリストのクリストファー・ヒッチェンズ、同じくジャーナリストのヌーラ・オフェイロンと比較した結果、ソンタグには至って冷ややかな判断が下された。

すべての話の中で、もっとも嘘がないのはオフェイロンである。彼女が現実を潔く受け入れている姿は清々しい。彼女の絶望は彼女自身のもの——死はただの苦痛である。ヒッチェンズやソンタグとは違って、オフェイロンは腫瘍学がもたらす希望を拒絶した。ソンタグのように彼女は死に対して怒り、死の精神性についての子供っぽい陳腐な考えを提供するのを否定した。ソンタグと違って、オフェイロンは死ぬべき運命と向き合い、それを受け入れた。オフェイロンには敬服する。[48]

このように書くことの是非は別としよう。医師が文学者の感情を理解できなかったとしても責められるべきではないし、医師にとって都合のいい態度で死を迎える患者をほめるのも理解できるし、そもそも患者の患者としての人生について、しかも伝聞情報のみに基づいて医師が論評することはいわゆる有名税の範囲内だ。

ともかくソンタグの過剰な主張と過剰な行動はやはり矛盾して見える。なぜソンタグは、病人をさらに苦しめる働きに抵抗する一方で、みずからさらに苦しむばかりの治療を求めたのか。それはまさに非科学的な行動とは言えないか。

隠喩とは普遍的なものだから、ソンタグ自身もまたある特定の隠喩から自由ではなかったと解釈するのは簡単だ。仮にそうだとすれば、ソンタグは客観的な医学が人を救うと信じ続けた点で一貫している。すなわち、『隠喩としての病い』の内容に矛盾した結論は表現が誤っていて、正しくは「人が病気について信じていることの多くは間違っているので正しい知識で置き換えるべきだ」と書かれるべきだったことになる。これは本の読みかたとしてもっともつまらない種類のものだが、批判者はこのように読んでいるようだ。[49] それはジャクソンがアレルギーの隠喩の発展を嘆いてみせ、専門家たちが学術的見地から隠喩を非難し遠ざけてきたことを強調するふるまいとも一致する。驚くべきことに、BMJが古典として『隠喩としての病い』と『エイズとその隠喩』を取り上げたときの結論は「我々の言葉遣いが患者に与える影響」について参考になるというものだった。[50 a-b] こうした読みを受け入れるなら、ソンタグを引用することで医学の批判はなしえない。

ソンタグの真意がどこにあったかは文学研究に任せるとしよう。我々は『隠喩としての病い』から、人は病気を過剰に恐れるものだという教訓を引き出しておく。だから客観的で感情に左右されない「EBM」の物語は、その教訓の否認そのものだ。ガイアットでさえそこまでの大言壮語はしていないにもかかわらず、ソンタグの指摘は逆説的に、病気を恐れない医師だけが特別な真実を知っていると思わせてきたのだ。

第三章　レトリックとしての反証可能性

我々の問いは「ＥＢＭ」が医学を変えたかというものだった。実験は進歩史観と結びつき、隠喩の認識は医学を客観性の側に分類したことで、どちらも医師は特別だという物語を支えてきた。ここで見えてくる答えは、「ＥＢＭ」が医学の実践をそれほど変えなかったとしても、医師に不当な権威を与えるためには大いに機能しただろうということだ。この観点からほかの噂も取り上げていこう。たとえば、「ＥＢＭ」は医学がみずからを検証する原理だから、それをしないほかのものよりもすぐれているという噂について。

トリシャ・グリーンハルの主著『論文の読みかた』は、カール・ポパー『科学的発見の論理』を文献に挙げている。医師はポパーの名前を好んで挙げるのだが、ポパーの本を一冊でも読んでいる例は少ないようだ。極端な場合には、統計学的仮説検定をポパーと結びつける[51]（『科学的発見の論理』の初版がドイツ語で刊行されたのは一九三四年だが、まれな現象には原因があるという考えは一七一〇年のアーバスノットまでさかのぼるもので、ポパーが発明したものではない）。実はグリーンハルこそがその好例でもある。

主要な研究仮説が否定文で書かれている場合（一般的であるが）、これは帰無仮説と呼ばれる。研究論文の著者らが、研究に着手する際に、実際に帰無仮説を信じていることはまれである。一般的には研究において、2つの群の差を明らかにしようと試みるであろう。しかし、科学者がこれを行う際には、「差がないと仮定しよう。そしてこの理論が誤っていることを証明しよう」と言うのである。Popper の教えを守るならば、この仮説演繹法というアプローチ（反証可能な仮説を設定して、その検証を進める）は科学的手法のまさに特質である。[52]

背理法はギリシャ人も好んだ論法だが、グリーンハルにとっては史上のどんな偉人よりもポパーの威光が勝ったようだ。言うまでもなく、この引用箇所はポパーの議論とは関係ない。臨床試験において「治療が有効である」という仮説はけっして立てられないのだから、治療は反証の危機にさらされてなどいない。それ以前に、『科学的発見の論理』の引用で言えば、「稀少性が確率評価を反証する手段になるであろうという期待は、幻想である」[53]。

グリーンハルほど荒唐無稽でなくてもポパーの名前は好んで使われている。その中でアーチー・コクランが「フロイトとマルクスについての私の疑いすべてに論理的な正当化を与えてくれた」[54]と率直な感想を記しているのはむしろ珍しい例だ。古典となった一九七五年の論文[55]は、疫学がほかの分野の医学研究に比べて厳格な実験を利用できない弱みに対して、「ポパー的アプローチ」が補強になりえると主張する。ここでポパー的とされるのは検証にかかる仮説からさまざまな帰結を引き出し、それらを観察事実と照合するというものだ。これはポパーより前の医学者たちも当たり前にしてきたことだし、わざわざ名前をつけるほどのことでもない。単に疫学者の論理的能力をもってすればこのていどの記号操作からも高尚な哲学を発見できるという例でしかない。「EBM」の時代には「ポパー的疫学は、エビデンスを臨床実践に有効かつ安全に伝達することを可能にする、EBMの著者が多国籍RCTの論文の外的妥当性を分析し議論する中で取り入れるべき重要な批判ツールである」[56]という奇抜な解釈までが発生している。

まだしも常識的な例においては、医学に似ているが劣っているとみなされたもの、たとえばホメオパシーは反証可能性がないから科学ではないといった適用がなされた。[57]主流の医学が同じくらい反証不可能であることは言及されなかった。この種の議論は長く人気を保ち、代替医療の研究で知られるエツァート・エルンストと共著者は二〇二二年にも、ホメオパシーが擬似科学だと証明するためにポパーを持ち出している。[58]

現代の医学がRCTによって反証可能になっているという物語は、まず事実として誤っている。RCTは検出力未満の差があることを否定しない。したがって反証にはなりえない。実際にRCTで差を出せなかった治療がメタアナリシスに活路を見出すことは常にある。それこそがメタアナリシスの目的だったし、コクラン共同計画が称揚したステロイド治療もその一例だ。さらにはメタアナリシスが否定しても「エビデンスは不十分」として許容されることもある。それ以上に、RCTがいっけん否定した治療を救済するために理論を修正するのはたやすいことだ。

単純な例を挙げておこう。一九七八年に、WHOが主導したRCTの予期せぬ結果が報告された[59]。この試験は、血清コレステロール値を下げる薬剤によって虚血性心疾患を予防しようとしたのだが、結果として死亡率は介入群のほうが対照群よりも高かった。これは薬剤の致命的な副作用によると解釈され、脂肪－心臓仮説は温存された。ところがその元凶とされたクロフィブラートがまた類似の試験に使われた。一九九一年に、高血圧や高コレステロール血症に対する介入によって心血管疾患を予防しようとするRCTにおいて、介入群の死亡率が対照群よりリスク比一・四五倍高かったことが報告された[60]。この論文も同様に「これらの予期せぬ結果は多相予防そのものを疑わせはしないかもしれないが、心血管疾患の一次予防に使われる方法の選択と相互作用についての研究の必要を支持する」と結論した。この解釈は結果として正しかった。すでに致命的な害が知られていたクロフィブラートが使用されていたし、降圧薬として使われていたβ遮断薬はほかの降圧薬よりも防御効果が低いことがあとでわかっている。[61] コレステロールを減らすのがまちがっていたのではなくその手段がまちがっていただけだし、血圧を下げることではなくその手段がまちがっていたというわけだ。だがそれが正しかったのは幸運でしかない。いっけん期待に反する試験結果を見たときに、心血管疾患の予防介入という物語を維持し、細部に罪を着せる解釈は恣意的だ。この状況を描写するにはもちろんデュエムやクワインを引いてもいいし、ハイデガー『存在と時間』にはこういう記載がある。

「事実科学」の「根拠づけ」が可能になったのは、研究者たちが「たんなる事実」などは原則的にはまったく与えられてはいないということ、このことを了解したことによってのみなのである。[62]

カント『純粋理性批判』にも同じ議論が出てくる。

理論的に不十分な意見でも信と呼ばれるのは、実践的関係においてのみ可能である。ところでかかる実践的関係は、熟練に対する関係であるかそれとも道徳性に対する関係であるか、二つのうちのいずれかである。そして前者は任意な偶然的目的に対する関係であり、また後者は絶対に必然的な目的に対する関係である。

こうしていったん目的が立てられると、これを達成するための条件が仮言的に必然的となる。この必然性は主観的ではあるが、しかし私がこの目的を達成するための条件として、これよりほかの条件をまったく知らないとすれば、この条件はそれでも比較的に十分である。[63]

フランシス・ベーコンまでさかのぼってもいい。

人間の知性は（或いは迎えられ信じられているという理由で、或いは気に入ったからという理由で）一旦こうと認めたことには、これを支持しこれと合致するように、他の一切のことを引き寄せるものである。そしてたとい反証として働く事例の力や数がより大であっても、かの最初の理解にその権威が犯されずにいるためには、大きな悪意ある予断をあえてして、それらを或いは観察しないか、或いは軽視するか、或いはまた何か区別を立てて遠ざけ、かつ退けるかするのである。[64]

つまり、ＲＣＴを使おうと使うまいと、医学の（というよりも、あらゆる自然科学の）体系は反証不可能なのだ。この問題は『科学的発見の論理』の冒頭から繰り返し考察されている。

どんな反証をつきつけられても、論理的整合性をくずすことなく、反証されたことを承認しないですませる立場に身をおくことさえできる。［…］私はこの批判が当たっていることを認めざるをえない。［…］私の提案にしたがえば、経験的方法を特徴づけるものは、テストされるべき体系を、考えうるあらゆる仕方で反証にさらすその作法（態度）である。その目的とするところは、支持できぬ諸体系の命を救うことではなく、反対に、それらすべてをもっとも激しい生存闘争にさらし、比較によって最適なものを選びとることである。[65]

統計的手法の発達以前にも以後にも、ＥＢＭ運動の内部にあってさえも、およそ医学と名の付くものが「もっとも激しい生存闘争」にさらされることはまれだった。だから「ＥＢＭ」とホメオパシーとの違いはていどの問題だと言ってもいいし、エルンストのような人たちによって厳しく検証されてきたホメオパシーのほうが科学的かもしれない。

実態としても、ホメオパシーの提唱者たちは積極的に比較試験や統計を利用した観察研究を行い、当時の主流医学、つまり瀉血に代表される殺人的な医学よりもホメオパシーのほうがすぐれていることを繰り返し証明した。ホメオパシーに反対した多数派の医師たちこそ、統計で個別の患者を知ることはできないという詭弁を弄して、科学的検証を拒んだのだ。[66] このことはファインスタインが『臨床的判断』で不思議がった、P＝C＝A・ルイの業績が継がれることなく途絶えたという謎の答えでもある。

ヘーゲル的に理解すれば（もちろんラカトシュでもかまわないが）、RCTは反証ではなく理論へのフィードバックを与える。予防医学の夢が、いっけん偶然に、しかし実践的には体系的に、クロフィブラートの害からいくらかの人を救ったかもしれない。フィードバックと新たな問いの連鎖こそが科学の進歩だと言ってもいい。

ところが、「EBM」はフィードバックを考えない。RCTで否定された治療は単に無効であり、その解釈はブラックボックスに押し込められる。こうした態度は、決して新しい研究に関わることのない、純粋な「文献ユーザー」である大多数の臨床医についてはなんら責められるものではない。だが、そのような職業上のルーチンに科学論の言葉を当てはめようとするのはこっけいだ。

それどころか、背理法と反証主義の区別がつかないことから想像されるとおり、医師が反証という概念を理解しているかどうかは疑わしい。臨床医がポパーの名前を口にするとき確かなことはただ、見下せる相手を見つけたいという幼稚な感情だけだ。

ポパーの名前が出されなくても、同様に実証的アプローチを取り上げて「ＥＢＭ」はホメオパシーよりもすぐれているとする議論はポピュラーサイエンスの中でさかんになされている。その代表としてエルンストが人気ライターのサイモン・シンとともに書いたベストセラー『代替医療解剖』を挙げられる。この本は終始一貫して「《科学的根拠にもとづく医療》として知られるその方法は、医療の現場に革命を起こし、ニセ医者や藪医者の天下だった医療を、腎臓移植や白内障摘出を可能にし、こどもの病気と闘い、天然痘を撲滅し、毎年何百万もの生命を救うという、奇跡のようなことができるものにした」[67]といった調子である。この文に挙げられた例の多くは一九九一年のガイアット論文より前か、サケットとファインスタインの臨床疫学より前の業績であって、ＥＢＭ運動が貢献したことはありえない。実証的アプローチはヒポクラテスの文章からも読み取れるし、現代も医学の主流とは言えない。続く箇所にはこうある。

> 《科学的根拠にもとづく医療》という言葉自体が生まれたのはようやく一九九二年のことで、カナダ、オンタリオ州マクマスター大学のデーヴィッド・サケットの提案によるものである。サケットはこれを次のように定義した。「科学的根拠にもとづく医療とは、一人ひとりの患

者の治療方針を決めるにあたり、現時点におけるもっとも優れた科学的根拠を、細心の注意を払いつつ、明示的に、分別をもって利用することである[68]」

シンとエルンストはEBM運動についての資料を一度でもまともに読んだのだろうか？「エビデンスに基づく医学」という言葉が作られたのは一九九〇年、論文に書き込まれたのは一九九一年であり、言ったのはガイアットだ。一九九二年というのはJAMA論文を指すのだろうが、その責任著者もガイアットだ。サケットの定義とされるものは一九九六年のものだ。この本の初版は二〇〇八年だが、ジャンヌ・デイリーの『エビデンスに基づく医学と臨床ケアにおける科学の探究』は二〇〇五年に刊行され、書評も出ている。[69]

こうした基本的事実を押さえていないためか、シンとエルンストは二〇〇七年のBMJのアンケート結果[70]からも独創的な解釈を引き出している。このアンケートはBMJの読者に対して「1840年以来もっとも重要な医学の進歩」を一五の選択肢から選ばせるもので、EBMは得票数で七位となった。一位の衛生、二位の抗菌薬、四位のワクチンと、感染症に関する項目が上位を占めたことは不思議ではない（「食料と住居の確保」が候補に入っていなかったのは不思議だが）。なおアンケート結果とあわせて開示されているとおり、この企画はアストラゼネカ社の出資によるものだ。二〇〇八年のノーベル賞がHPVの研究に与えられたことについて利益相反を問題視された、あのアストラゼネカだ。EBMはずいぶん健闘した。ほかの候補のクロルプロマジン、画像検査、経口補水療法などを上回る得票数だった。ところが、BMJが投票にあたって用意した説明[71]はたいへん味わい深いものだった。「EBM」の代表的な刊行物のリストはパースとジャストローでもフィビゲルでもストレプトマイシンでもなく一九五九年の『サイエンス』の論文[72]から始まっている。そのあとにはコクランの『効果と効率』とチャーマーズたちの『妊娠と出産における有効なケア』が入っているが、カナダのサケットとガイアット、アメリカのファインスタインの著作はひとつも入っていない。これは多くの読者が想像した「EBM」とはかなり違うものを指していたかもしれないし、説明本文と矛盾しているようでもある。本文には「それがなければBMJのマイルストーンのうちほかの一四は実践されなかったかもしれない」とあり、こちらはきわめて抽象的な、そして一八四〇年よりもはるかに前に確立された内容を指しているように見える。だからアンケート結果から読み取れるのはただ、BMJの読者は歴史にあまり興味がないし説明文も読まないということなのだが、シンとエルンストは「EBM」の価値が理解されたと思ったようだ。[73]

シンとエルンストの名声をさらに高めたのが、二〇〇八年に端を発する訴訟だ。シンが『ガーディアン』紙に書いたコラムの内容を名誉毀損としてイギリスカイロプラクティック協会がシンを訴え、『ガーディアン』の後ろ盾を得たシンが徹底抗戦した結果、二〇一〇年にシンの勝訴となった。[74] ところで二〇〇二年に出た『医学文献ユーザーズガイド』初版のガイアットによる序文にはこうある。「EBMの原則は、看護、歯科、矯正歯科、理学療法、作業療法、カイロプラクティス、足治療学などの関連ヘルスケア従事者にも同様に適用可能であるということが判明するのに時間はかからなかった[75]」。適用すると訴えられたわけだが、二〇〇二年時点ですでに「判明」していたというのは、訴えられてもよければ適用可能であるという意味だろうか？ だとすれば、それは一九世紀の殺人的医療と何が違うのだろう？

第四章　ナイチンゲールからイリイチへ

噂話としての「ＥＢＭ」は、進歩史観とか、病気を恐れないこととか、検証された科学であるというイメージによって、医師の不当な権威を強化してきた。医師こそが社会の動きにはつねに遅れ、教訓を忘れ、病気づくりをし、非科学的な研究に基づく無謀な治療で患者を苦しめてきた側面は「ＥＢＭ」によって隠された。そこにもうひとつ、「ＥＢＭ」を目指して努力すればするほど医療はよいものになるという噂を付け加えよう。

医療実践のうちエビデンスに支持されるものがどれだけあるか、という問いは季節のあいさつのように好んでなされ、いっけん深刻な答えにもかかわらず具体的な行動は引き出されない。そこで目指すべきとされる「ＥＢＭ」はまったく到達不可能であり、実際のところ目指すべきでもない。

カー・ホワイトが一五％と言うとコクランが一〇％未満だと叫び、サケットが八二％と言うと傲慢だと言われた。ガイドライン隆盛の一九九二年にはもう少し穏当に見える数字が考え出された（表３－１）。

表 3-1：すべての医療行為と患者管理戦略に対するエビデンスとコンセンサスの分布の仮説
++：強い。+：弱い。-：非常に弱いかまったくない。

エビデンスの強さ	コンセンサスの強さ	すべてのサービスの割合
++	++	2
++	+	2
++	−	0
+	++	20
+	+	25
+	−	0
−	++	20
−	+	25
−	−	6

この表はアメリカの医学研究所 (Institute of Medicine) の評議会が作ったもので、仮説だがありそうに思えるものとして示されている。強いエビデンスに支持されるものは四％だが多少のエビデンスがあるものは四九％と、幅広い解釈を許すこの表は、議論の性格をよく反映している。なんとでも言えるということを誰もが知っているのだ。

そもそも医療という雑駁な場をひとつの数字で要約しようという考えに無理がある。当然ながら、その数字を完璧に近づけることはもちろん、少しでも意図的に操作することですら非常に難しいうえに、それが本来の目的にかなうことなのかどうかは明らかでない。二〇二一年のシリア大統領選でアサド大統領が九五％以上の票を得た[76]ことを、国民の熱狂的な支持と信じる人はいないだろう。現実から目を逸らしたいという動機にこそ、数値指標はすぐれて奉仕する。

医療の全体をエビデンスに基づくものにするのが難しいことを前提に、中間目標としてガイドラインとエビデンスを一致させることがよいことと仮定される。二〇〇八年のアメリカ循環器科医会／アメリカ心臓学会のガイドラインが強く推奨したことのうち、もっとも質の高いエビデンスがあるとされたものは一一％であり、二〇一八年版ではこれが八・五％になった[77]。

ここであまりに愚劣なのだがつねに言われる反論を紹介しておこう。RCTのような検証手法は効果の大きい実践には適しないのであり、質の高いエビデンスがないように見える領域はあまりに当然であって検証されるまでもないというものだ。この議論にはパラシュートの比喩がよく使われる。パラシュートの効果についてのシステマティックレビューでRCTは見つからなかったというジョーク論文[78]もある。これについてはシュクラバーネクが言うように、ガイドラインに当然のこととして書き込まれている状況こそが、その内容が当然とは思われていないことの証明だと言えば足りるだろう。

さて、八・五％という数字はあまりに小さく、もっと向上しなければならないように見える。しかし問題はもっと根深い。外科領域の論文に挙げられた参照文献五〇件についての調査では、参照方法の重大なまちがいが一三件、引用方法の重大なまちがいが三七件あり、著者は参照文献を読んでいないし査読者もチェックしていないことが示された。[79] こうした問題を残したままで八・五％が二倍か三倍になったとしても、その指標はまったく信用ならないものと言うしかない。

医療についての言説の中で、中間指標の問題を指摘した論者をふたり紹介しておこう。フロレンス・ナイチンゲールとイヴァン・イリイチだ。

ナイチンゲールはそのはかりしれない業績に加えて、いっけん逆説的な言動で研究者を悩ませてきた。看護師の資格をめぐっての行動もそのひとつだ。

スクタリからひそかに帰国したナイチンゲールは、聖トマス病院内にナイチンゲール看護学校を創設した。ここを卒業した看護師たちがスウェーデン（一八六七年）、オーストラリア（一八六七年）、アメリカ（一八七三年）、カナダ（一八七四年）、デンマーク（一八九七年）に看護学校を開き、現地で近代的看護を普及させた。[80] この一門こそが近代的看護を確立し、看護師のイメージを一新させ、女性の社会進出のための重要な就職先を確保した。

看護師になりたがる女性は急増した。そして能力の低い看護師が問題視された。イギリス全土の看護師を登録し、登録のために能力試験を求める制度が議論された。看護師登録制は看護師の教育水準の向上を意図して構想され、ナイチンゲール門下のレベッカ・ストロングが強く支持したにもかかわらず、ナイチンゲールその人は弟子と対立することをもいとわず登録制に反対した。[81] ナイチンゲールの抵抗は長年にわたり、その論拠も多岐にわたっていたが、主なものを「病をいやす看護、健康をまもる看護」と題する論文に見出すことができる。曰く、看護師は職業として確立してまもないが、すでに多くの危険にさらされている。

一．一面として、流行に左右されるリスク。［…］

二．他方では、看護を単なる金儲けの手段として捉えてしまうリスク。［…］

三．天職ではなく、単なる一つの職業として捉えてしまうこと。［…］

四．とりわけ危険なのは、看護というものが現場で経験を積んだ先輩や、ワークショップから学ぶ実践ではなく、書物や講義だけで学べるものだと考えてしまうこと。

五．健全な病院組織としての必須条件、とくに看護師の行為や規律を監督する女性リーダー（看護部長）の職責に不可欠な条件などを考慮することなく、一定のベッド数さえ有していればどんな病院でも看護師を訓練する場所となり得ると考えること。

六．進歩するのではなく、古い型にはめ込んでしまう差し迫った問題。[82]

こうした危険を試験や登録制で回避することはできないという。ナイチンゲールのかたくなな現場主義は、看護見習生にとっては教科書なしで現場に投げ込まれる戸惑いを意味したし、外部の目を軽視する病院の体質と無関係ではない。ナイチンゲール自身とその看護学校以外に看護師の資格を告げる権威を認めない独善のようにも見える。しかし最後に強調された「進歩」が全体を律している。ナイチンゲールの学校にも当初はなかった教科書が導入され、不祥事を受けて体制が組み替えられ、予備課程が設けられ、接触感染対策が強化された。いずれもあらかじめ確定した目標に最適化しようとしたためではなく、理念のほうが現実を見て変わったことによる。

ガイドラインとエビデンスを、あるいは実践とエビデンスを一致させようという動きには、問題の枠組みを変える動機が働かない。ガイドラインはただ「臨床上の問い (clinical questions)」を決める。答えが不十分なら新しい試験が隙間を埋める。問いは変わらず、一致度だけが高まっていく。まさに「古い型にはめ込んでしまう」。一致度の数字からはこの問題が見えてこない。

ナイチンゲールの主張はイリイチの議論とよく重なる。たとえば『脱学校の社会』は学校教育の反生産性を主張する。

学校は教育を専門に行なう制度と認められているので、学校が教育に失敗すれば、それは、教育が非常に費用のかかるもので、複雑であり、いつでも素人にはわからないもので、しばしば不可能に近い仕事であることの証拠だとたいていの人々に受け取られるのである。[83]

ナイチンゲールは看護が複雑で素人にはわからず困難であることを認めるにはやぶさかでなかったが、それは彼女の自意識と看護師たちに対するリップサービスにすぎない。より強い事実として、ナイチンゲールはあらゆる主婦のために『看護覚え書』を書いた。看護の心はどんな主婦にも（おそらく宗教的自省によって）体得できるものであって、登録制とはその価値の横取りでしかなかった。これはナイチンゲールがそう考えたという意味ではなく、事実としてそうだったからこそ、看護師の資格認定者の大半を医師が占める案が示されたのだし、ナイチンゲールは適切に抵抗した。[84]

医師のあいだでは、イリイチは『医学の限界』の冒頭の一文を除いてほとんど読まれていない（少しでも読まれている著者のほうがまれなのだが）。だからイリイチの言う医原病が、『コンヴィヴィアリティのための道具』で一覧されている「目的と化するに至った手段[85]」の一例にすぎないことは知られていない。イリイチの挙げる例がしばしば不正確であって記述も抽象的なのは、それらの例から社会の広い範囲に共通するパターンを抽出することが関心の主題だからだ。とうてい実現不可能な目的が設定されたとき、そのための手段とみなされたものが目的に成り代わるというパターンをイリイチは拾い集めている。イリイチの世界観によれば、教育とか高速道路が自己目的化したのと同じように医学も自己目的化した。この公式は医学の内部に展開していくこともできる。医学を実証的にするという目的が達成不可能なとき、その手段だったはずのRCTは自己目的化する。医師が文献情報をくまなく取り入れるという目的が達成不可能なとき、その手段だったはずのガイドラインが自己目的化する。ガイドラインを完璧にするという目的が達成不可能なとき、中間指標の一一%とか八・五%という数字をどうやって大きく見せるかに人は頭を使うようになり、それしかしなくなる。コクランが生きていたら「君はなんて嘘つきなんだ」と叱責されるかもしれない。

ナイチンゲールとイリイチは、大きい目標に対する要件を定義することの困難と、定義の失敗は反生産性に結びつくという問題を指摘している。この問題は普遍的だ。いかなる社会のいかなる職業に対しても、あらかじめ定式化することのできない要求はつねに新しく発生しているものであり、したがって教育の最適化はつねに現場から遅れることになる。

さて、EBM運動はマクマスター大学における教育改革を基盤としていた。そこでは問題に基づく学習が唱えられた。乗り越えるべき旧来の教育理念と目されたのは、座学による生理学や微生物学の習得を重視することだ。この改革において、サケットの臨床疫学とEBM運動は、マクマスターにおける反生産性そのものとして理解できる。つまり、サケットは教育の場を大講堂から臨床に移そうとし、そこで使う新しい道具として疫学とか論文を持ち込んだ。するとたちまち教え子たちの関心は患者から道具に移った。それこそがEBM運動だ。

ファインスタインがサケットの臨床疫学を指して言った「たまたま臨床家でもある人がやる古典的な公衆衛生疫学」がなぜ愚かなものとされたかは、以上の観点から理解できる。多くの論者からファインスタインは、分類学の標準化を一貫して唱えた点で、EBM運動における標準化志向の源流とみなされる。しかしファインスタインの重点は、ヴェン図すら使いこなせない臨床医に統計学は過ぎたおもちゃだという指摘にあった。標準化は手段でしかなく、臨床家の心によって運用されなければならなかったのだが、「EBM」は標準化を徹底するほど、またそれさえすれば、医療がよりよいものになると考える。

実際にパフォーマンス研究をめぐる議論がこの経過をたどった。「EBM」が実態からかけ離れた空論であるという批判に答えて、実践をエビデンスに基づいたものにするために、さまざまなパフォーマンス指標が持ち込まれた。入院患者の病名から死亡数を予測し、実際の死亡数と比較した「病院標準化死亡比[86]」は特に人騒がせなものになった。世論はたちまち医療の質の向上を忘れて指標に熱中した。病院標準化死亡比が悪かったスタフォード病院はケアの質が低かったことになり、ゴードン・ブラウン首相が謝罪した。[87]

言葉にできない目的のために中間目標を立て、中間目標にとらわれることを人類は繰り返しているし、これからも繰り返すだろう。ＥＢＭ運動がその例に漏れなかったからといって、ＥＢＭ運動が愚かだったとは言えない。ただし、「ＥＢＭ」が人類の限界を突破したかのように語られるとすれば、それは明らかにまちがっている。

第五章　ナラティブ（ベイスト）メディスン

狂った医学を温存するために、「ＥＢＭ」は医師に特権的な地位を与えたうえ、みずからが至高の目標に成り代わった。狂った状況は医学のあらゆる側面から読み取れたのだが、有効な批判は少なかった。ＥＢＭ運動が自壊したのとおおむね同じようにして批判者も自壊した。たとえば「ＥＢＭ」は人間的ではないという方向の主張がある。サケットの非常に抽象的なＥＢＭの定義が「患者の選択」に言及しているにもかかわらず、「ＥＢＭ」は患者の物語を軽視しているという議論が繰り返されてきた。ＥＢＭ運動の重要人物でもあるグリーンハルが唱えた「ナラティブ・ベイスト・メディスン（ＮＢＭ）」はその種の議論の受け皿となった。

この章については、筆者が日本人であることをもう一度念押ししておく。ＮＢＭをうたう本は好んで日本語訳された。二〇〇一年に刊行された翻訳書には、当時の文化庁長官である河合隼雄が「推薦の辞」を寄せている。[88] ＮＢＭが権威そのものとして崇拝されるためには十分だったはずだ。しかし同じていどの熱心さでもって原著が読まれたという証拠を筆者は持っていない。執筆時点で、Wikipediaにあるグリーンハルの項目にはＮＢＭという言葉すら載っていない。[89] だが、類似のことを唱えた論者にも類似の批判が当てはまるだろう。

グリーンハルの言うナラティブは、サケット以上に曖昧模糊としている。前述のとおりグリーンハルの文献理解が支離滅裂であることは不問としよう。グリーンハルが二〇二一年にマスクのフィルター性能を高めようとしてパンティライナーを詰めた[90]ことも度外視しておこう。まずはグリーンハル自身の言葉を理解しようとしてみる。

ブライアン・ハーウィッツとの共編著『ナラティブ・ベイスト・メディスン』の第1章にはナラティブの特徴が列挙されている。

第1に、物語り《ナラティブ》は、限定されたある期間にわたる時間の流れという構造を持っている。[…]第2に、物語り《ナラティブ》は「語り手」と「聴き手」の存在を前提としており、この両者のものの見方によって、お話しがどう語られるかは変わってくる。[…]第3に、物語り《ナラティブ》は個人というものを大切にする。[…]第4に、物語り《ナラティブ》は、連続して起きる出来事に直接には付随していない、色々な情報をも伝えてくれる。[…]最後に、そしてこの本の目的から言えばこれがおそらく最も重要なことであるが、物語り《ナラティブ》とは、わくわくするほど面白いものである。[91]

このリストを見るだけでも、「ナラティブ」というものが患者が語る言葉のことなのか、その背景に控えている患者のイメージのことなのか、それに対する医師の態度なのか、揺らいでいるように見える。少なくとも「わくわくするほど面白い」と言うからには、臨床ではめったに出会わないものなのだろう。収載された第二五章までの各論文のあいだでもナラティブの意味は一貫しない。グリーンハル自身による第二四章で当惑はさらに深まる。

根拠に基づく医療の多くの追従者たち（私はイギリスのNational Institute for Clinical Excellenceやアメリカ連邦政府のAgency for Health Care Policyに属する政治家や管理者も含まれると予想している）は、根拠に基づく臨床の持つこの実証主義を賞賛しているかもしれないが、根拠に基づく臨床の創始者たちはそのような客観主義を主張してはいないのである。[92]

つまり、EBM運動そのものに問題はなく、そこから拡散して本質を見失った「EBM」を相手にしていたことが本の終わり近くで告白されている。それならほかの多くの論者がしてきたとおり、EBM運動についての誤解をただす立場をとればよかったはずだし、主著『論文の読みかた』はそういう本だ。なぜわざわざEBMと対立するように見える言葉を作らなければならなかったのかは明らかにされていない。

この本の謎は表紙にもある。ルーク・フィルズの絵画「医師」（図3－2）をあしらったものだ。薄暗い部屋に寝かされた子供を、苦悩する医師、嘆き悲しむ母、それをなだめる父が取り囲んでいる。医師は感情のやりとりのさなかにいる。この絵がよく知られている背景として、冷戦期にアメリカ医師会が強制加入の医療保険に反対するプロパガンダの中で多用したことがある。[93] そのときの物語では、強制加入の（まさにNHSのような）保険は社会主義であって、フィルズの絵のような理想的な医師と患者の関係に割り込むものだとされた。一九世紀末に描かれたこの情景を失わせたのはもちろん社会主義ではなく医学の発展そのものだ。医師が顕微鏡を熱心に覗くようになったことで医学はやっとその名に値するものになり、大人気になった病院には自宅に往診を呼べない人々も殺到するようになったのだが、アメリカ医師会はそのような皮肉を読み取らなかったようだ。ところでNBMというのは、近代的で科学的な医学を捨てろという主張か、それともNHSに縛られるのをやめてアメリカのようになろうという主張だったろうか？

近い時期に、グリーンハルはジョン・ローナーの本『ナラティブ・ベイスト・プライマリケア』に緒言を寄せている。ローナー自身の言葉で繰り返し明記されているとおり、この本の内容は著者がロンドンのタヴィストック病院で学んだことに基づいている。ここは大陸から輸入された精

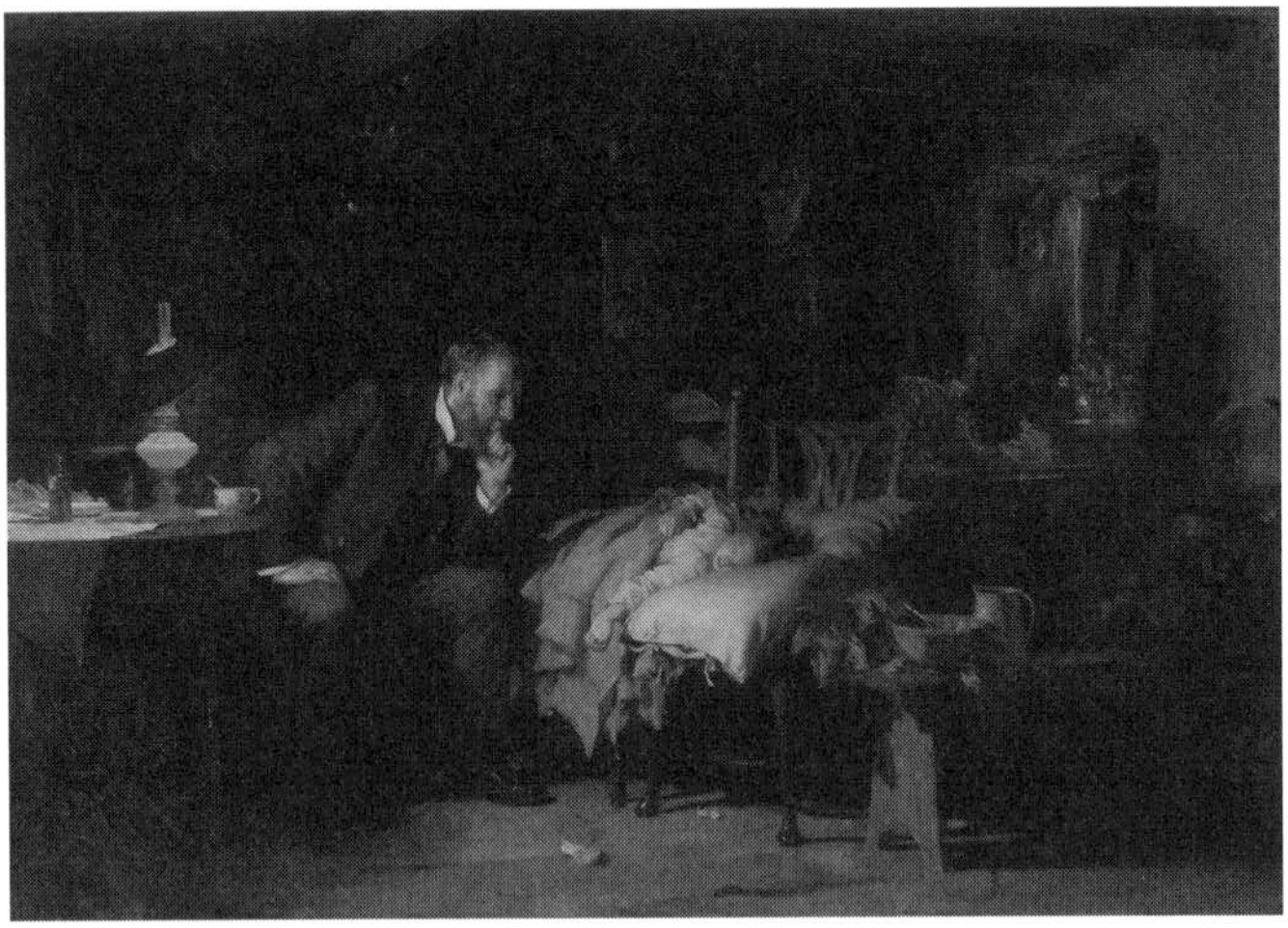

図 3-2：ルーク・フィルズ「医師」
グリーンハルほか編『ナラティブ・ベイスト・メディスン』初版表紙に使われた。

神分析のイギリスにおける拠点だ。現在、そこから歩いて数分の距離にはジークムント・フロイト博物館がある。タヴィストック流の精神分析は家族療法を重視し、ローナーの「ナラティブ」という用語はそこに由来する。ところがグリーンハルが緒言で言うナラティブは、それと同じものとは思えない。この緒言は一五歳で妊娠した女性にグリーンハルが中絶をすすめ、女性はそれに逆らって出産したという思い出話から始まる。「私が押しつけようとした職業的白人中流階級のナラティブのためにSharynと彼女の娘は本当に危うく大変な犠牲を払うところであった」。ローナーの言うような意味での（そしておそらく、グリーンハルが

『ナラティブ・ベイスト・メディスン』で定義したらしい意味でも）ナラティブを「職業的白人中流階級」に帰属させ、無垢な個人としてのグリーンハルを免責することはできないはずだ。やはりナラティブの意味は大きくぶれているのだが、なぜかナラティブが重要だとみなされる点だけは一貫している。

ではグリーンハル独特の表現にこだわるのをやめて、仮にサケットの言う「患者の選択」に関わることがナラティブなのだと考えてみよう。この点はＥＢＭ運動に対する批判の中でも追及されている。例として、エルゼビア社から出ている『科学哲学ハンドブック』シリーズに収載された論文がある。これは哲学者がＥＢＭ運動に対して正面から応答した比較的珍しい例のひとつであって、このように言っている。

ＥＢＭを唱道する人々は専門的技能と患者の価値観と臨床研究によるエビデンスの「統合」を呼びかけるのだが、それをどうやってするのか、それらの各要素が「エビデンス」としてどのような地位を占めうるのかについてほとんどガイドすることがない。[94]

グリーンハルの問題意識がこの点にあったと仮定するなら、ＮＢＭはＥＢＭの一部をより明示的に手順化しようとしたものだと位置付けられる。しかしグリーンハルが示したものは思わせぶりな事例ばかりで、そこからどんな教えが引き出され、どのように応用されうるのかはやはり説明されていない。

グリーンハルとローナーの接近についても、ただ「ナラティブ」という用語が(偶然にも)一致しただけで、思想上も、実践においても共通点は見出しにくい。強いて言えば、EBMの教科書が多くのページを統計データの解釈に割くのに対して、我々はもっと人間的だと主張することだけは共通している。根拠は説明されない。あたかも説明することでナラティブの人間性が失われることを恐れるかのように。これはサケットがもともと軽薄なキャッチコピーにすぎなかったEBMを繰り返し再定義し、多くの文脈を織り込んでいった態度と対照をなす。その結果、NBMには責任が発生する契機がない。ずっとあとになってEBMの「ルネサンス」を唱えたグリーンハルの仕草は、ガイアットがサケットに対してしたことを繰り返しているように見える。

近い時期にリタ・シャロンは「ナラティブ・メディスン」を唱えている。[95] 著書『ナラティブ・メディスン』でグリーンハルを参照文献に挙げた箇所では「ナラティブ・メディスンのモデルを取り入れることで、ナラティブな活動を探究し解明する理論と実践の大きな蓄積にアクセスできる」と言っているので、NBMとナラティブ・メディスンは同じものなのかもしれないが、差異があるのかないのかは主題的に語られない。結論に至っても「このエッセイはナラティブ・メディスン、病とケアのナラティブな次元に対する敬意を注入された医学の勃興を素描してきた」と、やはりきわめて抽象的な説明しかなされない。ほかの箇所ではヘンリー・ジェイムズをはじめ無数の文学作品が参照される。中にはベルクソン、バトラー、ボーヴォワール、ド・マン、デリダ、フーコー、フッサール、ラカン、レヴィナス、リクールといった大陸系の哲学者たちも現れる。これだけ読書熱心な医師ならたしかに、週に一〇分しか勉強しない医師よりは患者の気持ちがわかるかもしれない。しかしナラティブとはなにか、現代医学に欠けているのかどうかといった初歩的な論点が明確にされたとは言いがたい。無数の人名についても立ち入った議論は少なく、ほとんどは一回名前を出されただけで打ちやられてしまう。たとえばラカンが唯一言及される箇所にはこうある。

フランス人の精神分析家であるジャック・ラカンが、テクスト的な無意識と、他者との交流を通じて生成する自己という考えを提案するためにフロイトを再解釈したとき、報告可能で分割できない個人の自己という信念はさらに揺らぐことになった。[96]

このていどの理解のためにラカンの名前を出さないといけなかったのかどうかは疑わしい。この前後ではフランス思想によって個人とか主体という概念が揺るがされたことが解説されているのだが、なぜ英語圏の医師がフランス思想史を読まされているのかは明確でない。この節の結論はこうだ。

ある病気が、個人の犯した罪に対する神の罰であると考えるか、それは不浄な社会の結果であって、個人に罪はないと考えるかによって、その病いは全く違うように体験されるだろう。人生の著述を読み、理解することによって、私たちはこれらの変化を学ぶことになり、私たち自身が自分の人生の中にどのように位置を占めているのか、そして患者は自分の健康への脅威に対してどう応答するかについて、よりよく理解することができるようになるだろう。[97]

この記述そのものがもっと短く要約できそうに見える。たとえば「いろいろな性格の患者がいる」と言うのと何が違うのだろう。しかもたったこれだけのことを言うためにラカンやド・マンについて勉強させるのは、週に一〇分しか勉強時間のない臨床医に対して共感が足りないと言わざるをえない。

要するに、ナラティブとは何かを誰も知らなかった。それでも繰り返し、それが何かの意味で「ＥＢＭ」と対比されるものとほのめかされることにより、「ＥＢＭ」に新しい定義を与えることになった。何かが言われたと言いつつその内実は決して説明しないことによって、何が言われたかを読者の責任で想像させることができた。この錬金術を共同して実現した点において、まさに「ＥＢＭ」とナラティブは車の両輪だった。モンテーニュ『エセー』の寓話が示すとおりだ。

ある外国人が、「私はお金さえたっぷり与えられるなら、スュラクサイの僭主ディオニュシオスに、臣下が企てる陰謀を絶対確実に看破する方法を教えることができる」といたるところで公言していた。これを聞いたディオニュシオスは彼を召して身を守るためのきわめて大事な術を教えてもらおうとした。するとこの外国人は、「方法というのはほかでもありません。私に１タラントンを与えて、私からある不思議な秘訣を教わったと言いふらすことです」と言った。ディオニュシオスはこれはいい思いつきだと考え、彼に６００エキュを与えた。彼が見ず知らずの外国人にこれほどの大金を与えたということは、何かよほど有益なことを教わった代償としてでなければ考えられないことであった。こうしてこの評判は敵を恐れさせるのに役に立った。[98]

このようなありかたは、あたかもソーシャルメディアを吹き過ぎていくバズワードに機敏に反応してアテンションを収集するように、その場でだけもっともらしく見えることはできても、実践的な教えを残すことはできない。ただほのめかしから同じものを連想したと信じる人どうしを安心させるだけだ。

第六章　エビデンスに基づく政策立案

誰にも狂った医学を立て直すことはできなかった。現状追認の言葉としての「ＥＢＭ」はどこまでも肥大化した。それは医学の外にまで飛び出した。「エビデンスに基づく政策立案（ＥＢＰＭ）」という造語が広まっているとおり、ＥＢＭ運動からの連想は行政にも、立法[99]にも、経営[100]にも、教育[101]にも現れている。

あらゆる重要な意志決定が合理的であり実証的であるべきだという思想は、思想と呼びうるかどうかも疑わしいほど当たり前のことだ。神秘主義が支配する社会だろうと、個々の意志決定はいくつかの仮定のもとで（たとえば、神はイスラエルを支持すると仮定したうえで）合理的であろうとする。「エビデンスに基づく」という新語をそのていどに希釈した意味で使うなら、どんなことにでも当てはまるのはやはり自明だ。だが実際には、ＥＢＭ運動と共通する一連の仮定、たとえば統計技術によって人為を排した客観的事実に到達しうるといった楽観を暗に前提するためにその語は使われている。

早くも一九九五年のＢＭＪにはまさに「エビデンスに基づく政策立案」という題名の論文[102]があ

る。そこで挙げられている先行例として、NHSの歯科における支払いシステムの提案は、全面的に取り入れる前に数件のパイロットプロジェクトとして試されるべきとされていた。BMJの読者はただちに、一九一六年までさかのぼる先行例を挙げてその考えがなんら新しくないことを指摘しつつ、「彼らは公共政策の形成において学者のための仕事を作るよう要求しているのだ」[103]と見抜いた。ほかの読者は「安全な解決は伝統的な政策分析者が探してくれるかもしれない」[104]とさりげなく指摘した。要するに、イギリス人はそんな浮ついたキャッチコピーに飛び付かなかった。

アメリカでは政策をRCTによって検証することが一九三〇年代から散発的に行われていたが、一九八〇年代から一九九〇年代にかけて急増した。[105]そうした実績を背景に、二〇〇二年の教育科学改革法に基づいて教育科学研究所が創設され、二〇〇三年にはマサチューセッツ工科大学にジャミール救貧活動ラボが創設された。二〇〇一年に結成された「エビデンスに基づく政策連合」は連邦の政策に多くの影響を及ぼすに至った。[106]

加えてキャンベル共同計画がEBPMの主要なプレイヤーと言える。社会学者ドナルド・キャンベルにちなんで命名されたその団体は、キャンベルの教えを受けたボブ・ボルックらにより二〇〇〇年に創設された。[107]ボルックは一九九八年のコクラン・コロキアムでイアン・チャーマーズに会っている。[108]キャンベル共同計画は当初からコクラン共同計画の姉妹団体と位置付けられ、社会調査におけるRCTを含む経験的データのシステマティックレビューを作成した。例としてつねに言及されるのが、一九七〇年代から一九八〇年代にかけてなされた刑務所見学プログラムだ。キャンベル共同計画のシステマティックレビューによれば、素行不良の青少年などに刑務所を見学させると、意図されたように恐怖心から犯罪が抑制されることはなく、むしろ問題行動が増えていた。[109]姉妹団体には実質的な交流があったようで、チャーマーズらの二〇〇四年の論文はドナルド・キャンベルの代表作のひとつを参照している。[110]キャンベル共同計画とコクラン共同計画は二〇一〇年にコロラドで共同のコロキアムを開催した。

そして、EBPMに対してもまた、EBM運動に寄せられたものと同様の批判がある。現実は実験よりも複雑だとか、[111]RCTは万能ではないとか、[112]計測しやすい指標が目的にすり替わってしまうとか、[113]あらかじめ政治的に決まった結論のためにエビデンスが用意されるといった議論は、[114]本書が取り上げてきたものとあまりに似ている。

にもかかわらず、オーストラリアの政治家のアンドルー・リーは二〇一八年の本で「特権的な立場にある人物が、事実よりも勘に頼って判断を下せば、致命的な結果をもたらしうるのだ。RCTは、それで失われる命を救う手段になる」[115]と言っている。一般向けの本として簡略化した表現だとしても、この本の論調には、医学が通過してきた過信と失望の影が見当たらない。右の引用について言うなら、事実に基づく正しい判断が致命的な結果につながることもあり、勘とか誤った理論がたまたま望ましい結果をもたらすこともしばしばあり、RCTによってそこに小さい差を検出することがたしかに命を救うかもしれないが、より重要な介入点がほかにあるかどうかをRCTは教えないし、あまりに小さいか偽である差をRCTが検出してしまうことによる害がいままさに我々を取り巻いているという事実について、リーはあまりに無頓着に見える。

そしてRCTのような方法について楽観的なのは、どうやらリーだけではないようだ。二〇一九年のノーベル経済学賞は「世界の貧困を緩和するための実験的アプローチに対して」[116]、RCTを取り入れた政策評価の方法を研究した三人が受賞した。二〇二一年には自然実験などの手法を展開した三人が「因果関係の分析における方法論的貢献に対して」[117]受賞した。しかし誰もが知るとおり、彼らの業績がなされてから数十年経っても貧困はなくなりそうにないし、経済は予測しがたいままだ。なんの皮肉か、二〇一八年には世界はそれほど悪くないというエビデンスをチェリー・ピックした本が『FACTFULNESS』と題されている。この本がビル・ゲイツを絶賛したことによってゲイツからも絶賛の恩返しを受け[118]ベストセラーになった事実は、植民地主義の自己肯定のわかりやすい例だ。この本の教え[119]に従おうとすれば、数十年前よりもアフリカがよい状態にあると認めたとして、その進歩が今後も続くという期待は「直線もいつかは曲がることを知ろう」という教えに反することになる。しかもその進歩を欧米からの支援によると想像したうえ、一〇の本能とやらがそれを妨げていると考えるなら「誰かを責めても問題は解決しないと肝に銘じよう」という教えに反する。それ以上になんでもファクトフルネスで理解しようとすることが「ひとつの知識がすべてに応用できないことを覚えておこう」という教えに反している。題名で明らかに連想させられているマインドフルネスは医学研究でも流行したテーマだが、ランセット編集長のリチャード・ホートンは二〇一四年に「マインドフルネス——エビデンス、場違いな（evidence, out of place）」というエッセイ[120]を書き、文化の盗用を指摘している。一九九五年の「エビデンスに基づく医学は指定席に（Evidence-based medicine, in its place）」論争よりさらに醜悪だというわけだ。

ＥＢＭ運動が医学の実践をより科学的にしたと素朴に信じることはあまりに実態からかけ離れているし、ましてＥＢＭ運動をまねることでほかの分野も科学的になると前提することは、それぞれの分野が置かれた状況や、目の前にある課題の特性に無関心すぎる。そうした軽薄な期待は、よくて短期間のうちに打ち砕かれるだろうし、悪くすればＥＢＭ運動の歴史においてよりもはるかに深刻に、定式化されないでいた多くの課題を見えにくくするかもしれない。

第七章　エイズ、ワクチン、陰謀論

エイズと客観性

　噂についての議論の最後に、ソンタグに戻ることにする。医学は過剰な想像力を排した客観的なものでありえるか。否。では、医学は過剰な想像力をできるだけ排し、客観的であろうと努めるべきか。ソンタグはこの問いに肯定的に答えたのだった。「EBM」もまた肯定的だと思われる。対して特定の立場からの想像を甘やかすことを「NBM」と呼びたがる向きもある。しかし我々は、事態がそれほど単純ではないことを認めなければならない。

　病気についての想像力が人を苦しめてきた事例は歴史上にあふれている。エイズがそう名付けられる前には「4H病」という言葉があり、経静脈薬物使用者、血友病患者、同性愛者、ハイチ人は潜在的な感染源とみなされた。[121] アメリカはHIV保有者の入国禁止を二〇一〇年まで続けた。[122] HIV保有者は多くの国で医療、教育、雇用、司法において差別を受けている。[123] そうした差別は、同性間の性関係や性産業、薬物使用の犯罪化によってさらに悪化する。[124] 病気だけでなく差別にも苦しむ人が新治療を渇望したのはごく当然のことだ。ケニアでエイズを治癒すると偽った教授アーサー・オーベルは一九九六年に患者から訴えられたが、根強い支持が残った。[125] アメリカでも漂白剤などに使われる亜塩素酸ナトリウムをエイズほか多くの病気の治療薬と偽ったルイス・ダニエル・スミスが二〇一五年に有罪判決を受けた。[126] つまり最近になってもエイズのいんちき治療は問題を起こしているのだが、その背景には高騰する治療費がある。抗HIV薬のビクタルビ（ビクテグラビル、エムトリシタビン、テノホビルアラフェナミドの配合錠）は一か月分が四〇〇〇ドルで売られ、[127] 売り上げは二〇二二年の一年間で一〇〇億ドルを超えた。[128] エイズ患者をときに襲うトキソプラズマ症の治療にダラプリム（ピリメタミン）が使われたが、二〇一五年にマーティン・シュクレリがピリメタミンの販売を独占したうえ、一夜のうちに価格を五五倍に上げた。[129]

こうした諸問題は、多くの人がもっと科学的ならば、より深刻でなくなりえたのだろうか。たとえば、エイズによって差別されることがなければ患者はいんちき医者の甘言に耳を貸さず冷静に証拠を求めるようになるだろうか。

いっけん建設的な答えがありそうに見える。もちろん差別や偏見を完全になくすことはできないが、少なくする努力はするべきであって、法改正などによって一部の苦痛はただちに解消されるようにも思える。

だが、その答えは問いから逸れている。HIV保有者の苦痛を減らさなければならないというイデオロギーを、「客観的であれ」という命令と混同してはならない。我々に必要なのはもちろん前者だ。客観的であろうとする態度によっては、たとえば、抗HIV薬の価格がほかの薬剤と比較して公正で合理的に設定されていることが証明されたとき、「それにしても高すぎる」と言い返すことができない。患者の負担額がある上限で止まるような保険制度を作るべきだろうか？そうした議論の是非を、すべて価値中立的な事実のみに立脚して判断することはできない（できたように見えることがもしあれば、そのときは誰かの価値判断が隠蔽されているだけだろう）。この社会を病人にとってどのようなものにしたいかという理念なしに目先の効率だけを高めようとしても、全体像は動かない。社会全体に関わる大きな問題には無数の利害の対立が含まれるのであり、そのつどどちらを優先するかを決めるのは理念だからだ。

ワクチンと客観性

医学が客観的であろうと努めるべきかどうかについて、もうひとつの例を考えよう。ワクチンはつねに科学を自称する推進者とそれを信じない反対者の対立のはざまにあった。この対立に対して、客観的な知識というものが役に立っているだろうか？

推進者はワクチンの利益が害を上回ることを実験で確かめる。そしてその客観的な事実を知りさえすれば合理的な人はワクチンを打つはずだと考える。事実を信じない人は過剰な感情とか別の動機によって目を曇らされているか、故意に虚偽の情報を広めようとしていると考える。本当にそうだろうか。

反対者が事実を知らないか誤認している場合はたしかにある。だが客観的には決着しようのない点を問題視している場合も少なくない。たとえばワクチンによる利益と害のどちらを重く見るかは主観によるしかない。あるいは推進者が証拠十分と考えてもその判断が覆る可能性を考えるのは不自然ではない。極端な例が一九七六年アメリカの豚インフルエンザ事件だ。さらには推進者に理を認めるとしても大なり小なり強制的になされる接種事業に対する政治的抗議として接種拒否する場合もある。こうした動機を補強しようとしてワクチンの利益と害について誤った主張をしたとしても、その動機が愚かだったからではない。戦術を誤っているだけだ。

こうした機微を記述した模範的な例が、ジェンナーの牛痘法が誕生するより前に、人痘法をめぐってダニエル・ベルヌーイとジャン・ル・ロン・ダランベールのあいだに交わされた論争だ。ベルヌーイが人痘法により平均寿命が伸びたと推計したことに対して、ダランベールは平均的に利益が得られるとしても害を被る可能性がある選択を国家が強制することはできないと批判した。[130] ダランベールは結果として、ワクチンをためらう人に対して現代の多くの国でなされている妥協を予言したことになったのだが、同時代の啓蒙思想家たちにはそれが幼稚な反発にしか見えなかったようだ。ジェンナー以後に起こった熾烈な反ワクチン運動は啓蒙思想家たちがまちがっていたことを証明している。強制接種に抵抗した人は収監され、それを救おうとする群衆が街路を埋めた。[131] さらにあとの時代には『タイムズ』がまさに「脅されて健康になるよりも、コレラやほかの病気になるほうがましだ」と主張している。この主張はダランベールの想定よりもさらにラディカルに、病気についての価値判断を個人の手から離すまいとしている。

ワクチンが自由に関わるとみなされたとき、対立は功利主義とカント的義務論のあいだにある。功利主義が前提する共通の価値基準によっては計れない義務を想定するのが義務論だから、常識的には義務論が勝つ。ワクチン政策のリスクが問われるとき、対立はどちらの予想が当たるかにある。そしていかなる政策も局所的には失敗するのだから、失敗がありえるという予想が勝つ。利益と害のどちらを重視するかが問われるとき、人口と個人の対立が前面に立つ。そして常識的には個人が勝つ。この種の議論に持ち込めばワクチンを打たない権利が倫理的に支持されるのは必定であり、だからこそカント的な道徳が普及した国々では公衆衛生機関がワクチン拒否者に頭を抱えてきた。そして難しい倫理的対立を迂回するために、問題をワクチンの利益と害に限定しようとした。

驚くべきことに、ワクチン反対論はその策略に相乗りした。彼らは単に自由を誇っていればよかったのに、自分たちこそが真実を知っていると信じた。その物語の中ではワクチン推進者こそが断片的な事実を主観的に解釈していることになった。

ここで「客観性」とは完全に党派の言い換えでしかなくなった。もはや客観的であるべきか否かを問うことに実践的意味はない。

陰謀論化するワクチン推進論

我々はどこでまちがったのだろう。もう少し抽象化して考えてみよう。セオドア・ポーター『数値への信頼』は、客観性という概念が複数の政治的立場の相互関係において他を説得するために没主観性を要素として構築されるものだと議論している。そこで没主観性を証明するのが再現可能な測定方法による数値だというわけだ。

数値を収集し操作する規則は広く共有されているので、簡単に海を渡り、大陸を横断して、さまざまな活動を調整し、争いを解決することに使われる。おそらくもっとも重大なことは、数値や定量的操作を信頼することによって、個人に由来する深い知識や信頼が最小限にしか必要とされなくなることである。[132]

この観点からは、いかなる人も客観性を独占することはできない。客観性とはほかの人に共有されているもののことだからだ。すなわち、自分こそが客観的であって相手は主観的だと名指すことは、相手の「個人に由来する深い知識や信頼」を排除するという意思表示にほかならない。主観的判断を許すとは全面衝突を避けることと言い換えられる。そしてワクチンへの賛否が実際には共存しているにもかかわらず、どちらも客観的な基礎的事実が存在すると想像していることは、全員が全体主義者であることを意味する。

すべてを説明しうる事実という空想を可能にするには陰謀を想像するしかない。ワクチンが危険で無効なのに推進者がいるのは、彼らが製薬企業のしもべだからだ。政府でさえ企業に逆らえないのは、政府よりもグローバル企業のほうが強いからだ。それをYouTubeで指摘すると削除されるのは、プラットフォーマーも抱き込まれているからだ。

事情はワクチン推進者にとっても同じことだ。ところが推進者の想像力では反対者の動機をもっともらしく説明する物語を作れないので、わずかな実例、たとえばMMRワクチンと自閉症を結びつけた論文[133]で知られるアンドルー・ウェイクフィールドの影響力を際限なく拡大してみせる陰謀論を展開することになる。

ウェイクフィールドが重要な利益相反を報告していなかったことに加え多数の問題を指摘され、論文は撤回され、勤務先からは解雇され、イギリスの医師登録から除名された[134]ことはよく知られたとおりだ。それでも熱心な支持者はいた。アメリカに逃げたウェイクフィールドは不都合な真実を暴いたヒーローになった[135]。

これは驚くべきことなのだが、BMJ元編集長のリチャード・スミスは自著で一九九八年の論文を取り上げて「本当にそのあとメディアが熱心に取り上げ、いまだに続けている。そして接種率は急減した[136]」と一足飛びに片付けている。これほど短く要約しては問題が見えてこない。

もちろんウェイクフィールドは何らかの役割を果たしたのだろう。しかしそこには背景と促進要因があった。人類学者のハイディ・ラーソンが認めるとおり、「ワクチンと自閉症発症の関連性についての噂は、アンドリュー・ウェイクフィールドと仲間の研究者が、イギリスで12人の子どもの事例研究を発表する以前から流布していた」「当時、有害事象のニュースやイギリスでの二度にわたるMMRワクチン接種の中止騒動が、親たちの懸念に信ぴょう性を与える役割を果たした[137]」。そしてマスメディアは一九九八年の論文にはそれほど反応しなかった。MMRワクチンについての言及が急増したのはむしろ、二〇〇一年にトニー・ブレア首相が自分の子供にMMR

ワクチンを打たせたかという質問に対する回答を拒否した（のちに実際は打たせたがプライバシーの観点から答えなかったと説明した）[138]あとだ。[139]

さらに重要な点として、自閉症を持つ子の親は当時、深刻な被害者非難の標的となっていた。動物行動の研究でノーベル生理学医学賞を受賞したニコラース・ティンベルヘン（ニコ・ティンバーゲン）の著書から引いてみよう。

かつてカナーが特殊なタイプの親（ある人たちからは「冷蔵庫のように冷たい親」refrigerator parents と呼ばれている）に自閉症児ができる可能性が高いのではないかと示唆して以来、またとくにベッテルハイムが、自閉症（およびその他の情緒障害）の主たる原因としてより明白に親と家庭環境を**責めて**からというもの、親は自分たちが不当に責められていると感じ、まことに無理からぬことであるが、そのような考えを**不公平**かつ残酷と受け止めるだけでなく、**誤った**ものとして拒否してしまった。[140]

この短い引用の中にもレオ・カナーについて、またブルーノ・ベッテルハイムについての偏った報告が含まれているが、少なくともノーベル賞受賞者が親たちを不当に責めていたことの確実な証拠と言える。同書は続けて、母親が子供を抱きしめるという療法を熱心に推奨している。ティンベルヘンの自閉症についての主張はノーベル賞受賞スピーチの中ですでに現れ、「受賞者がほとんど知らない分野のことについて実に愚かなことを言うまでの無敵に近い最短記録[141]」と評されることになった。

無敵のティンベルヘンは別としても、自閉症という概念のはじまりとなった、カナーが一九四三年に一一人の子供の特徴を報告した論文がすでに「この集団全体にわたって、本当に温かい心で接する父親と母親は非常に少なかった」と言っている。ただし続く部分にはこうある。

この事実が子供の状態に関与したか否か、したならどの程度かという疑問が湧く。子供が出生時から孤独だったことによって、全体像を我々の患者たちと親たちとの初期の関係の型のみによって説明することは難しくなっている。したがってこれらの子供たちは、ふつうの、生物学的に与えられた情緒ある他人との接触が生まれつきできない状態で世界にやってくると仮定しなければならない。ほかにも生まれつき身体的または知的ハンディキャップを持ってやってくる子供がいるのと同じことだ。[142]

だから少なくとも言葉どおりには、カナーは自閉症が親の責任ではないと主張しているのだが、結果として噂の種を蒔くことになった。そして一九九〇年代末はDSM-Ⅳにより自閉症の診断が急増した時代でもあるし、ベッテルハイムのような精神分析が非科学的として失墜した時代でもある。

つまり自閉症の科学的な解明に対する期待は、かなりの部分が医学そのものに由来していたし、医学はそれに答えられなかった。ウェイクフィールドはその空白を埋めたのだ。

ベン・ゴールドエイカーは著書『悪い科学』の「メディアが広めた新三種混合ワクチンのウソ」という章で「イギリスメディアの現状を見ると、公衆衛生の大きな妨げになっているように思えてならないのだ[143]」と言っている。この章は医学こそが嘘を広める土壌を準備した事実に言及していない。医師が正義で、メディアが悪だ。ほかの箇所ではサリドマイド事件にジャーナリストが貢献していないと主張して、露骨に見下した態度を示している。

前にも見た「科学のパロディ」がここにも顔を出している。メディアにいる文系人間は科学の難しさを知って、たぶん知的なプライドを傷つけられるのだろう。そこでこう考える。科学なんて適当にでっちあげられた単なるたわ言に違いない。研究結果を好きなところから引っぱってきて、自分の書きたい内容に合えばそれでオッケー。小賢しい言葉で何をいわれようが、書くと決めたら書く。だって真剣になるような話じゃないんだから。人によって意見が変わるのが科学。本当に重要なことなどひとつもない。[144]

ゴールドエイカーはたぶん、「医師」と書くべきところをミスタイプして「文系人間」と書いてしまったのだろう。もちろん自身も例外ではない。事件の発覚についてこういう記述がある。

最初に警鐘を鳴らしたのはウィリアム・マクブライドというオーストラリアの産科医である。大きな産科医院を経営していてたくさんの症例を見たために、サリドマイドと奇形の関係に気づくことができたのだ。彼は1961年12月に『ランセット』誌に短い論文を発表する。当然ながらマクブライドは英雄となり、イギリス政府から爵位まで授かった。[…]まもなくサリドマイドは市場から撤去され、医薬品の安全性を監視するシステムが本格的にスタートする。[145]

本書の読者ならいくつかの偏った記述を指摘できるはずだ。ディスティラーズ社がイギリスでのサリドマイドの販売を中止したのはマクブライド論文より前だ。そしてそれよりも前に神経毒性についての報告はいくつもあった。それらが製造元と世界の医師たちに警戒心を呼び起こしていたからこそ、胎児毒性の報告がすみやかに周知されたのかもしれない。「警鐘を鳴らした」というのは西ドイツのグリューネンタール社に報告したという意味かもしれないが、論文に触れたあとで「まもなく」市場から撤去されたと書くのはミスリーディングだ。そして「医薬品の安全性を監視するシステムが本格的にスタート」したのは事実かもしれないが、アメリカでエリキシール・スルファニルアミド事件を受けてなされた改革に言及がないのはやはり偏っている。またマクブライドの研究不正は矮小化されている。まず本文では研究不正があった事実にまったく言及がなく、注まで追ってやっと読者は事実を知ることができる。そこでも「マクブライドは何年もあとで研究データを改ざんする事件を起こし、残念ながら詐欺罪で有罪になった。そのため一九九三年に医師免許を剥奪されたが、のちに復職している。」という簡単かつ同情的な説明がなされただけだ。この表現から、不正が一四件という多数に及んでいたこと、さらにそれより前の一九七二年と一九八〇年にも不正と認められこそしないものの証拠のない薬害の主張で世間を騒がせていたことは読み取れない。医師社会のもっとも重要な原理が作動したようだ。

ワクチンの例からわかるとおり、「医学は客観的であるべきか」という問いは事実性をめぐる政治の順序を見誤っている。ある主張が客観的事実としての地位を獲得するのは、それに反対する意見が無視できるほど小さくなったからであって、客観的事実を知る勢力が正義の力を発揮するのではない。

このような用語法において、この章の最初の問いに答えることができる。医学はある部分では客観的であるべきだが、ほかの部分は客観的でなくてよく、その境界はつねに恣意的であってよい。すなわち、みずからを医学の守り手と信じる勢力が、ほかの勢力との摩擦を減らし、協力者を増やすためには、信念の一致を目指す戦略（客観志向）と信念の違いを許容する戦略（非客観志向）の両方が必要であり、どんな場合にどちらの戦略を選ぶかは実効性から考えればよい。

ソンタグの言葉遣いに足をすくわれてはいけない。想像力について考えることには意味がある。それは、想像力とは科学の対義語ではないからだ。あらゆる信念は想像力に基づいている。それが「科学」とか「客観的」という名で呼ばれるかどうかは、信念そのものの属性ではなく、それを信じる人の異なる信念に対する態度である。ここで私たちは、「エビデンス」という名指しから完全に自由になった。

結語　私たちには何が必要なのか

エビデンスに基づく医学についての考察を終えたいま、私たちははじめの問いに答えることができる。なぜEBMがこれほど叫ばれているのに、医学は狂ったままなのか。なぜ二〇二〇年以降のパンデミックにおいて、なんの検証もなくロックダウンが行われ、マスクが強制され、国境が封鎖され、若い男性にmRNAワクチンを打つことが強制され、公人が治療薬候補とされたものに早まった期待を見せることを、エビデンスの力で食い止めることができなかったのか。それは、実証的アプローチの中でそもそもそれほど強力な道具が発明されたことはないからであり、EBM運動が早い段階から既存の権威を温存するように展開したからであり、「EBM」が科学のふりをした誇大妄想を甘やかし続けてきたからだ。

ではどうすればいいのか。癌治療、心血管疾患の予防、難病奇病の克服の名の下にいまも続く空騒ぎを鎮め、富と権威の独占を解体し、必要としている人に必要なだけの医療資源を届けるために、誰が何をするべきなのか。

私たちの考察から明らかなように、こうした巨大な問題に対して、「EBM」のようなシンプルな解決を何かひとつ提示することはできない。ＥＢＭ運動以降、ＮＢＭを含め、ありとあらゆる「なんとかメディスン」が唱えられ、医師社会は百家争鳴となった。これらはＥＢＭ運動の問題を指摘してよりよいものを目指すふりをしているが、誇大であるというもっとも深刻な問題は温存し、問題があるとされたＥＢＭ運動よりもさらに大きなことができると陰に陽に主張することで、むしろ状況を悪化させている。医学というきわめて雑駁な体系の全体を手短なスローガンで導けるという考えこそが非常識だ。ヴィナイヤク・プラサードらＥＢＭ運動の末裔と呼ぶべき医師たちは、「分別ある医学（Sensible Medicine）」と題したウェブサイト[146]を構築している。至って分別ある命名と言うべきだが、こうした具体的内容のない形容詞しか使えないなら、「なんとかメディスン」はもう要らない。医療についての社会学の確立者とされるエリオット・フリードソンは、一九七〇年の主著『医療と専門家支配』でそのことをすでに予言していた。

一般的に専門職、とりわけ医療専門職は、その本性からして、自分の仕事の内容と条件とを統制する完全な自律性を所有するかぎり、そして分業体制において支配的地位を占めるかぎり、自ら表明した理念に忠実であることはできないという結論である。[147]

フリードソンを信じるなら、必要なのは医療専門職の権限を制限し、ほかの職種に統制させるように制度を確立することだ。それはアメリカで二度の薬害事件を受けてなされたことだし、あるていどの成果を上げたように見える。いずれ規制機関に不正がはびこるとしても、権限が集中しているよりは分散しているほうが、ありえる最悪の水準はマシになるはずだ。

サケットもファインスタインもコクランも、医師がちょっとした工夫をするだけで社会がよくなるなどといった誇大妄想は抱かなかった。ファインスタインが医師に求めたのはただヴェン図を理解できるていどの論理的能力だけだった。必要なのはよく勉強する医師でしかなかった。

現代の医学が統計を取り込まざるをえなかった事情は無数にある。だが、医学の使命の核心だけを守ろうとするなら、統計なしでも医学は成り立ったかもしれない。この想像はもちろん、いまある医学から統計の要素を排除しようと主張するのではない。むしろ、すでに入り込んでしまい切り離せなくなってしまった統計に適切な地位を与えるためにこそ、統計ではない部分がどのように成り立っているかを考える必要がある。ストレプトマイシンはRCTで試されなくてもすでに使われていた。慢性病の治療が最適化されなくても寿命は大きく変わらなかった。病院での実践や薬剤規制における標準化と効率化は、検証の目を入れたことが本質であって、その手段としての統計はむしろ目的を骨抜きにした。

それでもEBM運動が無駄だったわけではない。多くの臨床医が観察研究の脆弱さを理解した。多くの診察技術が検証された。統計の基礎は医学教育の必修項目になった。二〇世紀初頭から徐々に進んでいた動きがEBM運動によって加速された局面は多いはずだ。だが、その結果によって現代の我々がむしろ苦しめられていることを無視してはいけない。

歴史を肯定か否定のどちらかの極端でしかとらえないことは、多くの事実を忘れさせるだけでなく、過去を引き受けつつ改めることを不可能にする。我々に課せられた役割は、臨床試験レジストリとかガイドラインといったインフラが作られてしまい、今後もその上にしか新しいものを積み上げることはできないという条件のもとで、偽陽性や利益相反や権威の問題に取り組むべくルールを変えていくことだ。それが達成されてはじめて「20世紀から21世紀の医学は統計学を取り込み、長い混乱の時代を通過して合理的にデータを使用する体制を確立した」と語られるようになるだろう。

このように考えるからこそ、本書は進歩史観をできるだけ遠ざけてきた。絶え間なく外部の文脈に干渉され、みずからを再定義させられてきた医学の歴史を描写しようとした。そして最後に、残された課題を整理しておく。これらに取り組もうとする読者のために本書が少しでも役に立つことを願っている。

第一に、医師を取り巻く社会の問題は、政治や経済の文脈において取り組むべきであって、その中で医師が果たすべき役割は、目の前の患者を治すより多くのことではない。NHSは持続可能かどうか、アフォーダブル・ケア・アクトを置き換えるべきかどうか、科学技術研究のための公的資金はどの分野に投じられるべきか、人種差別や性差別をどのように減らしていけるか、アフリカの国々にワクチンをどうやって届けるかについて、医学知識が答えを示すことはない。未知のウイルスのパンデミックといった、医学知識が判断を導くと思われた状況において、医師の見解が特別扱いされるべきではない。知識は判断を助けるかもしれないが、決して導くことはない。医師が客観的であるとかほかの人が知りえないことを知っているといった幻想を助長する言説はつねに歴史をもって反駁されるべきだ。そうした目標のためのアファーマティブ・アクションとして、医師に集まりすぎた権威をどうやって荷下ろしするかについてのみ、医師が主体となって発言する機会があるだろう。

第二に、実証的アプローチの技術的困難に対しては、情報環境を整備するための技術が必要だ。工業化に続いて公害や生態系への影響を緩和する技術が導入されたのと同じように、失敗した実証の産業廃棄物である役に立たない情報を封じ込め管理しなければ、実証的アプローチそのものが持続不可能になる。研究は全世界の協調のもとで計画され、重要な論点の漏れと重複、統計解析の多重性を減らすよう配慮されるべきだ。メタアナリシスがまったく不要になることを目指すべきだ。病気づくりをやめ、真のアウトカムで語る習慣を医学誌にもマスメディアにも根付かせるべきだ。問いを誤った研究はなされる前に止められるべきだ。質の低い研究に報酬を与えないように、質の低いジャーナルの数を大幅に減らすべきだ。そのために大学やマスメディア、図書館は、質の低いジャーナルを無視するべきだ。査読の体制を根本的に見直し、編集者の役割を明確に定義するべきだ。マスメディアと学術のあいだに適切な意思疎通の場を確保するべきだ。

第三に、医師の不合理なふるまいを一掃する方法はない。これまでなされてきたように、個別の知識を浸透させていくしかない。その過程を急がせようとして権威の力を借り、医師が自分で考えることをやめさせるべきではないし、何かの抽象的な知識がほかの知識の習得を促進すると信じるべきでもない。もちろん週に一〇分ではなくせめて数時間は勉強し、新薬の添付文書くらいは冷静に読むよう、学部教育のカリキュラムと卒業後のインセンティブを整備するべきだ。

最後に、医師の役割については、未来の社会を想像する中で改めて考えられなければならない。多く指摘されているとおり、生存を至上の価値とする社会では医師がすべてを独占する。この構造こそが医師に途方もない期待を引き受けさせてきた。いまやその構造は持続不可能だ。医師にかけられる期待を減らさなければならない。

これはただ医療介入を減らすという意味ではない。いかなる人の生存も脅かされるべきではない。しかしその議論は決定論的であって確率論的ではない。すなわち問題にされているのは個人の生存であって集団の生存ではない。統計的に、確率論的にしか認識しえない差異においても生存を最大化しなければならないとは限らない。

たとえば、ある公衆衛生上の介入がなければコレラで死亡する可能性が無視できないが、介入によって無視できるようになるなら、介入を行わないことは個人の生存を脅かすことになるだろう。こうした状況では、医師が人を教え導いてコレラの恐怖から解放するといったイメージは至って妥当だ。

対して、あらゆる薬物と食餌療法と運動療法によっても心筋梗塞で死亡する可能性を無視できないなら、それらの介入の効果は決定論的とは言えず、したがってほかの多様な価値との競合に、すなわち家計とか嗜好との選択にさらされることになるだろう（実際にはより多くの人が介入の有無によらず心筋梗塞の可能性を無視して生活しているように思われるが、その場合も同じことだ）。こうした状況で医師は公認のデータを手渡すメッセンジャーであれば十分だし、その仕事は医師以外に渡してもよい。

これらの中間に、COVID‐19のワクチンを打つべきか、癌治療薬を使うべきか、虫垂炎の手術をするべきかといった無数の問いがあり、どのような状況を重視するかによって、医師に与えられる権威は大きくも小さくもなる。

本書はいわゆる倫理的な問題、たとえば回復の見込みがない患者から人工呼吸器を取り外してよいか、統合失調症患者を本人の同意なく入院させてよいか、妊娠中絶や脳死臓器移植や、日本でしばしば行われている老衰に対する経管栄養は是か否かといった問いに答えようとはしていない。倫理についての問いは医師の役割についての問いよりも先にある。

エビデンスに基づく医学の歴史をつうじて見てきたとおり、医師にはあまり多くのことを期待できない。それは医師が無能だからではなく、社会が飽きることなく医師に現実味がない期待を寄せ続けてきたということだ。重要な点として、社会が想像する医師像は時代によって変わるし、地域や文化の違いによっても変わる。現在すでに複数の団体が両立しえない倫理基準を示している[148]。普遍的な医師の規範は想像しえない。

公衆衛生と医学が人の生活を大きく変えた一九世紀後半から二〇世紀前半に比べて、現代の人は長く生きるようになり、人の死因は変わり、生きているうちに出会う病気も、悩みも、楽しみも、大きく変わった。しかも多様な生活が尊重されるようになった。だから医師の役割は時代に、地域に、文化的背景に合わせて変わるべきだ。もちろんそこにはつねに不一致があるし、変化の前後は互いに矛盾するものであるかもしれない。だからこそ医学についての言説は時代に敏感でなければならないし、つねに過去の正義が実は正義ではなかったと訂正を繰り返さなければならない。

本書はあまりに広い範囲を一冊で語ろうとし、あまりに根深い問題に解決を示そうとしてきた。だから上にごくおおまかに示した方針さえも、イリイチが言うように反生産的な結果をもたらすかもしれない。それ以前に一冊の本が持てる影響力は、ファインスタインの本でさえ、ごく限られている。それでもたとえば、ジョン・キーツが二五歳での死を予感する前、病院を辞めたころの詩には、無謀に突き進もうとする若い熱意が読み取れるのだ。

ここまで述べたことはおまえの思いあがりと
人は言うだろうか？　そんなことを言うより、差し迫る
恥辱から自分の愚かな顔を隠す方がずっとましだと？
泣き言をいう青二才は、恐ろしい稲妻に襲われないうちに、
悲しく畏まっていろとでも？　どうやって？[149]

謝辞

この本ができるまでに多くの人の助けを得た。担当編集の奥村友彦氏には、以前に別の本の企画を依頼されて断ったのが縁の始まりだった。この本の企画を持ち込んでから校了まで根気の要る作業にお付き合いいいただいた。

秋元麦踏氏、小嶋智美氏、辻田真佐憲氏には資料について助言をいただいた。コクランのHarry Dayantis氏、ジョンズ・ホプキンズ大学のTerri Hatfield氏、日経メディカルの山崎大作氏にはいくつかの問い合わせに答えていただいた。倉津拓也氏からは草稿について有益なコメントをいただいた。

草稿の制作過程は随時動画配信し、視聴者からのフィードバックを得た。

もちろん本文の文責はすべて筆者にある。

著者略歴

大脇 幸志郎（おおわき こうしろう）

1983年大阪府生まれ。2008年東京大学医学部医学科卒。出版社勤務、医療情報サイト運営の経験を経て2018年から医師。診療とともに執筆および動画チャンネル「大脇幸志郎のもっと不健康でいこう」の配信を行う。著書に『「健康」から生活をまもる』（生活の医療社、2020年）など、翻訳書にペトル・シュクラバーネク『健康禍 人間的医学の終焉と強制的健康主義の台頭』（生活の医療社、2020年）、ヴィナイヤク・プラサード『悪いがん治療：誤った政策とエビデンスがどのようにがん患者を痛めつけるか』（晶文社、2022年）、ジェイムズ・C・モア『ホノルル　ペストの火　1900年チャイナタウン炎上事件』（生活の医療社、2022年）がある。

デザイン　川添 英昭
DTP　濱井 信作（compose）
編集協力　渡辺 比登志
編集　奥村 友彦

なぜEBMは神格化されたのか
── 誰も教えなかったエビデンスに基づく医学の歴史 ──

2024年9月15日　第1刷発行
著　者 大脇 幸志郎
発行者 須永 光美
発行所 ライフサイエンス出版株式会社
〒156-0043　東京都世田谷区松原6-8-7
TEL 03-6275-1522（代）　FAX 03-6275-1527
https://lifescience.co.jp
印刷所 株式会社シナノ

Printed in Japan
ISBN 978-4-89775-484-0 C1022

事項索引

4H病　149, 468
七か国研究　115, 116, 119, 120, 217, *28*
九基準 → ヒルの九基準
ACP　175, 283, 289, 309
　——ジャーナル・クラブ　282, 287, *45, 48*
ACT-UP　150, *43*
AHCPR　169, 170, 303, 304 ⇒ 医療政策研究局〔アメリカ〕
AHRQ　169, 171, 326, *23, 24, 27*
AMA　289, 357, 359 ⇒ アメリカ医師会
ASCO　206, 418
BMJ　71, 74, 107, 171, 175, 181, 209, 241, 253, 299, 309, 310, 312, 313, 323, 337, 350, 353, 354, 360, 369, 370, 373, 374, 390, 393, 427, 437, 438, 462, 463, 475 , *48 - 50*
CENTRAL　204, 298, 345
CMAJ　205, 241, 281, 285, 286, 299, 323, 337, 359, 360, *42, 48*
CONSORT　200, 201
　——論文　*43*
COVID-19　14, 15, 130, 184, 186, 200, 209 - 211, 339, 340, 344, 395, 396, 488
　——[の]パンデミック　339, 394, *43*
　——[の]ワクチン　130, 210, 488
EBM　10, 14 - 17, 39, 176, 214, 281, 283, 286, 287, 289, 294, 306, 310 - 314, 317, 320 - 325, 332, 337 - 341, 344, 362, 380, 382, 404, 430, 437 - 439, 452, 455, 456, 482
　——センター　298, 337, 339, 367, 374, 390, *43, 45*
　——論文　*45*
　——ワーキンググループ　285, 322, 337
　ドイツ——ネットワーク　393
EBPM　462 - 464 ⇒ エビデンスに基づく政策立案
EQUATOR　202
FDA　86, 87, 89 - 92, 94 - 96, 133, 136, 146, 148 - 150, 188, 189, 193, 194, 201, 203, 206, 350, 375, *43*
GRADE　17, 152, 162, 165, 167, 168, 171, 172, 174 - 178, 180 - 182, 200, 202, 204, 208, 320, *23, 43*
　——ワーキンググループ　170, 171
GSK　375, 376, *43*
Haybittle-Peto法　127
HIV[感染症]　191, 366, 468, 469
HPV　387, 388, 438
　——ワクチン　387 - 394
ICMJE　205, 206, *43*
JAMA　71, 116, 159, 161, 176, 201, 205, 209, 217, 231, 265, 283 - 285, 289, 299, 314, 322, 334, 356 - 359, 374, 399, 400, 437, *24, 43, 45, 48, 50*
MEDLARS　295
MEDLINE　295, 298, *42*
MRC　75, 76, 78, 131, 256, 262, 264, *44* ⇒ 医学研究委員会
NBM　450, 453, 455, 456, 468, 483

NDA　90, 201
NEJM　71, 127, 134, 189, 205, 209, 220, 226, 227, 231, 232, 265, 348 - 350, 359, 362, 394, 395, 399, 400, *43, 48 - 50*
　――グループ　349
NGC　169
NHS　169, 253, 263, 271, 311, 335, 354, 453, 463, 486, *27, 44*
NICE　169, 171, 326, 373, 386, 397, *27, 43*
NIH → 国立衛生研究所〔アメリカ〕
N-of-1[ランダム化]試験　23, 160, 248, 257, 342, *23, 41*
NPOコクラン　386, 387, 390 - 396, *46* ⇒ コクラン共同計画
PCORI　326, *43*
PRISMA　202
PROSPERO　200, 207 - 210, *43*
PSA　378, 397
PubMed　209, 270, 281, 295, 304, *43*
P[値]　80, 81, *23, 33, 34, 39,*
QUOROM　202, 210, 385, *43*
RCT　16, 42, 66, 67, 75 - 77, 79, 84, 87, 89, 91, 94, 100 - 105, 107, 110, 116, 119, 120, 127, 130 - 132, 138 - 140, 145, 146, 149, 151 - 154, 158, 160, 165, 167, 170, 174, 177, 181, 186, 206, 208, 211, 218, 221, 230, 231, 248, 256, 257, 262 - 264, 270, 272, 296, 299, 307, 311, 327, 340, 372, 375, 377 - 379, 389, 390, 399, 413 - 415, 418, 430, 431, 434, 435, 442, 447, 463 - 465, 484, *23, 25 - 28, 30, 32, 33, 35, 37, 38, 41, 44, 45*
　大規模――　127, 132, 138 - 140, 144 - 146, 151, 200, 248, 278, *42*
RevMan　302
SORT　200, 201
SPIRIT　202
STROBE　202
TIPS 研究　391
USPSTF　16, 161, 170, 176, 378, 379, 397 - 399, 400, *23, 24*
WHO　135, 171, 217, 270, 290, 370, 373, 377, 393, 423, 431

あ行

アウトカム　122, 160, 163, 167, 170, 171, 206, 225, 330, 338, 414, 415, 419, *24, 25, 27 - 29, 31, 33, 34, 36, 38 - 40*
　真の――　377, 487, *24*
　代理――　122, 133, *24*
　標的――　122
アジドチミジン　149, 150
アストラゼネカ[社]　192, 387, 437, 438
アスピリン　144, 222, 250, 261, 264, 265, 267, 297, *42, 46*
アップデート・ソフトウェア[社]　302, 385
アップルウォッチ　378, 379
アドヒアランス　120
アナルズ　10, 205, 226, 241, 282, 283, 285, 316, 334, 336, 382, *48, 50*
アバンディア　136, 375 ⇒ ロシグリタゾン
アミグダリン　148, 149 ⇒ レトリル
アメリカ医師会　289, 357, 453, *48*
アメリカ公衆衛生局　120, 232, 411
アメリカ内科学会　48, 283 ⇒ ACP
アメリカ予防医学作業部会 → USPSTF
アメリカ臨床腫瘍学会 → ASCO
アレルギー　366, 422, 427

アロプリノール　151
安全性　89 - 91, 94, 97, 136, 137, 479, 480, *28, 36*
医学研究委員会　75, 256, *44*
医学雑誌編集者国際委員会 → ICMJE
医学誌　10, 33, 71, 205, 209, 299, 334, 344 - 349, 351, 354 - 358, 360, 385, 421, 487, *24, 31, 48, 49*
　——の政治性　354
　——の独立性　360
　——の編集者　345
イギリス医師会　313, 354, *48*
医原病　330, 446
異質性　167 - 169, 335, *23, 38*
イマチニブ　188 - 191 ⇒ グリベック
　——密輸事件　188
医療産業複合体　362, *48*
医療政策研究局〔アメリカ〕　169, 326 ⇒ AHCPR
医療の質・研究局 → AHRQ
医療費　229, 268, 326
　——削減　311, 313
イレッサ　192, *43* ⇒ ゲフィチニブ
因果関係　35, 108, 109, 112, 156, 157, 164, 465, *26, 44*
飲酒論争　267
インスリン　82, 191
インパクトファクター　348, 350, 360
インフルエンザ　116, 118, 238, 368
　——の合併症　370
　——パンデミック [の流行]　118, 368
　——ワクチン　238
　季節性——　179, 368, 369
　鳥——　179, 369
　豚——[事件]　238, 471, *42*
隠喩　420 - 422, 424 - 428
ヴェン図　128, 129, 226 - 228, 243, 245, 322, 400, 448, 484
後ろ向き研究　101, 103, 107, 153, *25, 29, 31, 37*
エイズ　149 - 151, 412, 420, 468, 469
栄養疫学　110, 111, 115, 116
エーテル麻酔　219, 220
疫学戦争　128
エビデンス　8, 9, 15, 19, 22, 24, 44, 66, 86, 98 - 100, 158, 167, 171 - 173, 175 - 177, 179 - 183, 210, 242, 243, 265, 273, 278, 279, 284, 287, 307, 308, 310, 311, 316 - 318, 320, 322, 323, 330, 331, 335, 340, 346, 360, 369, 371, 372, 378, 393, 399, 430, 431, 440 - 442, 445, 448, 455, 462, 464, 465, 481, 482
　——に基づく政策立案　462
　——に基づく政策連合　463
　——の階層　23, 160, 176
　——の質　170, 171, 173, 174, 179 -182, 243, 334
　——の強さ　167, 168, 441
　——のハイアラーキー　152, 162, 320
　——のピラミッド　18, 152, 154, 155, 160, 167, 176, 238, 243, 244, 342, 401
　——[の] レベル　157 - 159, 165 - 167, 379
　——を情報とした　318
　4S、5S、6S ピラミッド　208, 287
エリキシール・スルファニルアミド [事件]　86 - 89, 96, 218, 412, 480, *42*
エリスロポエチン　364
エンドポイント　122 - 125, 127, 389, *24, 25*

代理　——　121 - 123, 146, 189, 192, 200, 379
複合——　123 - 125
オセルタミビル　345, 368, 369 ⇒ タミフル
オックスフォード大学　298, 337, *43, 45*
オナセムノゲン アベパルボベク　198

か行

概観　18, 48, 139, 140, 265 ⇒ メタアナリシス
壊血病［実験］　18, 39, 40, 79, 100, 260, 409
ガイドライン　116, 158, 159, 169 - 172, 175, 177, 180 - 183, 202, 206, 208, 209, 303, 304, 330, 334, 336, 415, 416, 418, 440, 442, 445, 447, 485, *23, 24, 27, 43*
脚気　45, 100, 259, 260
カナダ医師会　359, 360, *48*
癌　101, 112, 119, 191 - 193, 195 - 197, 206, 229, 329, 334, 335, 374, 376, 380, 389, 394, 416, 420, 425, *35, 37*
——細胞　150, 186, 190
治療［薬］　131, 147, 148, 151, 196, 198, 204, 206, 376, 416, 482, 488, *24, 34*
環境　49, 51, 54, 110, 268
——因子　113, *29*
看護学校　56, 443, 445
看護師登録制　443
幹細胞移植　187, 189, 425
観察研究　27, 100 - 102, 107, 110, 117, 121, 125, 127, 140, 153, 154, 165, 167, 168, 170, 172 - 174, 202, 210, 211, 231, 264, 335, 336, 379, 434, 485, *25 - 28, 31, 32, 40, 41*
大規模——　134
患者中心のアウトカム研究所→ PCORI
患者の選択　311, 312, 320, 322, 325, 336, 450, 455
感染症　45, 46, 48 - 52, 63, 112, 117, 209, 217, 222, 290, 380, 437
——対策　44, 45, 395
——治療［薬］　81, 82, 100
上気道——　395
性——　412
冠動脈疾患　112, 115 - 117, 225, 288, 289
キイトルーダ　196 ⇒ ペムブロリズマブ
キーフォーヴァー・ハリス改訂　87, 94 - 96, 119, 203, *42*
喫煙　101, 262, 316, 319, *31, 44, 46* ⇒ タバコ、禁煙
キャンベル共同計画　463, 464, *43*
牛痘［法］　405 - 410, 471
禁煙［策］　105, 154, 238, 336 ⇒ 喫煙、タバコ
グアテマラ試験　104
グラクソ・スミスクライン社 → GSK
グリベック　188, 376 ⇒ イマチニブ
グリューネンタール社　91, 92, 96, 480, *42*
クロスオーバー試験　161
クロフィブラート　136, 431, 435
クロルプロマジン　83, 133, 191, 365, 438
鶏冠図　50 - 52, 54, 59, 64
経口避妊薬　120, 133, 359
経口補水療法　133, 191, 438
ケヴァドン　92 ⇒ サリドマイド
結核　32, 66, 75, 76, 80 - 82, 84, 105, 115,

216, 226, 229, 233, 250, 257, 262, 420 - 422
——[の]治療[薬] 18, 73, 76, 81, 268
肺—— 79
血清療法 66, 72 - 74, *26*
——論文 *42*
血栓症 123, 250, 307, 364
ゲッチェ[追放]事件 326, 382, 394, *43*
解毒剤 28, 30
ゲフィチニブ 192, 193 ⇒ イレッサ
研究デザイン 106, 153, 154, 156, 159, 161, 162, 165, 167 - 170, 176, 320, 335, 339, *23*
健康診断
——事業 115
——論文 *42*
定期—— 155, 237, 238, *48*
検出力 131 - 133, 141, 143, 151, 248, 327, 328, *25, 29, 31, 34, 37, 39*
——不足 131, 138, 328
抗 HIV 薬 147, 149, 469, 470
降圧薬 135, 365, 431, 432
抗うつ薬 96, 363, 375
抗癌薬 147, 148
抗凝固薬 264, 297
抗菌薬 81, 88, 147, 221, 303, 437
高血圧 135, 225, 237, 241, 365, 431
高コレステロール血症 136, 431 ⇒ コレステロール
交互割り付け[法] 73 - 75, 78, *26, 30, 41*
交差免疫 38
公衆衛生 44, 45, 54, 58, 62, 64, 71, 134, 199, 215, 216, 224, 234, 420, 478, 488, 489
——改革 44, 45, 63, 77
抗体[薬] 188 - 190, 195, 365
国民保健サービス → NHS
コクラン共同計画 16, 145, 204, 210, 253, 263, 265, 272, 275 - 277, 294, 298 - 301, 303, 306, 317, 318, 356, 370, 373, 380, 382 - 386, 391, 431, 464, *27, 44 - 46*
——運営委員[会] 298, 300, 301, 317, 318, 383, 387, 391 - 393, *44*
——の危機 382
——の発足 253, *46*
NPO コクラン 386, 387, 390 - 396, *46*
コクランセンター 271, 275 - 277, 295, 302, 308, 391, 392, *27, 43 - 46*
UK—— 298, 356, 386, *43*
US—— 277
イベロアメリカ[の]—— 393
オーストラリア[の]—— 171
カナダ・—— 277
ドイツ—— 171
ノルディック・—— 72, 277, 302, 383, 386, 391, *46*
コクランライブラリー 183, 298, 302, 346, 383, 385, 395
コクランレビュー 275, 276, 299, 302, 345, 368 - 370, 373, 383 - 385, 387, 390, 394, 395
国立医療技術評価機構 → NICE
国立衛生研究所〔アメリカ〕 296
国立衛生研究所〔イギリス〕 386, 396
国立ガイドライン情報センター → NGC
コホート研究 101 - 103, 106, 107, 111, 155, 157, 162, 164, 256, 394, *23, 25 - 29, 31, 32, 37, 41, 44*

大規模——　115, 121, 137, *28, 32, 42*
コレステロール　365, 432
血清——値　117, 121, 431
高——血症　136, 431
コレラ　50, 58 - 61, 133, 472, 488
コロナ後遺症　423
コンタギオン［説］　48, 49, 60 ⇒ 接触感染
コンプライアンス　237, 238

さ行

細菌学　72, 73, 100
最終結果　218
在宅医療　228, 229
最適化　198, 207, 332, 445, 447, 484
治療の——　132, 186
査読　348, 352, 353, 390, 487
——者　175, 348, 352, 353, 443
——の有効性　352
ザナミビル　169 ⇒ リレンザ
サリドマイド　86, 91 - 93, 95, 97, 98, 223, 366, 479, 480, *42*
——事件　87, 90, 91, 95, 119, 200, 218, 478
サルバルサン　82, 88, 148, 412
サルファ剤　82, 88, 133
産褥熱　46 - 49, 60, 71
サンプルサイズ　37, 41, 71, 102, 114, 130, 131, 138, 139, 143, 146, 197, 201, 409, *25 - 27, 29, 34, 39, 40*
シーケンシャル解析　126, 132, 385
死因　46, 50, 51, 92, 117 - 119, 196, 250, 251, 374, 391, 489
——の統計　117
子宮頸癌　355, 377, 388, 389, 394
——検診　269
——による死亡　394
——予防　389
浸潤——　389
システマティックレビュー　18, 145, 164, 171, 172, 177, 179, 180, 183, 204, 207 - 210, 265, 270, 271, 298, 303, 326, 334, 335, 340, 347, 352, 382, 383, 385, 386, 390 - 392, 394, 395, 442, 464, *27, 29, 36, 38, 46* ⇒ メタアナリシス
自然経過　61, 66, 79, 112, 153, 411
実証的アプローチ　16 - 18, 24, 31, 42, 44, 66, 86, 87, 100, 200, 207, 208, 211, 214, 215, 248, 294, 318, 338, 340, 341, 404, 436, 482, 486
市販後調査　136, 137, 364
自閉症　363, 474 - 478
——論文　*43*
脂肪－心臓仮説　115 - 117, 431
瀉血　30, 33, 36, 70, 72, 83, 435
遮蔽　41, 66, 67, 78, 79, 165, 166, *29, 30, 34 - 36, 40, 41*
種痘　404
症例対照研究　101, 105, 107, 153, 155, 157, 162, 164, 237, *25, 26, 29, 31, 32, 37, 41*
職業　56, 101, 110, 111, 444, 447
——医学　110
食餌療法　24, 116, 119, 120, 488, *28, 30*
食品医薬品局〔アメリカ〕　86 ⇒ FDA
ジョンズ・ホプキンズ大学　58, 217, 233, 417, 492
ジョン・ラドクリフ病院　298, 306, 331, *43, 45*
心筋梗塞　117, 119, 121, 122, 132, 134, 264, 297, 488

神経梅毒　83 ⇒ 梅毒
心血管疾患　112, 113, 123, 365, 431, 432, 482 ⇒ 冠動脈疾患、心疾患
心疾患　117 - 119, 123, 136, 374 ⇒ 冠動脈疾患、心血管疾患
人種　113
　——改良　229
　——差別　356, 486
新生児　106, 199, 269, 276, 385, 411
　——死亡　273
　——スクリーニング　199
　——の性比　69
心臓発作　119, 139, 380
迅速承認　146, 200
人体実験　29, 36, 39, 103 - 105, 147, 157, 409 - 411, 413, *25, 32, 41*
人道的使用　146, 147, 151, 200
人痘法　37, 38, 106, 405, 407, 408, 471
塵肺　262
進歩史観　87, 177, 244, 246, 420, 428, 440, 485
新薬申請　90 ⇒ NDA
信頼区間　124, 167, 168, 178, 179, 272, 274, 275, 384
水銀［薬］　33, 39, 411
睡眠薬　91, 367
ステロイド　136, 272, 273, 276, 335
ストレプトマイシン　18, 75 - 77, 79 - 84, 101, 104, 147, 154, 256, 438, 484, *26, 44, 46*
　——試験　72, 77, 91, 101, 107, 130, 152, 211, 224, 256, 260, *26, 48*
　——論文　81, 83, 89, 106, *42, 49*
スルファニルアミド　86, 88 ⇒ エリキシール・スルファニルアミド
生活習慣　114, 216, 231, 336, *25, 28, 40*
　——［起因］説　115, 229, 230
性感染症　412 ⇒ 感染症
精神分析　454, 457, 478
生物学的マーカー　194 ⇒ バイオマーカー
製薬企業　80, 92, 136, 150, 186, 201, 207, 210, 316, 349, 351, 362, 363, 367, 373 - 376, 380, 382, 385, 474, *28, 45*
世界医学編集者協会　308
世界保健機関 → WHO
セツキシマブ　193, 194
接触感染［説］　48, 52, 60 ⇒ コンタギオン
　——対策　445
セラノス［社］　379
戦争の比喩　421, 422
先天異常　92, 97, 106
造血幹細胞移植 → 幹細胞移植
奏効　192, 193
層別化　143, 153, 193, 230, *25, 27, 32, 40*
ゾルゲンスマ　198, 199 ⇒ オナセムノゲン アベパルボベク

た行

大規模研究　130 ⇒ RCT、観察研究、コホート研究
大規模データ　130
対照　66, 77, 84, 151, 155, 158, 162, 456, *30 - 33, 35, 38, 46*
　——群　41, 80, 131, 153, 274, 413 - 416, 431, *31 - 33, 37, 39, 40, 45*
　——実験　28, 36, 72, 201, 418, *32*
　——治療　189, 414 - 417, *26*
代替医療　147, 149, 430
大腸癌　193, 194, 196, 390

——のスクリーニング　389, 399, 400
多重性　100, 113, 114, 123, 126 - 128, 144, 195, 197, 198, 200, 203, 208, 214, 297, 379, 487, *24, 25, 27, 28, 33, 34*
タスキーギ試験［実験］　104, 411, 412, *42*
多相スクリーニング　228 - 231, 377
タバコ　84, 102 - 105, 134, 237, 256 - 258, 316, 319, *26* ⇒ 喫煙、禁煙
——・コホート研究（論文）　100, 104 - 107, 132, 152, 154, 262, *42, 48*
——産業　318, 319
タミフル　345, 368, 370, 372, 373 ⇒ オセルタミビル
——論争　367, 396, *43, 48*
ダラプリム → ピリメタミン
単群試験　27
中間指標　443, 447
治療域　91
追跡観察　408 ⇒ フォローアップ
ディスタヴァル　93 ⇒ サリドマイド
ディスティラーズ社　93, 96, 479
デジタルヘルス　378 - 380
テレパシー　66, 68 - 70
天然痘　37, 38, 45, 405 - 408, 436
——の予防接種　37
強毒系統　38
弱毒系統　38, 407
統計的仮説検定　67, 69, 75, 80, *23, 25, 29, 33, 34, 38, 39*
統合失調症　133, 365, 424
——患者　82, 391, 489
糖尿病　229, 365
——治療［薬］　100, 137, 375, *30*
動物実験　74, 90, 97, 98, 413
毒性　88, 90, 91, 104, 131, 136, 148, 191, *27*
トラスツズマブ　150, 151, 187 - 191 ⇒ ハーセプチン

な行

ナチス　103, 105, 235, 404, 411, 412, *41*
ナラティブ　19, 451, 452, 454 - 457, 459
——・ベイスト・メディスン → NBM
——・メディスン　456, 457
二重前向き　153, *37*
乳癌　145, 150, 187, 191, 196, 376, 377, 390
——のスクリーニング　383, 389
ニュルンベルグ綱領　103, 104, 411
熱帯医学　62, 216
眠り病　63
ノイラミニダーゼ阻害薬　368, 369
脳卒中　121 - 123, 125, 264, 423
ノーベル賞　68, 73, 83, 104, 187, 387, 438, 476, 477

は行

ハーセプチン　150, 187, 376, *43* ⇒ トラスツズマブ
バイアス　26, 29, 70, 78, 80, 101, 140, 178, 203, 207, 211, 231, 319, 327, 328, 346, 372, 416, *24, 26, 29, 30, 34, 35, 39 - 41*
思い出し——　*32*
出版——　140, 178, 203 - 206, 312, 344 - 347, *31, 35, 38*
認知的出版——　347
報告——　173
バイオックス　136 ⇒ ロフェコキシブ

バイオマーカー　195 - 198
肺癌　101 - 103, 105, 119, 196, 226, 250, 256, 377, *26, 31, 44, 46*
肺結核　79 ⇒ 結核
梅毒　33, 88, 216, 229, 234, 238, 411, 412
背理法　429, 435, *33, 34*
パキシル　363, 375, 377 ⇒ パロキセチン
曝露因子　125, *28, 31*
白血病　188, 189, 376
パツリン　130, 131
パフォーマンス研究　448
パラダイムシフト　287 - 289
鍼　423, *35*
パロキセチン　363, 375, 392 ⇒ パキシル
反証可能性　428, 430
反生産性　445, 447, 448
パンデミック　14, 15, 74, 369, 396, 400, 422, 482, 486 ⇒ COVID-19、インフルエンザ
非一貫性　173, 174, 178, 369
比較［臨床］試験　24, 26, 27, 37, 41, 42, 51, 70, 72, 76, 77, 100, 102, 107, 116, 117, 155, 235, 259, 260, 434, *35, 46*
　単一患者―― → N-of-1 試験
非精確［性］　179
ビタミンC　42, 191, 259
　――療法　296
非直接性　178 - 180
ヒトパピローマウイルス → HPV
批判的吟味　166, 242 - 244, 246, 254, 279, 281
病院標準化死亡比　448, 449
評価項目　126 ⇒ エンドポイント、アウトカム
　主要――　196, 197, *25, 31*
費用対効果　312, 313, 340, 372, 389
標的療法　190
病名　127, 128, 159, 185, 192, 198, 225, 249, 251, 379, 423, 424, 448, *38*
　――文学　184, 192, 195, 197, 200, 376
　――分割　184, 191, 192
ピリメタミン　469
ヒルの九基準　108 - 110, 112, 156, 174, 257
非劣性試験　26, 338
ファンネルプロット　204, 205, *31*
フィッシャー法　143
封筒法　*77, 30*
ブール代数　128
フェブキソスタット　151
フォレストプロット　272, 273, 275, 302
フォローアップ　163, 389, 397, *30, 40*
副作用　33, 82, 91, 98, 148, 184, 186, 187, 193, 238, 363, 365, 366, 370, 372, 375, 376, 390, 407, 408, 411, 431, *24, 30*
　――問題　136, 137
プラセボ　66, 72, 151, 195, 266, 340, 365, 414, 415, *26, 29, 30, 32, 35, 36, 39, 46*
フラミンガム［心臓］研究　106, 111, 112, 114, 134, 170, 262, *42*
プレシジョン・メディスン　188, 197, 376
プレプリント　352
プロット地図　59, 61, 64
分子標的薬　148, 184, 186, 190, 191, 376
分子標的療法　150, 186 - 188, 190
平均寿命　117, 121, 338, 471
ベイズ推定　227, 228, 327, *36, 37*

併存症　179, 227, 230, *23, 34*
ペスト［予防］　74, 257
ペニシリン　88, 147, 155, 411, 412
ペムブロリズマブ　196, 197, 416 ⇒ キイトルーダ
ヘルシンキ宣言　104, 411
放射線　89, 90
　——療法　145, 223, 384, 423
ホメオパシー　36, 430, 434 - 436, *36*
ホルモン　100, 133, 220, 221
　——療法　187, 191

ま行

マインドフルネス　466
前向き　103, 107, 153, 154, *37* ⇒ 二重前向き
　——研究　103, 104, 106, 107, 153, 25, *28, 37*
マクマスター［大学］　154, 171, 175, 232, 233, 235 - 237, 239 - 241, 244 - 248, 254, 270, 277, 279, 281 - 283, 299, 303, 306, 307, 317, 321 - 323, 326, 333, 337, 382, 436, 447, 448, *42, 44, 45, 48*
マサチューセッツ医師会　349, 350, *48*
マサチューセッツ総合病院　219, 220
マスク　14, 44, 130, 339, 395, 396, 451, 482
　——による感染防止効果　395
マラリア　45, 62, 83, 216, 290
慢性骨髄性白血病　188, 189, 376 ⇒ 白血病
慢性病　134, 135, 216, 217, 228 - 231, 237, 241, 362, 484
マンモグラフィ　377, 378, 383, 397, 399, 400, *46*
　——論文　*43*
身内びいき　314, 339, 406, 410
メタアナリシス　130, 132, 139 - 146, 151, 152, 176, 186, 200, 202, 204, 248, 257, 264, 265, 272 - 276, 278, 296, 297, 311, 314, 316, 327 - 330, 335, 346, 385, 395, 396, 431, 487, *29, 31, 37, 38, 42, 45, 46* ⇒ システマティックレビュー
　——論文　*42*
　累積——　297
メタ研究　329, *45*
メトホルミン　137
メトロポリタン生命保険会社　115, 216
メレル［社］　93, 96, 97
盲検化　66, 163 ⇒ 遮蔽
モデリング研究　399
物語り → ナラティブ
モノクローナル抗体　188, 190
モルヌピラビル　184, 396 ⇒ ラゲブリオ

や行

薬害事件　84, 87, 193, 484
薬剤規制　84, 86, 87, 98, 257, 415, 484, *41*
唯名論［者］　253, 288, 289, 314, 320
有意差　41, 126, 128, 297, 328, 370, 372, 385, *34, 39*
有意性検定　127, 143
有効性　76, 89 - 91, 94, 95, 97, 264, 352, 368, 373, 375, 377, *33*
ユーザーフィー法　150
優生思想　229
　——家　115, 216
陽性的中率　327, 328

用量反応勾配　164, 173, 174
予後　78, 153, 156, 159, 165, 185, 225, 292, 330, *26, 30*
予防医学　216, 239, 377, 378, 435
予防接種　37, 239 ⇒ 天然痘

ら行

ラゲブリオ　184, 185, 396 ⇒ モルヌピラビル
ラディソール　89, 90
ランセット［社］　10, 33, 47, 71, 75, 93, 115, 134, 144, 201, 205, 209, 264, 265, 277, 306 - 310, 312 - 315, 317, 333, 337, 348, 351, 356, 360, 382 - 384, 393, 400, 421, 423, 479, *46, 49, 50*
　——編集長　67, 466
ランダム化　26, 37, 41, 67, 70, 72, 75 - 78, 100, 153, 155, 158, 160, 163, 269, 296, 335, *26, 32, 35, 39, 40, 41, 45*
　——［比較］試験　16, 23, 98, 122, 132, 140, 157, 158, 162, 164, 172, 218, 235, 248, 268, 269, 271, 318, 323, 330, 338, *38, 39, 40* ⇒ RCT
　非——比較試験　162
リード・エルゼビア社　351
リードタイムバイアス　188, *35*
リウマチ熱　112, 224 - 226, 230
利益相反　150, 172, 318, 319, 332, 350, 351, 357, 373, 374, 438, 475, 485, *35*
リスク因子　112, 184, 185, 330
リチャードソン・メレル社　92 ⇒ メレル社
料理本　311, 329, 341
リレンザ　169 ⇒ ザナミビル
臨床疫学　18, 154, 156, 166, 214, 217, 230 - 232, 236, 237, 248, 251, 252, 256, 278, 281, 289 - 292, 308, 320, 323 - 326, 436, 448, *44*
　——運動　112, 254, 291, 344, *48*
臨床研究　106, 130, 142, 180, 202, 207, 287, 292, 413, 455, *25, 26, 29, 32, 35, 37, 41, 44*
　——の質　174, 200, 329, 333
臨床試験　26 - 28, 39, 78, 87, 94, 126, 130, 132, 133, 137, 151, 154, 195, 198, 201 - 203, 205 - 207, 290, 298, 327, 340, 363, 378, 399, 415, 416, 418, 419, 429, *25, 29, 32, 40, 41, 44, 46*
　——レジストリ　200, 207, 485
　——論文　*43*
　大規模［臨床］試験　339
臨床システム改善研究所　303
臨床分類学　127, 224, 226, 248 - 250, 291
倫理的［な］問題　104, 146, 415, 489
ルービックキューブ　242 - 246
レトリル　148 - 150, 186, 341, *42* ⇒ アミグダリン
連邦食品医薬品化粧品法　87, 89, 90, 92
ロシグリタゾン　136, 137, 375, 418 ⇒ アバンディア
ロシュ［社］　345, 367, 369, 370, 373
ロックフェラー財団　56, 270, 290
ロフェコキシブ　136, 366, 418 ⇒ バイオックス
ロモソズマブ　364, 365
ロンドン大学［衛生］熱帯医学大学院　62, 126, 233, 385

わ行

ワクチン　14, 44, 66, 116, 152, 185, 387-389, 394, 404-406, 408, 437, 468, 470-472, 474, 475, 480, 486⇒COVID-19、インフルエンザ
　MMR——　474, 475
　mRNA——　395, 482
　新三種混合——　478
　——接種　406
　百日咳——　76
　——療法　142
　——論争〔推進論、反対論〕　473

人名索引

アーバスノット, ジョン　69, 428
アーミテージ, ピーター　126, 127
芥川 龍之介　92
アサド（バッシャール・アル＝アサド）　441
アザルヤ　25
アシモフ, アイザック　149
アッタロス三世　28
アドルノ, テオドール　289
アバシ, カムラン　*50*
アルトマン, ダグラス　144, 174, 200, 270, 300
アル・ラーズィー　37
アレクサンドロス大王　29
アンスコム, フランク　126
アンダーソン, ラトクリフ　359
イリイチ, イヴァン　330, 331, 440, 443, 445 - 447, 490
ヴィクトリア女王　60
ウィルソン, マーク　356, 386, 387, 391
ウェイクフィールド, アンドルー・ジェレミー　351, 474, 475, 478, *43*
ウェイクリー, トマス　308, 351
ヴェサリウス, アンドレアス　31, 32
ウェルギリウス, プーブリウス　314
ウェルズ, ホーレス　33
ウェンバーグ, ジョン　223, 224
ウォッターズ, イーサン　424
ウォレン, コル　219
ウッド, クリフォード　74
ウッドウォード, クリステル　300
ウルバヌス八世　257
ウルフ, ヘンリク　161, 249 - 253, 288
エールリヒ, パウル　82, 411
エディ, デイヴィッド　176
エルウッド, ピーター　264, 265
エルンスト, エツァート　430, 434, 436 - 438
エンキン, マーレイ　270
エンジェル, マーシャ　347, 349, 354, 355, 362, *50*
オーベル, アーサー　469
オクスマン, アンディ　301
オット, キャサリン　421
オネシムス　38
オバマ, バラク　196
オフェイロン, ヌーラ　425, 426
オマホニー, シェイマス　425
オルセン, ウール　383
カーソン, レイチェル　111
カーペンター, ダニエル　86, 87, 94, 148
ガーランド, ジュディ　92
ガイアット, ゴードン・H　18, 160, 161, 171, 176, 201, 236, 240, 249, 270, 278, 279, 281 - 283, 285 - 289, 300, 306, 308, 310, 311, 314, 317, 320 - 324, 326, 331 - 337, 344, 427, 436 - 439, 456, *44*, *45*, *48*
カウデン・クラーク, メアリ　55
カッシーラー, ジェローム　227, 228, 344, 349, 354, 358, 360, *43*, *50*

カナー，レオ　476 - 478
ガル，フランツ・ヨーゼフ　53
ガレノス　28, 31, 84
河合 隼雄　450
川崎 富作　226
カンギレム，ジョルジュ　315
カント，イマヌエル　252, 432, 472
キーズ，アンセル　115 - 117, 119, 120, 217
キーツ，ジョン　490
キェルストラム，モニカ　302, 386
キケロ，マルクス・トゥッリウス　28, 29
北里 柴三郎　73
ギャヴァレー，ジュール　71
キャンベル，ドナルド　463, 464
クーン，トマス　39
クッシング，ハーヴィ　219 - 221
グラジウー，ポール　326, 333, 337, 339, 344, 394, 395
グラス，ジーン　144
グラント，ジョン　44
グリーンハル，トリシャ　166, 333, 428, 429, 450 - 456, *45*
グリムショー，ジェレミー　356, 386
クリントン，ウィリアム（ビル）　358, 412
クリントン，ヒラリー　412
グレアム，エヴァーツ・アンブローズ　105
グレイ，ミュア　270, 271, 276, 295, 298, 301
クレイヴン，ローレンス　264, 265
クレイグ，ジョナサン　356, 386
クレメンス七世　30, 39, 410
クローリー，ラヴェラ　288
クワイン，ウィラード・ヴァン・オーマン　432
ゲイツ，ウィリアム（ビル）　465
ゲッチェ，ピーター　72, 183, 200, 253, 254, 277, 300, 317, 318, 356, 374, 383, 385 - 387, 390 - 393, *36*, *45*
ケトレ，アドルフ　53
ケネディ，ジョン・F　95
ケルシー，フランシス・オルダム　91 - 96
ゲルシンガー，ジェシー　417
ケロッグ，ジョン・ハーヴィー，ハーヴェイ　115, 216
ケンプナー，ウォルター　135
ゴードン，アレグザンダー　46
ゴールドエイカー，ベン　347, 374, 478, 479
コクラン，アーチボルド（アーチー）・L　18, 81, 176, 215, 218, 221, 224, 235, 250, 253, 254, 256, 259 - 271, 278, 300, 313, 316, 386, 429, 438, 440, 447, 484, *27*, *42*, *44*
コクラン，ウィリアム　143
コッホ，ロベルト　73
コドマン，アーネスト　218 - 221
ゴドリー，フィオナ　299, 354, *50*
ゴフマン，アーウィン　314
ゴルトン，フランシス　53
ゴルドン，ベルナール・ド　30
コレチカ，ヤコブ　46
コント，オーギュスト　53
コンラッド，ピーター　224, 409
サケット，デイヴィッド・L　16 - 18, 154, 156, 159 - 162, 165, 169, 171, 174, 176, 200, 214, 215, 217, 218, 232, 233, 235 - 241,

244, 256, 270, 277, 278, 281, 282, 285, 289, 291, 294, 298 - 301, 303, 306 - 313, 316, 317, 320 - 325, 329, 332, 336, 337, 344, 377, 397, 400, 436 - 438, 440, 448, 450, 451, 455, 456, 484, *42 - 45, 48*
サリンベネ　29
シェイクスピア , ウィリアム　208
ジェイムズ , ヘンリー　457
ジェファーソン , トム　345, 367 - 370, 372, 373, 390, 395
ジェンナー , エドワード　404 - 411, 471, 472
ジェンナー , ロバート　406
シムズ , ジェイムズ・マリオン　355
ジャクソン , マーク　421 - 423, 427
ジャストロー , ジョゼフ　67, 68, 72, 75, 143, 438, *42*
シャロン , リタ　456
シュクラバーネク , ペトル　8, 170, 254, 264, 314 - 316, 400, 442
シュクレリ , マーティン　469
シュナイダー , ジョゼフ・W　224, 409
ジョイス , ジェイムズ　314
ジョンソン , ボリス　339
シラジー , クリス　301
シン , サイモン　436 - 439
シンプソン , ジェイムズ・ヤング　48, 49, 60, 61
スィーナー , イブン　29
スター , マーク　302
ストダート , グレゴリー・ロイド　241
ストロース , シャロン　321
ストロング , レベッカ　443
スナク , リシ　339
スノー , ジョン　44, 58 - 63, 233, *42*
スピアマン , チャールズ　53
スピッツァー , ウォルター　217, 227, 230
スミス , リチャード　344, 350, 352 - 354, 360, 362, 374, 475, *50*
スミス , ルイス・ダニエル　469
セベリウス , キャスリーン　412
センメルヴェイス・イグナーツ　44, 46 - 49, *42*
ソクラテス　371, 372
ソックス , ハロルド　*50*
ゾラ , アーヴィング・ケネス　151
ソンタグ , スーザン　420 - 422, 424 - 427, 468, 481
ダヴィッド , ジャン　63, 74
ダヴィドフ , フランク　*50*
タグウェル , ピーター　236, 240, 241, 281
ダニエル　24 - 27, 39, 41, 42
ダニング , リチャード　407
ダランベール , ジャン・ル・ロン　471, 472
ダン , オリーヴ・ジーン　126
ダンテ , アリギエーリ　29
チャーマーズ , イアン　40, 42, 144, 145, 204, 236, 256, 263, 265, 268 - 273, 275 - 277, 294 - 298, 313, 317, 318, 333, 355, 383, 438, 463, 464, *27 ,43 - 45*
チャーマーズ , トマス (トム)・クラーク 144, 200, 270, 296, 297, 300, 316, 413, *45*
チャドウィック , エドウィン　59, 61, 62
ツヴァイク , シュテファン　92
ディアゴラス　28
ディアンジェリス , キャサリン　*50*
ディオニュシウス　459

ディケンズ , チャールズ　52
デイリー , ジャンヌ　128, 129, 228, 300, 437
ティンバーゲン → ティンベルヘン
ティンベルヘン , ニコラース　363, 476, 477
デカルト , ルネ　36
デュエム , ピエール　432
デュルケーム , エミール　53
テリス , ミルトン　290
デリダ , ジャック　457
ド・マン , ポール　457, 458
ドゥアリング , カール　105
トーランス , ジョージ　236
ドール , リチャード　77, 79, 102, 105, 132, 256, 262, *46*
トドキル , アン・マリー　359
トマス , ジェシカ　387
ドラモンド , マイケル　241
トルーマン , ハリー　217
トルドー , ケヴィン　424
ドレイズン , ジェフリー　349, 350, *49*, *50*
ナイチンゲール , フロレンス　33, 44, 48 - 58, 62, 63, 71, 96, 215, 252, 310, 440, 443 - 447, *42*
中嶋 宏　423
ナポレオン　45
ニディファー , ジョーン　89, 96
ニューディック , マルコム　302
ネーダー , ラルフ　111, 424
ネブカドネツァル　25, 26
ノーマン , ジェフリー　307
ハーヴィー , ウィリアム　31
ハーウィッツ , ブライアン　451, *45*
バークリー , ジョージ　347
ハーシュ , ジャック　158, 237
パース , チャールズ・サンダース　67 - 69, 72, 75, 76, 143, 438, *42*
バートン , マーティン　356
ハーネマン , ザムエル　33
ハーバート , シドニー　54
パーマストン卿（ヘンリー・ジョン・テンプル）　49
バーリン , アイザイア　314
ハイデガー , マルティン　432
バイヤーズ , エベン・マクバーニー　90
ハイヤーン , ジャービル・イブン　29
ハウイー , ロス　273
ハウゼン , ハラルド・ツア　387
バウヒナー , ハワード　356, 357, *50*
バスティアン , ヒルダ　298, 299
パストゥール , ルイ　31
秦 佐八郎　82, 412
ハッキング , イアン　52, 67
バトラー , ジュディス　457
ハナンヤ　25
ハフ , ダレル　319
ハマダ・コウジ　296
ハミルトン , アレグザンダー・レサシエ　70
林 敬次　369, 370, 396
ハラリ , ユヴァル・ノア　380
バルザック , オノレ・ド　52
バルフォア , トマス・グレアム　71, 74
パレ , アンブロワーズ　30, 31, 33
バロン , ジョン　406
ハンター , ジョン　31, 410
パンミュア卿（フォックス・モール・ラム

ゼイ） 49
ピアソン，カール 53, 67, 69, 142, 143
ビーチャー，ヘンリー 104, 146, 411
ピートー，リチャード 127, 132, 134, 139, 140, 144, 256, 264, 265, 270, 276, 327, 336, *46*
ヒーリー，デイヴィッド 347, 374, 375, 393
ヒッチェンズ，クリストファー 425, 426
ビビンス＝ドミンゴ，カーステン *50*
ヒポクラテス 24, 44, 114, 436
ヒュース，エドワード 316, *50*
ヒル，オースティン・ブラッドフォード 75 - 79, 81, 84, 100, 102 - 110, 112, 126, 138, 156, 162, 174, 215, 217, 233, 256 - 260, 262, 270, 313, *26, 42, 44, 46*
ファー，ウィリアム 50, 52, 71
ファイヤアーベント，ポール・カール 39
ファインスタイン，アルヴァン・R 18, 97, 98, 107, 127 - 129, 138, 144, 152 - 154, 156, 159, 161, 162, 165, 174, 176, 185, 195 - 197, 201, 214, 215, 217, 218, 223 - 232, 234, 235, 237, 239, 240, 243, 245, 247 - 249, 253, 254, 256, 258, 262, 271, 278, 281, 282, 287, 288, 291, 292, 312, 314, 318, 319, 322, 341, 370, 377, 380, 400, 435, 436, 438, 448, 484, 490, *37, 42, 44, 48*
フィッシャー，ロナルド 75, 78, 79, 106, 143, 256, *42*
フィップス，ジェイムズ 406, 408 - 410
フィビゲル，ヨハネス 72 - 74, 76, 438, *26, 42*
フィルズ，ルーク 453, 454
ブーアスティン，ダニエル 17
フーコー，ミシェル 149, 457
フェンガー，カール・エミール 71
フォックス，ロビン 315, 400, *50*
フォンタナローザ，フィル *50*
フッサール，エドムント 457
ブッシュ，ジョージ・W 425
ブラウン，ゴードン 449, *43*
ブラサード，ヴィナイヤク 211, 483
ブラック，ジェイムズ 186, 187, 190
プラトン 314, 370
フランク，ヨハン・ペーター 44
フランセス，アレン 363
フリードソン，エリオット 483, 484
フリードリヒ二世 29
ブルッセ，フランソワ・ジョゼフ・ヴィクトル 33
ブルントラント，グロ・ハーレム 423
ブレア，トニー 475
フレッチャー，ジョン 360
フレッチャー，スザンヌ 162, 253, 283, *48, 50*
フレッチャー，ロバート 162, 253, 283, *48, 50*
フロイト，ジークムント 429, 454, 457
ブロス，アーウィン・D・J 126, 174, 217
フロスト，ウェイド・ハンプトン 58, 233
ベイリー，ウィリアム 89, 90
ヘインズ，ブライアン 241, 277, 282, 321, 322, 324, 326
ヘーゲル，ゲオルク・ヴィルヘルム・フリードリヒ 435
ベーコン，フランシス 433

ベーリング,エミール　73
ヘザリントン,ジニ　299
ベズウォダ,ウェルナー　187
ベッテルハイム,ブルーノ　476, 478
ベドウズ,トマス　72
ペトラルカ,フランチェスコ　30
ヘネガン,カール　339, 390, 395
ヘリング,キース　149
ベルクソン,アンリ　457
ベルツ,エルヴィン・フォン　45
ベルナール,クロード　223
ベルヌーイ,ダニエル　471
ヘルモント,ジャン・バプティスト・ファン　30
ベンサム,ジェレミー　58
ヘンドリックス,ジェームズ(ジミ)・マーシャル　92
ペンフォールド,クリストファー・ローソン　266
ホイ,ジョン　359
ホウィック,ジェレミー　337
ボーヴォワール,シモーヌ・ド　457
ポーター,セオドア　473
ホートン,リチャード　67, 69, 70, 72, 145, 201, 308, 309, 315, 358, 359, 384, 466, *46, 49, 50*
ホームズ,エリザベス　379
ホームズ,オリヴァー・ウェンデル　47, 71
ポーリング,ライナス　296
ホール,ジョン　51
ポール,ジョン・ロドマン　233, 234, 281, 292
ポコック,スチュアート　127
ボッカチオ,ジョヴァンニ　30
ホッジ,ヒュー　47
ポット,パーシヴァル　104
ホッブズ,トマス　32
ポパー,カール　428 - 430, 435, 436
ホフマン,フレデリック　105
ホランド,ウォルター　233
ホルクハイマー,マックス　289
ボルック,ボブ　463
ホワイト,カー　233, 266, 306, 440
マーキュリー,フレディ　149
マキューアン,トマス　81, 82, 250, 268
マクブライド,ウィリアム　93, 95 - 97, 479, 480
マコーミック,ジェイムズ　241, 254, 264, 315
マザー,コットン　38
マダラ,ジェイムズ　357
マックイーン,スティーブ　149
マルクス,カール　429
ミシャエル　25
ミトリダテス六世　28
ミューラー,フランツ・レルマン　105
ムラト四世　258
メイナード,アラン　313
メグズ,チャールズ　47
メンゲレ,ヨーゼフ　411, 412
モア,デイヴィッド　202
モートン,ウィリアム　220
モリエール(ジャン=バティスト・ポクラン)　32
モリス,ジェリー　115
モンタギュー,メアリ・ウォートリー　38
モンテーニュ,ミシェル・ド　32, 459
モンロー,マリリン　92

山極 勝三郎　73, 104
ヨアニディス, ジョン　183, 204, 327, 329, 331, 333, 380, 382, 383, 393, *37, 43, 45*
ヨハネス二一世　29
ラーソン, ハイディ　475
ラカトシュ・イムレ　435
ラカン, ジャック＝マリー＝エミール　457, 458
ラグラン卿（フィッツロイ・サマセット）　50
ラックス, ヘンリエッタ　355
ラッシュ, ベンジャミン　33
ラマツィーニ, ベルナルディーノ　44
ランドール, ロバート　147
ランドバーグ, ジョージ　344, 358, 359, *50*
リー, アンドルー　464, 465
リーヴズ, ゴードン　*50*
リーパー, エド　423
リヴィングストン, エド　356, 357
リギンズ, グレアム　273
リクール, ポール　457
リシェ, シャルル　68
リスター, ジョゼフ　33
リチャードソン, スコット　321
リリエンフェルド, エイブラハム　217
リンデマン, ヘンリー・ジョン　266
リンド, ジェイムズ　18, 22, 39 - 42, 47, 77, 100, 260, 409, *42, 44*
ルイ, ピエール＝シャルル＝アレクサンドル　70, 71, 435, *42*
ルインスキー, モニカ　358
ルービン, エリック　350, *50*
ルクレティウス（ティトゥス・ルクレティウス・カルス）　29
ルソー, ジャン＝ジャック　33
レイン, クリスティーン　*50*
レヴィナス, エマニュエル　457
レオポルド王子　60
レディ, フランチェスコ　36
レニー, ドラマンド　161, 201, 283 - 285, 289, 374
レルマン, アーノルド　354, 355, 362, *49, 50*
レンツ, ウィドキント　93, 95
レントゲン, ウィルヘルム　105
ローズ, バートン　304
ローゼンバーグ, ウィリアム　321
ローナー, ジョン　453, 454, 456
ロシュ, エレン　417
ロズノー, ミルトン　62
ロック, スティーヴン　*50*
ロバーツ, イアン　386, 394
ロンバード, ハーバート　105
ロンブローゾ, チェーザレ　53
ワーグナー＝ヤウレック, ユリウス　83
ワートハイマー, ナンシー　423
ワイス, ジョージ　216
ワインダー, アーンスト　105
ワキザカ・ノリアキ　296
ワシントン, ジョージ　33
ワトソン, ウィリアム　38

文献索引

6点の解剖図　31
二〇〇〇年に向けた医学　267
60年後の超感覚的知覚―超感覚的知覚の研究の批判的吟味　143
ACPジャーナル・クラブ(雑誌) → *1*(事項索引)
BMJ (雑誌) → *1* (事項索引)
BMJ Evidence-Based Medicine　390, 391
CMAJ (雑誌) → *1* (事項索引)
DSM → 精神疾患の診断・統計マニュアル
FACTFULNESS　465
JAMA (雑誌) → *1* (事項索引)
NEJM (雑誌) → *1* (事項索引)
NEJM AI (雑誌)　350
NEJM Catalyst (雑誌)　350
NEJM Evidence (雑誌)　350
アナルズ［・オブ・インターナル・メディスン］(雑誌) → *2* (事項索引)
アバディーンに流行する産褥熱についての論　46
ある男の医学　259
ある種の炎症性疾患に対する瀉血の効果の研究　70, *42*
アレルギー　421
医学研究における方法論的誤り　175
医学誌の問題　353
医学統計の一般原則　71
医学統計の原理(ヒル)　75, 233, 256, 318, *42*
医学統計の原理(ファインスタイン)　138
医学の限界(『脱病院化社会』)　330, 446
医学の誤解と愚行　254, 264
医学の哲学　252
医学の始まり　30
医学文献についていく方法(シリーズ)　241
医学文献ユーザーズガイド〔ユーザーズガイド〕(JAMA)　161, 167, 201, 284 - 287, 289, 314, 320, 333 - 335, *43*, *45*, *48*
医学文献ユーザーズガイド〔ユーザーズガイド〕(書籍)　23, 122, 123, 160, 170, 201, 240, 245, 246, 249, 279, 321, 439, *23*
イギリス陸軍の健康、能率、病院管理にかかわる諸問題についての覚え書　53, *42*
医術大全　37
逸脱と医療化　224, 409
イメージ(『幻影<イメジ>の時代』)　17
いやいやながら医者にされ　32
医療と専門家支配　483
インデックス・メディクス　295, *42*
インド駐在陸軍の衛生　54
隠喩としての病い　420, 422, 425, 427
エイズとその隠喩　420, 427
エセー　32, 459
エビデンスに基づく医学(雑誌)　309
エビデンスに基づく医学(書籍)　240,

244, 249
エビデンスに基づく医学（第二版） 321, 322
エビデンスに基づく医学（第三版） 324, 337
エビデンスに基づく医学と臨床ケアにおける科学の探究 128, 437
エビデンスに基づく医学の哲学 337
エミール 33
ガーディアン 438, 439
壊血病論 39, 40, *42*
科学革命の構造 287
科学研究の詐欺と不正 175
科学的発見の論理 428, 429, 434
科学哲学ハンドブック（シリーズ） 455
神々の本性について 28
看護覚え書 48, 54, 234, 310, 446
空気、水、場所について 44
偶然を飼いならす 67
啓蒙の弁証法 289
解毒剤について 28
研究者のための統計的方法 75, 77, 143, *42*
現代の死に方 425
効果と効率 222, 250, 253, 263, 264, 268, 311, 438, *42*, *44*
合理的診断と治療 161, 249, 253
合理的診断と治療（第二版） 252
合理的診断と治療（第三版） 253
合理的臨床診察（シリーズ） 159
告白 33
国民の健康需要委員会報告 217
コクランニュース 299
コレラの伝染様式について 58 - 61, *42*
コンヴィヴィアリティのための道具 446
サージョンズ・メイト 40
サイエンス（雑誌） 393, 438
産院覚え書 48, 49
産前ケアにおける有効性と満足度 270
ジキルとハイド 410
システマティックレビュー 144
実験計画法 75
死に至る医療と組織的犯罪 374, *46*
死の海を泳いで 425
純粋理性批判 432
女性による陸軍病院の看護 57
神曲 29
数値への信頼（『数値と客観性』） 473
精神疾患の診断・統計マニュアル 227
製薬企業の真実（『ビッグ・ファーマ』） 347
存在と時間 432
代替医療解剖 436
タイム（雑誌） 119
タイムズ（新聞） 49, 59, 472
脱学校の社会 445
ダニエル書 22, 28
沈黙の春 111
テリアカについて 30
統計でウソをつく法 319
統計的方法と科学的推論 75
動物の中の動物についての観察 36
なぜランダム化比較試験は失敗するのか、そして失敗しないこともあるのか（シリーズ） 323
ナラティブ・ベイスト・プライマリケア 453
ナラティブ・ベイスト・メディスン 333, 451, 454, 455, *45*

ナラティブ・メディスン　456
人間的医学の終焉と強制的健康主義の台頭（『健康禍』）　8, 315
妊娠と出産における有効なケア〔有効なケア〕　236, 270, 271, 273 - 275, 277, 295 - 298, 302, 303, 317, 345, 355, 438, *43 - 45*
ネイチャー（雑誌）　393
年代記　29
評判と権力　86
貧者の宝　29
ファブリカ　31, 32
古い医術について　24
フロレンス・ナイチンゲール　55
保健サービス研究についての非ランダム考察　313
本草図経　37
枕草子　37
慢性病ジャーナル（雑誌）　217, 228 - 231
物の本質について　29
薬学の基本　91
病は気から　32
有効なケア → 妊娠と出産における有効なケア
ユーザーズガイド → 医学文献ユーザーズガイド（書籍・雑誌）
ランセット → *11*（事項索引）
リーダーズガイド（シリーズ）　284, 286
リヴァイアサン　32
臨床医学における科学的方法論　152, 226
臨床医－臨床試験者回診（シリーズ）　325
臨床疫学（シリーズ）　246, 248, 280
臨床疫学（ポール）　234
臨床疫学：臨床医学のための基礎科学（一、二版）　156, 159, 161, 241, 244, 247, 249, 282, 285, 288
臨床疫学：臨床研究の構造　97, 165, 292
臨床疫学：臨床実践の研究の方法（三版）　244, 249, 324
臨床疫学ジャーナル（雑誌）　181, 217, 228, 230, 318, 319
臨床疫学要説　162, 253, 283
臨床試験（雑誌）　325
臨床ジャーナルの読みかた（シリーズ）　156, 241, 282, *42, 48*
臨床生物統計（シリーズ）　226
臨床的判断　107, 153, 165, 174, 197, 223, 225, 226, 232, 250, 435, *37, 42*
臨床的予防的医療のガイド　162
臨床薬学・治療（雑誌）　226
ロンドン・ガゼット　317
論文の読みかた（『読む技術』）　166, 333, 428, 452, *45*
ワシントン・ポスト（新聞）　94
悪い科学（『デタラメ健康科学』）　347, 374, 478
悪い製薬（『悪の製薬』）　347, 374

用語解説

GRADE

Grading of Recommendations Assessment, Development and Evaluation。医学文献をもとに診療ガイドラインを作成する手順をまとめた文書。1980年代ごろまで研究デザインによる分類、たとえば**RCT**は**コホート研究**よりも信頼度が高いといった序列が唱えられていたが、1990年代には複数のデータの異質性や効果量の重要性が強調されるようになった。また同じ1990年代には多くの団体がそれぞれ診療ガイドラインを作成し、内容は一致しなかった。これらの背景から2004年に公開されたGRADEは文献を体系的に要約し臨床上の推奨を導き出す方法を提示した。多くの団体がGRADEを採用してガイドラインを作るようになったが、ガイドラインの重複や不一致の問題は解決されていない。

—

N-of-1ランダム化試験

単一の患者について、複数の治療のうち効果が勝るものを選ぼうとする試験。どの治療を行うかをランダムに決め、一定期間の治療ののち休止期間（ウォッシュアウト）を挟んでランダムに選んだ治療を繰り返す。利点として、対象者がつねに同じ人なので、背景因子（年齢、性別、社会経済的地位、重症度、併存症など）による**交絡**が最小限になると考えられる。弱い点として、治療しようとする病気が長期にわたって同じ状態にあり、治療にはすみやかに反応し、治療中止すればもとの状態に戻り、効果指標が確立しているといった多くの仮定に基づくため、適用できる場面はごく限られている。

方法から明らかなとおり、対象とした患者以外に当てはまる知識を得ようとするものではないが、『医学文献ユーザーズガイド』などでは**RCT**などの研究方法と比較したうえ最上位に置かれている。

—

P値→統計的仮説検定

—

RCT→ランダム化比較試験

—

USPSTF

US Preventive Service Task Force（アメリカ予防医学作業部会）。予防的医療の評価と推奨を行う、専門家のボランティアによる団体。USPSTFはアメリカの国家機関である医療の質・研究局（AHRQ）から支援を受けることになっ

ているが、名目上は独立した団体である。USPSTFの推奨は**JAMA**などの医学誌で大きく取り上げられ、各種学会のガイドラインでも参照されるなど、影響力が大きい。

—

アウトカム

結果。医学研究においては、関心のある原因によって変わりうるとみなされた健康上の（または心理的、社会的などの）利害に関わる結果を指す。単に結果（results）と言う場合は研究において観測された事実全体を指し、アウトカムはそのうちでも特に関心のある点として事前に特定した結果を指す場合が多い。

アウトカムは真のアウトカム（または臨床的アウトカム）と代理アウトカムに区別できる。真のアウトカムは研究の問題意識において重要と思われた点である。死亡、入院、自覚症状などが真のアウトカムにあたる。代理アウトカムは真のアウトカムが測定しにくい場合に採用される、より測定しやすく、真のアウトカムと相関すると考えられたアウトカムである。各種検査値が代理アウトカムとして採用される。問題設定によって真のアウトカムと代理アウトカムの区別は変動しうる。たとえば入院の有無は多くの場合に真のアウトカムと考えられるが、臨床医が恣意的に入退院を操作する可能性がある場合は代理アウトカムとみなされるかもしれない。

アウトカムを測定する指標を**エンドポイント**と言う。死亡など観察者によって判断が変わりにくいアウトカムの場合はアウトカムとエンドポイントがおおむね同義語として使われる。アウトカムが測定しにくい場合、たとえば鎮痛薬の研究で痛みをアウトカムとした場合、痛みを数量化するためのさまざまな質問法が必要になる。それぞれの質問法で得られた結果はエンドポイントであり、測定方法に由来する誤差を含む。

関心のあるアウトカムとその測定・解析の方法を事前に特定しておくことは**バイアス**および**多重性**を制御するために重要である。たとえば癌治療の研究で真のアウトカムが死亡と考えられる場合、代理アウトカムを採用すると離脱（本人または臨床医の判断によって研究参加が中止されるか、連絡がつかなくなること）が多くなる。すると治療の副作用が現れた患者が離脱したことによって介入群に状態の良い患者が残り、治療効果を過大評価するバイアス（偏り）が生じる可能性がある。また、自覚症状や身体機能など、同じアウトカムをさまざまな方法で測定できる場合、エンドポイントをあらかじめ特定しておかなければ、複数の方法で測定を繰り返し、研究者が好んだ結果のみ報告することでバイアスが生じる可能性がある。さらに、統計解析を繰り返すこと

で、真の差がないのに誤って差があると判定してしまう確率が大きくなる。この問題を多重性と言う。

エンドポイントが複数ある、同じエンドポイントが時間を追って繰り返し測定・解析されるなどの研究方法により多重性が発生する。多重性を抑制するために、複数のエンドポイントの中でも主要なもの（**主要評価項目**）を1個または少数だけ選んでおき、重要な意志決定はその点に限り、ほかのエンドポイントは探索的すなわち仮説生成的として扱う方法がある。ほかの理由として**サンプルサイズ**設計のためにも多くの研究は主要なエンドポイントを1個だけ選んでいるはずだが、結果の報告では複数の主要評価項目のうち治療に好意的な結果を特に強調するといった偏向（スピン）もときに現れる。

—

後ろ向き研究→前向き研究

—

エンドポイント→アウトカム

—

介入研究→観察研究

—

観察研究

人間を対象とする研究（**臨床研究**）のうち、研究者が対象者にデータを取る以外の介入を加えないもの。**コホート研究**、**症例対照研究**は観察研究に分類される。対義語は介入研究であり、これは対象者に介入する研究すなわち実験を指す。介入研究は**臨床試験**とも人体実験とも言い換えられる。介入研究の代表的な例が**RCT**である。

観察研究は共通して**交絡**に弱い。観察研究は測定する結果（**アウトカム**）の差の原因となりうる曝露（生活習慣、社会経済的地位など）がある集団とない集団を比較するが、注目した曝露以外にアウトカムに効果を及ぼす因子が両群で同様に分布しているとは限らない。そのため、見逃された因子による差が誤って注目された曝露によると解釈されるおそれがある。この誤りを交絡と言う。交絡を抑制するためマッチング・**層別化**・多変量解析による調整などがなされるが、これらの手法はいずれもあらかじめ特定された交絡因子についてしか機能しない。遺伝的差異や思想信条などの計測しにくい差異を調整することは一般に難しい。RCTにおいては理論上、サンプルサイズが無限大ならば、すべての交絡因子が等しくなる。未知の交絡因子に対してこの抑制機構が作用することはRCTの重要な利点である。

—

帰無仮説→統計的仮説検定

—

検出力→統計的仮説検定

—

交互割り付け法

治療の効果などを比較によって知ろうとする研究方法のひとつ。患者1人ごとに試したい治療または**対照**治療（**プラセボ**など）を交互に行う。1898年にヨハネス・フィビゲルが報告した血清療法の試験では、1人ごとの交互割り付けが煩雑と考えられたため、日ごとの交互割り付けがなされている。

交互割り付け法では次の患者にどちらの治療がなされるかを臨床医が予見できるため、予後の良い患者を一方に偏らせるなどの不正が考えられる。しかしこの弱点は1948年に報告されたストレプトマイシンの試験に代表される**RCT**が普及するまで重視されていなかった。ストレプトマイシン試験を行ったオースティン・ブラッドフォード・ヒルも以前は交互割り付け法を支持していた。

—

交絡

統計から因果関係を推定するときにしばしば問題になる誤りのひとつ。原因とみなされたものと、結果とみなされたものに共通の原因があること。**バイアス**（偏り）の一種とも言える。

人間を対象とする研究（**臨床研究**）ではつねに交絡が問題になる。特に対象者に研究者が介入を加えない**観察研究**（**コホート研究**、**症例対照研究**など）は交絡に弱い。年齢、性別、社会経済的地位、研究参加時点での健康状態などは交絡を起こしやすい因子としてよく知られている。たとえば観察研究ではコーヒーを多く飲む人に肺癌が多いという関係が現れることがある。ここからただちにコーヒーの発癌性を結論することはできない。なぜならコーヒーを多く飲む人は喫煙率が高い傾向にあるからだ。ここでは「コーヒーやタバコを好む文化的背景」がコーヒーと肺癌の共通の原因、すなわち交絡因子になっている。この例にも表れているとおり、交絡は「比較される集団が互いに十分似通っていない」とも言い換えられる。

こうした潜在的な交絡を抑制するためにさまざまな手法がある。

たとえば**RCT**はランダム化によって群間が似通っていることを保証しようとする。対象者数（**サンプルサイズ**）が無限大ならばすべての交絡因子が等しく分布するはずだ。この機構が未知の交絡因子にも働くことはRCTの重要な強みだが、現実の対象者数は有限なので、偶然の偏りによって交絡が生じる可能性はある。

観察研究で年齢などが一致する対象者を組として群間に割り振っていくマッチングも交絡を制御する手法である。ただしマッチングの条件を厳しく、つまりよりよく類似した対象者の組を選ぼうとするほど、対象者は見つけにくくなり、サンプルサイズを確保するためのコストが増大する。既存のデー

タを利用しようとする場合にはコストをかけても十分なサンプルサイズが得られないかもしれない。しかもほかの手法と同様、観察研究における制御はあらかじめ特定された交絡因子しか取り扱うことができない。重要な交絡因子はしばしば特定しにくく計量しにくい（文化的背景、性格、遺伝的特性など）。

潜在的交絡因子によって分類した小集団ごとの解析（**層別化**、サブグループ解析）もマッチングと同様の目的がある。この方法ではサブグループを細かく分けるほど多くの検定を繰り返すことになり、実際にはアウトカムに差がないのに誤って差があると判定してしまうこと（第一種の過誤、αエラー）の確率が上がる。すなわち**多重性**が発生する。

交絡の制御は多変量解析によっても試みられる。交絡因子による効果を観測値から求め、**アウトカム**を予測するモデルに組み込む。この操作を調整と言う。ここでもどの変数を調整するかが問題になる。未知の交絡因子は調整できないし、調整方法の違いによる多重性が発生するかもしれない。

—

コクラン共同計画

臨床医学文献の体系的な要約（**システマティックレビュー**）の整備を狙いとする国際的な共同体。前身として、イギリスのイアン・チャーマーズらが主導した周産期の研究の登録事業がある。チャーマーズは国民保健サービス（NHS）の生産性向上のために**RCT**の活用を唱えたアーチー・コクランに刺激を受け、1992年に研究登録事業をすべての臨床医学領域に拡張しようとする「コクランセンター」をオックスフォード市に創設した。1993年には世界各国から集まった協力者のもと、カナダ、デンマーク、アメリカにもコクランセンターが設立され、それらを束ねるコクラン共同計画が発足した。2013年に「コクラン」と改称された。

コクランが作成したシステマティックレビューは各地のガイドラインなどで多く引用されている。現代も活用される情報インフラとしてコクランの果たした歴史的意義は大きいが、2010年代にはシステマティックレビューの方法が陳腐化し、イギリスの国立医療技術評価機構（NICE）やアメリカの医療の質・研究局（AHRQ）などの国家事業との重複が認識された。オックスフォード市のコクランセンターは2024年3月末で閉鎖された。

—

コホート研究

介入が難しいと考えられた要因（たとえば、毒性を疑われている薬剤）の効果を判定するためにしばしば採用される研究方法。対象者集団に研究者の介入を加えることのない**観察研究**であり、一定期間にわたってデータの取得のみを行う。関心のある要因への曝露の有

無によって将来の結果（**アウトカム**）に差があるかどうかを比較する。

コホート研究ほかの観察研究は**交絡**に弱い。すなわち曝露群と非曝露群が異質な集団であって、注目した曝露以外の因子（たとえば、社会経済的地位）が曝露因子とアウトカムの両方に効果を及ぼしていた可能性を排除できない。観察研究はRCTと比べると未知の交絡因子が大きく偏ることに対して理論上の抑制機構がないため、信頼性が劣る。そのため可能な場合にはRCTが優先して行われるべきだが、実際には技術的には可能と思われるRCTがなされず、代替手段としてコホート研究がなされることも多い。

たとえばRCTにかかる費用負担を引き受ける主体がない場合がある。多くのRCTは製薬企業が自社製品の効果と安全性を示して規制機関の承認を得るためになされるが、同じ企業が自社製品と他社製品を比較することは自社の利益を大きく損なうリスクがあり、回避されることが多い。

また、食習慣などの生活習慣の効果を測るコホート研究も多くなされている。こうした研究はしばしばRCTによる検証を経ることなく生活上のアドバイスに結びつく。現在多くの国で主要な栄養素の適切な摂取量が存在するとの想定のもとに、その摂取量を守るアドバイスがなされている。これは多数の食餌療法を複合したものと言えるが、その要素のうちRCTで検証されたものはごく一部にすぎない。理由として、コホート研究を支持する立場からは「食餌療法が実際に守られていることを保証し点検することは困難であり、コストの観点からRCTが実行困難である」と説明される。この説明は食餌療法そのものが実行困難であることを認めているのだが、にもかかわらず同じ支持者がコホート研究あるいはさらに薄弱な証拠が食餌療法を正当化するとみなしている。

この種のコホート研究として、非常に多くの対象者について、多くの変数を、長期にわたって追跡記録したもの（7か国研究など）が知られている。大規模コホート研究が残すデータは、多様な観点から繰り返し再解析できる。この点はコホート研究の支持者からは利点として語られることがあるが、同じデータを繰り返し解析することで偶然に（実際には差がないのに）差が検出されてしまう**多重性**の問題を含んでいる。

コホート研究は対象者を追跡して観察する**前向き研究**に分類される。研究の対象者集団をコホートと呼ぶためコホート研究という名前があるが、RCTにおいても対象者群をコホートと呼ぶ。

RCTから得られたデータのうちで、対象者を選び直して（たとえば結果に基づくサブグループに限って）再解析する

研究は実質的にコホート研究である。過去に取得されたデータの再解析を「後ろ向きコホート研究」と呼ぶ場合があるが、これは狭義の「後ろ向き研究」が**症例対照研究**を意味することから紛らわしく、「歴史的コホート研究」と呼び替えられる場合もある。

—

サンプルサイズ

統計において母集団から抽出する標本（サンプル）の大きさ。人間を対象とする研究（**臨床研究**）においては対象者の人数。サンプルサイズは**統計的仮説検定**の誤りやすさに関連する。統計的仮説検定では関心のある治療や環境因子の有無によって結果（**アウトカム**）に差があるかどうかを判定するが、その誤りには大きく分けて、真の差がないのに差があると判定する「第一種の過誤（αエラー）」と、真の差があるのに差がないとする「第二種の過誤（βエラー）」がある。真の差（効果量）が大きいほどαエラー・βエラーの確率はともに小さくなる。サンプルサイズが大きいほどβエラーの確率が小さくなる（**検出力**が大きくなる）。このため十分なサンプルサイズを確保することが研究の質に結びつく。仮定された効果量と検出力から必要なサンプルサイズを計算することができる。

ただしサンプルサイズを大きくすればコストが増える。特に、まれな病気を持つ人を多く集めることは費用だけではない多くの困難をともなう。また真の効果量が非常に小さければ、それを検出しても有益な治療や以後の研究に結びつきにくいと考えられるため、より大きい効果量を見込んだサンプルサイズを（すなわち、対象者数を少なめに）設計しておいて、小さい効果量が仮にあってもβエラーに取り込んで研究のコストを抑えたほうが長期的には重要な発見が促されるかもしれない。

複数の研究報告からデータを合成する**メタアナリシス**は、単独の研究のサンプルサイズを大きくすることに代わって検出力を大きくする手法である。

—

システマティックレビュー
→メタアナリシス

—

遮蔽（盲検法）

治療の効果などを比較によって知ろうとする研究の中で、個々の対象者が比較されるうちのどの群に割り付けられたかを隠すこと。たとえば新薬候補物質の**臨床試験**では、薬剤と見た目には見分けのつかない**プラセボ**（偽薬）を使って遮蔽する。遮蔽は伝統的に盲検と呼ばれてきたが、視覚障害者への配慮から遮蔽と言い換えられるようになっている。

遮蔽は研究に関わった人が割り付けを知ることにより行動を変え、**バイアス**（偏り）をもたらすことを防ごうとす

る技法である。たとえば糖尿病治療薬の試験で、患者が試されている薬は有効だと信じている場合、プラセボ群に割り付けられたことを知れば食餌療法に熱心でなくなるかもしれない。また、臨床医が新薬候補物質を有効と信じている場合、新薬候補物質に割り付けられた患者を予後良好とみなして治療方針を変えるかもしれない。同様に、画像診断や病理診断に関わる人が割り付けを知れば診断が変わるかもしれない。フォローアップ中に割り付けが知られていればイベントの検出に差が生じるかもしれない。患者と臨床医の両方に対して遮蔽することを二重遮蔽(二重盲検)と呼ぶが、主治医のほかにも画像診断や病理診断の担当者、あるいはデータ解析者に対して遮蔽が適切と考えられる場合がある。

遮蔽が不完全な研究計画や、遮蔽が意図せず破れていると疑われることはバイアスのリスクとみなされる。

たとえば運動療法や心理療法などで遮蔽が困難と考えられる場合に、対象者・治療者とも割り付けを知らされることがある(オープンラベル試験)。ほかの方法として、試されている療法と似ているが治療理論に照らして無効と思われる療法(シャム治療)を対照とする場合もある。シャムを使う場合、治療者は遮蔽されていないが対象者は遮蔽されることになる。

遮蔽の破れはさまざまな理由で生じる。たとえば薬剤に特徴的な副作用があることがあらかじめ知られている場合、患者も臨床医も割り付けを察知するかもしれない。プラセボの見た目を試される薬に似せることは遮蔽のためだが、既存治療どうしの比較などで一方が錠剤、他方は点滴として使用される場合もある。この場合にはすべての患者に2種類の薬剤を使用するダブルダミー法で遮蔽を維持できるかもしれない。すなわち、試される錠剤とプラセボの点滴を使用する群、プラセボの錠剤と試される点滴を使用する群の2群を比較する。

また臨床医が割り付けを予見できる場合、予後の良い患者を一方の群に偏らせるなどの操作が可能になる。**交互割り付け法**や規則的に割り付けを決める方法ではこのように遮蔽が破れている。コンピュータで生成した乱数などを使用するRCTは割り付けを予見不能にしようとする狙いを含んでいる。さらに、ランダムな割り付け順序が生成されても、それが適用されるまで遮蔽は維持されなければならない。たとえば臨床医が割り付けの順序を一覧表として渡されていれば患者を選ぶかもしれない。そうした操作を防ぐ工夫のひとつが、割り付けを記した紙を不透明の封筒に1人分ずつ収めておく封筒法だが、封筒を透かして見るなどの不正も報告されている。

—

出版バイアス

研究の結果によって論文として報告されるかどうかに偏りがあること。典型的には、治療の研究により無効の結果が出た場合、有効の結果が出た場合よりも報告されないことが多い。出版バイアスを可視化しようとするファンネルプロットなどの手法があるが、どの方法も状況証拠にとどまり、知らされていないデータの存在やその内容を言い当てることはできない。

出版バイアスがある場合、既存の報告の要約にあたる**メタアナリシス**では結果の偏りとして（多くは治療に好意的な方向に）表れると考えられるが、出版バイアスの有無やそのていどを知ることができない以上、補正は難しい。このためメタアナリシスを行う研究者はときに大きな労力を投じて、未公表のデータを持っているかもしれない研究者に問い合わせを重ねる。

研究の事前登録も出版バイアスを減らそうとする試みである。薬剤などの規制機関は承認申請のために事前登録を義務付け、医学誌は事前登録をされていない研究の報告を掲載しないといった試みをとっているが、不徹底との指摘もある。

—

主要評価項目→アウトカム

—

症例対照研究

まれな事象の原因を探る目的などで行われる研究方法のひとつ。関心のある**アウトカム**（たとえば、肺癌による死亡）があった「症例」と、それがなかった「対照」としての対象者のデータを過去にさかのぼって取得し、原因と疑われた曝露因子（たとえば、喫煙の有無）を比較する。**コホート研究**と同様に、対象者に研究者が介入しない**観察研究**である。症例対照研究は結果から観察を始めて原因を探るという順序から**後ろ向き研究**とも呼ばれる。

コホート研究が対象者の追跡を含むことに対して、症例対照研究は過去に記録（ないし記憶）されたデータを利用するため、長期にわたる追跡のコストがかからない。さらに、コホート研究においては追跡した集団に関心のあるアウトカムが十分多く発生しない可能性があり、アウトカムがまれであるほど大きな集団を追跡する（**検出力**を高める）必要があるが、症例対照研究においては症例群の人数を先に確定させることができる。

観察研究に共通する点として、症例対照研究は**交絡**に弱い。すなわち症例群と対照群が異質な集団であって、注目した変数以外の因子（たとえば、社会経済的地位）が曝露因子とアウトカムの両方に効果を及ぼしていた可能性を排除できない。特にコホート研究と比べて弱い点が、対照群を定義する難しさである。コホート研究は曝露群・非曝露群ともに同一の追跡事業に組み入れ

られた集団であって、あるていど類似した背景を持つことが期待できるが、症例対照研究における対照群は症例群との恣意的な共通点を頼りに選び出されることになる。また、症例群と対照群で過去のデータの回収されやすさに差がつくこと（思い出しバイアス）が考えられる。こうした点から症例対照研究は信頼性でコホート研究に劣るとみなされている。大規模コホート研究が多くなされ、体系的に取得されたデータが利用しやすくなるにつれて、体系的な記録が存在しないことを前提とした症例対照研究の役割は小さくなった。

—

人体実験→臨床試験

—

層別化→交絡

—

対照

実験科学において、調べたいものと比較されるもの。対照実験とも言う。人間を対象とする**臨床研究**における例として、対象者集団を2群に分け、一方に新薬候補物質を、他方に見た目では区別できないが有効成分を含まない偽薬（**プラセボ**）を使用した場合、プラセボを使用した群を対照群と呼ぶ。対照群には既存治療（実薬対照）が使われる場合もある。試したい点の有無について研究者が介入しない**観察研究**（**コホート研究**、**症例対照研究**など）では、試す点（曝露）がある群を曝露群、ない群を非曝露群などと呼ぶが、非曝露群が対照群にあたる。

対照は観測された結果が関心のある原因によることをより確かにしようとする技術である。たとえばある人にある薬剤を使用したあとで病状が改善したとして、その結果は薬剤の効果とは限らない。薬剤を使用しなければ改善しない、または改善の度合いが小さいことが同時に示されれば効果があったと言える。この例では薬剤を使用しない場合が対照にあたる。対照は試される点を除いてすべての条件が等しいことが理想的だが、同じ人について薬剤を使用した場合と使用しなかった場合を同時に観測することはできない。すなわち対照はつねに不完全である。

臨床研究の方法は対照の質を高めようとする努力を軸にしている。たとえばRCTはランダム化によって極限的にはすべての条件が同様に分布することを期待する。観察研究では対照群の選びかたがつねに問題になる。すなわち、対照群の重要な特性が偏っていれば、関心のある点とは別の原因で結果に差が出るかもしれない（**交絡**）。

適切な対照は、妥当な比較のために加えて、個々の研究が既存研究の蓄積に接続するためにも重要である。たとえば新薬候補物質をプラセボ対照で試したとして、プラセボより勝る効果が示されれば新薬承認に至る可能性はあ

るが、ほかに有効性を示された標準治療があるなら、標準治療と新薬のどちらが優れているかはわからない。すなわち、新薬を使うべきかどうかがわからない。この場合、対照群の患者は既存の有効な治療を奪われたことになり、倫理的にも問題がある。この観点から、対照は研究開始時の標準治療でなければならないのだが、不適切なプラセボ対照を使った研究は現在も行われている。

—

多重性

統計解析を繰り返すこと。結果（**アウトカム**）に真の差がないのに誤って差があると判定してしまう誤り（第一種の過誤、α エラー）の確率を上げる。直感的には、何度も試せばその中で一度でも極端な観測値が出る確率は上がるということ。

統計的仮説検定の方法は α エラーを排除できない。許容される α エラーの水準を**有意水準**と呼び、慣習として0.05とすることが多い。この場合、偶然のばらつきによって現れる観測値の中でも5%は真の差がある（**統計的に有意**）と判定されることになる。同様の検定を繰り返すと、どれか1回以上で統計的に有意な差が（誤って）検出される確率は上がる。

多重性はアウトカムの種類が多い場合、同じアウトカムを時系列で繰り返し比較する場合、研究対象者の一部に絞った解析（サブグループ解析）などに発生する。

多重性を補正するためにさまざまな数学的手法が考案されているが、多重性を把握しきれない場合もある。

—

統計的仮説検定

統計において観測された結果が予想によって説明できるかどうかを判定する手法。ただしこの予想（モデル）は否定されるべきもの（帰無仮説）として立てられ、仮説検定の全体は背理法によって論を進める。

たとえば治療の効果を試すRCTの多くは、「治療に効果がない」すなわち「介入群と**対照群**で関心のある結果（**アウトカム**）が同じ確率分布に従っている」という帰無仮説を立てる。帰無仮説に基づけば、対照群の観測値をもとに、介入群の観測値を確率分布として予想することができる。この予想と実際の観測値を照合したとき、実際の観測値よりも極端な値が観測される確率を計算できる。この値を慣習として文字Pで表す（P値）。**P値**が小さいことは、介入群と対照群の観測値に偶然とは思いにくい差があることを意味する。そこで事前に定めた特定の水準（**有意水準**）よりもP値が小さいとき、観測値の差が**統計的に有意**であると言い、帰無仮説を棄却する。すなわち「治療に効果がないという仮説は支持されなかった」そこで「治療に効果がある」

と考える。

この推論は確率的であって、まれな可能性はいずれも排除できない。あくまで「まれな可能性よりは考えやすい仮説を採用する」という方針に沿ったガイドを示すにとどまる。その境界となる有意水準は慣習として0.05とされる場合が多い。すなわち、実際には治療に効果がなくても20回あまりの試験で1回観測されるていどの差があれば、それを真の効果と見誤ること（第一種の過誤、αエラー）を許容するのが慣習である。

同じデータについて検定を繰り返すこと（**多重性**）があるとαエラーの確率は上がる。多重性を補正するための数学的手法が考案されているが、多重性を把握しきれない場合もある。

なお逆方向の誤りとして、真の効果が小さければ帰無仮説が棄却されない、すなわち治療に効果がないことを否定できない場合（第二種の過誤、βエラー）がある。βエラーの確率を下げる（**検出力**を上げる）には**サンプルサイズ**すなわち対象者数を大きくする。このように統計的仮説検定は治療の効果が皆無であることを示せない。言い換えれば、治療効果を見込んで試された介入がアウトカムに対して厳密に中立であることはありえないので、サンプルサイズを無限に大きくすれば実用性がない介入であっても必ず有意差を示すことができる。

さらに現実世界に背理法を当てはめるときのつねとして、説明のつかない結果が帰無仮説によるとは限らない。つまりP値は介入以外にアウトカムを変えうる変数の偏り（**バイアス**）がないことを仮定して算出されるのだが、実際には**遮蔽**の破れや離脱によるバイアスが知られている。

これらの点をふまえて統計的有意差をより正確に説明するなら、「治療に効果がなく、試験が理想的に行われたと仮定すれば、この結果が出る確率は信じられないほど小さい」したがって「治療に効果があるか、試験に問題があると考えるほうが、たまたま極端な値が出たと考えるよりも妥当に思える」ということだ。

—

統計的に有意→統計的仮説検定

—

バイアス

偏り。測定値が特定の方向に系統的に（ランダムにではなく）ずれること。医学研究に限ってもきわめて多様なバイアスが指摘されてきたが、大きくは選択バイアス、情報バイアス、**交絡**に分類できる。

選択バイアスは研究対象としたサンプルが全体を代表していないこと。たとえば、癌治療の研究では比較的状態の良い患者を対象とする場合が多く、より高齢で重い併存症のある患者には研究結果が当てはまらない可能性があ

る。同様に、薬剤の研究で妊婦や小児は対象から除かれる場合が多い。ほかの例として、治療の研究により無効の結果が出た場合、有効の結果が出た場合よりも論文として報告されないことが多い(**出版バイアス**)。これは文献調査における選択バイアスとも言える。

情報バイアスは測定方法によって結果がサンプルの真の状態からずれること。たとえば、癌の検診(スクリーニング)の効果を診断後の生存期間で評価しようとすると、早期発見されたぶんだけ生存期間が長くなり、検診の効果が過大評価される(リードタイムバイアス)。

交絡は原因とみなされたものと結果とみなされたものに共通の原因があること。

研究報告の信頼性の指標としてバイアスのリスクが考慮される。バイアスのリスクそのものが結果の誤りを意味するわけではないが、それぞれの観点から可能なかぎりの検証が必要と考えられる。人間を対象とする研究(**臨床研究**)で通常考慮されるバイアスのリスクの例としては、対象者とする基準が不適切であること、対象者の追跡中の離脱が多いこと、測定した結果の一部しか報告されないこと、研究者の利益相反などがある。特に RCT においてはランダム化が不適切で割り付けを予測しうること、割り付けが**遮蔽**されないまたは遮蔽が破れていることも重要なバイアスのリスクである。バイアスのリスクを低減するための手法も考案されているが、研究方法上の限界としてバイアスのリスクは残存する。

—

プラセボ

通常の薬剤と見た目には区別できないが有効成分を含まないもの。人間を対象とする比較試験で薬剤の効果を試す場合に、薬剤を使用する群と**対照**の条件を近づけるために使われる。プラセボは無治療に相当し、薬剤がプラセボよりも好ましい結果を出せば有効とされる。

広義には薬剤に限らず身体に物理的または心理的に働きかけることで、治療的意図のないものをプラセボと呼ぶ場合もある。たとえば鍼治療の試験では対照として皮膚に刺さらない偽鍼を使うことがある。また手術療法の対照として、麻酔と皮膚切開などを含むが治療的な操作は含まない偽手術が行われる場合もある。このような薬剤以外の対照をシャムとも言う。シャム手術が倫理的に許されるかどうかについては対立する議論がある。生理学的解明を目指す研究ではシャム手術がなければ論点に迫れないかもしれないし、最適な治療戦略を選ぼうとする研究ならば薬物療法などを対照とすることが妥当かもしれない。

無治療の代わりにプラセボが使用される理由として「プラセボ効果」が挙

げられることが多い。プラセボ効果とはプラセボによる治療的効果を指し、心理的な効果と説明される。ただしピーター・ゲッチェらは2001年に、無治療とプラセボを比較した試験の**システマティックレビュー**から、プラセボ効果は痛みなどの主観的な**アウトカム**（結果）については確認できるがその効果量は小さく、客観的なアウトカムについては確認できないことを指摘した。

プラセボのより重要な意義は**遮蔽**にある。試験の対象者や臨床医が、試されている薬剤が無治療より優れていると信じている場合、割り付けられた治療が試験薬なのかプラセボなのかを知ることによってふるまいを変えることがある。たとえば試験薬を使用しているときには主観的なアウトカムをより好意的に報告し、プラセボの場合には逆になる。

またプラセボの社会的役割を議論することもできる。史上ごくわずかな例外（19世紀後半以降しだいに増えていったもの）を除いて、医学的治療と称されるもののほとんどは利益よりも害が大きく、良くてもプラセボと同等だった（このためにホメオパシーが人気になった）のだが、そうしたことが古今東西にわたって脈々と行われてきた事実は、治療の目的が効果ではなく治療そのものであったとしか理解できない。すなわち患者にプラセボを与えることは伝統的な意味での治療にほかならないのだが、無治療の選択肢は文字通り治療を剥奪することであり、なんらかの反発（たとえばアウトカムを悪く報告すること）を招くことは考えられる。

プラセボ対照に対する誤った批判として、同じ試験で一部の患者に新薬を、ほかの患者にプラセボを使用するのは不公平であって倫理に背くというものがある。これは正しくは、すでに検証された有効な治療がほかにあるならばプラセボ対照を使ってはならないと言うべきだ。実際にそのような非倫理的な試験は現在も行われている。しかし、まったく新しい治療が試されるときは、プラセボより劣る可能性があるため、プラセボ対照が適切である。実際に試験段階で安全性の問題から開発中止される新薬候補物質は多い。

—

ベイズ推定

臨床医学においては主に、検査値を既知の情報に付け加えることで病気の確率を計算する方法。たとえばある患者の身体診察から特定の病気がある確率（事前確率）が0.5と判定できたとして、検査の情報を加えることにより、その確率（事後確率）を計算しなおす。事後確率が0に近づけばその病気はないと判断し、1に近づけばその病気があると判断する助けになるかもしれない。

事前確率がすでに0または1に近い

場合（つまり、診断がおおむねついているとき）には、それを追認する検査値があっても判断は変わらないし、相反する検査値が出れば事後確率は0.5に近づき、さらに検査を追加するまで判断を保留することになるかもしれない。このことから、「診断を確認するための検査」は検査としての意義が疑わしい。

特に、事前確率が非常に0または1に近い場合に検査で極端な値が出たとしても事後確率は大きく動かない。たとえば全人口に対する癌検診で陽性が出たとしてもほとんどは偽陽性である（実際には癌はない）。こうした検査が正当化されるのはまれな例外を発見する意義が非常に大きい場合である。

ジョン・ヨアニディスは2005年の論文「なぜ刊行される研究結果のほとんどは偽なのか」で研究をベイズ推定としてとらえた。

—

前向き研究

人間を対象とする研究（**臨床研究**）のうち、対象者をある時点から未来に向かって追跡し観察するもの。**RCT**と**コホート研究**は代表的な前向き研究である。対義語として**症例対照研究**を後ろ向き研究とも言う。前向き研究は、症例対照研究の弱点である対照群が恣意的であることや罹患率を推定できないことに比較して利点がある。

前向き／後ろ向きという用語には別の用法がある。その用法では、研究開始時よりも過去のデータを利用する研究を後ろ向きと呼び、新たに追跡を開始する研究を前向きと呼ぶ。たとえば過去に行われたコホート研究の再解析を「後ろ向きコホート研究」と呼ぶ例がある。

このように複数の意味で使われているため、前向き／後ろ向きという用語は誤解を招く。アルヴァン・ファインスタインは1967年の著書『臨床的判断』でこの混乱を指摘し、RCTのように現在の対象者を未来に向かって追跡する研究を「二重前向き」と呼んだ。

—

メタアナリシス

狭義には、複数の集団から得られた推定値を合成する統計手法。たとえば類似した**RCT**が複数行われているとき、同じ治療による効果の推定値をメタアナリシスによって合成（プール）し、それらのRCTの結果を代表させる。メタアナリシスは個々の研究よりも多くの対象者についてのデータを解析するため、**検出力**が高まる。すなわち、治療効果が小さく個々の研究においては偶然としても説明できる（**統計的に有意でない**）範囲とみなされたとしても、メタアナリシスによって統計的に有意な差として治療効果が示される場合がある。また、メタアナリシスによる推定値は個々の研究による推定値の中間になる。

メタアナリシスは採用するデータを恣意的に選ぶこと（チェリー・ピッキング）によって先行研究の蓄積に対する印象を操作する手段になりうる。たとえば真の効果はない治療が多くのRCTで試されているとき、個々の研究は（誤って）正の効果を示す場合がある。真の効果はないのだから負の効果を（誤って）示す研究もあるはずだが、どちらか一方を恣意的に多く採用してプールすれば、意図した方向にメタアナリシスの結果を偏らせることができる。

チェリー・ピッキングがなかったとしても、研究がなされたのに論文として刊行されなければ、メタアナリシスの際に見逃され、プールした結果を変えるかもしれない。経験的に、治療介入が無効とされた研究のほうが、有効とされたものよりも失われやすいことが知られている。この偏りを**出版バイアス**と言う。出版バイアスを小さくするために、メタアナリシスを行う研究者はときに大きな労力を投じて、未公表のデータを持っているかもしれない研究者に問い合わせを重ねる。研究の事前登録も出版バイアスを減らそうとする試みである。

また採用するデータの異質性もメタアナリシスの妥当性をおびやかす。対象者の条件・治療介入の内容・**対照**・観測する**アウトカム**などの設定がすべて同じRCTは多くない。通常、メタアナリシスはいくらかの差異を含むデータを十分類似したものとみなしてプールするのだが、その判断は体系化されていない。たとえば、同じ病名を診断された患者の中でも低リスクの患者を対象とした研究を多く採用してプールし、その病名を診断された患者全体に当てはまると解釈すれば、高リスクの患者に対しては楽観的すぎる結論が出てしまうかもしれない。この例のような偏りは意図せず生じる場合もある。対策として、異質性を定量的に評価する統計学の手法があり、それらを参考に異質性が高いとみなされたメタアナリシスは信頼度が低いと解釈することができる。

このように適切なメタアナリシスのためには採用される候補となる既存研究の慎重な吟味が欠かせない。広義のメタアナリシスはその手順を含むが、狭義のとおり数学的処理だけをメタアナリシスと呼ぶ場合、先行する既存研究の調査と評価はシステマティックレビューと呼ばれる。

—

有意水準→統計的仮説検定

—

ランダム化比較試験

治療の効果を判定するために現在標準的とされる方法の試験。あらかじめ特定した条件にかなう対象者集団をランダムに複数の小集団（群、アーム、またはコホートと呼ぶ）に分け、それぞれ

に異なる介入を適用する。あらかじめ特定した結果（**アウトカム**）に群間の差があれば介入に利益または害があったと解釈する。

もっとも単純な例では、対象者は2群に分けられ、一方が新薬候補物質を与えられる群（治療群、介入群などと言う）、他方が新薬候補物質と見た目には区別できないが有効成分を含まない偽の薬（偽薬、**プラセボ**）を与えられる群（**対照群**、プラセボ群）とされる。対照群を置くことには、観測された差異が検討されている点以外の原因によって生じている可能性を小さくする目的がある。この目的から、対照群は検討したい点（ここでは薬剤の有無）を除いた条件が介入群とできるかぎり類似していなければならない。

ランダム化は介入群と対照群を等質に近づけようとする手法である。しかしランダム化によっても完全に等質な集団はありえないことに加え、等質と仮定したうえでもアウトカムの差が偶然によって生じる確率（**P値**）が0になることはない。そのためP値が特定の水準（**有意水準**）よりも小さい（**統計的に有意**な）場合を介入の効果と解釈する、すなわち**統計的仮説検定**を行うのが通例である。介入に真の大きい効果がある場合、統計的仮説検定に由来する技術的問題によらず差があることは直感的に明らかとなるが、ランダム化比較試験がルーチンに行われるようになった1970年代以降にあっては、まったく新しい医療介入がそれほど大きい効果を示すことはまれであり、しばしば技術的問題による偏り（**バイアス**）が誤った結論を示すか、そう疑われた。

ランダム化比較試験の結果を誤る場合は大きく2種類に分類される。真の差がないのに有意差ありとされる場合が「第一種の過誤」または「αエラー」と呼ばれる。真の差があるのに有意差なしとされる場合が「第二種の過誤」または「βエラー」である。1970年代ごろまでのランダム化比較試験は統計学の観点から十分に計画されていないものが多く、それによる誤りが多く指摘された。代表的な例が、対象者の人数（**サンプルサイズ**）が不足しているというものだ。真の効果が小さいほど、ランダム化比較試験の結果として有意差が示される（検出される）ためには大きいサンプルが必要になる。

サンプルサイズnに対して、仮定された効果量に対するβエラーの確率をβとするとき、$1-\beta$を**検出力**と言い、nが大きいほど検出力は大きくなる。すなわち、真の効果があるならランダム化比較試験の結果として有意差が現れやすくなる。多くの場合、医療介入の効果は小さく、その検出のために必要なサンプルサイズは大きい。十分なサンプルサイズを確保する、すなわち十分多くの患者を対象とするためには多施設の協働、多額の研究費などが必

要になるため、βエラーは現在もランダム化比較試験の重要な限界である。ただし、大規模化はαエラーの解決に役立つものではなく、αエラーもまた多くの重要な論点について疑われている。

ランダム化比較試験は人間を対象として人為的介入をともなう実験（**臨床試験**）の方法のひとつであり、もっとも信頼性が高い方法と考えられている。特に**交絡**に対しては独特の利点がある。介入のない**観察研究**の場合、アウトカムの差の原因となりうる曝露（生活習慣、社会経済的地位など）がある集団とない集団を比較するが、注目した曝露以外にアウトカムに影響しうる因子が両群で同様に分布しているとは限らない。そのため、見逃された因子による差が誤って注目された曝露によると解釈されるおそれがある。この誤りを交絡と言う。

交絡を抑制するため、マッチング・**層別化**・多変量解析による調整などがなされるが、これらの手法はいずれもあらかじめ特定された交絡因子についてしか機能しない。遺伝的差異や思想信条などの計測しにくい差異を調整することは一般に難しい。ランダム化比較試験においては、ランダム化された群間では理論上あらゆる交絡因子がランダムに分布する。すなわち、サンプルサイズが無限大ならば、すべての交絡因子が等しくなる。未知の交絡因子に対してこの抑制機構が作用することはランダム化比較試験の重要な利点である。ただし、現実のサンプルサイズは有限であり、特にサンプルサイズの小さいランダム化比較試験においては、偶然によって重要な交絡因子の偏りが生じる場合がある。

ランダム化比較試験の信頼性を損なう要素（バイアスのリスクとも呼ばれる）としてさらに重要なものが**遮蔽**の破れである。多くの場合、ランダム化比較試験においては対象者がどの群に割り付けられたかを本人または臨床医が知ることでアウトカムに差が生じる可能性がある。たとえば痛み・吐き気などの心理的な要素が大きいアウトカムは、患者が対照群に割り付けられたと知っている場合に悪くなる傾向にある。また、臨床医が新薬候補物質を有効と信じている場合、新薬候補物質に割り付けられた患者を予後良好とみなして治療方針を変えるかもしれない。同様に、放射線科医や病理医が割り付けを知れば診断が変わるかもしれない。フォローアップ中に割り付けが知られていればイベントの検出に差が生じるかもしれない。このように対象者にも臨床医にも割り付けを知らせないこと（遮蔽）がバイアスを抑制すると考えられる。

遮蔽は伝統的に盲検と呼ばれてきたが、視覚障害者への配慮から言い換えられてきている。患者と臨床医がとも

に遮蔽される場合を二重遮蔽（二重盲検）と言う。遮蔽が困難である場合、たとえば心理療法の臨床試験などでは遮蔽が不完全またはまったくなされない場合（オープンラベル試験）があるが、それらの方法はバイアスのリスクに相当する。ランダム化の手法が普及する前には**交互割り付け法**など割り付けを事前に予測しうる方法がしばしば採用された。こうした試験には、交絡因子のランダム分布が理論上期待できなくなることに加え、遮蔽の破れの問題がある。

—

臨床研究→臨床試験

—

臨床試験

人間を対象とする研究（**臨床研究**）のうち、研究者による介入をともなうもの。定義上は人体実験と同義だが、伝統的に人体実験という語はナチスについて知られているような非人道的なものを暗示し、臨床試験と呼んだ場合は近代的な統計技術を応用したもの、特に薬剤規制に関わるものを暗示する。

臨床試験の代表的な方法として**RCT**がある。**N-of-1ランダム化試験**も臨床試験に含まれる。臨床研究であっても介入なくデータを取得するだけの**観察研究**（**コホート研究**、**症例対照研究**など）は臨床試験に含まれない。

なお本書では採用していない用語として、日本では臨床試験のうち薬剤などの承認申請を目的としたものを治験と呼ぶことも広く行われている。研究と治療を意図してかしないでか混同することは世界的にも多いが、規制機関であるPMDAが公式見解としてあからさまに混同を意図した用語を認めたうえ、報道機関もそれをためらいなく採用する光景は異様である。治験ではない臨床試験を治験と呼ぶ誤用も多い。

年表

年	本書で解説しているできごと、著書等
1753	リンド『壊血病論』
1835	ルイ『ある種の炎症性疾患に対する瀉血の効果の研究』
1847	センメルヴェイスが塩素水による手洗いを指示
1855	スノー『コレラの伝染様式について』第2版
1858	ナイチンゲール『イギリス陸軍の健康』
1879	『インデックス・メディクス』創刊
1884	パースとジャストローの圧覚論文
1898	フィビゲルの血清療法論文
1925	フィッシャー『研究者のための統計的方法』
1937	エリキシール・スルファニルアミド事件
	ヒル『医学統計の原理』
1938	連邦食品医薬品化粧品法
1948	ストレプトマイシン論文
	フラミンガム心臓研究開始
1954	タバコ・コホート論文
1957	グリューネンタール社がサリドマイドを発売
1958	7か国研究開始
1960s～	大規模コホート研究の流行
1962	キーフォーヴァー・ハリス改訂
1967	ファインスタイン『臨床的判断』
	サケットがマクマスター大学に
1970s～	アメリカでレトリルの流行
1971	MEDLINE公開
1972	コクラン『効果と効率』
	タスキーギ実験中止
1976	豚インフルエンザ事件
1979	カナダ定期健康診断論文
1980	アスピリンのメタアナリシス論文
1980s～	大規模RCTとメタアナリシスの流行
1981	CMAJ「臨床ジャーナルの読みかた」シリーズ開始

1987	ACT-UP 結成
1989	チャーマーズほか『妊娠と出産における有効なケア』
1990s ～	診療ガイドラインが多く作られる
	インターネットが普及する
1991	EBM 論文
1992	オックスフォードにコクランセンター創設
1993	JAMA「ユーザーズガイド」シリーズ開始
1994	ジョン・ラドクリフ病院に EBM センター創設
1995-1996	「エビデンスに基づく医学は指定席へ」論争
1996	CONSORT 論文
1997	PubMed 公開
1998	FDA がハーセプチンを承認
	ウェイクフィールド自閉症論文
1999	サケットがオックスフォード大学を退官
	NICE 創設
	QUOROM 作成
	カッシーラーが NEJM 編集長を退職
2000	キャンベル共同計画発足
2001	イアン・チャーマーズがナイトに
	マンモグラフィ論文問題
2002	イレッサ薬害問題
2003	ヒトゲノム計画完了
2004	GRADE 公開
	ICMJE が臨床試験論文の事前登録を求める
2005	ヨアニディス「なぜ刊行される研究結果のほとんどは偽なのか」
2009	ブラウン首相がスタフォード病院の患者に謝罪
2009-2014	タミフル論争
2010	PCORI 創設
2011	PROSPERO 公開
2012	GSK が 30 億ドルを支払う判決
2018	ゲッチェ事件
2020	COVID-19 のパンデミック
2024	コクラン UK が閉鎖

主な登場人物一覧

アーチボルド（アーチー）・コクラン (1909-1988)

イギリスの医師。第二次世界大戦に従軍したのち疫学分野の業績を積んだ。1972年の著書『効果と効率』はNHSの効率的な運営を目的としてRCTの意義を強調し、ベストセラーになった。イアン・チャーマーズらが1992年に創設したコクランセンターの名前はコクランにちなむ。

—

アルヴァン・ファインスタイン (1925-2001)

アメリカの医師。数学を修めたのち医学に転じた。1960年代以降、合理的な臨床研究とその臨床実践への応用を求める多くの論文と著書を執筆し、デイヴィッド・サケットらとともに臨床疫学と称する知的領域を確立した。しかしサケットおよびその影響下の人々に対して厳しい批判を示すことも多かった。

—

イアン・チャーマーズ (1943-)

イギリスの医師。アーチー・コクランに刺激され、10年にわたる文献調査事業を主導して1989年に『妊娠と出産における有効なケア』を刊行させた。1992年にオックスフォード市にコクランセンターを創設し、翌年には各国から集まった協力者のネットワークから成るコクラン共同計画へと拡張した。1996年の選挙結果によりコクラン共同計画の運営委員を退いたのち、2003年にジェイムズ・リンド・イニシアティブを創設した。

—

オースティン・ブラッドフォード・ヒル (1897-1991)

イギリスの疫学者。1940年代以降の臨床医学が統計的手法を取り入れる動きに大きく貢献した。代表的な業績として、イギリス医学研究委員会（MRC）の一員として加わり1948年に報告したストレプトマイシンの臨床試験、1951年に開始して医師を対象とし喫煙と肺癌の関連を確認したコホート研究、1965年の論文で提唱した疫学における因果関係についての基準などがある。

—

ゴードン・ガイアット (1953-)

カナダの医師。心理学を修めたのちマクマスター大学で医学を学び、デイヴィッド・サケットが主導する臨床疫学運動の重要人物になった。1989年

に刊行された『妊娠と出産における有効なケア』に執筆者として加わった。1991年にACPジャーナル・クラブに掲載された論文の題名で、刊行論文としてはじめて「エビデンスに基づく医療」という言葉を使った。1993年にJAMAで始まったシリーズ論文「医学文献ユーザーズガイド」を主導した。

—

ジョン・ヨアニディス (1965-)

アメリカの医師。「メタ研究」と称する多数の論文によって医学研究の問題を指摘している。2005年の「なぜ刊行される研究結果のほとんどは偽なのか」などがきわめて多く引用されている。

—

デイヴィッド・サケット (1934-2015)

アメリカ出身の医師。カナダのマクマスター大学で1967年に創設された臨床疫学・生物統計学部の初代教授を務め、ゴードン・ガイアットを含む多くの著名な論者を輩出したことから「EBMの父」とも呼ばれる。1993年に、イギリスのオックスフォード市にあったコクランセンターを拡張する形で発足したコクラン共同計画の初代運営委員長になった。1994年にはカナダを離れてオックスフォード大学に移籍し、同年オックスフォード大学の教育病院であるジョン・ラドクリフ病院に創設されたEBMセンターの初代ディレクターになった。1999年にオックスフォード大学を退官してカナダに帰ったのちも意欲的な教育・執筆活動を続けた。

—

トマス・チャーマーズ (1917-1995)

アメリカの医師。1970年代にRCTの、1980年代にメタアナリシスの意義を強調した。「最初の患者をランダム化せよ」「対照群にランダム割り付けされたことで利益を得たかもしれない患者がどれほど多いかを知りたければ、破棄された治療の墓場を調べてみるだけでよい」といった格言で記憶されている。イギリスのイアン・チャーマーズ主導のもとで1989年に刊行された『妊娠と出産における有効なケア』にも執筆者として加わった。

—

トリシャ・グリーンハル (1959-)

イギリスの医師。ゴードン・ガイアットが主導するシリーズ論文「医学文献ユーザーズガイド」に執筆者として加わったのち、1997年に初版が刊行された著書『論文の読みかた』がベストセラーになった。その反面、1998年のブライアン・ハーウィッツとの共編著『ナラティブ・ベイスト・メディスン』ほか、「EBM」に対する批判も多く記している。

—

ピーター・ゲッチェ (1949-)

デンマークの医師。製薬企業に勤めたのち医師になった。イアン・チャー

マーズらが1992年に創設したコクランセンターに賛同を示し、1993年にノルディック・コクランセンターの初代ディレクターになるとともに国際ネットワークとしてのコクラン共同計画(のちのNPOコクラン)の発足に参加した。代表的な研究業績として、プラセボについて、マンモグラフィによるスクリーニングについてのシステマティックレビューがある。2013年の著書『死に至る医療と組織的犯罪』のように、薬剤の潜在的な害を強調して製薬産業を批判する論でも知られる。2018年にNPOコクランから追放された。

—

リチャード・ドール (1912-2005)

イギリスの疫学者。1950年代にオースティン・ブラッドフォード・ヒルとともに行った喫煙と肺癌の関連についての疫学研究で知られる。1991年にヒルの死亡記事の中で、ヒルが加わり1948年に報告されたストレプトマイシンの臨床試験を「初の適切に対照をとられた比較試験」と位置づけた。

—

リチャード・ピートー (1943-)

イギリスの疫学者。オースティン・ブラッドフォード・ヒル、リチャード・ドールとともに、1951年に開始した喫煙と肺癌の関連についての研究の長期的結果を報告した。1980年に心筋梗塞後のアスピリンの効果についてのメタアナリシスを匿名でランセットの社説として報告した。1980年代にメタアナリシスと臨床試験の大規模化を支持する議論を展開した。

—

リチャード・ホートン (1961-)

ランセットの編集長。1995年の就任以来長期にわたって在任している。その間、またさらに前から一貫して、EBM運動には批判的である。

医学雑誌歴代編集長一覧

Annals of Internal Medicine

アメリカ内科学会が世界的に刊行している医学誌。1990年に共同編集長に就任したロバート・フレッチャーとスザンヌ・フレッチャーは、デイヴィッド・サケットやアルヴァン・ファインスタインによる臨床疫学運動の継承者にあたる。本誌は両共同編集長のもとで1991年に増刊号『ACPジャーナル・クラブ』を創刊した。ACPジャーナル・クラブはサケットの影響下にあったカナダのマクマスター大学に編集部を置き、1991年3月号に掲載したゴードン・ガイアットの1ページの論文により、医学誌の中ではじめて「エビデンスに基づく医学」という言葉を使った。2019年に本誌に掲載されたガイアットらの一連の論文は赤肉論争の発端となった。

—

BMJ

イギリス医師会が世界的に刊行している医学誌。誌名は1988年の改称前はBritish Medical Journalの略称だったが、改称によって正式名称になった。総合臨床医学誌の中でもっとも多く引用されるもののひとつ。1948年のストレプトマイシン論文、1954年のタバコ・コホート論文、1996年のデイヴィッド・サケットによる「エビデンスに基づく医学」の再定義などの重要論文を掲載した。2009年以降のタミフル論争の場ともなった。

—

CMAJ

Canadian Medical Association Journal。カナダ医師会が世界的に刊行している医学誌。1979年の定期健康診断のレビュー論文や、1981年に始まった「臨床ジャーナルの読みかた」シリーズなど、デイヴィッド・サケットの重要な論文を掲載した。

—

JAMA

Journal of American Medical Association。アメリカ医師会が世界的に刊行している医学誌。総合臨床医学誌の中でもっとも多く引用されるもののひとつ。1993年に始まった「医学文献ユーザーズガイド」シリーズの連載によって「エビデンスに基づく医学」という言葉を周知させた。

—

NEJM

New England Journal of Medicine。アメリカのマサチューセッツ医師会が世

界的に刊行している医学誌。総合臨床医学誌の中でもっとも多く引用されるもののひとつ。1980年代に編集長を務めたアーノルド・レルマンは医療産業複合体という造語によって医学が資本主義に取り込まれることを警告したが、2000年にジェフリー・ドレイズン編集長が就任して以来NEJM自体の商業化が指摘されている。

—

ランセット

総合臨床医学誌の中でもっとも多く引用されるもののひとつ。発行者は学術出版のグローバル企業であるエルゼビア社。イギリスで創刊され、現在もロンドンの編集部を中心としてイギリス国内の話題を主に扱うが、海外編集部をも有し、BMJなどと比べて外国の話題も積極的に取り上げている。1995年にリチャード・ホートンが編集長に就任してまもなく、「エビデンスに基づく医学」運動に対する辛辣な批判の社説を掲載したことが、翌年のBMJでの再定義につながった。

1990年代以降のNEJM、ランセット、JAMA、BMJ、アナルズの編集長

1990年の行は年初時点での編集長を、以後の行はその年に新しく就任した編集長を示す。ロバート・フレッチャーとスザンヌ・フレッチャーは共同編集長。＊は女性。

	NEJM	ランセット	JAMA	BMJ	アナルズ
1990	アーノルド・レルマン (1977-)	ゴードン・リーヴズ (1988-1990)、ロビン・フォックス	ジョージ・ランドバーグ (1982-)	スティーヴン・ロック (1975-)	エドワード・ヒュース (1971-1990)、ロバート・フレッチャーと＊スザンヌ・フレッチャー
1991	ジェローム・カッシーラー			リチャード・スミス	
1995		リチャード・ホートン			フランク・ダヴィドフ
1999	＊臨時編集長マーシャ・エンジェル				
2000	ジェフリー・ドレイズン		＊キャサリン・ディアンジェリス		
2001					ハロルド・ソックス
2004				編集長代理 カムラン・アバシ	
2005				＊フィオナ・ゴドリー	
2009					＊クリスティーン・レイン
2011			ハワード・バウヒナー		
2019	エリック・ルービン				
2021			暫定編集長フィル・フォンタナローザ		
2022			＊カーステン・ビビンス＝ドミンゴ	カムラン・アバシ	

図表一覧

表題とともに出典を示す。

第一部（図）

図 1-1：スイスのコルソーで出土した、紀元前 3500 年ごろとされる人骨
Rama, CC BY-SA 3.0 FR, via Wikimedia Commons.

図 1-2：ヴェサリウスが描いた 5 葉の肝臓
Wellcome Images, CC BY 4.0, via Wikimedia Commons.

図 1-3：学術書の種類の一覧表
ホッブズ．角田安正 訳．リヴァイアサン 1：第 9 章．光文社古典新訳文庫（Kindle 版）；2014.

図 1-4：1841 年から 1848 年のウィーン産科病院第 1 病棟と第 2 病棟における産褥熱による死亡率（死亡数 / 出生数）
Semmelweis I, Carter KC. The etiology, concept, and prophylaxis of childbed fever. University of Wisconsin Press; 1983: 64. https://archive.org/details/etiologyconcepta0000unse

図 1-5：スクタリでの死亡数を示すグラフ
Florence Nightingale. Public domain via Wikimedia Commons.

図 1-6：1857 年刊のメアリ・カウデン・クラーク『フロレンス・ナイチンゲール』に使われたナイチンゲール像
Florence Nightingale by Charles Staal, engraved by G. H. Mote. Public domain via Wikimedia Commons.

図 1-7：インドによくあった汚物溜めの図解
F・ナイチンゲール．湯槇ます 監修．薄井坦子 他訳．ナイチンゲール著作集 第 3 巻．現代社；1977：16.

図 1-8：スノー『コレラの伝染様式について』第 2 版に綴じ込まれた地図（部分）
Snow-cholera-map-1. Public domain via Wikimedia Commons.

図 1-9：1854 年のブロード・ストリート周囲のコレラによる死者数推移
『コレラの伝染様式について』で報告されている数値をもとに作成した。
Snow J. On the Mode of Communication of Cholera, 2nd edn. John Churchill; 1855: 49.

図 1-10：フィッシャーがランダム割り付けの例とした図
R・A・フィッシャー．遠藤健児 他訳．研究者のための統計的方法．森

北出版；1970：208 表 57.

図 1-11：イングランドとウェールズにおける、呼吸器結核による平均年間死亡率
McKeown T. The role of medicine: Dream, mirage or nemesis?. Nuffield Trust; 1976: 81.

図 1-12：1962 年 8 月 7 日 ジョン・F・ケネディ大統領から大統領特別連邦市民功労賞を受け取るフランシス・ケルシー
Frances Oldham Kelsey and John F. Kennedy. Public domain via Wikimedia Commons.

図 1-13a：1900 年から 2018 年のアメリカにおける出生時平均余命
Bastian B, et al. Mortality trends in the United States, 1900–2018. National Center for Health Statistics. 2020.

図 1-13b：1900 年から 2018 年のアメリカにおける 5 種の死因の年齢調整死亡率
Bastian B, et al. Mortality trends in the United States, 1900–2018. National Center for Health Statistics. 2020.

図 1-14：ヴェン図の例
Watchduck. Public domain via Wikimedia Commons.

図 1-15：因果関係の証拠の強さ
Fletcher RH, et al. Clinical Epidemiology: The Essentials, 4th edn. Lippincott Williams & Wilkins; 2005: 200.

図 1-16：システマティックレビューにおける効果の推定値の信頼区間とその解釈の例
著者作図

図 1-17：イマチニブ（左）とトラスツズマブ（右）の分子構造模型
Imatinib structure by Jovan Gec. CC BY-SA 4.0 via Wikimedia Commons. Trastuzumab Fab-HER2 complex 1N8Z by Fvasconcellos. Public domain via Wikimedia Commons.

図 1-18：架空のファンネルプロット
Funnelplot by Nousernamesleft. Public domain via Wikimedia Commons.

—

第一部（表）

表 1-1：因果関係を決定する際の個々の診断的検査の重み
How to read clinical journals: IV. To determine etiology or causation. Can Med Assoc J 1981; 124: 985-990.

表 1-2：エビデンスのレベルと推奨のグレードの関係
Sackett DL. Rules of evidence and clinical recommendations on the use of

antithrombotic agents. Chest 1986; 89 Suppl: 2S-3S.

表 1-3：有益な治療を無益または有害でさえある治療から見分けるための 6 点の目印

Sackett DL, et al. Clinical Epidemiology: A Basic Science for Clinical Medicine, 1st edn. Little Brown & Co; 1985: 193.

表 1-4：治療についての論文の読者へのガイド

Guyatt GH, et al. Evidence-Based Medicine Working Group. Users' guides to the medical literature. II. How to use an article about therapy or prevention. A. Are the results of the study valid?. JAMA 1993; 270: 2598-2601.

表 1-5：特定の開始時のリスクに対する推奨のグレード

Guyatt GH, et al.; Evidence-Based Medicine Working Group. Users' guides to the medical literature. IX. A method for grading health care recommendations. JAMA 1995; 274: 1800-1804.

表 1-6：2008 年と 2011 年のエビデンスの質の定義

訳文は相原守夫．診療ガイドラインのための GRADE システム 第 3 版．中外医学社；2018：38.

表 1-7：リスク分類別の治療効果の架空の例

著者作図

—

第二部 (図)

図 2-1：1846 年にマサチューセッツ総合病院で行われた公開手術

Ether Day, or The First Operation with Ether by Robert C. Hinckley. Public domain via Wikimedia Commons.

図 2-2：文献の批判的吟味の習得を示すキューブ

Sackett DL, et al. Clinical Epidemiology: A Basic Science for Clinical Medicine, 1st edn. Little Brown & Co; 1985: 337. Figure 14-2 および本文をもとに作成

図 2-3：『臨床疫学』初版の巻末付録

Sackett DL, et al. Clinical Epidemiology: A Basic Science for Clinical Medicine, 1st edn. Little Brown & Co; 1985.

図 2-4：1931 年から 1971 年にかけての、イングランドとウェールズの男女別年齢階級別死亡率

Teeling Smith G, et al., eds. Medicines for the year 2000. Office of Health; 1979: 3.

図 2-5：初期のコクラン共同計画のロゴ

The Cochrane Library(1998 web archive). https://web.archive.org/web/19980109184053/http://cochrane.co.uk/

図 2-6：コクラン共同計画の公式ウェブサイト（http://www.cochrane.org/）に掲載されたロゴの変化
Cochrane Collaboration(2003 web archive). https://web.archive.org/web/20031207181316/http://www.cochrane.org/index0.htm
Cochrane Collaboration(2006 web archive). https://web.archive.org/web/20060506033456/http://www.cochrane.org/index.htm

図 2-7：学術出版の三重取り
著者作図

図 2-8：ロラタジン（左）、デスロラタジン（中央）、ルパタジン（右）
Loratadine by Harbin. Public domain via Wikimedia Commons.
Desloratadine by Fvasconcellos 19:56, 1 May 2007 (UTC). Public domain via Wikimedia Commons.
Rupatadine by NadirSH. Public domain via Wikimedia Commons.

図 2-9：セチリジンの光学異性体
Acdx, CC BY-SA 3.0, via Wikimedia Commons.

図 2-10：2022 年の子宮頸癌による年齢調整死亡率の国ごと推定値
IARC. https://gco.iarc.fr/today/en/dataviz/maps-heatmap?mode=population&types=1&sexes=2&cancers=23

—

第二部（表）

表 2-1：先週、患者に関する文献読書に何分費やしたか？
Sackett DL 他．久繁哲徳 監訳．根拠に基づく医療：EBM の実践と教育の方法．オーシーシー・ジャパン；1999：9.

表 2-2：イングランドとウェールズにおける 1959 年から 1969 年にかけての死因別標準化死亡比の推移
Cochrane AL. Effectiveness and Efficiency: Random Reflections on Health Services. Nuffield Provincial Hospitals Trust; 1972: 15.

表 2-3：『妊娠と出産における有効なケア』および 1990 年の論文にあるメタアナリシス
Crowley P, et al. The effects of corticosteroid administration before preterm delivery: an overview of the evidence from controlled trials. Br J Obstet Gynaecol 1990; 97: 11-25.

表 2-4：研究の特徴から計算される陽性的中率
Ioannidis JP. Why most published research findings are false. PLoS Med 2005;

2: e124.

表 2-5：2010 年代にガイアットが著者に加わった論文とそれに対する批判の例
著者作成

表 2-6：PSA によるスクリーニングの利益と害、USPSTF 2012 年版
Moyer VA; U.S. Preventive Services Task Force. Screening for prostate cancer: U.S. Preventive Services Task Force recommendation statement. Ann Intern Med 2012; 157: 120-134. から抜粋し一部表現を変えた。

表 2-7：PSA によるスクリーニングの利益と害、USPSTF 2018 年版
Grossman DC, et al.; US Preventive Services Task Force. Screening for Prostate Cancer: US Preventive Services Task Force Recommendation Statement. JAMA 2018; 319: 1901-1913. から抜粋し一部表現を変えた。

—

第三部（図）

図 3-1：子供に牛痘接種を行うジェンナーの像
Edward Jenner. Photograph of a sculpture by Giulio Monteverde. Public Domain Mark via Wellcome Collection.

図 3-2：ルーク・フィルズ「医師」
Luke Fildes (1891) The Doctor. Public domain via Wikimedia Commons.

—

第三部（表）

表 3-1：すべての医療行為と患者管理戦略に対するエビデンスとコンセンサスの分布の仮説
Field MJ, et al., eds. Guidelines for Clinical Practice: From Development to Use. National Academies Press; 1992: 34.

参照文献

序

1. Howick J, et al. Most healthcare interventions tested in Cochrane Reviews are not effective according to high quality evidence: a systematic review and meta-analysis. J Clin Epidemiol 2022; 148: 160-169.
2. ダニエル・J・ブーアスティン．星野郁美ほか 訳．幻影（イメジ）の時代―マスコミが製造する事実．東京創元社；1964.

第一部

1. Kiple KF, ed. Cambridge World History of Human Disease. Cambridge University Press; 1993: 248.
2. 相原守夫 訳．医学文献ユーザーズガイド―根拠に基づく診療のマニュアル 第 3 版．中外医学社；2018：14.
3. 小川政恭 訳．ヒポクラテス 古い医術について．岩波文庫；1963：63.
4. Lewis EJ. Ancient clinical trials. N Engl J Med 2003; 348: 83-84.
5. 聖書協会共同訳．ダニエル書 1 章 ; 10-16.
6. Rankin AM. The poison trials: wonder drugs, experiment, and the battle for authority in Renaissance science. University of Chicago Press; 2021: 23.
7. Rankin AM. The poison trials: wonder drugs, experiment, and the battle for authority in Renaissance science. University of Chicago Press; 2021: 28.
8. Cicero MT. Of the Nature of the Gods. William Pickering; 1829.
9. Porter R. The greatest benefit to mankind: A medical history of humanity from antiquity to the present, Kindle edn. Fontana Press; 2017: 156.
10. ダンテ．三浦逸雄 訳．天国篇第 12 歌．神曲【全三篇 合本版】．角川ソフィア文庫；2016.
11. Coulton GG. From St. Francis to Dante. David Nutt; 1906: 242-243.
12. Rankin AM. The poison trials: wonder drugs, experiment, and the battle for authority in Renaissance science. University of Chicago Press; 2021: 33.
13. Chalmers I. Why the 1948 MRC trial of streptomycin used treatment allocation

based on random numbers. J R Soc Med 2011; 104: 383-386.

14. Rankin AM. The poison trials: wonder drugs, experiment, and the battle for authority in Renaissance science. University of Chicago Press; 2021: 51.

15. Donaldson IM. Ambroise Paré's accounts of new methods for treating gunshot wounds and burns. J R Soc Med 2015; 108: 457-461.

16. Van Helmont JB. Ortus medicinæ: Id est Initia physicæ inaudita. Progressus medicinae novus, in morborum ultionem, ad vitam longam [The dawn of medicine: That is, the beginning of a new Physic. A new advance in medicine, a victory over disease, to (promote) a long life]. Apud Ludovicum Elzevirium; 1648: 526-527. https://www.jameslindlibrary.org/van-helmont-jb-1648/

17. Porter R. The greatest benefit to mankind: A medical history of humanity from antiquity to the present, Kindle edn. Fontana Press; 2017: 253.

18. Zampieri F, et al. Andreas Vesalius' Tabulae anatomicae sex (1538) and the seal of the American College of Cardiology. J Am Coll Cardiol 2014; 63: 694-695.

19. Morens DM. Death of a president. N Engl J Med 1999; 341: 1845-1849.

20. Porter R. The greatest benefit to mankind: A medical history of humanity from antiquity to the present, Kindle edn. Fontana Press; 2017: 372.

21. Porter R. The greatest benefit to mankind: A medical history of humanity from antiquity to the present, Kindle edn. Fontana Press; 2017: 389 (note).

22. Roncalli Amici R. The history of Italian parasitology. Vet Parasitol 2001; 98: 3-30.

23. al-Razi (10th century CE; 4th century AH). Kitab al-Hawi fi al-tibb [The comprehensive book of medicine]. https://www.jameslindlibrary.org/al-razi-10th-century-ce-4th-century-ah/

24. Ben Cao Tu Jing (11th century). Atlas of Materia Medica. Song Dynasty (960-1279). https://www.jameslindlibrary.org/ben-cao-tu-jing-11th-century/

25. 清少納言．枕草子．第 25 段．

26. Orenstein WA, et al., eds. Plotkin's Vaccines, 8th edn. Elsevier; 2024: 139-140.

27. Orenstein WA, et al., eds. Plotkin's Vaccines, 8th edn. Elsevier; 2024: 141.

28. オリヴィエ・レイ．池畑奈央子 訳，原俊彦 監修．統計の歴史．原書房；2020：106-109.

29. Boylston AW. Clinical investigation of smallpox in 1767. N Engl J Med 2002; 346: 1326-1328.

30. スティーブン・R・バウン．中村哲也 監修，小林政子 訳．壊血病：医学の謎

に挑んだ男たち．国書刊行会；2014：87.

31. Chalmers I. The James Lind Initiative. J R Soc Med 2003; 96: 575-576.

32 Baron JH. Sailors' scurvy before and after James Lind – a reassessment. Nutr Rev 2009; 67: 315-332.

33. スティーブン・R・バウン．中村哲也 監修，小林政子 訳．壊血病：医学の謎に挑んだ男たち．国書刊行会；2014：114.

34. スティーブン・R・バウン．中村哲也 監修，小林政子 訳．壊血病：医学の謎に挑んだ男たち．国書刊行会；2014：137-142.

35a. Porter R. The greatest benefit to mankind: A medical history of humanity from antiquity to the present, Kindle edn. Fontana Press; 2017: 412.

35b. Porter R. The greatest benefit to mankind: A medical history of humanity from antiquity to the present, Kindle edn. Fontana Press; 2017: 631.

36. ウィリアム・H・マクニール．佐々木昭夫 訳．疫病と世界史（上下合本）．中央公論新社；2020.

37. Farley J. Bilharzia: a history of imperial tropical medicine. Cambridge University Press; 1991: 14.

38. Porter R. The greatest benefit to mankind: A medical history of humanity from antiquity to the present, Kindle edn. Fontana Press; 2017: 741.

39. 酒井シヅ．病が語る日本史．講談社学術文庫；2008：176-177.

40. Semmelweis I, Carter KC. The etiology, concept, and prophylaxis of childbed fever. University of Wisconsin Press; 1983: 64. https://archive.org/details/etiologyconcepta0000unse

41. Semmelweis I, Carter KC. The etiology, concept, and prophylaxis of childbed fever. University of Wisconsin Press; 1983: 88. https://archive.org/details/etiologyconcepta0000unse

42. Porter R. The greatest benefit to mankind: A medical history of humanity from antiquity to the present, Kindle edn. Fontana Press; 2017: 504-505.

43. Arnott JM. Royal medical and chirurgical society. Lancet 1848; 52: 642-644.

44. Routh CH. On the Causes of the Endemic Puerperal Fever of Vienna. Med Chir Trans 1849; 32: 27-40.

45. Hallett C. The attempt to understand puerperal fever in the eighteenth and early nineteenth centuries: the influence of inflammation theory. Med Hist 2005; 49: 1-28.

46. Nightingale F. Introductory notes on lying-in institutions: together with a proposal for organising an institution for training midwives and midwifery nurses. Longmans, Green, and Co.; 1871: 61.

47. McDonald L. Florence Nightingale: Maternal Mortality and Gender Politics. In: The Collected Works of Florence Nightingale. University of Guelph. https://cwfn.uoguelph.ca/nursing-health-care/maternal-mortality-gender-politics/

48. リン・マクドナルド．金井一薫 監訳．実像のナイチンゲール．現代社；2015：172.

49. Downs J. Maladies of Empire. Harvard University Press; 2021: 164.

50. McDonald L, ed. Florence Nightingale: The Nightingale School: Collected Works of Florence Nightingale, Volume 12. Wilfrid Laurier University Press; 2009: 28-29.

51. イアン・ハッキング．石原英樹 他訳．偶然を飼いならす―統計学と第二次科学革命．木鐸社；1999：5.

52. Powell J, Royal Statistical Society. Statistical illustrations of the territorial extent and population, rental, taxation, finances, commerce, consumption, insolvency, pauperism, and crime, of the British Empire. E. Wilson; 1827.

53. オリヴィエ・レイ．池畑奈央子 訳，原俊彦 監修．統計の歴史．原書房；2020：91.

54. McDonald L, ed. Florence Nightingale: The Crimean War: Collected Works of Florence Nightingale, Volume 14, Kindle edn. Wilfrid Laurier University Press; 2011: 980-987.

55. F・ナイチンゲール．薄井坦子 他訳．インド駐在陸軍の衛生．湯槇ます 監修．ナイチンゲール著作集 第3巻．現代社；1977：72-73.

56. Farley J. Bilharzia: a history of imperial tropical medicine. Cambridge University Press; 1991: 113.

57. F・ナイチンゲール．薄井坦子 他訳．女性による陸軍病院の看護．湯槇ます 監修．ナイチンゲール著作集 第1巻 第2版．現代社；1983：49.

58. F・ナイチンゲール．薄井坦子 他訳．女性による陸軍病院の看護．湯槇ます 監修．ナイチンゲール著作集 第1巻 第2版．現代社；1983：97.

59. McDonald L, ed. Florence Nightingale: The Nightingale School: Collected Works of Florence Nightingale, Volume 12. Wilfrid Laurier University Press; 2009: 112.

60. Snow SJ. John Snow: the making of a hero?. Lancet 2008; 372: 22-23.

61. Jackson L. Maps and legends. Lancet 2013; 381: 1265-1266.

62. TIMES dated August 1, 1854.

63. Morens DM. Snow and the Broad Street pump: a rediscovery. Lancet 2000; 356: 1688-1689.

64. Snow J. On the Mode of Communication of Cholera. John Churchill; 1849: 23.

65. Porter R. The greatest benefit to mankind: A medical history of humanity from antiquity to the present, Kindle edn. Fontana Press; 2017: 503-504.

66. Tulane University School of Public Health and Tropical Medicine. SCHOOL OF PUBLIC HEALTH AND TROPICAL MEDICINE: A TIMELINE. https://cdn.knightlab.com/libs/timeline3/latest/embed/index.html?source=15TW9gVec05JdbAxBhr4jbaSYss15UudKnf7s-Te7Vy4

67. London School of Hygiene & Tropical Medicine. Historical timeline. https://www.lshtm.ac.uk/research/research-action/lshtm-120/historical-timeline

68. Harvard T.H. Chan School of Public Health. Department of Epidemiology: Department History. https://www.hsph.harvard.edu/epidemiology/about-the-department/department-history/

69. Lachenal G. The Doctor Who Would Be King. Duke University Press; 2022.

70. Peirce CS, Jastrow J. On small differences in sensation. Mem Nat Acad Sci 1884; 3: 73-83.

71. Horton R. A manifesto for reading medicine. Lancet 1997; 349: 872-874.

72. Pearson K. On the criterion that a given system of deviations from the probable in the case of a correlated system of variables is such that it can be reasonably supposed to have arisen from random sampling. In: London, Edinburgh, and Dublin Philosophical Magazine and Journal of Science, Series 5. Taylor & Francis 1990; 50: 157-175.

73. Stigler SM. Mathematical Statistics in the Early States. Ann Statist 1978; 6: 239-265.

74. Hacking I. Telepathy: Origins of Randomization in Experimental Design. Isis 1988; 79: 427-451.

75. イアン・ハッキング．石原英樹 他訳．偶然を飼いならす―統計学と第二次科学革命．木鐸社；1999：305.

76. イアン・ハッキング．石原英樹 他訳．偶然を飼いならす―統計学と第二次科学革命．木鐸社；1999：83.

77. Richet C. La suggestion mentale et le calcul des probabilités. Revue Philosophique de la France et de l'Étranger 1884; T. 18: 609-674.

78. Arbuthnot J. An argument for Divine Providence, taken from the constant regularity observed in the births of both sexes. Philosophical Transactions of the Royal Society of London 1710; 27: 186-190.

79. Hamilton AL. Dissertatio Medica lnauguralis De Synocho Castrensi [Inaugural medical dissertation on camp fever]. J Ballantyne; 1816.

80. Rosner L. The Most Beautiful Man in Existence: The Scandalous Life of Alexander Lesassier. University of Pennsylvania Press; 1999.

81. Morabia A. Pierre-Charles-Alexandre Louis and the evaluation of bloodletting. J R Soc Med 2006; 99: 158-160.

82. イアン・ハッキング．石原英樹 他訳．偶然を飼いならす—統計学と第二次科学革命．木鐸社；1999：120.

83. Dowling WC. Oliver Wendell Holmes in Paris: medicine, theology, and the Autocrat of the breakfast table. University Press of New England; 2006: 55-82.

84. Chen TT. History of Statistical Thinking in Medicine. In: Ying Lu, et al., eds. Advanced Medical Statistics, 2nd edn. World Scientific; 2015: 3-19.

85a. Fenger CF. 'Om den numeriske Methode'. UFL 1839; 1: 305-315.

85b. Fenger CF. 'Om den numeriske Methode'. UFL 1839; 1: 321-325.

86. West C. Lectures on the Diseases of Infancy and Childhood, 3rd edn. Longman, Brown, Green and Longmans, London; 1884: 600.

87. New England Journal of Medicine. About NEJM. https://www.nejm.org/about-nejm/about-nejm

88. LANCET. About The Lancet Group. https://www.thelancet.com/about-us

89. BMJ. History of The BMJ. https://www.bmj.com/about-bmj/history-of-the-bmj

90. JAMA. For Authors. https://jamanetwork.com/journals/jama/pages/for-authors

91. Beddoes T. A letter to the Right Honourable Sir Joseph Banks, Bart. P. R. S., on the causes and removal of the prevailing discontents, imperfections, and abuses, in medicine. Richard Phillips; 1808.

92. Goodman KW. Ethics and Evidence-Based Medicine: Fallibility and Responsibility in Clinical Science. Cambridge University Press; 2002: 4-5.

93a. Wyckoff J, et al. Ttherapeutic value of digitalis in pneumonia. JAMA 1930; 95: 1243-1249.

93b. Snodgrass WR, et al. Sulphanilamide in the Treatment of Erysipelas. Br Med J 1937; 2: 1156-1159.

93c. Hogarth JC. Para-benzylaminobenzene-sulphonamide in Scarlet Fever. Br Med J 1937; 2: 1160-1162.

93d. Diehl HS, et al. Cold vaccines: an evaluation based on a controlled study. JAMA 1938; 111: 1168-1173.

93e. Tyler DB. The influence of a placebo, body position and medication on motion sickness. Am J Physiol 1946; 146: 458-466.

93f. Robinson M. Hormonal treatment of deficient lactation; results with crude anterior-pituitary extract. Lancet 1947; 250: 90-92.

93g. Robinson M. Hormones and lactation: dried thyroid gland. Lancet 1947; 2: 385-387.

93h. McCord J. A thirty-year follow-up of treatment effects. Am Psychol 1978; 33: 284-289.

94. Fibiger J. Om serumbehandling af difteri [On treatment of diphtheria with serum]. Hospitalstidende 1898; 6: 309-325, 337-50.

95. Hróbjartsson A, et al. The controlled clinical trial turns 100 years: Fibiger's trial of serum treatment of diphtheria. BMJ 1998; 317: 1243-1245.

96. Wanscher O. Om Diphteritis og Croup - særligt med hensyn til Tracheostomien ved samme. [On diphtheria and croup - especially regarding tracheostomy in this condition]. Kjøbenhavn; 1877: 67-68.

97. Sørensen S. Forsøg med Serumterapi ved Difteritis. Hospitalstidende 1896; 4: 621-628.

98. Porter R. The greatest benefit to mankind: A medical history of humanity from antiquity to the present, Kindle edn. Fontana Press; 2017: 598.

99. Behring S. Ueber das Zustandekommen der Diphtherie-Immunität und der Tetanus-Immunität bei Thieren. [in German] Dtsch Med Wochenschr 1890; 49: 1113-1114.

100. Bullock FD, et al. Experimental "Carcinomata" of Animals and their Relation to True Malignant Tumors. J Cancer Res 1918; 3: 227-273.

101. Cramer W. Papillomatosis in the Forestomach of the Rat and its Bearing on the Work of Fibiger. Am J Cancer 1937; 31: 537-555.

102. Yamagiwa K, Ichikawa K. Experimental Study of the Pathogenesis of Carcinoma. J Cancer Res 1918; 3: 1-29.

103. Nobel Prize organisation. Nomination archive: Katsusaburo Yamagiwa. https://www.nobelprize.org/nomination/archive/show_people.php?id=10342

104. ジェイムズ・C・モア．大脇幸志郎 訳．ホノルル ペストの火：1900年チャイナタウン炎上事件．生活の医療社；2021：262-264.

105. ジェイムズ・C・モア．大脇幸志郎 訳．ホノルル ペストの火：1900年チャイナタウン炎上事件．生活の医療社；2021：281-282.

106. Choksy KB. On recent progress in the serumtherapy of plague. Br Med J 1908; 1: 1282-1284.

107. R･A･フィッシャー．遠藤健児 他訳．研究者のための統計的方法．森北出版；1970：208.

108. Fisher RA, Design of Experiments, 9th edn. Hafner; 1971: 11-17.

109. Amberson JB Jr, et al. A Clinical Trial of Sanocrysin in Pulmonary Tuberculosis. Am Rev Tuberc 1931; 24: 401-435.

110. STREPTOMYCIN treatment of pulmonary tuberculosis: A Medical Research Council Investigation. Br Med J 1948; 2: 769-782.

111. ベン・ゴールドエイカー．忠平美幸 他訳．悪の製薬．青土社；2015：296.

112. STREPTOMYCIN treatment of pulmonary tuberculosis: A Medical Research Council Investigation. Br Med J 1948; 2: 780.

113. STREPTOMYCIN treatment of pulmonary tuberculosis: A Medical Research Council Investigation. Br Med J 1948; 2: 769.

114. Bell JA. Pertussis Prophylaxis with Two Doses of Alum-Precipitated Vaccine. Public Health Rep (1896) 1941; 56: 1535-1580.

115a. Doll R, et al. Smoking and carcinoma of the lung; preliminary report. Br Med J 1950; 2: 739.

115b. Doll R, et al. The mortality of doctors in relation to their smoking habits: A preliminary report. Br Med J 1954; 1: 1451.

116. Obituary. Lancet 1991; 337: 1154.

117. Doll R. Controlled trials: the 1948 watershed. BMJ 1998; 317: 1217-1220.

118. R･A･フィッシャー．遠藤健児 他訳．研究者のための統計的方法．森北出版；1970：209.

119. STREPTOMYCIN treatment of pulmonary tuberculosis: A Medical Research Council Investigation. Br Med J 1948; 2: 770.

120. Schulz KF. Subverting randomization in controlled trials. JAMA 1995; 274: 1456-1458.

121. R･A･フィッシャー．遠藤健児 他訳．研究者のための統計的方法．森北出版；

1970：207.

122. STREPTOMYCIN treatment of pulmonary tuberculosis: A Medical Research Council Investigation. Br Med J 1948; 2: 772.

123. 早期ADでレカネマブのP3が主要評価項目達成「このようなP値見たのは初めて！」．ミクスOnline，2022/09/28．https://www.mixonline.jp/tabid55.html?artid=73686

124. Cochrane AL. Tuberculosis among Prisoners of War in Germany. Br Med J 1945; 2: 656-658.

125. McKeown T, et al. An introduction to social medicine. Blackwell Scientific Publications; 1966.

126. National Institutes of Health. Investigational Three-Month TB Regimen Is Safe but Ineffective, NIH Study Finds. https://www.nih.gov/news-events/news-releases/investigational-three-month-tb-regimen-safe-ineffective-nih-study-finds

127. Bhargava A, et al. Nutritional supplementation to prevent tuberculosis incidence in household contacts of patients with pulmonary tuberculosis in India (RATIONS): a field-based, open-label, cluster-randomised, controlled trial. Lancet 2023; 402: 627-640.

128. NICE: National Institute for Health and Care Excellence. Tuberculosis NICE guideline [NG33]. 2016.

129. Domagk G. Ein Beitrag zur Chemotherapie der bakteriellen Infektionen. [in German] Dtsch Med Wochenschr 1935; 61: 250-253.

130. Jones K. Insulin coma therapy in schizophrenia. J R Soc Med 2000; 93: 147-149.

131. Nobel Prize organisation. Julius Wagner-Jauregg: Facts. https://www.nobelprize.org/prizes/medicine/1927/wagner-jauregg/facts/

132. Carpenter DP. Reputation and power: organizational image and pharmaceutical regulation at the FDA. Princeton University Press; 2010: 1.

133. Carpenter DP. Reputation and power: organizational image and pharmaceutical regulation at the FDA. Princeton University Press; 2010: 86.

134. Carpenter DP. Reputation and power: organizational image and pharmaceutical regulation at the FDA. Princeton University Press; 2010: 92.

135. Macklis RM. Radithor and the era of mild radium therapy. JAMA 1990; 264: 614-618.

136. Carpenter DP. Reputation and power: organizational image and pharmaceutical regulation at the FDA. Princeton University Press; 2010: 157.

137. Carpenter DP. Reputation and power: organizational image and pharmaceutical regulation at the FDA. Princeton University Press; 2010: 113.

138. Grünenthal. Der Contergan-Skandal: Eine Tragödie und ihre Geschichte [in German]. https://www.contergan-skandal.de/der-contergan-skandal

139. Emanuel M, et al. Thalidomide and its sequelae. Lancet 2012; 380: 781-783.

140. Ling GM, et al. Convulsive effects of tranylcypromine and imipramine in combination. Lancet 1961; 278: 1262.

141. Thalidomide and Congenital Malformations. Can Med Assoc J 1962; 86: 462-463.

142. Yarrow A. Smoking by schoolchildren. Lancet 1961; 278: 1358.

143. Lenz W, et al. Thalidomide and congenital abnormalities. Lancet 1962; 279: 45-46.

144. Frances Oldham Kelsey, FDA scientist who kept thalidomide off U.S. market, dies at 101. The Washington Post, dated August 7, 2015. https://www.washingtonpost.com/national/health-science/frances-oldham-kelsey-heroine-of-thalidomide-tragedy-dies-at-101/2015/08/07/ae57335e-c5da-11df-94e1-c5afa35a9e59_story.html

145. Carpenter DP. Reputation and power: organizational image and pharmaceutical regulation at the FDA. Princeton University Press; 2010: 242.

146. Carpenter DP. Reputation and power: organizational image and pharmaceutical regulation at the FDA. Princeton University Press; 2010: 245-253.

147. Council Directive 65/65/EEC of 26 January 1965 on the approximation of provisions laid down by Law, Regulation or Administrative Action relating to proprietary medicinal products. https://eur-lex.europa.eu/legal-content/EN/TXT/HTML/?uri=CELEX:31965L0065

148. Prime Minister of Australia. National apology to thalidomide survivors and their families. 29 November 2023. https://www.pm.gov.au/media/national-apology-thalidomide-survivors-and-their-families

149. Ragg M. Australia: McBride guilty of scientific fraud. Lancet 1993; 341: 550.

150. Fleming DM, et al. Debendox in early pregnancy and fetal malformation. Br Med J (Clin Res Ed) 1981; 283: 99-101.

151. Daly J. Evidence-Based Medicine and the Search for a Science of Clinical Care. University of California Press; 2005: 26.

152. Feinstein AR. Clinical Epidemiology: The Architecture of Clinical Research. W.B. Saunders Company; 1985: 689.

153. Edelman DA. DES/diethylstilbestrol: New perspectives. MTP Press; 1986.

154. Beecher HK. Ethics and clinical research. N Engl J Med 1966; 274: 1354-1360.

155. Corti C. A History of Smoking. Bracken Books; 1996: 252.

156. Lombard HL, et al. Cancer Studies in Massachusetts: Habits, Characteristics and Environment of Individuals with and without Cancer. N Engl J Med 1928; 198: 481-487.

157. Hoffman FL. Cancer and smoking habits. Ann Surg 1931; 93: 50-67.

158. Müller FH. Tabakmissbrauch und Lungencarcinom. Z Krebsforsch 1939; 49: 57-85.

159. Wynder EL, et al. Tobacco smoking as a possible etiologic factor in bronchiogenic carcinoma: A study of 684 proved cases. J Am Med Assoc 1950; 143: 329-336.

160. ロバート・N・プロクター．宮崎尊 訳．健康帝国ナチス．草思社；2015：291．

161. Duvillard EE. Analyse et tableaux de l'influence de la petite vérole sur la mortalité à chaque âge: et de celle qu'un préservatif tel que la vaccine peut avoir sur la population et la longévité. Impr Impériale; 1806: 4.

162. National Survey of Health and Development. History of the NSHD. https://nshd.mrc.ac.uk/about-us/history-of-the-nshd/

163. Dawber TR, et al. Coronary heart disease in the Framingham study. Am J Public Health Nations Health 1957; 47: 4-24.

164. HILL AB, et al. Maternal rubella and congenital defects; data from National Health Insurance records. Lancet 1949; 1: 299-301.

165a. Lorriman G, et al. Trial of antistin in the common cold. Br Med J 1950; 2: 430-431.

165b. LOWDON GM, et al. Trials of oral streptomycin for infants with nonspecific gastroenteritis. I. Trial at the City Hospital, Edinburgh. Br Med J 1951; 2: 767-770.

165c. White RH, et al. Piperazine in the treatment of threadworms in children; report on a clinical trial. Br Med J 1953; 2: 755-757.

165d. Seal SC, et al. Further trial of aureomycin in the treatment of cholera. Br Med J 1954; 1: 740-742.

165e. Grant GH, et al. Systemic antibiotics in certain dermatoses; trial conducted under the auspices of the Medical Research Council. Br Med J 1954; 1: 856.

165f. Blockey NJ, et al. Oral cortisone therapy in periarthritis of the shoulder; a controlled trial. Br Med J 1954; 1: 1455-1457.

166. Feinstein AR. Clinical Judgment. Williams & Wilkins; 1967: 265-266.

167. Hill AB. The environment and disease: association or causation?. Proc R Soc Med 1965; 58: 295-300.

168. ジェームズ・S・ターナー．坂本藤良スタディ・グループ 訳．ラルフ・ネーダー・レポート：からだの中の公害—食品・医薬品を告発する．講談社；1970.

169. Dawber TR, et al. Epidemiological approaches to heart disease: the Framingham Study. Am J Public Health Nations Health 1951; 41: 279-286.

170. Mills JL. Data torturing. N Engl J Med 1993; 329: 1196-1199.

171. Weisz G. Chronic Disease in the Twentieth Century: A History. Johns Hopkins University Press; 2014.

172. Weisz G. Chronic Disease in the Twentieth Century: A History. Johns Hopkins University Press; 2014: 19.

173. Morris JN, et al. Coronary heart-disease and physical activity of work. Lancet 1953; 262: 1053-1057.

174. Summary. Circulation 1970; 41 Suppl: I186-I195.

175. Keys A. Diet and the epidemiology of coronary heart disease. JAMA 1957; 164: 1912-1919.

176a. Stallones RA, et al. Adenovirus (RI-APC-ARD) vaccine for prevention of acute respiratory illness: 2. Field evaluation. JAMA 1957; 163: 9-15.

176b. Veterans Administration Multiple Sclerosis Study Group. ISONIAZID in treatment of multiple sclerosis: Report on Veterans Administration cooperative study. JAMA 1957; 163: 168-172.

176c. Wells RE. Use of reserpine (serpasil) in the management of chronic alcoholism. JAMA 1957; 163: 426-429.

176d. Pennington VM. Meprobamate (miltown) in premenstrual tension. JAMA 1957; 164: 638-640.

176e. Gruber CM Jr. Codeine phosphate, propoxyphene hydrochloride, and placebo. JAMA 1957; 164: 966-969.

176f. Torre D, et al. Cyclic estrogenic hormone therapy of acne vulgaris; use of the vaginal smear technique in evaluation and treatment. JAMA 1957; 164: 1447-1450.

176g. Gibson JW, et al. Zoxazolamine and/or chlorpromazine for muscle spasm. JAMA 1957; 165: 18-20.

176h. Ressler C. Treatment of obesity with phenmetrazine hydrochloride, a new anorexiant. JAMA 1957; 165: 135-138.

176i. Minno AM, et al. Penicillinase in the treatment of penicillin reactions. JAMA 1957; 165: 222-224.

176j. Odland TM. Azacyclonol (frenquel) hydrochloride in the treatment of chronic schizophrenia: A double-blind, controlled study. JAMA 1957; 165: 333-335.

176k. Morris AJ, et al. Benzathine penicillin G in the prevention of streptococcic infections. JAMA 1957; 165: 664-667.

176l. Culver JO, et al. The protective effect of monovalent Asian-strain vaccine against Asian influenza. JAMA 1957; 165: 2174-2177.

177. VACCINATION against Asian influenza: Basis for recommendations and a preliminary report on efficacy. JAMA 1957; 165: 2055-2058.

178. Teicholz N. The Big Fat Surprise: Why Butter, Meat and Cheese Belong in a Healthy Diet. Simon & Schuster Paperbacks; 2015: 31.

179. Abramson JH, et al. Death certificate data as an indication of the presence of certain common diseases at death. J Chronic Dis 1971; 24: 417-431.

180. Teicholz N. The Big Fat Surprise: Why Butter, Meat and Cheese Belong in a Healthy Diet. Simon & Schuster Paperbacks; 2015: 36.

181. Estruch R, et al.; PREDIMED Study Investigators. Primary Prevention of Cardiovascular Disease with a Mediterranean Diet Supplemented with Extra-Virgin Olive Oil or Nuts. N Engl J Med 2018; 378: e34.

182. CDC: Centers for Disease Control and Prevention. National Health and Nutrition Examination Surve; History. https://www.cdc.gov/nchs/nhanes/history.htm

183. Nurses' Health Study. History. https://nurseshealthstudy.org/about-nhs/history

184. Harvard T.H. Chan School of Public Health. Health Professionals Follow-up Study. https://www.hsph.harvard.edu/hpfs/

185. International Agency for Research on Cancer (IARC). EPIC-Europe study.

186. Emens JM, et al. Postpartum sterilization. Br Med J 1973; 4: 421.

187. 相原守夫 訳. 医学文献ユーザーズガイド—根拠に基づく診療のマニュアル 第 3 版. 中外医学社；2018：340.

188. 相原守夫 訳. 医学文献ユーザーズガイド—根拠に基づく診療のマニュアル

第 3 版．中外医学社；2018：260.

189. Serruys PW, et al.; SYNTAX Investigators. Percutaneous coronary intervention versus coronary-artery bypass grafting for severe coronary artery disease. N Engl J Med 2009; 360: 961-972.

190. Google Scholar: Percutaneous Coronary Intervention versus Coronary-Artery Bypass Grafting for Severe Coronary Artery Disease. https://scholar.google.com/scholar?cites=1860983179834082497

191. Dunn OJ. Multiple Comparisons among Means. J Am Stat Assoc 1961; 56: 52-64.

192. Wald A. Sequential Tests of Statistical Hypotheses. Ann Math Statist 1945; 16: 117-186.

193. Bross I. Sequential Medical Plans. Biometrics 1952; 8: 188-205.

194. Armitage P. Sequential tests in prophylactic and therapeutic trials. Q J Med 1954; 23: 255-274.

195. Anscombe FJ. Review of 'Sequential Medical Trials'. J Am Stat Assoc 1963; 58: 365-383.

196. Peto R, et al. Design and analysis of randomized clinical trials requiring prolonged observation of each patient. I. Introduction and design. Br J Cancer 1976; 34: 585-612.

197. Pocock SJ. Group sequential methods in the design and analysis of clinical trials. Biometrika 1977; 64: 191-199.

198. Pocock SJ, et al. Statistical problems in the reporting of clinical trials. A survey of three medical journals. N Engl J Med 1987; 317: 426-432.

199. Feinstein AR. Boolean Algebra and Clinical Taxonomy. I. Analytic Synthesis of the General Spectrum of A Human Disease. N Engl J Med 1963; 269: 929-938.

200. Poole C, et al. Our conscientious objection to the epidemiology wars. J Epidemiol Community Health 1998; 52: 613-614.

201. Daly J. Evidence-Based Medicine and the Search for a Science of Clinical Care. University of California Press; 2005: 35.

202. Clinical Trial of Patulin in the Common Cold: Repot of the Patulin Clinical Trials Committee, Medical Research Council. Lancet 1944; 244: 373-375.

203. Caballero B, et al. Encyclopedia of Food Sciences and Nutrition, 2nd edn. Academic Press; 2003: 4080-4089.

204. Mosteller F, et al. Reporting standards and research strategies for controlled trials:

Agenda for the editor. Control Clin Trials 1980; 1: 37-58.

205. Doll R, et al. Mortality in relation to smoking: 20 years' observations on male British doctors. Br Med J 1976; 2: 1525-1536.

206. Yusuf S, et al. Why do we need some large, simple randomized trials?. Stat Med 1984; 3: 409-422.

207. López-Muñoz F, et al. History of the discovery and clinical introduction of chlorpromazine. Ann Clin Psychiatry 2005; 17: 113-135.

208. FDA. FDA's Approval of the First Oral Contraceptive, Enovid. https://www.fda.gov/media/110456/download

209. Phillips RA. Water and Electrolyte Losses in Cholera. Fed Proc 1964; 23: 705-712.

210. Bailey BJ. Tobaccoism is the disease—Cancer is the sequela. JAMA 1986; 255: 1923.

211. Strub RL, et al. Multiple authorship. Lancet 1976; 308: 1090-1091.

212. WHO Regional Office for Europe. The Public Health Aspects of Chronic Disease. Regional Office for Europe of the World Health Organization; 1958.

213. WHO. First report of the expert committee on cardiovascular diseases and hypertension. World Health Organisation Technical Report Series 168; 1959.

214. Esunge PM. From blood pressure to hypertension: the history of research. J R Soc Med 1991; 84: 621.

215. Report: 'Rice Diet' Doctor Beat Patients. Los Angels TIMES dated October 20, 1997. https://www.latimes.com/archives/la-xpm-1997-oct-20-mn-44797-story.html

216. Carpenter DP. Reputation and power: organizational image and pharmaceutical regulation at the FDA. Princeton University Press; 2010: 120.

217. Ortega VE, et al. Beta-2 adrenergic agonists: focus on safety and benefits versus risks. Curr Opin Pharmacol 2010; 10: 246-253.

218. WHO cooperative trial on primary prevention of ischaemic heart disease with clofibrate to lower serum cholesterol: final mortality follow-up. Report of the Committee of Principal Investigators. Lancet 1984; 324: 600-604.

219. Carpenter DP. Reputation and power: organizational image and pharmaceutical regulation at the FDA. Princeton University Press; 2010: 588.

220. Krumholz HM, et al. What have we learnt from Vioxx?. BMJ 2007; 334: 120-123.

221. Khalaf KI, et al. After avandia: The use of antidiabetic drugs in patients with heart failure. Tex Heart Inst J 2012; 39: 174-178.

222. Lazarus B, et al. Association of Metformin Use With Risk of Lactic Acidosis Across the Range of Kidney Function: A Community-Based Cohort Study. JAMA Intern Med 2018; 178: 903-910.

223. Salpeter SR, et al. Risk of fatal and nonfatal lactic acidosis with metformin use in type 2 diabetes mellitus. Cochrane Database Syst Rev 2010; 2010: CD002967.

224. Zinman B, et al.; EMPA-REG OUTCOME Investigators. Empagliflozin, Cardiovascular Outcomes, and Mortality in Type 2 Diabetes. N Engl J Med 2015; 373: 2117-2128.

225. Chan AW, et al. Epidemiology and reporting of randomised trials published in PubMed journals. Lancet 2005; 365: 1159-1162.

226. Feinstein AR. Principles of Medical Statistics. Taylor & Francis; 2002: 143.

227. Peto R. Why do we need systematic overviews of randomized trials? (Transcript of an oral presentation, modified by the editors). Stat Med 1987; 6: 233-240.

228. Sterling TD. Publication Decisions and their Possible Effects on Inferences Drawn from Tests of Significance—or Vice Versa. J Am Stat Assoc 1959; 54: 30-34.

229. O'Rourke K. An historical perspective on meta-analysis: dealing quantitatively with varying study results. J R Soc Med 2007; 100: 579-582.

230. Report on Certain Enteric Fever Inoculation Statistics. Br Med J 1904; 2: 1243-1246.

231. R・A・フィッシャー．遠藤健児 他訳．研究者のための統計的方法．森北出版；1970：78.

232. Cochran WG. Problems Arising in the Analysis of a Series of Similar Experiments. J Roy Stat Soc 1937; 4 Suppl: 102-118.

233. Pratt JG, et al. Extra-sensory Perception After Sixty Years: A Critical Appraisal of the Research in Extra-sensory Perception. Henry Holt; 1940.

234. Glass GV. Primary, Secondary, and Meta-Analysis of Research. Educ Researcher 1976; 10: 3-8.

235. Collaborative analysis of long-term anticoagulant administration after acute myocardial infarction. Lancet 1970; 295: 203-209.

236. Aspirin after myocardial infarction. Lancet 1980; 315: 1172-1173.

237. Feinstein AR. Meta-analysis: Statistical alchemy for the 21st century. J Clin Epidemiol 1995; 48: 71-79.

238. LeLorier J, et al. Discrepancies between meta-analyses and subsequent large

randomized, controlled trials. N Engl J Med 1997; 337: 536-542.

239. Chalmers I, et al. Systematic Reviews. BMJ Publishing; 1995.

240. Bastian H, et al. Seventy-five trials and eleven systematic reviews a day: how will we ever keep up?. PLoS Med 2010; 7: e1000326.

241. Stjernswärd J. Decreased survival related to irradiation postoperatively in early operable breast cancer. Lancet 1974; 304: 1285-1286.

242. Horton R. Surgical research or comic opera: questions, but few answers. Lancet 1996; 347: 984-985.

243. Ashton CM, et al. Comparative Effectiveness Research: Evidence, Medicine, and Policy. OUP USA; 2013: 89-90.

244. Cobb LA, et al. An evaluation of internal-mammary-artery ligation by a double-blind technic. N Engl J Med 1959; 260: 1115-1118.

245. Dimond EG, et al. Comparison of internal mammary artery ligation and sham operation for angina pectoris. Am J Cardiol 1960; 5: 483-486.

246. EC/IC Bypass Study Group. Failure of extracranial-intracranial arterial bypass to reduce the risk of ischemic stroke. Results of an international randomized trial. N Engl J Med 1985; 313: 1191-1200.

247. Winslow CM, et al. The appropriateness of carotid endarterectomy. N Engl J Med 1988; 318: 721-727.

248. Chambers BR, et al. Carotid endarterectomy for asymptomatic carotid stenosis. Cochrane Database Syst Rev 2005; 2005: CD001923.

249. Ben Amar M. Cannabinoids in medicine: A review of their therapeutic potential. J Ethnopharmacol 2006; 105: 1-25.

250. Krumbhaar EB, et al. The Blood and Bone Marrow in Yelloe Cross Gas (Mustard Gas) Poisoning: Changes produced in the Bone Marrow of Fatal Cases. J Med Res 1919; 40: 497-508.

251. Farber S, et al. Temporary remissions in acute leukemia in children produced by folic acid antagonist, 4-aminopteroyl-glutamic acid. N Engl J Med 1948; 238: 787-793.

252. Wall ME, et al. Camptothecin and taxol: discovery to clinic—Thirteenth Bruce F. Cain Memorial Award Lecture. Cancer Res 1995; 55: 753-760.

253. Arcamone F, et al. Adriamycin, 14-hydroxydaunomycin, a new antitumor antibiotic from S. peucetius var. caesius. Biotechnol Bioeng 1969; 11: 1101-1110.

254. Arnold AM, et al. Etoposide: a new anti-cancer agent. Lancet 1981; 318: 912-915.

255. Umezawa H, et al. New antibiotics, bleomycin A and B. J Antibiot (Tokyo) 1966; 19: 200-209.

256. Rosenberg B, et al. Inhibition of Cell Division in Escherichia coli by Electrolysis Products from a Platinum Electrode, Nature 1965; 205: 698-699.

257. National Cancer Institute. Laetrile/Amygdalin (PDQ®)–Health Professional Version. https://www.cancer.gov/about-cancer/treatment/cam/hp/laetrile-pdq

258. Carpenter DP. Reputation and power: organizational image and pharmaceutical regulation at the FDA. Princeton University Press; 2010: 407.

259. Carpenter DP. Reputation and power: organizational image and pharmaceutical regulation at the FDA. Princeton University Press; 2010: 411-412.

260. Carpenter DP. Reputation and power: organizational image and pharmaceutical regulation at the FDA. Princeton University Press; 2010: 412-426.

261. Barnes DM. Promising results halt trial of anti-AIDS drug. Science 1986; 234: 15-16.

262. Fischl MA, et al. The efficacy of azidothymidine (AZT) in the treatment of patients with AIDS and AIDS-related complex. A double-blind, placebo-controlled trial. N Engl J Med 1987; 317: 185-191.

263. Carpenter DP. Reputation and power: organizational image and pharmaceutical regulation at the FDA. Princeton University Press; 2010: 438-461.

264. Zwillich T. US FDA seeks more pharmaceutical industry cash. Lancet 2007; 369: 357.

265. Slamon DJ, et al. Use of chemotherapy plus a monoclonal antibody against HER2 for metastatic breast cancer that overexpresses HER2. N Engl J Med 2001; 344: 783-792.

266. シッダールタ・ムカジー. 田中文 訳. がん—4000年の歴史・下. ハヤカワ文庫；2016：332-338.

267. アーヴィング・ケネス・ゾラ. 健康主義（ヘルシズム）と人の能力を奪う医療化. イバン・イリイチ 他. 尾崎浩 訳. 専門家時代の幻想. 新評論；1984：63.

268. Becker MA, et al. Febuxostat compared with allopurinol in patients with hyperuricemia and gout. N Engl J Med 2005; 353: 2450-2461.

269. Seth R, et al. Allopurinol for chronic gout. Cochrane Database Syst Rev 2014; 2014: CD006077.

270a. Feinstein AR. Scientific Methodology in Clinical Medicine: I. Introduction, Principles, and Concepts. Ann Intern Med 1964; 61: 564-579.

270b. Feinstein AR. Scientific Methodology in Clinical Medicine: II. Classification of Human Disease by Clinical Behavior. Ann Intern Med 1964; 61: 757-781.

270c. Feinstein AR. Scientific Methodology in Clinical Medicine: III. The Evaluation of Therapeutic Response. Ann Intern Med 1964; 61: 944-965.

270d. Feinstein AR. Scientific Methodology in Clinical Medicine: IV. Acquisition of Clinical Data. Ann Intern Med 1964; 61: 1162-1193.

271. Feinstein AR. Clinical Judgment. Williams & Wilkins; 1967: 277.

272. Anthonisen NR, et al.; Lung Health Study Research Group. The effects of a smoking cessation intervention on 14.5-year mortality: a randomized clinical trial. Ann Intern Med 2005; 142: 233-239.

273. Canadian Task Force on the Periodic Health Examination. The periodic health examination. Can Med Assoc J 1979; 121: 1193-1254.

274. How to read clinical journals: I. why to read them and how to start reading them critically. Can Med Assoc J 1981; 124: 555-558.

275. Haynes RB, et al. Problems in the handling of clinical and research evidence by medical practitioners. Arch Intern Med 1983; 143: 1971-1975.

276. Sackett DL, et al. Clinical Epidemiology: A Basic Science for Clinical Medicine, 1st edn. Little Brown & Co; 1985: 231.

277. Guyatt G. Dave Sackett and the ethos of the EBM community. J Clin Epidemiol 2016; 73: 75-81.

278. Sackett DL. Rules of evidence and clinical recommendations on the use of antithrombotic agents. Chest 1989; 95 Suppl: 2S-4S.

279. Cook DJ, et al. Rules of evidence and clinical recommendations on the use of antithrombotic agents. Chest 1992; 102 Suppl: 305S-311S.

280. Sackett DL. The rational clinical examination. A primer on the precision and accuracy of the clinical examination. JAMA 1992; 267: 2638-2644.

281. Guyatt G, et al. Determining optimal therapy–randomized trials in individual patients. N Engl J Med 1986; 314: 889-892.

282. Wulff HR. Rational Diagnosis and Treatment, 1st edn. Blackwell Scientific Publications; 1976: 138-139.

283. Guyatt GH. Evidence-based medicine. ACP J Club 1991; 114: A16.

284. Oxman AD, et al. The Evidence-Based Medicine Working Group. Users' guides to the medical literature. I. How to get started. JAMA 1993; 270: 2093-2095.

285. Guyatt G 他編．古川壽亮 他監訳．臨床のための EBM 入門．医学書院；2003.

286. U.S. Preventive Services Task Force. Guide to Clinical Preventive Services. 1989; xxiv.

287. Daly J. Evidence-Based Medicine and the Search for a Science of Clinical Care. University of California Press; 2005: 20.

288. Fletcher RH, et al. Clinical Epidemiology: The Essentials, 5th edn. Lippincott Williams & Wilkins; 2014: 193.

289. Feinstein AR. Clinical Epidemiology: The Architecture of Clinical Research. W.B. Saunders Company; 1986: 716.

290. McAlister FA, Straus SE, Sackett DL. CARE-COAD1 group. Why we need large, simple studies of the clinical examination: the problem and a proposed solution. Lancet 1999; 354: 1721-1724.

291. Google Scholar: Why we need large, simple studies of the clinical examination: the problem and a proposed solution. https://scholar.google.com/scholar?cites=6218750227844992342

292. トリーシャ・グリーンハーフ．日経メディカル 編．「読む」技術：論文の価値を見抜くための基礎知識．日経 BP；2016：20.

293. AHRQ: Agency for Healthcare Research and Quality. Clinical Practice Guidelines Archive, https://www.ahrq.gov/prevention/guidelines/archive.html

294. NICE: National Institute for Health and Care Excellence. History of NICE. https://www.nice.org.uk/about/who-we-are/history-of-nice

295. A nasty start for NICE. Lancet 1999; 354: 1313.

296. Schlant RC, et al. Guidelines for electrocardiography. A report of the American College of Cardiology/American Heart Association Task Force on Assessment of Diagnostic and Therapeutic Cardiovascular Procedures (Committee on Electrocardiography). J Am Coll Cardiol 1992; 19: 473-481.

297. Guyatt G 他編．古川壽亮 他監訳．臨床のための EBM 入門．医学書院；2003：33.

298. Skrabanek P. False Premises, False Promises. Tarragon Press for the Skrabanek Foundation; 2000: 134.

299. Schünemann HJ, et al.; GRADE Working Group. Letters, numbers, symbols and

words: how to communicate grades of evidence and recommendations. CMAJ 2003; 169: 677-680.

300. WHO. Guidelines for WHO guidelines. 2003. https://iris.who.int/handle/10665/68925

301. GRADE. https://www.gradeworkinggroup.org/

302. Atkins D, et al.; GRADE Working Group. Grading quality of evidence and strength of recommendations. BMJ 2004; 328: 1490.

303. 相原守夫 訳. 医学文献ユーザーズガイド—根拠に基づく診療のマニュアル 第 3 版. 中外医学社；2018：131-160.

304. Bross ID. Pertinency of an extraneous variable. J Chronic Dis 1967; 20: 487-495.

305. Altman DG. The scandal of poor medical research. BMJ 1994; 308: 283-284.

306. Google Scholar: The scandal of poor medical research. https://scholar.google.com/scholar?cites=3763856982140173804

307. Meho LI. The rise and rise of citation analysis. Phys World 2007; 20: 32.

308. Guyatt GH, et al.; GRADE Working Group. GRADE: an emerging consensus on rating quality of evidence and strength of recommendations. BMJ 2008; 336: 924-926.

309. Qaseem A, et al. The development of clinical practice guidelines and guidance statements of the American College of Physicians: summary of methods. Ann Intern Med 2010; 153: 194-199.

310. Djulbegovic B, et al. Progress in evidence-based medicine: a quarter century on. Lancet 2017; 390: 415-423.

311. Triton College Library. Nursing: Types of studies: Evidence Pyramid. https://library.triton.edu/c.php?g=433673&p=3720267

312. Murad MH, et al. New evidence pyramid. Evid Based Med 2016; 21: 125-127.

313. Phillips B. The crumbling of the pyramid of evidence. 2014. https://blogs.bmj.com/adc/2014/11/03/the-crumbling-of-the-pyramid-of-evidence/

314. Haynes RB. Of studies, syntheses, synopses, and systems: the "4S" evolution of services for finding current best evidence. ACP J Club 2001; 134: A11-A13.

315. Haynes RB. Of studies, syntheses, synopses, summaries, and systems: the "5S" evolution of information services for evidence-based health care decisions. ACP J Club 2006; 145: A8-A9.

316. DiCenso A, et al. Editorial: Accessing preappraised evidence: fine-tuning the 5S

model into a 6S model. Ann Intern Med 2009; 151: JC3-2, JC3-3.

317. Schusterman Library at OU-Tulsa. Study Designs: Evidence Pyramid. https://library.tulsa.ou.edu/ebp/study-designs

318. Blunt CJ. The Pyramid Schema: The Origins and Impact of Evidence Pyramids. https://cjblunt.com/the-pyramid-schema/

319. GRADE Handbook. https://gdt.gradepro.org/app/handbook/handbook.html

320. Balshem H, et al. GRADE guidelines: 3. Rating the quality of evidence. J Clin Epidemiol 2011; 64: 401-406.

321. Martínez García L, et al. The validity of recommendations from clinical guidelines: a survival analysis. CMAJ 2014; 186: 1211-1219.

322. Djulbegovic B, et al. High certainty evidence is stable and trustworthy, whereas evidence of moderate or lower certainty may be equally prone to being unstable. J Clin Epidemiol 2024; 111392. Online ahead of print.

323. Gøtzsche PC, et al. Content area experts as authors: helpful or harmful for systematic reviews and meta-analyses?. BMJ 2012; 345: e7031.

324. Landman K. More young, healthy people should be getting Paxlovid when they get Covid: US providers are underusing the drug — and not just in high-risk people. 2023. https://www.vox.com/health/2023/9/29/23895613/paxlovid-young-healthy-low-risk-nirmatrelvir-ritonavir

325. ASPR: Administration for Strategic Preparedness and Response. Lagevrio (molnupiravir): An Oral Antiviral Drug to Treat COVID-19. https://aspr.hhs.gov/COVID-19/Therapeutics/Products/Lagevrio/Pages/default.aspx

326. ASPR: Administration for Strategic Preparedness and Response. Paxlovid (nirmatrelvir co-packaged with ritonavir): A Preferred Oral Antiviral Drug to Treat COVID-19. https://aspr.hhs.gov/COVID-19/Therapeutics/Products/Paxlovid/Pages/default.aspx

327. Hammond J, et al.; EPIC-HR Investigators. Oral Nirmatrelvir for High-Risk, Nonhospitalized Adults with Covid-19. N Engl J Med 2022; 386: 1397-1408.

328. Butler CC, et al.; PANORAMIC Trial Collaborative Group. Molnupiravir plus usual care versus usual care alone as early treatment for adults with COVID-19 at increased risk of adverse outcomes (PANORAMIC): an open-label, platform-adaptive randomised controlled trial. Lancet 2023; 401: 281-293.

329. Hammond J, et al. Nirmatrelvir for Vaccinated or Unvaccinated Adult Outpatients with Covid-19. N Engl J Med 2024; 390: 1186-1195.

330. Quirke V. Putting theory into practice: James Black, receptor theory and the development of the beta-blockers at ICI, 1958-1978. Med Hist 2006; 50: 69-92.

331. American Chemical Society, The Royal Society of Chemistry. Tagamet®: Discovery of Histamine H2-receptor Antagonists. https://www.acs.org/education/whatischemistry/landmarks/cimetidinetagamet.html

332. Nobel Prize organisation. The Nobel Prize in Physiology or Medicine 1988. https://www.nobelprize.org/prizes/medicine/1988/summary/

333. Yan L, et al. Targeted cancer therapies. Chin J Cancer 2011; 30: 1-4.

334. Bezwoda WR, et al. High-dose chemotherapy with hematopoietic rescue as primary treatment for metastatic breast cancer: a randomized trial. J Clin Oncol 1995; 13: 2483-2489.

335. シッダールタ・ムカジー．田中文 訳．がん—4000年の歴史・下．ハヤカワ文庫；2016：164-176.

336. Siegel RL, et al. Cancer statistics, 2023. CA Cancer J Clin 2023; 73: 17-48.

337. Liu JK. The history of monoclonal antibody development - Progress, remaining challenges and future innovations. Ann Med Surg (Lond) 2014; 3: 113-116.

338. O'Brien SG, et al.; IRIS Investigators. Imatinib compared with interferon and low-dose cytarabine for newly diagnosed chronic-phase chronic myeloid leukemia. N Engl J Med 2003; 348: 994-1004.

339. Peggs K, et al. Imatinib mesylate--the new gold standard for treatment of chronic myeloid leukemia. N Engl J Med 2003; 348: 1048-1050.

340. Faderl S, et al. The biology of chronic myeloid leukemia. N Engl J Med 1999; 341: 164-172.

341. Quagliarello V, et al. Bacterial meningitis: pathogenesis, pathophysiology, and progress. N Engl J Med 1992; 327: 864-872.

342a. Platt OS, et al. Mortality in sickle cell disease. Life expectancy and risk factors for early death. N Engl J Med 1994; 330: 1639-1644.

342b. Olopade OI. Genetics in clinical cancer care–the future is now. N Engl J Med 1996; 335: 1455-1456.

343. Pleyer L, et al. Digging deep into "dirty" drugs - modulation of the methylation machinery. Drug Metab Rev 2015; 47: 252-279.

344. アストラゼネカ株式会社．医薬品インタビューフォーム：イレッサ錠250.

345. Fukuoka M, et al. Multi-institutional randomized phase II trial of gefitinib for

previously treated patients with advanced non-small-cell lung cancer (The IDEAL 1 Trial) [corrected]. J Clin Oncol 2003; 21: 2237-2246.

346. Giaccone G, et al. Gefitinib in combination with gemcitabine and cisplatin in advanced non-small-cell lung cancer: a phase III trial—INTACT 1. J Clin Oncol 2004; 22: 777-784.

347. Herbst RS, et al. Gefitinib in combination with paclitaxel and carboplatin in advanced non-small-cell lung cancer: a phase III trial--INTACT 2. J Clin Oncol 2004; 22: 785-794.

348. アストラゼネカ株式会社. 緊急安全性情報；イレッサ R 錠 250（ゲフィチニブ）による急性肺障害、間質性肺炎について.

349. Lynch TJ, et al. Activating mutations in the epidermal growth factor receptor underlying responsiveness of non-small-cell lung cancer to gefitinib. N Engl J Med 2004; 350: 2129-2139.

350. Green MR. Targeting targeted therapy. N Engl J Med 2004; 350: 2191-2193.

351. Mok TS, et al. Gefitinib or carboplatin-paclitaxel in pulmonary adenocarcinoma. N Engl J Med 2009; 361: 947-957.

352. Drugs.com. FDA Approves Erbitux (cetuximab) to Treat Irinotecan Refractory or Intolerant Metastatic Colorectal Cancer. https://www.drugs.com/newdrugs/fda-approves-erbitux-cetuximab-irinotecan-refractory-intolerant-metastatic-colorectal-cancer-224.html

353. Van Cutsem E, et al. KRAS status and efficacy in the first-line treatment of patients with metastatic colorectal cancer (mCRC) treated with FOLFIRI with or without cetuximab: The CRYSTAL experience. J Clin Oncol 2008; 26 Suppl: 5s.

354. Drugs.com. FDA Approves Erbitux (cetuximab) as First-Line Treatment in KRAS Mutation-Negative (Wild-Type) Epidermal Growth Factor Receptor (EGFR)-Expressing Metastatic Colorectal Cancer in Combination with FOLFIRI (Irinotecan, 5-Fluorouracil, Leucovorin). https://www.drugs.com/newdrugs/fda-approves-erbitux-cetuximab-first-line-kras-mutation-negative-wild-type-epidermal-growth-factor-5569.html

355. Amado RG, et al. Wild-type KRAS is required for panitumumab efficacy in patients with metastatic colorectal cancer. J Clin Oncol 2008; 26: 1626-1634.

356. EMEA. EMEA/405113/2007. 2007.

357. With 20 Agents, 803 Trials, and 166,736 Patient Slots, Is Pharma Investing Too Heavily in PD-1 Drug Development?. Cancer Letter 2016; 42(37).

358. Tao DL, et al. Statistical significance of bevacizumab trials when considering the portfolio of all studies. J Clin Oncol 2018; 36 Suppl: 6551.

359. White House Archives. The Precision Medicine Initiative. https://obamawhitehouse.archives.gov/precision-medicine

360. FDA: U.S. Food and Drug Administration. FDA grants accelerated approval to pembrolizumab for first tissue/site agnostic indication. https://www.fda.gov/drugs/resources-information-approved-drugs/fda-grants-accelerated-approval-pembrolizumab-first-tissuesite-agnostic-indication

361. Le DT, et al. Phase II Open-Label Study of Pembrolizumab in Treatment-Refractory, Microsatellite Instability-High/Mismatch Repair-Deficient Metastatic Colorectal Cancer: KEYNOTE-164. J Clin Oncol 2020; 38: 11-19.

362. Marabelle A, et al. Efficacy of Pembrolizumab in Patients With Noncolorectal High Microsatellite Instability/Mismatch Repair-Deficient Cancer: Results From the Phase II KEYNOTE-158 Study. J Clin Oncol 2020; 38: 1-10.

363. Center for Cancer Genomics. The Cancer Genome Atlas Program (TCGA). https://www.cancer.gov/ccg/research/genome-sequencing/tcga

364. Mendell JR, et al. Single-Dose Gene-Replacement Therapy for Spinal Muscular Atrophy. N Engl J Med 2017; 377: 1713-1722.

365. Shots: Health News From NPR. At $2.1 Million, New Gene Therapy Is The Most Expensive Drug Ever. 2019. https://www.npr.org/sections/health-shots/2019/05/24/725404168/at-2-125-million-new-gene-therapy-is-the-most-expensive-drug-ever

366. NHGRI: National Human Genome Research Institute. Newborn Sequencing in Genomic Medicine and Public Health (NSIGHT). https://www.genome.gov/Funded-Programs-Projects/Newborn-Sequencing-in-Genomic-Medicine-and-Public-Health-NSIGHT

367. Olkhovych N, et al. Universal newborn screening for spinal muscular atrophy in Ukraine. Lancet 2023; 402: 288-289.

368. Andrew E, et al. A proposal for structured reporting of randomized controlled trials. JAMA 1994; 272: 1926-1931.

369. Begg C, et al. Improving the quality of reporting of randomized controlled trials. The CONSORT statement. JAMA 1996; 276: 637-639.

370a. Zelen M. Guidelines for publishing papers on cancer clinical trials: responsibilities of editors and authors. J Clin Oncol 1983; 1: 164-169.

370b. Gardner MJ, et al. Use of check lists in assessing the statistical content of medical studies. Br Med J (Clin Res Ed) 1986; 292: 810-812.

370c. Grant A. Reporting controlled trials. Br J Obstet Gynaecol 1989; 96: 397-400.

371. Call for comments on a proposal to improve reporting of clinical trials in the biomedical literature. Working Group on Recommendations for Reporting of Clinical Trials in the Biomedical Literature. Ann Intern Med 1994; 121: 894-895.

372. Moher D, et al. Improving the quality of reports of meta-analyses of randomised controlled trials: the QUOROM statement. Quality of Reporting of Meta-analyses. Lancet 1999; 354: 1896-1900.

373. Moher D, et al.; PRISMA Group. Preferred reporting items for systematic reviews and meta-analyses: the PRISMA statement. BMJ 2009; 339: b2535.

374. von Elm E, et al.; STROBE Initiative. The Strengthening the Reporting of Observational Studies in Epidemiology (STROBE) statement: guidelines for reporting observational studies. Lancet 2007; 370: 1453-1457.

375. Chan AW, et al. SPIRIT 2013 statement: defining standard protocol items for clinical trials. Ann Intern Med 2013; 158: 200-207.

376. EQUATOR Network. History. https://www.equator-network.org/about-us/history/

377. Carpenter DP. Reputation and power: organizational image and pharmaceutical regulation at the FDA. Princeton University Press; 2010: 275.

378. Flamant R. Report on controlled therapeutic trials in progress registered by the Information Office of the Committee on Controlled Therapeutic Trials of the UICC. Int J Cancer 1969; 4: 891-893.

379. Simes RJ. Publication bias: the case for an international registry of clinical trials. J Clin Oncol 1986; 4: 1529-1541.

380. Egger M, et al. Bias in meta-analysis detected by a simple, graphical test. BMJ 1997; 315: 629-634.

381. Lau J, et al. The case of the misleading funnel plot. BMJ 2006; 333: 597-600.

382. De Angelis C, et al. Clinical trial registration: a statement from the International Committee of Medical Journal Editors. Lancet 2004; 364: 911-912.

383. 医学中央雑誌刊行会．医中誌収載誌リスト．https://www.jamas.or.jp/shusaishi/list.html

384. Mathieu S, et al. Comparison of registered and published primary outcomes in randomized controlled trials. JAMA 2009; 302: 977-984.

385. Prayle AP, et al. Compliance with mandatory reporting of clinical trial results on ClinicalTrials.gov: cross sectional study. BMJ 2012; 344: d7373.

386. DeVito NJ, et al. Compliance with legal requirement to report clinical trial results on ClinicalTrials.gov: a cohort study. Lancet 2020; 395: 361-369.

387. Zarin DA, et al. Update on Trial Registration 11 Years after the ICMJE Policy Was Established. N Engl J Med 2017; 376: 383-391.

388. Kris MG, et al. Adjuvant Systemic Therapy and Adjuvant Radiation Therapy for Stage I to IIIA Completely Resected Non-Small-Cell Lung Cancers: American Society of Clinical Oncology/Cancer Care Ontario Clinical Practice Guideline Update. J Clin Oncol 2017; 35: 2960-2974.

389. Booth A, et al. An international registry of systematic-review protocols. Lancet 2011; 377: 108-109.

390. Booth A, et al. Establishing a minimum dataset for prospective registration of systematic reviews: an international consultation. PLoS One 2011; 6: e27319.

391. Arbel R, et al. BNT162b2 Vaccine Booster and Mortality Due to Covid-19. N Engl J Med 2021; 385: 2413-2420.

392. Høeg TB, et al. Potential "Healthy Vaccinee Bias" in a Study of BNT162b2 Vaccine against Covid-19. N Engl J Med 2023; 389: 284-286.

393. ウィリアム・シェイクスピア．福田恆存 訳．夏の夜の夢・あらし：第５幕第１場．新潮文庫；1971：215.

第二部

1. Weisz G. Chronic Disease in the Twentieth Century: A History. Johns Hopkins University Press; 2014: 18-20.

2. Haythorn SR. The Problem of Preventive Medicine: In Practice and in Medical Education. JAMA 1923; 80: 885-890.

3. Cueto M, et al. The World Health Organization: A History. Cambridge University Press; 2019.

4. Daly J. Evidence-Based Medicine and the Search for a Science of Clinical Care. University of California Press; 2005: 54.

5a. Lilienfeld AM. Medical Statistics. JAMA 1951; 145: 1088.

5b. EVALUATION of gamma globulin in prophylaxis of paralytic poliomyelitis in

1953: summary of the report of the National Advisory Committee for evaluation of gamma globulin. JAMA 1954; 154: 1086-1090.

5c Lilienfeld AM, et al. Association of maternal and fetal factors with the development of epilepsy. I. Abnormalities in the prenatal and paranatal periods. JAMA 1954; 155: 719-724.

5d. Pasamanick B, et al. Association of maternal and fetal factors with development of mental deficiency. 1. Abnormalities in the prenatal and paranatal periods. JAMA 1955; 159: 155-160.

5e. President's Commission Begins Inventory. JAMA 1964; 189: 35.

5f. Lilienfeld AM. The Rape of the Phallus —A Sequel. JAMA 1965; 194: 309-310.

5g. Kuller L, et al. Sudden and unexpected deaths in young adults. An epidemiological study. JAMA 1966; 198: 248-252.

6a. Wynder EL, et al. Epidemiological approach to the etiology of cancer of the larynx. J Am Med Assoc 1956; 160: 1384-1391.

6b. Bellville JW, et al. Postoperative nausea and vomiting. III. Evaluation of the antiemetic drugs fluphenazine (prolixin) and promethazine (phenergan) and comparison with triflupromazine, (vesprin) and cyclizine (marezine). J Am Med Assoc 1960; 172: 1488-1493.

6c. Watne AL. Dexpanthenol in Postoperative Ileus. JAMA 1963; 183: 806.

6d. Gold H, et al. Diuretic effect of polythiazide and sodium meralluride. comparison in bedfast patients with edema. JAMA 1964; 190: 571-574.

7. Earle DP. The Editor says farewell. J Chronic Dis 1981; 34: 573-574.

8. Codman EA. A Résumé of the Results of Dr. F. B Harrington's Service, Massachusetts General Hospital, from June 1 to Oct. 1, 1902, as Seen in the Following June or Later. Boston Med Surg J 1904; 150: 618-620.

9. Brand RA. Biographical sketch: Ernest Amory Codman, MD (1869-1940). Clin Orthop Relat Res 2013; 471: 1775-1777.

10. Mallon B. Ernest Amory Codman: The End Result of a Life in Medicine, Kindle edn. Crossroad Press; 2014.

11. Timmermans S, et al. The Gold Standard: The Challenge Of Evidence-Based Medicine. Temple University Press; 2010.

12. Cochrane AL. Effectiveness and Efficiency: Random Reflections on Health Services. Nuffield Provincial Hospitals Trust; 1972: 5.

13. Feinstein AR. Clinical Judgment. Williams & Wilkins; 1967: 39.

14. Wennberg JE. Dealing with medical practice variations: a proposal for action. Health Aff (Millwood) 1984; 3: 6-32.

15. Conrad P, et al. Deviance and Medicalization: from Badness to Sickness. Mosby; 1980: 10-13.

16. Feinstein AR. Clinical Judgment. Williams & Wilkins; 1967: 83-84.

17. Feinstein AR, et al. The prognosis of acute rheumatic fever. Am Heart J 1964; 68: 817-834.

18. 川崎富作 他．指趾の特異的落屑を伴う小児の急性熱性皮膚粘膜淋巴腺症候群：自験例 50 例の臨床的観察．アレルギー 1967；16：178-222.

19. Feinstein AR. Boolean Algebra and Clinical Taxonomy. I. Analytic Synthesis of the General Spectrum of A Human Disease. N Engl J Med 1963; 269: 929-938.

20a. Feinstein AR. Scientific Methodology in Clinical Medicine: I. Introduction, Principles, and Concepts. Ann Intern Med 1964; 61: 564-579.

20b. Feinstein AR. Scientific Methodology in Clinical Medicine: II. Classification of Human Disease by Clinical Behavior. Ann Intern Med 1964; 61: 757-781.

20c. Feinstein AR. Scientific Methodology in Clinical Medicine: III. The Evaluation of Therapeutic Response. Ann Intern Med 1964; 61: 944-965.

20d. Feinstein AR. Scientific Methodology in Clinical Medicine: IV. Acquisition of Clinical Data. Ann Intern Med 1964; 61: 1162-1193.

21. アレン・フランセス．大野裕 監修，青木創 訳．〈正常〉を救え：精神医学を混乱させる DSM-5 への警告．講談社；2013：112-113.

22. Spitzer WO. The teacher's teacher: a personal tribute to Alvan R Feinstein. J Epidemiol Community Health 2002; 56: 328-329.

23. Kassirer J. Unanticipated Outcomes: A Medical Memoir. Independent (Self-Published); 2017.

24. Feinstein AR. Clinical biostatistics. XXXIX. The haze of Bayes, the aerial palaces of decision analysis, and the computerized Ouija board. Clin Pharmacol Ther 1977; 21: 482-496.

25. MOORE JE, et al. Announcement: The Journal of Chronic Diseases. J Chronic Dis 1955; 1: 1-11.

26. Weisz G. Chronic Disease in the Twentieth Century: A History. Johns Hopkins University Press; 2014: 158-161.

27. Weisz G. Chronic Disease in the Twentieth Century: A History. Johns Hopkins University Press; 2014: 139-140.

28. Feinstein AR. The measurment of success in weight reduction. An analysis of methods and new index. J Chronic Dis 1959; 10: 439-456.

29. Feinstein AR. The treatment of obesity: an analysis of methods, results, and factors which influence success. J Chronic Dis 1960; 11: 349-393.

30. Feinstein AR. The pre-therapeutic classification of co-morbidity in chronic disease. J Chronic Dis 1970; 23: 455-468.

31. Ramshaw WA, et al. The use of a computer for data management in large-scale long-term cooperative studies. J Chronic Dis 1973; 26: 201-217.

32. Feinstein AR, et al. The role of prognostic stratification in preventing the bias permitted by random allocation of treatment. J Chronic Dis 1976; 29: 277-284.

33. Feinstein AR. Happy anniversary and an impending change of name. J Chronic Dis 1987; 40: 1-2.

34a. Friedman GD, et al. Multiphasic Health Checkup Evaluation: a 16-year follow-up. J Chronic Dis 1986; 39: 453-463.

34b. The South-East London Screening Study Group. A controlled trial of multiphasic screening in middle-age: results of the South-East London Screening Study. Int J Epidemiol 1977; 6: 357-363.

35. Feinstein AR, et al. Coffee and pancreatic cancer. The problems of etiologic science and epidemiologic case-control research. JAMA 1981; 246: 957-961.

36. Feinstein AR, et al. Double standards, scientific methods, and epidemiologic research. N Engl J Med 1982; 307: 1611-1617.

37. David L Sackett: Interview in 2014 and 2015. 2015: 19-20. https://www.bmj.com/content/bmj/suppl/2015/05/18/bmj.h2639.DC1/David_L_Sackett_Interview_in_2014-15.pdf

38. Daly J. Evidence-Based Medicine and the Search for a Science of Clinical Care. University of California Press; 2005: 57.

39a. Feinstein AR. Clinical epidemiology. I. The populational experiments of nature and of man in human illness. Ann Intern Med 1968; 69: 807-820.

39b. Feinstein AR. Clinical epidemiology. II. The Identification Rates of Disease. Ann Intern Med 1968; 69: 1037-1061.

39c. Feinstein AR. Clinical epidemiology. III. The clinical design of statistics in therapy. Ann Intern Med 1968; 69: 1287-1312.

40. Sackett DL. Clinical epidemiology. Am J Epidemiol 1969; 89: 125-128.

41. Leeder SR, et al. The medical undergraduate programme at McMaster University: learning epidemiology and biostatistics in an integrated curriculum. Med J Aust 1976; 2: 875-881.

42. Morabia A. Snippets from the past: the evolution of Wade Hampton Frost's epidemiology as viewed from the American Journal of Hygiene/Epidemiology. Am J Epidemiol 2013; 178: 1013-1019.

43. The Kerr White Health Care Collection. Biography: Kerr Lachlan White MD, CM, FACP. http://historical.hsl.virginia.edu/kerr/virgo.cfm.html

44. Holland W. Inappropriate terminology. Int J Epidemiol 1983; 12: 5-7.

45. Farewell V, et al. The origins of Austin Bradford Hill's classic textbook of medical statistics. J R Soc Med 2012; 105: 483-489.

46. Paul JR. President's address clinical epidemiology. J Clin Invest 1938; 17: 539-541.

47. David L Sackett: Interview in 2014 and 2015. 2015: 27. https://www.bmj.com/content/bmj/suppl/2015/05/18/bmj.h2639.DC1/David_L_Sackett_Interview_in_2014-15.pdf

48. Coker RE, et al. Public health as viewed by the medical student. Am J Public Health Nations Health 1959; 49: 601-609.

49. Daly J. Evidence-Based Medicine and the Search for a Science of Clinical Care. University of California Press; 2005: 32.

50. Cochrane AL. One Man's Medicine: An Autobiography of Professor Archie Cochrane, Kindle edn.

51. Blake JM, et al. Report card from McMaster: student evaluation at a problem-based medical school. Lancet 1995; 345: 899-902.

52. Des Marchais JE. From traditional to problem-based curriculum: how the switch was made at Sherbrooke, Canada. Lancet 1991; 338: 234-237.

53. Daly J. Evidence-Based Medicine and the Search for a Science of Clinical Care. University of California Press; 2005: 61.

54. Daly J. Evidence-Based Medicine and the Search for a Science of Clinical Care. University of California Press; 2005: 86.

55. Sackett DL. Bias in analytic research. J Chronic Dis 1979; 32: 51-63.

56. Canadian Task Force on the Periodic Health Examination. The periodic health examination. Can Med Assoc J 1979; 121: 1193-1254.

57. Sackett DL. The arrogance of preventive medicine. CMAJ 2002; 167: 363-364.

58. Daly J. Evidence-Based Medicine and the Search for a Science of Clinical Care. University of California Press; 2005: 65.

59. Sackett DL. Second thoughts. Proposals for the health sciences —I. Compulsory retirement for experts. J Chronic Dis 1983; 36: 545-547.

60a. How to read clinical journals: I. why to read them and how to start reading them critically. Can Med Assoc J 1981; 124: 555-558.

60b. How to read clinical journals: II. To learn about a diagnostic test. Can Med Assoc J 1981; 124: 703-710.

60c. How to read clinical journals: III. To learn the clinical course and prognosis of disease. Can Med Assoc J 1981; 124: 869-872.

60d. How to read clinical journals: IV. To determine etiology or causation. Can Med Assoc J 1981; 124: 985-990.

60e. How to read clinical journals: V: To distinguish useful from useless or even harmful therapy. Can Med Assoc J 1981; 124: 1156-1162.

61. Perkin RL. Emergency medicine. Can Med Assoc J 1981; 125: 699.

62. How to read clinical journals: VI. To learn about the quality of clinical care. Can Med Assoc J 1984; 130: 377-381.

63a. How to read clinical journals: VII. To understand an economic evaluation (part A). Can Med Assoc J 1984; 130: 1428-1434.

63b. How to read clinical journals: VII. To understand an economic evaluation (part B). Can Med Assoc J 1984; 130: 1542-1549.

64. Redelmeier DA, et al. How to read clinical journals: IX. CMAJ 1998; 159: 1488-1489.

65. Shumak SL, et al. How to read clinical journals: X. How to react when your colleagues haven't read a thing. CMAJ 2000; 163: 1570-1572.

66. Redelmeier DA, et al. How to read clinical journals: XI. Everything you always wanted to know about editorials (but were afraid to ask). CMAJ 2003; 169: 1323-1325.

67. Shumak SL, et al. How to read clinical journals: XII. How you too can profit from pharmaceutical advertisements. CMAJ 2004; 171: 1455-1456.

68a. Haynes RB, et al. How to keep up with the medical literature: I. Why try to keep up and how to get started. Ann Intern Med 1986; 105: 149-153.

68b. Haynes RB, et al. How to keep up with the medical literature: II. Deciding which journals to read regularly. Ann Intern Med 1986; 105: 309-312.

68c. Haynes RB, et al. How to keep up with the medical literature: III. Expanding the number of journals you read regularly. Ann Intern Med 1986; 105: 474-478.

68d. Haynes RB, et al. How to keep up with the medical literature: IV. Using the literature to solve clinical problems. Ann Intern Med 1986; 105: 636-640.

68e. Haynes RB, et al. How to keep up with the medical literature: V. Access by personal computer to the medical literature. Ann Intern Med 1986; 105: 810-816.

68f. Haynes RB, et al. How to keep up with the medical literature: VI. How to store and retrieve articles worth keeping. Ann Intern Med 1986; 105: 978-984.

69. Sackett DL, et al. Clinical Epidemiology: A Basic Science for Clinical Medicine, 2nd edn. Little Brown; 1991: xi.

70. Sackett DL, et al. Clinical Epidemiology: A Basic Science for Clinical Medicine, 2nd edn. Little Brown; 1991.

71. Haynes RB, et al. Clinical Epidemiology: How to Do Clinical Practice Research, 3rd edn. Lippincott Williams & Wilkins; 2005.

72. Sackett DL. Evidence Based Medicine: How to Practice and Teach EBM. Churchill Livingstone; 1997.

73. Sackett DL. Evidence Based Medicine: How to Practice and Teach EBM, 2nd edn. Churchill Livingstone; 2000.

74. Straus SE. Evidence Based Medicine: How to Practice and Teach EBM, 3rd edn. Elsevier/Churchill Livingstone; 2005.

75. Straus SE. Evidence Based Medicine: How to Practice and Teach EBM, 4th edn. Churchill Livingstone; 2010.

76. Guyatt G 他編. 古川壽亮 他監訳. 臨床のためのEBM入門. 医学書院；2003：xxxviii.

77. Daly J. Evidence-Based Medicine and the Search for a Science of Clinical Care. University of California Press; 2005: 104.

78. Feinstein AR. Clinical Judgment. Williams & Wilkins; 1967: 381-382.

79. Wulff HR. Rational Diagnosis and Treatment, 1st edn. Blackwell Scientific Publications; 1976.

80. Daly J. Evidence-Based Medicine and the Search for a Science of Clinical Care. University of California Press; 2005: 37.

81. Wulff HR. Rational diagnosis and treatment. J Med Philos 1986; 11: 123-134.

82. Gøtzsche PC. Reference bias in reports of drug trials. Br Med J (Clin Res Ed) 1987; 295: 654-656.

83a. Corti CEC. A History of Smoking. Bracken Books; 1996: 99, 129.

83b. 上野堅實. タバコの歴史. 大修館書店 1998：89.

84. Larsson SC, et al. Appraising the causal role of smoking in multiple diseases: A systematic review and meta-analysis of Mendelian randomization studies. EBioMedicine 2022; 82: 104154.

85. Atuhaire LK, et al. Mortality of men in the Rhondda Fach 1950-80. Br J Ind Med 1985; 42: 741-745.

86. Mather HG, et al. Acute myocardial infarction: home and hospital treatment. Br Med J 1971; 3: 334-338.

87. Rawles JM, et al. The coronary care controversy. Br Med J 1980; 281: 783-786.

88. Sanai L. Sir Iain Chalmers. BMJ 2005; 331:s214.

89. Elwood PC, et al. A randomized controlled trial of acetyl salicylic acid in the secondary prevention of mortality from myocardial infarction. Br Med J 1974; 1: 436-440.

90. O'Rourke K. An historical perspective on meta-analysis: dealing quantitatively with varying study results. J R Soc Med 2007; 100: 579-582.

91. Wright IS, et al. Report of the Committee for the Evaluation of Anticoagulants in the Treatment of Coronary Thrombosis with Myocardial Infarction: A progress report on the statistical analysis of the first 800 cases studied by this committee. Am Heart J 1948; 36: 801-815.

92. Chalmers TC, et al. Evidence favoring the use of anticoagulants in the hospital phase of acute myocardial infarction. N Engl J Med 1977; 297: 1091-1096.

93. Desborough MJR, et al. The aspirin story - from willow to wonder drug. Br J Haematol 2017; 177: 674-683.

94a. Craven LL. Acetylsalicylic acid, possible preventive of coronary thrombosis. Ann West Med Surg 1950; 4: 95.

94b. Craven LL. Coronary thrombosis can be prevented. J Insur Med (1946) 1950; 5: 47-48.

94c. Craven LL. Experiences with aspirin (Acetylsalicylic acid) in the nonspecific prophylaxis of coronary thrombosis. Miss Valley Med J 1953; 75: 38-44.

94d. Craven LL. Prevention of coronary and cerebral thrombosis. Miss Valley Med J 1956; 78: 213-215.

95. Maynard A, et al. Non-random Reflections on Health Services Research. BMJ Publishing Group; 1997: 10.

96. Ellis J, et al. Inpatient general medicine is evidence based. A-Team, Nuffield Department of Clinical Medicine. Lancet 1995; 346: 407-410.

97. White KL, et al. Evidence-based medicine. Lancet 1995; 346: 837-840.

98. Forsyth G. An inquiry into the drug bill. Med Care 1963; 1: 10-16.

99. St Leger AS, et al. Factors associated with cardiac mortality in developed countries with particular reference to the consumption of wine. Lancet 1979; 313: 1017-1020.

100. Scott CJ. A shopping list of doctors. BMJ 2010; 341: c5727.

101. Teeling-Smith G. Medicines for the Year 2000: Symposium Proceedings. Office of Health; 1979: 2-12.

102. Chalmers I. Randomized controlled trials of fetal monitoring 1973-1977. In: Thalhammer O, et al., eds. Perinatal Medicine. Georg Thieme; 1979: 260-265.

103. Enkin M, et al. Effectiveness and Satisfaction in Antenatal Care. Mac Keith Press; 1982.

104. Daly J. Evidence-Based Medicine and the Search for a Science of Clinical Care. University of California Press; 2005: 164.

105. Neilson JP. Oxford Database of Perinatal Trials. J Epidemiol Community Health 1991; 45: 175.

106. Chalmers I. The Oxford Database of Perinatal Trials. Oxford University Press; 1988.

107. Chalmers I, et al. Effective Care in Pregnancy and Childbirth. Oxford University Press; 1989.

108a. マレー・エンキン 他．北井啓勝 監訳．妊娠・出産ケアガイド：安全で有効な産科管理．医学書院エムワイダブリュー；1997.

108b. Enkin M, et al. A guide to effective care in pregnancy and childbirth. 2nd edn, Oxford University Press; 1995.

109. Chalmers I, et al. Getting to grips with Archie Cochrane's agenda. BMJ 1992; 305: 786-788.

110. Cassels A. The Cochrane Collaboration: Medicine's Best-Kept Secret. Agio Publishing House; 2015: 77-78.

111. Chalmers I, et al. Effective Care in Pregnancy and Childbirth. Oxford University Press; 1989: 754.

112. Cassels A. The Cochrane Collaboration: Medicine's Best-Kept Secret. Agio Publishing House; 2015: 43-44.

113. Mc Namee D. Cochrane collaboration. Lancet 1993; 341: 234.

114. Chalmers I. The Cochrane Collaboration: preparing, maintaining, and disseminating systematic reviews of the effects of health care. Ann N Y Acad Sci 1993; 703: 156-165.

115. Daly J. Evidence-Based Medicine and the Search for a Science of Clinical Care. University of California Press; 2005: 168.

116. Chalmers I, et al. Farewell and thanks to Dave Sackett, Cochrane's first pilot. Cochrane Database Syst Rev 2015; ED000099.

117. Guyatt GH. Evidence-based medicine. ACP J Club 1991; 114(2): A16.

118. ACP J Club 1991; 114(1): A5.

119. Haynes RB. The origins and aspirations of ACP Journal Club. ACP J Club 1991; 114(1): A18.

120. Guyatt G 他編. 古川壽亮 他監訳. 臨床のための EBM 入門. 医学書院；2003：xviii-xix.

121. Evidence-Based Medicine Working Group. Evidence-based medicine. A new approach to teaching the practice of medicine. JAMA 1992; 268: 2420-2425.

122. Guyatt GH, et al. Users' guides to the medical literature. JAMA 1993; 270: 2096-2097.

123. トマス・S・クーン. 青木薫 訳. 科学革命の構造【新版】. みすず書房；2023：162.

124. Crawley L. Evidence-based medicine: a new paradigm for the patient. JAMA 1993; 269: 1253.

125. Nugent JW. Does magnesium prevent myocardial infarction?. JAMA 1993; 269: 1254.

126. Sackett DL, et al. Clinical Epidemiology: A Basic Science for Clinical Medicine, 2nd edn. Little Brown; 1991: xiv.

127. Buck C, et al. The Challenge of Epidemiology: Issues and Selected Readings. Pan American Health Organization; 1988: 984.

128. Daly J. Evidence-Based Medicine and the Search for a Science of Clinical Care.

University of California Press; 2005: 56.

129. Feinstein AR. Clinical Epidemiology: The Architecture of Clinical Research. WB Saunders Company; 1985: viii.

130. U.S. National Library of Medicine. Milestones in NLM History (2004 web archive). https://web.archive.org/web/20040515052156/http://www.nlm.nih.gov/about/nlmhistory.html

131. Hewison NS. Evaluating CD-ROM versions of the MEDLINE database: a checklist. Bull Med Libr Assoc 1989; 77: 332-336.

132. Lindberg DA. Internet access to the National Library of Medicine. Eff Clin Pract 2000; 3: 256-260.

133. Silagy C. Developing a register of randomised controlled trials in primary care. BMJ 1993; 306: 897-900.

134. Chalmers TC, et al. The treatment of acute infectious hepatitis. Controlled studies of the effects of diet, rest, and physical reconditioning on the acute course of the disease and on the incidence of relapses and residual abnormalities. J Clin Invest 1955; 34: 1163-1235.

135. Karlowski TR, et al. Ascorbic acid for the common cold: A prophylactic and therapeutic trial. JAMA 1975; 231: 1038-1042.

136. Chalmers TC. Randomize the first patient!. N Engl J Med 1977; 296: 107.

137. Lau J, et al. Cumulative meta-analysis of therapeutic trials for myocardial infarction. N Engl J Med 1992; 327: 248-254.

138. Cochrane Collaboration. Chronology of the Cochrane Collaboration (1999 web archive). https://web.archive.org/web/19991012122524/http://www.update-software.com/ccweb/cochrane/cchronol.htm

139. David L Sackett: Interview in 2014 and 2015. 2015: 45. https://www.bmj.com/content/bmj/suppl/2015/05/18/bmj.h2639.DC1/David_L_Sackett_Interview_in_2014-15.pdf

140. PROS. About Hilda Bastian. https://absolutelymaybe.plos.org/about-hilda-bastian/

141. Bastian H. The power of sharing knowledge: Consumer participation in the Cochrane Collaboration. 1994. https://consumers.cochrane.org/sites/consumers.cochrane.org/files/uploads/BastianPowerofSharingKnowledge_1994.pdf

142. Cassels A. The Cochrane Collaboration: Medicine's Best-Kept Secret. Agio Publishing House; 2015: 62.

143. Godlee F. The Cochrane collaboration. BMJ 1994; 309: 969-970.

144. Sackett DL. Cochrane Collaboration. BMJ 1994; 309: 1514-1515.

145. Cassels A. The Cochrane Collaboration: Medicine's Best-Kept Secret. Agio Publishing House; 2015: 65.

146. Gøtzsche PC. Death of a Whistleblower and Cochrane's Moral Collapse. People'sPress; 2019.

147. Daly J. Evidence-Based Medicine and the Search for a Science of Clinical Care. University of California Press; 2005: 87.

148. Cassels A. The Cochrane Collaboration: Medicine's Best-Kept Secret. Agio Publishing House; 2015: 66-67.

149. Cochrane Collaboration. Steering group minutes a combined meeting of the old & new members Monday 26 February 1996 Galleria Park Hotel San Francisco (web archive). https://web.archive.org/web/20010211120708/http://www.update-software.com/ccweb/cochrane/260296.htm

150. Cochrane Collaboration. Minutes of meeting of the Cochrane Collaboration Steering Group, Cape Town, 16th and 17th February 1998 (2001 web archive). https://web.archive.org/web/20010408044354/http://www.update-software.com/ccweb/cochrane/160298.htm

151. Cassels A. The Cochrane Collaboration: Medicine's Best-Kept Secret. Agio Publishing House; 2015: 44-48.

152. Cochrane. Twenty years of The Cochrane Collaboration: Looking back on the search for evidence. https://www.youtube.com/watch?v=0Ji-wsSfQH0

153. Smucny J, et al. Antibiotics for acute bronchitis. Cochrane Database Syst Rev 2000; CD000245.

154. Basevi V, et al. Routine perineal shaving on admission in labour. Cochrane Database Syst Rev 2000; CD001236.

155. Cuervo LG, et al. Enemas during labour. Cochrane Database Syst Revs 1999; CD000330.

156. Carroli G, et al. Episiotomy for vaginal birth. Cochrane Database Syst Revs 1999; CD000081.

157. Chalmers I, et al. Effective Care in Pregnancy and Childbirth. Oxford University Press; 1989: 823-825.

158. icsi: Institute for Clinical Systems Improvement. ICSI's Legacy. https://www.icsi.org/icsi-news/icsis-legacy/

159. Ashton CM, et al. Comparative Effectiveness Research: Evidence, Medicine, and

Policy. OUP USA; 2013: 211.

160. Wolters Kluwer Health. Wolters Kluwer celebrates the 25th anniversary of UpToDate with launch of 25th specialty, anesthesiology. https://www.wolterskluwer.com/en/news/wolters-kluwer-celebrates-the-25th-anniversary-of-uptodate-with-launch-of-25th-specialty-anesthesiology

161. Computable Publishing. https://computablepublishing.com/about/

162. Laporte RE. How to improve monitoring and forecasting of disease patterns. BMJ 1993; 307: 1573-1574.

163. PC World. Building the World's Biggest Encyclopedia (Mar 10, 2000) (2009 web archive). https://archive.md/20090719124132/http://www.pcworld.com/article/id,15676-c,techindustrytrends/article.html

164. Evidence-based medicine, in its place. Lancet 1995; 346: 785.

165. Cochrane's legacy. Lancet 1992; 340: 1131-1132.

166. Rowe PM. CONFERENCE: Biodiversity and human healt. Lancet 1995; 345: 1042.

167. Horton R. The interpretive turn. Lancet 1995; 346: 3.

168. Sackett D. Evidence-based medicine. Lancet 1995; 346: 1171.

169. Marshall T. Evidence-based medicine. Lancet 1995; 346: 1171-1172.

170. Davidoff F, et al. Evidence based medicine. BMJ 1995; 310: 1085-1086.

171. Sackett DL, et al. Evidence based medicine: what it is and what it isn't. BMJ 1996; 312: 71-72.

172. Google Scholar: Evidence based medicine: what it is and what it isn't. https://scholar.google.co.jp/scholar?cites=2611792375479254880

173. Smith BH. Evidence based medicine. Rich sources of evidence are ignored. BMJ 1996; 313: 169-171.

174. James NT. Evidence based medicine. Scientific method and raw data should be considered. BMJ 1996; 313: 169-171.

175. Dearlove OR, et al. Evidence based medicine. Authors' redefinition is better but not perfect. BMJ 1996; 313: 170-171.

176. Dowie J. Evidence based medicine. Needs to be within framework of decision making based on decision analysis. BMJ 1996; 313: 170-171.

177. Maynard A. Evidence based medicine. Cost effectiveness and equity are ignored. BMJ 1996; 313: 170-171.

178. Sackett DL, et al. Evidence based medicine. BMJ 1996; 313: 170-171.

179. David L Sackett: Interview in 2014 and 2015. 2015: 56. https://www.bmj.com/content/bmj/suppl/2015/05/18/bmj.h2639.DC1/David_L_Sackett_Interview_in_2014-15.pdf

180. Hooker RC. The rise and rise of evidence-based medicine. Lancet 1997; 349: 1329-1330.

181. Kernick DP. Lies, damned lies, and evidence-based medicine. Lancet 1998; 351: 1824.

182. Maynard A. Evidence-based medicine: an incomplete method for informing treatment choices. Lancet 1997; 349: 126-128.

183. Sackett DL. Evidence-based medicine and treatment choices. Lancet 1997; 349: 570.

184a. Kernick DP. Evidence-based medicine and treatment choices. Lancet 1997; 349: 570.

184b. Cassell J. Evidence-based medicine and treatment choices. Lancet 1997; 349: 570-571.

185. Frankel S, et al. Evidence-based medicine and treatment choices. Lancet 1997; 349: 571.

186. Churchill D. Evidence-based medicine and treatment choices. Lancet 1997; 349: 571-572.

187. Wolfe JH. Evidence-based medicine and treatment choices. Lancet 1997; 349: 572-573.

188. Armand L, et al. Night Joyce of a Thousand Tiers: Petr Skrabanek: Studies in Finnegans Wake. Syracuse University Press; 2006.

189. Sherwood T. Ombudsman's second report, and tobacco. Lancet 1998; 352: 7-8.

190. Feinstein AR. Twentieth century paradigms that threaten both scientific and humane medicine in the twenty-first century. J Clin Epidemiol 1996; 49: 615-617.

191. McCormick J, et al. Death of Petr Skrabanek. Lancet 1994; 344: 52-53.

192. ペトル・シュクラバーネク．大脇幸志郎 訳．健康禍 人間的医学の終焉と強制的健康主義の台頭．生活の医療社；2020：6-7.

193. Horton R. Georges Canguilhem. Lancet 1995; 346: 1094.

194. Horton R. Tobacco tactics: not so passive about smoking after all. Lancet 1998; 351: 1450.

195. Smith R. The Trouble with Medical Journals. Taylor & Francis; 2006: 238.

196. Obituary. BMJ 1988; 297: 63-64.

197. Dickersin K, et al. Thomas C Chalmers (1917-1995): a pioneer of randomised clinical trials and systematic reviews. J R Soc Med 2015; 108: 237-241.

198. Huth EJ. Tributes to Thomas Chalmers. Ann Intern Med 1996; 124: 696.

199. Sackett DL. The sins of expertness and a proposal for redemption. BMJ 2000; 320: 1283.

200. Minutes of the Annual General Meeting of the Cochrane Collaboration Adelaide, Australia, 2.00 p.m., 24th October 1996. https://community.cochrane.org/sites/default/files/uploads/inline-files/1996_Adelaide_AGM.docx

201. Cochrane Australia. TRD Iain Chalmers interview transcript. https://australia.cochrane.org/trd-iain-chalmers-interview-transcript

202. Cochrane. About us. https://www.cochrane.org/about-us

203. Chalmers I. The James Lind Initiative. J R Soc Med 2003; 96: 575-576.

204. The James Lind Library. https://www.jameslindlibrary.org/

205. Yach D, et al. Junking science to promote tobacco. Am J Public Health 2001; 91: 1745-1748.

206. Glantz SA, et al. The Cigarette Papers. University of California Press; 1998.

207. McFarlane MJ, et al. The 'epidemiologic necropsy'. Unexpected detections, demographic selections, and changing rates of lung cancer. JAMA 1987; 258: 331-338.

208. Reinhart A. Huff and Puff. Significance 2014; 11: 28-33.

209. Morabia A. The controversial controversy of a passionate controversialist. J Clin Epidemiol 2002; 55: 1207-1213.

210. Guyatt GH, et al. Users' Guides to the Medical Literature: XXV. Evidence-based medicine: principles for applying the Users' Guides to patient care. JAMA 2000; 284: 1290-1296.

211. Sackett DL. Evidence Based Medicine: How to Practice and Teach EBM, 2nd edn. Churchill Livingstone; 2000: 2.

212. Haynes RB, et al. Clinical expertise in the era of evidence-based medicine and patient choice. BMJ Evid Based Med 2002; 7: 36-38.

213. David L Sackett: Interview in 2014 and 2015. 2015: 59. https://www.bmj.com/content/bmj/suppl/2015/05/18/bmj.h2639.DC1/David_L_Sackett_Interview_

in_2014-15.pdf

214. Sackett DL, et al. Why randomized controlled trials fail but needn't: a new series is launched. CMAJ 2000; 162: 1301-1302.

215. Sackett DL. Clinical epidemiology: what, who, and whither. J Clin Epidemiol 2002; 55: 1161-1166.

216. David L Sackett: Interview in 2014 and 2015. 2015: 37. https://www.bmj.com/content/bmj/suppl/2015/05/18/bmj.h2639.DC1/David_L_Sackett_Interview_in_2014-15.pdf

217. Walsh M, et al. Clinician trialist rounds: 28. When RCT participants are lost to follow-up. Part 1: Why even a few can matter. Clin Trials 2015; 12: 537-539.

218. Ashton CM, et al. Comparative Effectiveness Research: Evidence, Medicine, and Policy. OUP USA; 2013: 119-226.

219. Ioannidis JP. Why most published research findings are false. PLoS Med 2005; 2: e124.

220. Google Scholar: Why most published research findings are false. https://scholar.google.com/scholar?cites=15681017780418799273

221. Schoenfeld JD, et al. Is everything we eat associated with cancer?. A systematic cookbook review. Am J Clin Nutr 2013; 97: 127-134.

222. Ioannidis JP. Evidence-based medicine has been hijacked: a report to David Sackett. J Clin Epidemiol 2016; 73: 82-86.

223. イヴァン・イリッチ．金子嗣郎 訳．脱病院化社会—医療の限界．晶文社；1998：11.

224. Chapman G, et al. Evidence based medicine–older, but no better educated?. Lancet 2013; 382: 1484.

225. McGlynn EA, et al. The quality of health care delivered to adults in the United States. N Engl J Med 2003; 348: 2635-2645.

226. Ancaster—Dundas—Flamborough—Westdale (federal electoral district). https://en.wikipedia.org/wiki/Ancaster—Dundas—Flamborough—Westdale_(federal_electoral_district)

227a. Richman VV. Care at for-profit hospitals. CMAJ 2004; 171: 1151.

227b. Nuttley WM. Care at for-profit hospitals. CMAJ 2004; 171: 1151.

228. Djulbegovic B, et al. Epistemologic inquiries in evidence-based medicine. Cancer Control 2009; 16: 158-168.

229. Guyatt G 他編．古川壽亮 他監訳．臨床のための EBM 入門．医学書院；2003：xxxii.

230a. トリーシャ・グリーンハルシュ．今西二郎 他訳．EBM がわかる：臨床医学論文の読み方．金芳堂；2004.

230b. トリーシャ・グリーンハーフ．日経メディカル 編．読む技術－論文の価値を見抜くための基礎知識．日経 BP；2016.

231. Greenhalgh T. Why do we always end up here? Evidence-based medicine's conceptual cul-de-sacs and some off-road alternative routes. J Prim Health Care 2012; 4: 92-97.

232. Greenhalgh T, et al.; Evidence Based Medicine Renaissance Group. Evidence based medicine: a movement in crisis?. BMJ 2014; 348: g3725.

233. Macleod MR, et al. Biomedical research: increasing value, reducing waste. Lancet 2014; 383: 101-104.

234. Andrews J, et al. GRADE guidelines: 14. Going from evidence to recommendations: the significance and presentation of recommendations. J Clin Epidemiol 2013; 66: 719-725.

235. McGregor M. The GRADE recommendations. Weak recommendations are unhelpful to decision makers. J Clin Epidemiol 2014; 67: 239-240.

236. Krag M, et al. Prevalence and outcome of gastrointestinal bleeding and use of acid suppressants in acutely ill adult intensive care patients. Intensive Care Med 2015; 41: 833-845.

237. Deane AM, et al. Primum non nocere and challenging conventional treatment. Intensive Care Med 2015; 41: 933-935.

238. Krag M, et al. Trials on stress ulcer prophylaxis: finding the balance between benefit and harm. Intensive Care Med 2015; 41: 1367-1368.

239. Abrahamyan L, et al. A practical approach to evidence-based dentistry: IX: How to appraise and use an article about economic analysis. J Am Dent Assoc 2015; 146: 679-689.

240. Orr DL 2nd. Economic analysis studies. J Am Dent Assoc 2016; 147: 5-6.

241. Li L, et al. Dipeptidyl peptidase-4 inhibitors and risk of heart failure in type 2 diabetes: systematic review and meta-analysis of randomised and observational studies. BMJ 2016; 352: i610.

242. Patel T, et al. Pooled patient level data are better suited than study level data to investigate the link between dipeptidyl peptidase-4 inhibitors and the risk of heart

failure in type 2 diabetes. BMJ 2016; 353: i2920.

243. Agoritsas T, et al. Adjusted Analyses in Studies Addressing Therapy and Harm: Users' Guides to the Medical Literature. JAMA 2017; 317: 748-759.

244. Karp I. Adjustment Strategies in Studies of Therapy. JAMA 2017; 317: 2238-2239.

245. Djulbegovic B, et al. Progress in evidence-based medicine: a quarter century on. Lancet 2017; 390: 415-423.

246. van der Marck MA, et al. On evidence-based medicine. Lancet 2017; 390: 2244-2245.

247. Matthys J. On evidence-based medicine. Lancet 2017; 390: 2245.

248. Mustafa FA. On evidence-based medicine. Lancet 2017; 390: 2245.

249. Busse JW, et al. Opioids for Chronic Noncancer Pain: A Systematic Review and Meta-analysis. JAMA 2018; 320: 2448-2460.

250. Häuser W, et al. Meta-analysis of Opioids for Chronic Pain. JAMA 2019; 321: 1934-1935.

251. Hoaglin DC. Meta-analysis of Opioids for Chronic Pain. JAMA 2019; 321: 1935-1936.

252. Rochwerg B, et al. Corticosteroids in Sepsis: An Updated Systematic Review and Meta-Analysis. Crit Care Med 2018; 46: 1411-1420.

253. Vargas M, et al. The End of Corticosteroid in Sepsis: Fragile Results From Fragile Trials. Crit Care Med 2018; 46: e1228.

254. Schurr JW, et al. Defining the Role of Corticosteroids in Sepsis: Adjunctive Therapy for Shock Reversal. Crit Care Med 2019; 47: e157-e158.

255. de Grooth HJ, et al. Corticosteroids in Sepsis: Clouded by Heterogeneity. Crit Care Med 2019; 47: e163-e164.

256. Johnston BC, et al. Unprocessed Red Meat and Processed Meat Consumption: Dietary Guideline Recommendations From the Nutritional Recommendations (NutriRECS) Consortium. Ann Intern Med 2019; 171: 756-764.

257a. Zeraatkar D, et al. Red and Processed Meat Consumption and Risk for All-Cause Mortality and Cardiometabolic Outcomes: A Systematic Review and Meta-analysis of Cohort Studies. Ann Intern Med 2019; 171: 703-710.

257b. Han MA, et al. Reduction of Red and Processed Meat Intake and Cancer Mortality and Incidence: A Systematic Review and Meta-analysis of Cohort Studies. Ann Intern Med 2019; 171: 711-720.

257c. Zeraatkar D, et al. Effect of Lower Versus Higher Red Meat Intake on Cardiometabolic and Cancer Outcomes: A Systematic Review of Randomized Trials. Ann Intern Med 2019; 171: 721-731.

257d. Vernooij RWM, et al. Patterns of Red and Processed Meat Consumption and Risk for Cardiometabolic and Cancer Outcomes: A Systematic Review and Meta-analysis of Cohort Studies. Ann Intern Med 2019; 171: 732-741.

257e. Valli C, et al. Health-Related Values and Preferences Regarding Meat Consumption: A Mixed-Methods Systematic Review. Ann Intern Med 2019; 171: 742-755.

258a. 2015-2020 Dietary Guidelines for Americans, 8th edn. U.S. Department of Health and Human Services; 2015.

258b. The Eatwell Guide. Public Health England; 2016.

258c. Meat, fish, dairy and cancer risk. World Cancer Research Fund International; 2019.

259. Red and processed meat are OK to eat, controversial new guidelines claim. Don't believe it, leading experts say. CNN health Updated September 30, 2019. https://edition.cnn.com/2019/09/30/health/red-meat-low-quality-evidence-controversy-wellness/index.html

260. Rubin R. Backlash Over Meat Dietary Recommendations Raises Questions About Corporate Ties to Nutrition Scientists. JAMA 2020; 323: 401-404.

261a. DGA: Dietary Guidelines for Americans. https://www.dietaryguidelines.gov/

261b. GOV.UK. The Eatwell Guide. https://www.gov.uk/government/publications/the-eatwell-guide

261c. World Cancer Research Fund International. Limit red and processed meat. https://www.wcrf.org/diet-activity-and-cancer/cancer-prevention-recommendations/limit-red-and-processed-meat/

262. McMaster University. Department of Health Research Methods, Evidence, and Impact (HEI). https://hei.healthsci.mcmaster.ca/

263. Centre for Evidence Based Medicine. Our history. https://www.cebm.ox.ac.uk/about-us/our-history

264. Howick J. The Philosophy of Evidence-based Medicine. Wiley; 2011: 191.

265. Glasziou PP, et al. Waste in covid-19 research. BMJ 2020; 369: m1847.

266. Open Letter To The CMOs of England, Wales, Scotland and Northern Ireland. https://www.scribd.com/document/476987031/Open-Letter-to-the-CMOs-of-

England-Wales-Scotland-and-Northern-Ireland

267. Bundgaard H, et al. Effectiveness of Adding a Mask Recommendation to Other Public Health Measures to Prevent SARS-CoV-2 Infection in Danish Mask Wearers: A Randomized Controlled Trial. Ann Intern Med 2021; 174: 335-343.

268. Landmark Danish study finds no significant effect for facemask wearers. Spectator, 19 November 2020. https://www.spectator.co.uk/article/do-masks-stop-the-spread-of-covid-19-/

269. Dickersin K, et al. Factors influencing publication of research results. Follow-up of applications submitted to two institutional review boards. JAMA 1992; 267: 374-378.

270. デイヴィッド・ヒーリー．田島治 監訳．ファルマゲドン：背信の医薬．みすず書房；2015：302-304.

271. マーシャ・エンジェル．栗原千絵子 訳．ビッグ・ファーマ：製薬会社の真実．篠原出版新社；2005.

272. ベン・ゴールドエイカー．梶山あゆみ 訳．デタラメ健康科学：代替療法・製薬産業・メディアのウソ．河出書房新社；2011.

273. ベン・ゴールドエイカー．忠平美幸 他訳．悪の製薬．青土社；2015.

274a, Lentnek AL. The departure of Jerome P. Kassirer. N Engl J Med 1999; 341: 1311.

274b. Stern DT, et al. The departure of Jerome P. Kassirer. N Engl J Med 1999; 341: 1311.

274c. Matthias HD. The departure of Jerome P. Kassirer. N Engl J Med 1999; 341: 1311.

274d. Tormey WP. The departure of Jerome P. Kassirer. N Engl J Med 1999; 341: 1311.

274e. Carpenter AF. The departure of Jerome P. Kassirer. N Engl J Med 1999; 341: 1311-1312.

274f. Kassirer JP. The departure of Jerome P. Kassirer. N Engl J Med 1999; 341: 1312.

274g. Evjy JT, et al. The departure of Jerome P. Kassirer. N Engl J Med 1999; 341: 1312-1313.

275. Hoey J. When journals are branded, editors get burnt: the ousting of Jerome Kassirer from the New England Journal of Medicine. CMAJ 1999; 161: 529-530.

276. Career Center for Physicians. Finding Physicians Jobs is the Goal of NEJM Career Center (2002 web archive). https://web.archive.org/web/20020803092936/http://

www.nejmjobs.org/help/about.asp

277. Drazen JM. NEJM Group — More Offerings, Mission Unchanged. N Engl J Med 2013; 369: 185.

278. Journal Watch. About Journal Watch (1997 web archive). https://web.archive.org/web/19970131123752/http://www.jwatch.org/misc/about.shtml

279. NEJM Journal Watch. About NEJM Journal Watch. https://www.jwatch.org/about/journal-watch

280. NEJM Knowledge+. Welcome to NEJM Knowledge+ and the Learning+ Blog. https://knowledgeplus.nejm.org/blog/welcome-nejm-knowledge-learning-blog/

281. facebook: NEJM CareerCenter. https://www.facebook.com/NEJMCareerCenter/photos/a.10154270762495307/10154754804220307

282. NEJM Healer. https://healer.nejm.org/

283. NEJM 医学前沿 . [in Chinese] https://www.nejmqianyan.cn/

284. NEJM Resident 360. https://resident360.nejm.org/

285a. Gottlieb S. FDA censures NEJM editor. BMJ 2000; 320: 1562.

285b. Jones J. Blair chairs UK health summit to tackle NHS reform. BMJ 2000; 320: 1562.

286. Smith R. The Trouble with Medical Journals. Taylor & Francis; 2006: 148.

287. The New England Journal of Medicine. About NEJM. https://www.nejm.org/about-nejm/about-nejm

288. Ismael S. Reed Elsevier and the arms trade revisited. Lancet 2007; 369: 989.

289. Jefferson T, et al. Effects of editorial peer review: A systematic review. JAMA 2002; 287: 2784-2786.

290. Smith R. The Trouble with Medical Journals. Taylor & Francis; 2006: 89.

291. Kmietowicz Z. Editor of the BMJ to take up new post. BMJ 2004; 328: 1276.

292. Dyer O. Man wins battle to keep receiving life support. BMJ 2004; 329: 309.

293. BMJ Opinion. Richard Smith. https://blogs.bmj.com/bmj/category/columnists/richard-smith/

294. Amrein K, et al. Women underrepresented on editorial boards of 60 major medical journals. Gend Med 2011; 8: 378-387.

295. Liu F, et al. Non-White scientists appear on fewer editorial boards, spend more time under review, and receive fewer citations. Proc Natl Acad Sci USA 2023; 120:

e2215324120.

296. Gøtzsche PC. Death of a Whistleblower and Cochrane's Moral Collapse. People'sPress; 2019: 14.

297. Hetzel MW, et al. Towards more balanced representation in Lancet Commissions. Lancet 2020; 395: 1693-1694.

298. JAMA Clinical Reviews. Structural Racism for Doctors—What Is It?: Response from Howard Bauchner, MD. https://jamanetwork.com/journals/jama/pages//audio-18587774

299. WebMD. JAMA Editor Resigns Over Controversial Podcast (2021 web archive). https://web.archive.org/web/20210315011933/https://www.webmd.com/a-to-z-guides/news/20210310/fallout-from-jama-podcast-continues

300. JAMA. Statement from Howard Bauchner, MD, Editor in Chief JAMA and The JAMA Network. https://x.com/JAMA_current/status/1367546743789862912

301. change.org. Ask JAMA (top medical journal) to stop perpetuating racism in medicine. https://www.change.org/p/jama-editorial-board-ask-jama-top-medical-journal-to-stop-perpetuating-racism-in-medicine

302. Madara JL. Speaking out against structural racism at JAMA and across health care. https://www.ama-assn.org/print/pdf/node/65546

303. Stella Safo, MD MPH. https://x.com/AmmahStarr/status/1372246570297479168

304. JAMA Editor Placed on Leave After Deputy's Comments on Racism. The New York Times dated March 25,2021. https://www.nytimes.com/2021/03/25/health/jama-bauchner-race-medicine.html

305. A Top Medical Journal Said "No Physician Is Racist." Now Scientists Are Boycotting. BuzzFeed News posted on April 2, 2021. https://www.buzzfeednews.com/article/stephaniemlee/jama-racism-medicine-podcast-boycott

306. AMA. AMA announces transition in JAMA editorial leadership. June 1, 2021. https://www.ama-assn.org/press-center/press-releases

307. Horton R. The best editors get fired. Lancet 2017; 390: 1019.

308. PBS NEWSHOUR. ADDRESSING THE NATION, August 17, 1998 (2011 web archive). https://web.archive.org/web/20110516134940/http://www.pbs.org/newshour/lewinsky_address/address.html

309. Sanders SA, et al. Would you say you "had sex" if...?. JAMA 1999; 281: 275-277.

310. THE TRIAL OF THE PRESIDENT: BEYOND THE BELTWAY; Editor of A.M.A. Journal Is Dismissed Over Sex Paper. The New York Times dated January 16, 1999. https://www.nytimes.com/1999/01/16/us/trial-president-beyond-beltway-editor-ama-journal-dismissed-over-sex-paper.html

311. Horton R. The sacking of JAMA. Journal of the American Medical Association. Lancet 1999; 353: 252-253.

312. Sacking of CMAJ editors is deeply troubling. Lancet 2006; 367: 704.

313. Eggertson L, et al. Privacy issues raised over Plan B: women asked for names, addresses, sexual history. CMAJ 2005; 173: 1435-1436.

314. The editorial autonomy of CMAJ. CMAJ 2006; 174: 9.

315. Spurgeon D. Most of CMAJ editorial board resigns. BMJ 2006; 332: 687.

316. Shuchman M, et al. Politics and independence–the collapse of the Canadian Medical Association Journal. N Engl J Med 2006; 354: 1337-1339.

317. Marijuana: federal smoke clears, a little. CMAJ 2001; 164: 1397, 1399.

318. Kassirer JP. Editorial independence: painful lessons. Lancet 2016; 387: 1358-1359.

319. The Globe and Mail. CMA faces criticism for dismissing editor-in-chief. March 7, 2016. https://www.theglobeandmail.com/life/health-and-fitness/health/cmaj-editors-defend-integrity-of-publication-following-firing-of-editor-in-chief/article29050153/

320. Relman AS. The new medical-industrial complex. N Engl J Med 1980; 303: 963-970.

321. Coombes R. UK government will tighten law on trial results after weaknesses found in safety legislation. BMJ 2008; 336: 576-577.

322. Steffens DC, et al. Are SSRIs better than TCAs? Comparison of SSRIs and TCAs: a meta-analysis. Depress Anxiety 1997; 6: 10-18.

323. アレン・フランセス．大野裕 監修，青木創 訳．〈正常〉を救え：精神医学を混乱させるDSM-5への警告．講談社；2013：232.

324. Zhang Y, et al. Does dose matter?. Nephrol Dial Transplant 2004; 19: 1658.

325. Los Angeles Business Journal. FDA to Study Amgen Drugs. March 14, 2007. https://labusinessjournal.com/news/fda-to-study-amgen-drugs/

326. Chen J, et al. A network meta-analysis of the efficacy of hypoxia-inducible factor prolyl-hydroxylase inhibitors in dialysis chronic kidney disease. Aging (Albany NY) 2023; 15: 2237-2274.

327. Järvinen TL, et al. Overdiagnosis of bone fragility in the quest to prevent hip fracture. BMJ 2015; 350: h2088.

328. Saag KG, et al. Romosozumab or Alendronate for Fracture Prevention in Women with Osteoporosis. N Engl J Med 2017; 377: 1417-1427.

329. アムジェン株式会社 他. イベニティ®「市販直後調査」結果のお知らせ. https://www.amgen.co.jp/-/media/Themes/CorporateAffairs/amgen-co-jp/amgen-co-jp/pdf/3,-d-,0/3,-d-,3/Evenity/evenity_93001a01.pdf

330. WHO. First report of the expert committee on cardiovascular diseases and hypertension. World Health Organisation Technical Report Series 168, 1959.

331. The sixth report of the Joint National Committee on prevention, detection, evaluation, and treatment of high blood pressure. Arch Intern Med 1997; 157: 2413-2446.

332. Whelton PK, et al. 2017 ACC/AHA/AAPA/ABC/ACPM/AGS/APhA/ASH/ASPC/NMA/PCNA Guideline for the Prevention, Detection, Evaluation, and Management of High Blood Pressure in Adults: A Report of the American College of Cardiology/American Heart Association Task Force on Clinical Practice Guidelines. Hypertension 2018; 71: e13-e115.

333. Ridker PM, et al.; PROMINENT, REDUCE-IT, and STRENGTH Investigators. Inflammation and cholesterol as predictors of cardiovascular events among patients receiving statin therapy: a collaborative analysis of three randomised trials. Lancet 2023; 401: 1293-1301.

334. Schwartz GG, et al.; ODYSSEY OUTCOMES Committees and Investigators. Alirocumab and Cardiovascular Outcomes after Acute Coronary Syndrome. N Engl J Med 2018; 379: 2097-2107.

335. Regeneron Pharmaceuticals, Inc. Regeneron reports fourth quarter and full year 2017 financial and operating results. Feburary 8, 2018. https://investor.regeneron.com/news-releases/news-release-details/regeneron-reports-fourth-quarter-and-full-year-2017-financial

336. Huhn M, et al. Comparative efficacy and tolerability of 32 oral antipsychotics for the acute treatment of adults with multi-episode schizophrenia: a systematic review and network meta-analysis. Lancet 2019; 394: 939-951.

337. Merck &. Co., Inc. Merck Announces Voluntary Worldwide Withdrawal of VIOXX® (2012 web archive). https://web.archive.org/web/20120417053059/http://www.merck.com/newsroom/vioxx/pdf/vioxx_press_release_final.pdf

338. Drugs.com. valACYclovir (Monograph). https://www.drugs.com/monograph/

valacyclovir.html

339. Rich RR. Clinical Immunology: Principles and Practice, 3rd edn. Mosby; 2008: 1317-1329.

340. Kapoor Y, et al. Structural and clinical impact of anti-allergy agents: An overview. Bioorg Chem 2020; 94: 103351.

341. Drugs.com. Oseltamavir Capsules Prescribing Information. https://www.drugs.com/pro/oseltamavir-capsules.html

342. Kaiser L, et al. Impact of oseltamivir treatment on influenza-related lower respiratory tract complications and hospitalizations. Arch Intern Med 2003; 163: 1667-1672.

343. CIDRAP: Center for Infectious Disease Research & Policy. Oseltamivir-resistant H5N1 virus isolated from Vietnamese girl. October 14, 2005. https://www.cidrap.umn.edu/antimicrobial-stewardship/oseltamivir-resistant-h5n1-virus-isolated-vietnamese-girl

344. Jefferson T, et al. Neuraminidase inhibitors for preventing and treating influenza in healthy adults. Cochrane Database Syst Rev 2005; CD001265.

345. Jefferson T, et al. Neuraminidase inhibitors for preventing and treating influenza in healthy adults. Cochrane Database Syst Rev 2006; CD001265.

346. Jefferson T, et al. Neuraminidase inhibitors for preventing and treating influenza in healthy adults. Cochrane Database Syst Rev 2011; CD001265.

347. Jefferson T, et al. Neuraminidase inhibitors for preventing and treating influenza in healthy adults: systematic review and meta-analysis. BMJ 2009; 339: b5106.

348. Doshi P. Neuraminidase inhibitors—the story behind the Cochrane review. Data Supplement - Roche confidentiality agreement. BMJ 2009; 339: b5164.

349. Point-by-point response from Roche to BMJ questions. BMJ 2009; 339: b5374.

350. Godlee F. Open letter to Roche about oseltamivir trial data. BMJ 2012; 345: e7305.

351. The BMJ. Tamiflu campaign. https://www.bmj.com/tamiflu

352. Jefferson T, et al. Neuraminidase inhibitors for preventing and treating influenza in adults and children. Cochrane Database Syst Rev 2014; CD008965.

353. Ebell MH. WHO downgrades status of oseltamivir. BMJ 2017; 358: j3266.

354. Grahame-Smith D. Evidence based medicine: Socratic dissent. BMJ 1995; 310: 1126-1127.

355. Demasi M. From FDA to MHRA: are drug regulators for hire?. BMJ 2022; 377: o1538.

356. Gotzsche P. Deadly Medicines and Organised Crime: How Big Pharma Has Corrupted Healthcare. CRC Press; 2019: 1.

357. Nuffield Department of Primary Care Health Sciences. Ben Goldacre joins Oxford University. March 24, 2015 (2016 web archive). https://web.archive.org/web/20160324051610/http://www.phc.ox.ac.uk/news/ben-goldacre-joins-oxford-university/

358. デイヴィッド・ヒーリー．田島治 監訳．ファルマゲドン：背信の医薬．みすず書房；2015：374.

359. Office of Public Affairs, U.S. Department of Justice. GlaxoSmithKline to Plead Guilty and Pay $3 Billion to Resolve Fraud Allegations and Failure to Report Safety Data. July 2, 2012. https://www.justice.gov/opa/pr/glaxosmithkline-plead-guilty-and-pay-3-billion-resolve-fraud-allegations-and-failure-report

360. AT LILLY, THE SIDE-EFFECTS OF ORAFLEX. The New York Times dated August 15, 1982. https://www.nytimes.com/1982/08/15/business/at-lilly-the-side-effects-of-oraflex.html

361. Wilson JMG, et al. Principles and Practice of Screening for Disease. Public Health Papers 34. World Health Organization; 1968.

362. Weekly Reports for October 21, 1949. Public Health Rep (1896) 1949; 64: 1311-1330.

363. Pear Therapeutics, Inc. PEAR THERAPEUTICS OBTAINS FDA AUTHORIZATION FOR SOMRYST™, A PRESCRIPTION DIGITAL THERAPEUTIC FOR THE TREATMENT OF ADULTS WITH CHRONIC INSOMNIA (2020 web archive). https://web.archive.org/web/20200329062211/https://peartherapeutics.com/pear-therapeutics-obtains-fda-authorization-for-somryst-a-prescription-digital-therapeutic-for-the-treatment-of-adults-with-chronic-insomnia/

364. FDA. De Novo Classification Request for reSET. De Novo Summary (DEN160018). https://www.accessdata.fda.gov/cdrh_docs/reviews/DEN160018.pdf

365. Business Wire. Pear Therapeutics Files for Chapter 11 and Will Seek to Sell Assets Through Sales Process. April 07, 2023. https://www.businesswire.com/news/home/20230407005087/en/Pear-Therapeutics-Files-for-Chapter-11-and-Will-Seek-to-Sell-Assets-Through-Sales-Process

366. FDA. De Novo Classification Request for Irregular Rhythm Notification Feature. De Novo Summary (DEN180042). https://www.accessdata.fda.gov/cdrh_docs/reviews/DEN180042.pdf

367. US Preventive Services Task Force. Screening for Atrial Fibrillation With Electrocardiography: US Preventive Services Task Force Recommendation Statement. JAMA 2018; 320: 478-484.

368a. Morgan S, et al. Randomised trial of two approaches to screening for atrial fibrillation in UK general practice. Br J Gen Pract 2002; 52: 373-380.

368b. Fitzmaurice DA, et al. Screening versus routine practice in detection of atrial fibrillation in patients aged 65 or over: cluster randomised controlled trial. BMJ 2007; 335: 383.

368c. Halcox JPJ, et al. Assessment of Remote Heart Rhythm Sampling Using the AliveCor Heart Monitor to Screen for Atrial Fibrillation: The REHEARSE-AF Study. Circulation 2017; 136: 1784-1794.

369. US Preventive Services Task Force. Screening for Atrial Fibrillation: US Preventive Services Task Force Recommendation Statement. JAMA 2022; 327: 360-367.

370. Hot Startup Theranos Has Struggled With Its Blood-Test Technology. The Wall Street Journal dated October 16, 2015. https://www.wsj.com/articles/theranos-has-struggled-with-blood-tests-1444881901

371. Elizabeth Holmes. Forbs. https://www.forbes.com/profile/elizabeth-holmes/?sh=6ab53b2447a7

372. ユヴァル・ノア・ハラリ．柴田裕之 訳．ホモ・デウス：テクノロジーとサピエンスの未来 下．河出書房新社；2022.

373. Cochrane Collaboration. 6th International Cochrane Colloquium (2000 web archive). https://web.archive.org/web/20000304201057/http://www.cochrane.org/colloquium/index.htm

374. Gøtzsche PC, et al. Is screening for breast cancer with mammography justifiable?. Lancet 2000; 355: 129-134.

375a. Wald N. Populist instead of professional. J Med Screen 2000; 7: 1.

375b. Duffy SW. Interpretation of the breast screening trials: a commentary on the recent paper by Gøtzsche and Olsen. Breast 2001; 10: 209-212.

376. Olsen O, et al. Screening for breast cancer with mammography. Cochrane Database Syst Rev 2001; CD001877.

377. Olsen O, et al. Quality of Cochrane reviews: assessment of sample from 1998. BMJ

2001; 323: 829-832.

378. Olsen O, et al. Systematic review of screening for breast cancer with mammography. https://www.thelancet.com/pb-assets/Lancet/extras/fullreport.pdf

379. Horton R. Screening mammography—an overview revisited. Lancet 2001; 358: 1284-1285.

380. Cassels A. The Cochrane Collaboration: Medicine's Best-Kept Secret. Agio Publishing House; 2015: 48-50.

381. Moynihan R. Cochrane at crossroads over drug company sponsorship. BMJ 2003; 327: 924-926.

382. Pildal J, et al. Polyclonal immunoglobulin for treatment of bacterial sepsis: a systematic review. Clin Infect Dis 2004; 39: 38-46.

383. Brok J, et al. Apparently conclusive meta-analyses may be inconclusive—Trial sequential analysis adjustment of random error risk due to repetitive testing of accumulating data in apparently conclusive neonatal meta-analyses. Int J Epidemiol 2009; 38: 287-298.

384. Gagyor I, et al. Antiviral treatment for Bell's palsy (idiopathic facial paralysis). Cochrane Database Syst Rev 2015; CD001869.

385. Jakobsen JC, et al. Direct-acting antivirals for chronic hepatitis C. Cochrane Database Syst Rev 2017; CD012143.

386. Roberts I, et al. The knowledge system underpinning healthcare is not fit for purpose and must change. BMJ 2015; 350: h2463.

387a. Bunn F, et al. Colloid solutions for fluid resuscitation. Cochrane Database Syst Rev 2001; CD001319.

387b. Wakai A, et al. Mannitol for acute traumatic brain injury. Cochrane Database Syst Rev 2005; CD001049.

388. Gøtzsche PC. Death of a Whistleblower and Cochrane's Moral Collapse. People'sPress; 2019: 11-20.

389. Kleijnen J, et al. Evaluation of NIHR investment in Cochrane infrastructure and systematic reviews. 2017. https://www.journalslibrary.nihr.ac.uk/downloads/other-nihr-research/evaluation-of-NIHR-investment-in-cochrane/NIHR_Cochrane_Report_Feb_17.pdf

390. Cohen J. A Nobel Prize for Overblown Controversy? (Update). Science dated December 15, 2008. https://www.science.org/content/article/nobel-prize-overblown-controversy-update

391. Drugs.com. Gardasil FDA Approval History. https://www.drugs.com/history/gardasil.html

392. European Medicines Agency. Gardasil. https://www.ema.europa.eu/en/medicines/human/EPAR/gardasil

393. Villa LL, et al. High sustained efficacy of a prophylactic quadrivalent human papillomavirus types 6/11/16/18 L1 virus-like particle vaccine through 5 years of follow-up. Br J Cancer 2006; 95: 1459-1466.

394. Markowitz LE, et al. Quadrivalent Human Papillomavirus Vaccine: Recommendations of the Advisory Committee on Immunization Practices (ACIP). MMWR Recomm Rep 2007; 56: 1-24.

395. Duffy S, et al. Annual mammographic screening to reduce breast cancer mortality in women from age 40 years: long-term follow-up of the UK Age RCT. Health Technol Assess 2020; 24: 1-24.

396. Miller EA, et al. Effect of flexible sigmoidoscopy screening on colorectal cancer incidence and mortality: long-term follow-up of the randomised US PLCO cancer screening trial. Lancet Gastroenterol Hepatol 2019; 4: 101-110.

397. International Agency for Research on Cancer. CANCER TODAY: https://gco.iarc.fr/today/en

398. Hanley SJ, et al. HPV vaccination crisis in Japan. Lancet 2015; 385: 2571.

399. ハイジ・J・ラーソン．小田嶋由美子 訳．ワクチンの噂：どう広まり、なぜいつまでも消えないのか．みすず書房；2021：142-148.

400. Gøtzsche PC. Death of a Whistleblower and Cochrane's Moral Collapse. People'sPress; 2019: 90.

401. Arbyn M, et al. Prophylactic vaccination against human papillomaviruses to prevent cervical cancer and its precursors. Cochrane Database Syst Rev 2018; CD009069.

402. Jørgensen L, et al. The Cochrane HPV vaccine review was incomplete and ignored important evidence of bias. BMJ Evid Based Med 2018; 23: 165-168.

403. Correction: The Cochrane HPV vaccine review was incomplete and ignored important evidence of bias. BMJ Evid Based Med 2020; 25: e3.

404. Editors' Note: "The Cochrane HPV vaccine review was incomplete and ignored important evidence of bias". BMJ Evid Based Med 2020; 25: e2.

405. Cochrane. Governing Board Meetings Minutes. 2018 September 13-15, Edinburgh. https://community.cochrane.org/sites/default/files/uploads/inline-files/Governing Board Minutes - Edinburgh Open Access.pdf

406. Mail Online. Prescription pills are Britain's third biggest killer: Side-effects of drugs taken for insomnia and anxiety kill thousands. Why do doctors hand them out like Smarties? September 15, 2015. https://www.dailymail.co.uk/health/article-3234334/Prescription-pills-Britain-s-biggest-killer-effects-drugs-taken-insomnia-anxiety-kill-thousands-doctors-hand-like-Smarties.html

407. Cochrane. Statement from Cochrane September 18, 2015. https://www.cochrane.org/news/statement-cochrane

408. Nordic Cochrane Centre. Letter: To Stanley Medical Research Institute (SMRI), formerly Theodore and Vada Stanley Foundation From Gøtzsche PC. February 16, 2018. https://www.deadlymedicines.dk/wp-content/uploads/2018/09/1a-What-Torry-complained-about-Gøtzsche-letter-about-TIPS-to-Stanley.pdf

409. Seminar on withdrawal of psychiatric drugs. https://www.deadlymedicines.dk/wp-content/uploads/2018/09/1c-What-Pottegaard-complained-about-Seminar-on-withdrawal.pdf

410. Gøtzsche P. Survival in an overmedicated world: Look up the evidence yourself. People's Press; 2019: 166.

411. Letter: To Cochrane Central Executive From Anton JM Loonen. March 19, 2018. https://www.deadlymedicines.dk/wp-content/uploads/2018/09/2b-What-Loonen-complained-about.pdf

412. Letter: To Cochrane Colleagues From Gartlehner G, et al. September 15, 2018. https://www.deadlymedicines.dk/wp-content/uploads/2018/10/Why-we-resigned.pdf

413. Cochrane. Statement from Cochrane's Governing Board – 26th September 2018. https://www.cochrane.org/news/statement-cochranes-governing-board-26th-september-2018

414a. Hawkes N. Cochrane director's expulsion results in four board members resigning. BMJ 2018; 362: k3945.

414b. Reinvigorating Cochrane. BMJ 2018; 362: k3966.

415. Burki T. The Cochrane board votes to expel Peter Gøtzsche. Lancet 2018; 392: 1103-1104.

416. Ioannidis JPA. Cochrane crisis: Secrecy, intolerance and evidence-based values. Eur J Clin Invest 2019; 49: e13058.

417. Dr. David Healy. Cochrane Cock-up. September 17, 2018. https://davidhealy.org/cochrane-cock-up/

418. Letter: To Cochrane members From Bonfill X, et al., (31 signatories). October 3, 2018. https://www.deadlymedicines.dk/wp-content/uploads/2018/10/8-October-Statement-by-Ibero-American-Cochrane-Network.pdf

419. Letter: To Wilson M, CEO Cochrane, UK. et al. From Lühmann D, et al. October 4, 2018. https://www.deadlymedicines.dk/wp-content/uploads/2019/01/4-October-German-EBM-Network-letter-to-Cochrane.pdf

420. nature.com. Mass resignation guts board of prestigious Cochrane Collaboration. September 17, 2018. https://www.nature.com/articles/d41586-018-06727-0

421. Science. Evidence-based medicine group in turmoil after expulsion of co-founder. September 16, 2018. https://www.science.org/content/article/evidence-based-medicine-group-turmoil-after-expulsion-co-founder

422. Front page of the website for the Nordic Cochrane Centre 25 September 2018. https://www.deadlymedicines.dk/wp-content/uploads/2018/09/Front-page-of-Nordic-Cochrane-Centres-webpage-25-and-26-September.pdf

423. Letter: To Danish Ombudsman From Gøtzsche PC. June 21, 2019. https://www.deadlymedicines.dk/wp-content/uploads/2019/09/Gøtzsche-Complaint-to-Danish-Ombudsman-about-unjustified-sacking-of-a-civil-servant-21-June-2019.pdf

424. Sundhedspolitisk Tidsskrift. Så røg Peter Gøtzsches professorat [in Danish] (2020 web archive). https://web.archive.org/web/20200623234837/https://sundhedspolitisktidsskrift.dk/meninger/item/sa-rog-peter-gotzsches-professortitel.html

425. Institute for Scientific Freedom. https://www.scientificfreedom.dk/

426. Drolet M, et al.; HPV Vaccination Impact Study Group. Population-level impact and herd effects following the introduction of human papillomavirus vaccination programmes: updated systematic review and meta-analysis. Lancet 2019; 394: 497-509.

427. Drolet M, et al. Population-level impact and herd effects following human papillomavirus vaccination programmes: a systematic review and meta-analysis. Lancet Infect Dis 2015; 15: 565-580.

428. Lei J, et al. HPV Vaccination and the Risk of Invasive Cervical Cancer. N Engl J Med 2020; 383: 1340-1348.

429. Meeting of the Global Advisory Committee on Vaccine Safety, 7-8 June 2017. Wkly Epidemiol Rec 2017; 92: 393-402.

430. 厚生労働省. HPV ワクチンについて知ってください：子宮頸がん予防の最

前線． https://www.mhlw.go.jp/stf/houdou_kouhou/kouhou_shuppan/magazine/202205_00001.html

431. 厚生労働省．定期の予防接種実施者数：平成 6 年法律改正後（実施率の推移）. https://www.mhlw.go.jp/topics/bcg/other/5.html

432. Cochrane Library. Cochrane COVID-19 publications. https://www.cochranelibrary.com/covid-19

433. The Centre for Evidence-Based Medicine. Masking lack of evidence with politics. July 23, 2020. https://www.cebm.net/covid-19/masking-lack-of-evidence-with-politics/

434. Jefferson T, et al. Physical interventions to interrupt or reduce the spread of respiratory viruses. Cochrane Database Syst Rev 2023; CD006207.

435. Cochrane. Statement on 'Physical interventions to interrupt or reduce the spread of respiratory viruses' review. https://www.cochrane.org/news/statement-physical-interventions-interrupt-or-reduce-spread-respiratory-viruses-review

436. Maryanne Demasi, reports. EXCLUSIVE: Lead author of new Cochrane review speaks out: A no-holds-barred interview with Tom Jefferson. February 5, 2023. https://blog.maryannedemasi.com/p/exclusive-lead-author-of-new-cochrane

437. Klompas M, et al. Strategic Masking to Protect Patients from All Respiratory Viral Infections. N Engl J Med 2023; 389: 4-6.

438. Jefferson T, et al. Physical interventions to interrupt or reduce the spread of respiratory viruses. Cochrane Database Syst Rev 2011; CD006207.

439. Hayashi K. Molnupiravir might be dangerous without clarification of its indications. BMJ 2022; 377: o1030.

440. Cochrane UK. Cochrane UK in Oxford to close at the end of March 2024. https://uk.cochrane.org/news/cochrane-uk-oxford-close-end-march-2024

441. Ashton CM, et al. Comparative Effectiveness Research: Evidence, Medicine, and Policy. OUP USA; 2013: 245-248.

442. Grossman DC, et al.; US Preventive Services Task Force. Screening for Prostate Cancer: US Preventive Services Task Force Recommendation Statement. JAMA 2018; 319: 1901-1913.

443. Moyer VA; U.S. Preventive Services Task Force. Screening for prostate cancer: U.S. Preventive Services Task Force recommendation statement. Ann Intern Med 2012; 157: 120-134.

444. Pinsky PF, et al. Extended mortality results for prostate cancer screening in the

PLCO trial with median follow-up of 15 years. Cancer 2017; 123: 592-599.

445. Schröder FH, et al.; ERSPC Investigators. Screening and prostate cancer mortality: results of the European Randomised Study of Screening for Prostate Cancer (ERSPC) at 13 years of follow-up. Lancet 2014; 384: 2027-2035.

446. Martin RM, et al.; CAP Trial Group. Effect of a Low-Intensity PSA-Based Screening Intervention on Prostate Cancer Mortality: The CAP Randomized Clinical Trial. JAMA 2018; 319: 883-895.

447. U.S. Preventive Services Task Force. Breast Cancer: Screening May 09, 2023. https://web.archive.org/web/20231001000000*/https://www.uspreventiveservicestaskforce.org/uspstf/draft-recommendation/breast-cancer-screening-adults

448. Woloshin S, et al. The New USPSTF Mammography Recommendations — A Dissenting View. N Engl J Med 2023; 389: 1061-1064.

449. U.S. Preventive Services Task Force. Breast Cancer: Screening. April 30, 2024. https://www.uspreventiveservicestaskforce.org/uspstf/recommendation/breast-cancer-screening

450. US Preventive Services Task Force. Screening for Unhealthy Drug Use: US Preventive Services Task Force Recommendation Statement. JAMA 2020; 323: 2301-2309.

451. Saitz R. Screening for Unhealthy Drug Use: Neither an Unreasonable Idea Nor an Evidence-Based Practice. JAMA 2020; 323: 2263-2265.

452. US Preventive Services Task Force. Screening for Colorectal Cancer: US Preventive Services Task Force Recommendation Statement. JAMA 2021; 325: 1965-1977.

453. Knudsen AB, et al. Colorectal Cancer Screening: An Updated Modeling Study for the US Preventive Services Task Force. JAMA 2021; 325: 1998-2011.

454. US Preventive Services Task Force. Screening for Depression and Suicide Risk in Children and Adolescents: US Preventive Services Task Force Recommendation Statement. JAMA 2022; 328: 1534-1542.

455. Bukstein OG. Screening for Adolescent Depression and Suicide Risk. JAMA 2022; 328: 1504-1505.

456. US Preventive Services Task Force. Screening for Depression and Suicide Risk in Adults: US Preventive Services Task Force Recommendation Statement. JAMA 2023; 329: 2057-2067.

457. Simon GE, et al. Reframing the Key Questions Regarding Screening for Suicide Risk. JAMA 2023; 329: 2026-2027.

458. Bonn D, et al. Life at The Lancet: a collection of memories. Lancet 2023; 402: 1294-1298.

459. シェリー．アルヴィ宮本なほ子 編．対訳 シェリー詩集．岩波文庫；2013：69.

第三部

1. Plett PC. Peter Plett and other discoverers of cowpox vaccination before Edward Jenner [in German]. Sudhoffs Arch 2006; 90: 219-232.

2. Jenner E. An Inquiry Into the Causes and Effects of the Variolae Vaccinae: A Disease Discovered in Some of the Western Counties of England, Particularly Gloucestershire, and Known by the Name of the Cow Pox. Shury; 1801: 39.

3. Boylston A. The origins of vaccination: myths and reality. J R Soc Med 2013; 106: 351-354.

4. Jenner E. An Inquiry Into the Causes and Effects of the Variolae Vaccinae: A Disease Discovered in Some of the Western Counties of England, Particularly Gloucestershire, and Known by the Name of the Cow Pox. Shury; 1801: 76.

5. Orenstein WA, et al., eds. Plotkin's Vaccines 8th edn. Elsevier; 2024: 143.

6. Baxby D. Edward Jenner's inquiry after 200 years. BMJ 1999; 318: 390.

7. Pearson G. An Inquiry Concerning the History of the Cowpox. J. Johnson; 1798: 84-85.

8. Jenner E. An Inquiry Into the Causes and Effects of the Variolae Vaccinae: A Disease Discovered in Some of the Western Counties of England, Particularly Gloucestershire, and Known by the Name of the Cow Pox. Shury; 1801: 57.

9. Jenner E. An Inquiry Into the Causes and Effects of the Variolae Vaccinae: A Disease Discovered in Some of the Western Counties of England, Particularly Gloucestershire, and Known by the Name of the Cow Pox. Shury; 1801: 59.

10. Conrad P, et al. Deviance and Medicalization: From Badness to Sickness, expanded edn. Temple University Press; 1992: 162.

11. Letter: From John Hunter to Edward Jenner, 2nd August 1775. Ann R Coll Surg Engl 1974; 54: 149.

12. Axelrod L. Strange case of Dr Jekyll and Mr Hyde—and John Hunter. Am J Med 2012; 125: 618-620.

13. Hunter J. A Treatise on the Venereal Disease. Parry Hall; 1791: 298.

14. Porter R. The greatest benefit to mankind: A medical history of humanity from antiquity to the present. HarperCollins; 1997: 385.

15. グイド・クノップ．高木玲 訳．ヒトラーの共犯者 下（新装版）．原書房；2015：364.

16. Blue E. The Strange Career of Leo Stanley: Remaking Manhood and Medicine at San Quentin State Penitentiary, 1913-1951. Pac Hist Rev 2009; 78: 210-241.

17. Offit PA. The Cutter Incident: How America's First Polio Vaccine Led to the Growing Vaccine Crisis. Yale University Press; 2007: 37.

18. Beecher HK. Ethics and clinical research. N Engl J Med 1966; 274: 1354-1360.

19. Centers for Disease Control and Prevention. The Untreated Syphilis Study at Tuskegee Timeline. https://www.cdc.gov/tuskegee/timeline.htm

20. The White House Office of the Press Secretary. Rmarks by the president in apology for study done in Tuskegee (1997 web archive). https://web.archive.org/web/20141011090548/http://clinton4.nara.gov/textonly/New/Remarks/Fri/19970516-898.html

21. Rodriguez MA, et al. First, do no harm: the US sexually transmitted disease experiments in Guatemala. Am J Public Health 2013; 103: 2122-2126.

22. U.S. Department of State. Joint Statement by Secretaries Clinton and Sebelius on a 1946-1948 Study (2010 web archive). https://web.archive.org/web/20101003044920/http://www.state.gov/secretary/rm/2010/10/148464.htm

23. Chalmers TC. Prophylactic treatment of Wilson's disease. N Engl J Med 1968; 278: 910-911.

24. T・パーソンズ．佐藤勉 訳．社会体系論．青木書店；1974：432.

25. Choueiri TK, et al. Lenvatinib plus pembrolizumab versus sunitinib as first-line treatment of patients with advanced renal cell carcinoma (CLEAR): extended follow-up from the phase 3, randomised, open-label study. Lancet Oncol 2023; 24: 228-238.

26. Rini BI, et al. Comparative effectiveness of axitinib versus sorafenib in advanced renal cell carcinoma (AXIS): a randomised phase 3 trial. Lancet 2011; 378: 1931-1939.

27. Kantoff PW, et al.; IMPACT Study Investigators. Sipuleucel-T immunotherapy for castration-resistant prostate cancer. N Engl J Med 2010; 363: 411-422.

28. David Mark D, et al. Outcomes of Sipuleucel-T Therapy. Agency for Healthcare

Research and Quality (US); February 10, 2011.

29. McCarthy M. US tightens oversight of gene-therapy trials. Lancet 2000; 355: 997.

30. Steinbrook R. Protecting research subjects–the crisis at Johns Hopkins. N Engl J Med 2002; 346: 716-720.

31. Suntharalingam G, et al. Cytokine storm in a phase 1 trial of the anti-CD28 monoclonal antibody TGN1412. N Engl J Med 2006; 355: 1018-1028.

32. Kenter MJ, et al. Establishing risk of human experimentation with drugs: lessons from TGN1412. Lancet 2006; 368: 1387-1391.

33. von Elm E, et al. The language of war in biomedical journals. Lancet 2007; 369: 274.

34. マーク・ジャクソン．大塚宜一 監訳．アレルギー：現代病の歴史．時空出版；2021：11.

35. スーザン・ソンタグ．富山太佳夫 訳．隠喩としての病い．みすず書房；1982：23.

36. マーク・ジャクソン．大塚宜一 監訳．アレルギー：現代病の歴史．時空出版；2021：266-270.

37. James C. Lin The Effect of Electromagnetic Field Exposure on Hypersensitivity Responses in Humans. URSI Radio Sci Bull 2013; No 346: 28-29.

38. Wertheimer N, et al. Electrical wiring configurations and childhood cancer. Am J Epidemiol 1979; 109: 273-284.

39. IARC. Non-ionizing Radiation, Part 1: Static and Extremely Low-frequency (ELF) Electric and Magnetic Fields: IARC Monographs on the Evaluation of Carcinogenic Risks to Humans Volume 80. World Health Organization; 2002.

40. IARC. IARC classifies Radiofrequency Electromagnetic Fields as possibly carcinogenic to humans. May 31, 2011. https://www.iarc.who.int/wp-content/uploads/2018/07/pr208_E.pdf

41. WHO. Acupuncture: Review and Analysis of Reports on Controlled Clinical Trial. World Health Organization; 2002.

42. Horton R. WHO: the casualties and compromises of renewal. Lancet 2002; 359: 1605-1611.

43. イーサン・ウォッターズ．阿部宏美 訳．クレイジー・ライク・アメリカ―心の病はいかに輸出されたか．紀伊國屋書店；2013.

44. リリー・フランキー．吉田豪．サブカル・スーパースター鬱伝．徳間文庫カレッ

ジ；2014：32.

45. Duberman M, et al. What 's Happening to America. Partis Rev 1967; 34: 13-81.

46. So Whose Words Are They? Susan Sontag Creates a Stir. The New York Times on the Web. May 27, 2000. https://archive.nytimes.com/www.nytimes.com/library/books/052700sontag-america.html

47. Tuesday, and After: New Yorker writers respond to 9/11. The New Yorker dated September 16, 2001. https://www.newyorker.com/magazine/2001/09/24/tuesday-and-after-talk-of-the-town

48. シェイマス・オウマハニー．小林政子 訳．現代の死に方：医療の最前線から．国書刊行会；2018：151.

49. Clow B. Who's afraid of Susan Sontag? Or, the myths and metaphors of cancer reconsidered. Soc Hist Med 2001; 14: 293-312.

50a. Dalrymple T. The doctor writer's handbook. BMJ 2007; 335: 517.

50b. Curran J. Illness as Metaphor; AIDS and its Metaphors. BMJ 2007; 335: 517.

51. Wilkinson M. Testing the null hypothesis: the forgotten legacy of Karl Popper?. J Sports Sci 2013; 31: 919-920.

52. トリーシャ・グリーンハーフ．日経メディカル 編．「読む」技術：論文の価値を見抜くための基礎知識．日経 BP；2016：35.

53. カール・ライムント・ポパー．大内義一 他訳．科学的発見の論理 上．恒星社厚生閣；1971：237.

54. Cochrane AL. One Man's Medicine: An Autobiography of Professor Archie Cochrane, Kindle edn.

55. Buck C. Popper's philosophy for epidemiologists. Int J Epidemiol 1975; 4: 159-168.

56. Koch E, et al. A landmark for popperian epidemiology: refutation of the randomised Aldactone evaluation study. J Epidemiol Community Health 2005; 59: 1000-1006.

57. Campbell ACH. Is homœopathy scientific?: A reassessment in the light of Karl Popper's theory of scientific knowledge. Br Homeopath J 1978; 67: 77-85.

58. Mukerji N, et al. Why homoeopathy is pseudoscience. Synthese 2022; 200: 1-29.

59. A co-operative trial in the primary prevention of ischaemic heart disease using clofibrate. Report from the Committee of Principal Investigators. Br Heart J 1978; 40: 1069-1118.

60. Strandberg TE, et al. Long-term mortality after 5-year multifactorial primary prevention of cardiovascular diseases in middle-aged men. JAMA 1991; 266: 1225-

1229.

61. Jackson R, et al. The ESH guidelines and missed prevention opportunities. Lancet 2023; 402: 1729-1730.

62. ハイデガー．渡邊二郎 訳．存在と時間III．中公クラシックス；2003：147.

63. カント．篠田英雄 訳．純粋理性批判（下）．岩波文庫；1962：114.

64. ベーコン．桂寿一 訳．ノヴム・オルガヌム．岩波文庫；1978：87.

65. カール・ライムント・ポパー．大内義一 他訳．科学的発見の論理 上．恒星社厚生閣；1971：51-52.

66. グレゴワール・シャマユー．加納由起子 訳．人体実験の哲学．明石書店；2018：280-310.

67. サイモン・シン 他．青木薫 訳．代替医療解剖．新潮文庫；2016：21.

68. サイモン・シン 他．青木薫 訳．代替医療解剖．新潮文庫；2016：49-50.

69. Borgerson K. Jeanne Daly. Evidence-Based Medicine and the Search for a Science of Clinical Care. University of California Press, 2005. Isis 2006; 97: 593-594.

70. Poll results. https://www.bmj.com/content/suppl/2007/01/18/334.suppl_1.DC3

71. Dickersin K, et al. Evidence based medicine: increasing, not dictating, choice. BMJ 2007; 334 Suppl: s10.

72. Ledley RS, et al. Reasoning foundations of medical diagnosis; symbolic logic, probability, and value theory aid our understanding of how physicians reason. Science 1959; 130: 9-21.

73. サイモン・シン 他．青木薫 訳．代替医療解剖．新潮文庫；2016：68-70.

74. Dyer C. Chiropractors drop their libel action against science writer Simon Singh. BMJ 2010; 340: c2086.

75. Guyatt G 他編．古川壽亮 他監訳．臨床のための EBM 入門．医学書院；2003：xxviii.

76. SANA. Dr. Bashar al-Assad elected President of the Syrian Arab Republic with the majority of votes. May 28, 2021. https://sana.sy/en/?p=235531

77. Fanaroff AC, et al. Levels of Evidence Supporting American College of Cardiology/American Heart Association and European Society of Cardiology Guidelines, 2008-2018. JAMA 2019; 321: 1069-1080.

78. Smith GC, et al. Parachute use to prevent death and major trauma related to gravitational challenge: systematic review of randomised controlled trials. BMJ 2003; 327: 1459-1461.

79. Evans JT, et al. Quotational and reference accuracy in surgical journals. A continuing peer review problem. JAMA 1990; 263: 1353-1354.

80. Porter R. The greatest benefit to mankind: A medical history of humanity from antiquity to the present. HarperCollins; 1997: 517.

81. Z・コープ．三輪卓爾 訳．ナイチンゲールと六人の弟子．医学書院；1972：50-51.

82. フローレンス・ナイチンゲール．早野ZITO真佐子 訳．ナイチンゲールと「三重の関心」．日本看護協会出版会；2020：39-40.

83. イヴァン・イリッチ．東洋 他訳．脱学校の社会．東京創元社；1977：25.

84. リン・マクドナルド．金井一薫 監訳．実像のナイチンゲール．現代社；2015：277.

85. イヴァン・イリイチ．渡辺京二 他訳．コンヴィヴィアリティのための道具．ちくま学芸文庫；2015：45.

86. Jarman B, et al. Explaining differences in English hospital death rates using routinely collected data. BMJ 1999; 318: 1515-1520.

87. O'Mahony S. Can Medicine Be Cured?: The Corruption of a Profession, Chapter 12. Bloomsbury USA; 2019.

88. T・グリーンハル 他編．斎藤清二 他監訳．ナラティブ・ベイスト・メディスン：臨床における物語りと対話．金剛出版；2001：iii-iv.

89. Wikipedia: Trisha Greenhalgh. https://en.wikipedia.org/wiki/Trisha_Greenhalgh

90. Trisha Greenhalgh. https://x.com/trishgreenhalgh/status/1351174932231819264

91. T・グリーンハル 他編．斎藤清二 他監訳．ナラティブ・ベイスト・メディスン：臨床における物語りと対話．金剛出版；2001：3-4.

92. T・グリーンハル 他編．斎藤清二 他監訳．ナラティブ・ベイスト・メディスン：臨床における物語りと対話．金剛出版；2001：254.

93. Warner JH. The Doctor in early Cold War America. Lancet 2013; 381: 1452-1453.

94. Bluhm R, et al. Evidence-Based Medicine (Handbook of the Philosophy of Science 16). In: Gifford F, editors. Philosophy of Medicine. Elsevier; 2011: 231.

95. Charon R. Narrative medicine: A model for empathy, reflection, profession, and trust. JAMA 2001; 286: 1897-1902.

96. T・グリーンハル 他編．斎藤清二 他監訳．ナラティブ・ベイスト・メディスン：臨床における物語りと対話．金剛出版；2001：104.

97. T・グリーンハル 他編．斎藤清二 他監訳．ナラティブ・ベイスト・メディス

ン：臨床における物語りと対話．金剛出版；2001：106.

98. モンテーニュ．原二郎 訳．エセー 1．岩波文庫；1965：247.

99. Shajnfeld A, et al. Reforming (Purportedly) Non-Punitive Responses to Sexual Offending. Dev Ment Health Law 2006; 25: 81-99.

100. Pfeffer J, et al. Hard Facts, Dangerous Half-truths, and Total Nonsense: Profiting from Evidence-based Management. Harvard Business School Press; 2006.

101. IES. WWC. https://ies.ed.gov/ncee/wwc/

102. Ham C, et al. Evidence based policymaking. BMJ 1995; 310: 71-72.

103. Azuonye IO. Evidence based policymaking. Academic experts don't have a monopoly on wisdom. BMJ 1995; 310: 1141.

104. Tremblay M. Evidence based policymaking. Policymakers may need to make a break with the past. BMJ 1995; 310: 1141.

105. Baron J. A Brief History of Evidence-Based Policy. Ann Am Acad Pol Soc Sci 2018; 678: 40-50.

106. Coalition for Evidence-Based Policy. http://coalition4evidence.org/

107. Campbell Collaboration. History of the Campbell Collaboration. https://www.campbellcollaboration.org/about-campbell/history.html

108. Cassels A. The Cochrane Collaboration: Medicine's Best-Kept Secret. Agio Publishing House; 2015: 151.

109. Petrosino A, et al. Scared Straight and Other Juvenile Awareness Programs for Preventing Juvenile Delinquency: A Systematic Review. Campbell Syst Rev 2013; 9: 1-55.

110. Glasziou P, et al. Assessing the quality of research. BMJ 2004; 328: 39-41.

111. Cairney P. The Politics of Evidence-Based Policy Making. Springer; 2016.

112. Cartwright N, et al. Evidence-Based Policy: A Practical Guide to Doing It Better. Oxford University Press; 2013.

113. Muller JM. The Tyranny of Metrics. Princeton University Press; 2018.

114. Straßheim HKP. When does evidence-based policy turn into policy-based evidence? Configurations, contexts and mechanisms. Evid Policy 2014; 10: 259-277.

115. アンドリュー・リー．上原裕美子 訳．RCT 大全：ランダム化比較試験は世界をどう変えたのか．みすず書房；2020.

116. The Nobel Prize organisation. Their research is helping us fight poverty. Press

release dated October 14, 2019. https://www.nobelprize.org/prizes/economic-sciences/2019/press-release/

117. The Nobel Prize organisation. Natural experiments help answer important questions for society. Press release dated October 11, 2021. https://www.nobelprize.org/prizes/economic-sciences/2021/press-release/

118. Gates Notes. 5 books worth reading this summer. May 21, 2018. https://www.gatesnotes.com/Summer-Books-2018

119. ハンス・ロスリング 他. 上杉周作 他訳. FACTFULNESS（ファクトフルネス）：10の思い込みを乗り越え、データを基に世界を正しく見る習慣. 日経BP；2019：391.

120. Horton R. Offline: Mindfulness—evidence, out of place. Lancet 2014; 383: 768.

121. Marc LG, et al.; National Haitian-American Health Alliance. HIV among Haitian-born persons in the United States, 1985-2007. AIDS 2010; 24: 2089-2097.

122. Winston SE, et al. The impact of removing the immigration ban on HIV-infected persons. AIDS Patient Care STDS 2011; 25: 709-711.

123. UNAIDS. HIV and stigma and discrimination—Human rights fact sheet series 2021.

124. UNAIDS. 2020 Global AIDS Update—Seizing the moment—Tackling entrenched inequalities to end epidemics.

125. Dodd R. Patients sue "AIDS-cure" Kenyan scientist. Lancet 1996; 347: 1688.

126. Office of Public Affairs, U.S. Department of Justice. Seller of “Miracle Mineral Solution” Sentenced to Prison for Marketing Toxic Chemical as a Miracle Cure. October 28, 2015. https://www.justice.gov/opa/pr/seller-miracle-mineral-solution-sentenced-prison-marketing-toxic-chemical-miracle-cure

127. Drugs.com. Biktarvy Prices, Coupons and Patient Assistance Programs. https://www.drugs.com/price-guide/biktarvy

128. Gilead Sciences, Inc. 2022 Annual Report and Form 10K.

129. Vox. Martin Shkreli raised his drug's price 5,500 percent because, in America, he can. December 17, 2015. https://www.vox.com/2015/9/22/9366721/daraprim-price-shkreli-turing

130. グレゴワール・シャマユー. 加納由起子 訳. 人体実験の哲学. 明石書店；2018：145-153.

131. Durbach N. Bodily Matters: The Anti-Vaccination Movement in England, 1853-1907. Duke University Press; 2005: 1.

132. セオドア・M・ポーター．藤垣裕子 訳．数値と客観性：科学と社会における信頼の獲得．みすず書房；2013：11-12.

133. Wakefield AJ, et al. Ileal-lymphoid-nodular hyperplasia, non-specific colitis, and pervasive developmental disorder in children. Lancet 1998; 351: 637-641.

134. Kmietowicz Z. Wakefield is struck off for the "serious and wide-ranging findings against him". BMJ 2010; 340: c2803.

135. Gøtzsche PC. Vaccines: Truth, Lies and Controversy. People'sPress; 2020: 32-63.

136. Smith R. The Trouble with Medical Journals. Taylor & Francis; 2006: 18.

137. ハイジ・J・ラーソン．小田嶋由美子 訳．ワクチンの噂：どう広まり、なぜいつまでも消えないのか．みすず書房；2021：77，88.

138. The Guardian. Blair baby 'has had' MMR jab. December 23, 2001. https://www.theguardian.com/politics/2001/dec/23/uk.research

139. Millward G. Vaccinating Britain: Mass Vaccination and the Public Since the Second World War, Chapter 5. Manchester University Press; 2019.

140. ニコ・ティンバーゲン 他．田口恒夫 訳．自閉症・治癒への道—文明社会への動物行動学的アプローチ．新書館；1987：22.

141. A Photon In The Darkness (2011web archive). https://web.archive.org/web/20110104043649/http://photoninthedarkness.com/?p=38

142. Kanner L. Autistic disturbances of affective contact. Nervous Child 1943; 2: 217-250.

143. ベン・ゴールドエイカー．梶山あゆみ 訳．デタラメ健康科学：代替療法・製薬産業・メディアのウソ．河出書房新社；2011：298.

144. ベン・ゴールドエイカー．梶山あゆみ 訳．デタラメ健康科学：代替療法・製薬産業・メディアのウソ．河出書房新社；2011：258.

145. ベン・ゴールドエイカー．梶山あゆみ 訳．デタラメ健康科学：代替療法・製薬産業・メディアのウソ．河出書房新社；2011：257.

146. Sensible Medicine. https://www.sensible-med.com/

147. エリオット・フリードソン．進藤雄三 他訳．医療と専門家支配．恒星社厚生閣；1992：214.

148. Veatch RM. The sources of professional ethics: why professions fail. Lancet 2009; 373: 1000-1001.

149. 中村健二 訳．キーツ詩集．岩波文庫；2016：158.